外科常见疾病护理流程与图解

主 编 侯桂英

军事医学科学出版社
·北京·

图书在版编目(CIP)数据

外科常见疾病护理流程与图解/侯桂英主编. - 北京:军事医学科学出版社,2007.8
ISBN 978-7-80121-955-8

Ⅰ.外… Ⅱ.侯… Ⅲ.外科-常见病-护理 Ⅳ.R473.6

中国版本图书馆 CIP 数据核字(2007)第 034069 号

出　版:军事医学科学出版社	
地　址:北京市海淀区太平路 27 号	
邮　编:100850	
联系电话:发行部:(010)63801284	
63800294	
编辑部:(010)66884418,86702315,86702759	
86703183,86702802	
传　真:(010)63801284	网　址:http://www.mmsp.cn
印　装:三河佳星印装有限公司	发　行:新华书店
开　本:787mm×1092mm　1/16	
印　张:23.5	字　数:303 千字
版　次:2007 年 10 月第 1 版	印　次:2007 年 10 月第 1 次
定　价:▇▇▇ 元	

本社图书凡缺、损、倒、脱页者,本社发行部负责调换

编写人员名单

主　编　侯桂英
副主编　刘秋菊　杨丽华　李桂芝　陆连芳
编写者　（按章节顺序排序）
　　　　　李　萍　孙惠娟　朱　惠　陈　雪
　　　　　高俊茹　杨东霞　刘　红　付晓月
　　　　　张宏岩　辛维青　魏朝霞　欧美荣
　　　　　张红妹　薛慧琴　尼建民　赵宝春
　　　　　吴　媛　侯建文　党志红　周丽红
　　　　　史秀宁　姜　政

前　言

随着医学科学的进步与发展，护理作为一门独立的学科被提升到了一个很高的地位，而护理学科的发展，更离不开护理人员的艰辛劳动和对经验的归纳总结，并将其应用于新的临床护理实践工作中去。

随着各行各业对各种操作程序的规范化管理，"流程"作为一种新的疾病护理模式被提出，而护理流程的形成，更进一步规范了护理工作的程序化。但是，作为形成书面的正式的护理流程还没有被引起重视，因此编撰一部护理流程的实用的专业书是临床护理实践和发展的迫切需要。我们编委历时一年之久，编写了《外科常见疾病护理流程与图解》一书，阐述了各种常见病与多发病的护理流程与图解，并总结了很多疑难疾病的相关护理流程与图解，作为外科护理人员的临床护理参考书，能对新老护理人员起到很好的辅助和引导作用，具有较高的参考价值。在参加编写的人员中，有从事外科临床护理多年，对各种疾病护理流程非常熟悉、经验丰富的护理骨干，也有思想活跃的中青年学者，她们砥砺进取，认真钻研，完成了这一艰巨的工作。本书由主编全面策划、审定纲目、组织编写，并进行了各章节的交叉审稿和自我审稿，最后由编委会审定把关，保证了本书的严谨性和可靠性。本书共有 15 章，涵盖了麻醉病人的复苏、神经外科疾病、普外科疾病、肝胆血管外科疾病、胸外科疾病、心脏外科疾病、泌尿和男性生殖系统疾病、骨外科疾病、烧伤及整形外科疾病、小儿外科疾病、眼科疾病、口腔科疾病、耳鼻喉科疾病等，通篇体现了理论与实践相结合的原则，力求从实际出发，既有理论阐述，又能指导临床实践。本书汲取了国内外许多专家、学者的研究成果，引用的著作、资料、论文由于篇幅所限，恕未一一列出，请有关作者见谅，并致以深深的谢意。

为了提高本书的编写质量，我们尽了最大的努力，但由于水平和能力有限，经验不足，难免有不当之处，恳请读者给予批评指正，更希望与有志于本专业的同道共同切磋，加强交流，为促进护理事业的发展而努力。

编　者
2006 年 12 月

目 录

第一章 外科病人体液失调 ································ (1)
  第一节 水、电解质平衡失调 ·························· (1)
  第二节 酸碱平衡失调 ································ (8)

第二章 外科休克 ······································ (15)
  第一节 概 述 ···································· (15)
  第二节 低血容量性休克和感染性休克 ················ (16)

第三章 麻醉病人的复苏 ································ (21)
  第一节 概 述 ···································· (21)
  第二节 全身麻醉 ···································· (22)
  第三节 麻醉恢复期的监测和管理 ···················· (24)
  第四节 麻醉恢复期常见并发症 ······················ (25)

第四章 神经外科疾病 ·································· (28)
  第一节 颅内压增高 ·································· (28)
  第二节 颅脑损伤 ···································· (31)
  第三节 颅脑肿瘤 ···································· (36)
  第四节 颅内血管性疾病 ······························ (44)

第五章 普外科疾病 ···································· (52)
  第一节 普外科各种引流管的护理 ···················· (52)
  第二节 甲状腺疾病 ·································· (54)
  第三节 乳腺疾病 ···································· (61)
  第四节 腹外疝 ······································ (66)
  第五节 胃、十二指肠疾病 ···························· (69)
  第六节 肠道疾病 ···································· (76)
  第七节 阑尾炎 ······································ (81)
  第八节 结、直肠癌 ·································· (83)

第六章 肝、胆、血管疾病 ······························ (92)
  第一节 原发性肝癌 ·································· (92)

· 1 ·

第二节 门静脉高压症 …………………………………………… (96)
第三节 胆道疾病 ………………………………………………… (101)
第四节 胰腺癌 …………………………………………………… (105)
第五节 腹主动脉瘤 ……………………………………………… (108)
第六节 周围血管疾病 …………………………………………… (111)

第七章 胸部疾病 …………………………………………………… (118)
第一节 胸部损伤 ………………………………………………… (118)
第二节 脓胸 ……………………………………………………… (123)
第三节 肺部疾病（肺癌） ……………………………………… (129)
第四节 食管疾病（食管癌） …………………………………… (136)
第五节 纵隔肿瘤 ………………………………………………… (144)

第八章 心脏疾病 …………………………………………………… (149)
第一节 二尖瓣关闭不全 ………………………………………… (149)
第二节 二尖瓣狭窄 ……………………………………………… (150)
第三节 主动脉瓣关闭不全 ……………………………………… (151)
第四节 主动脉瓣狭窄 …………………………………………… (152)
第五节 冠状动脉粥样硬化性心脏病 …………………………… (154)
第六节 室间隔缺损 ……………………………………………… (160)
第七节 房间隔缺损 ……………………………………………… (164)
第八节 动脉导管未闭 …………………………………………… (168)
第九节 法洛四联症 ……………………………………………… (170)
第十节 慢性缩窄性心包炎 ……………………………………… (174)
第十一节 胸主动脉瘤 …………………………………………… (176)

第九章 泌尿和男性生殖系统疾病 ………………………………… (183)
第一节 良性前列腺增生 ………………………………………… (183)
第二节 男性泌尿生殖系统畸形 ………………………………… (187)
第三节 泌尿系统梗阻 …………………………………………… (190)
第四节 泌尿男性生殖系统肿瘤 ………………………………… (192)

第十章 骨外科疾病 ………………………………………………… (197)
第一节 上肢骨、关节损伤 ……………………………………… (197)
第二节 下肢骨、关节损伤 ……………………………………… (213)
第三节 脊柱和骨盆骨折 ………………………………………… (235)
第四节 周围神经损伤 …………………………………………… (243)

第五节	运动系统慢性损伤	(246)
第六节	骨与关节化脓性感染	(252)
第七节	运动系统畸形	(256)
第八节	骨肿瘤	(260)

第十一章 烧伤及整形外科疾病 (263)
- 第一节 不同部位烧伤病人的护理 (263)
- 第二节 烧伤病人的营养与康复 (269)
- 第三节 皮片与皮瓣移植术 (271)
- 第四节 瘢痕粘连松解术 (277)
- 第五节 整形术 (283)

第十二章 小儿外科疾病 (296)
- 第一节 消化系统疾病 (296)
- 第二节 泌尿生殖系统疾病 (309)
- 第三节 运动系统畸形 (317)
- 第四节 常见肿瘤 (322)

第十三章 眼科疾病 (330)
- 第一节 白内障 (330)
- 第二节 视网膜脱离 (332)
- 第三节 青光眼 (334)
- 第四节 急性卡他性结膜炎 (337)
- 第五节 化学性眼外伤 (338)

第十四章 口腔科疾病 (340)
- 第一节 先天性腭裂 (340)
- 第二节 腮腺肿瘤 (343)
- 第三节 颌面部感染 (345)
- 第四节 颌骨骨折 (347)
- 第五节 舌癌 (350)
- 第六节 颞下颌关节紊乱 (352)

第十五章 耳鼻喉科疾病 (355)
- 第一节 喉癌 (355)
- 第二节 慢性化脓性中耳炎 (357)
- 第三节 慢性鼻炎 (360)
- 第四节 气管异物 (362)

第一章　外科病人体液失调

第一节　水、电解质平衡失调

水和钠关系密切,缺水和失钠常同时存在。因水摄入不足或体液丢失过多所造成的体内水、电解质缺乏,称为脱水。钠及其相应的阴离子是形成细胞外液中渗透压的主要因素,根据水和钠丢失的比例和性质,可分为:①高渗性脱水:水和钠同时缺失,但缺水多于缺钠,故血清钠高于正常范围,细胞外液呈高渗状态,血清钠 > 150 mmol/L;②等渗性缺水:水和钠成比例地丧失,血清钠浓度及细胞外液渗透压在正常范围,外科患者常易发生这种脱水;③低渗性脱水:水和钠同时缺失,缺钠相对地多于缺水,细胞外液渗透压低于正常。

一、等渗性脱水

【病因】

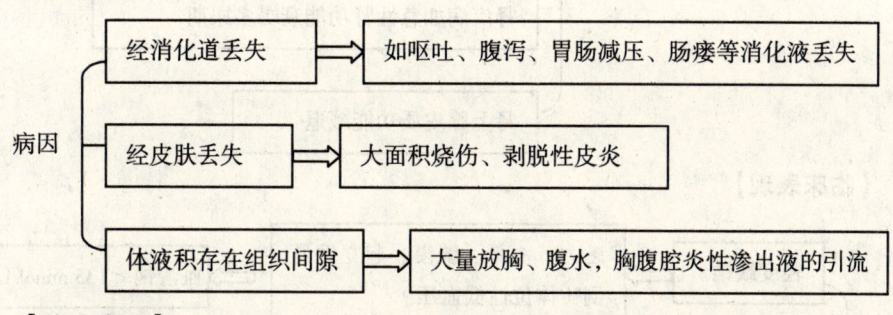

【临床表现】

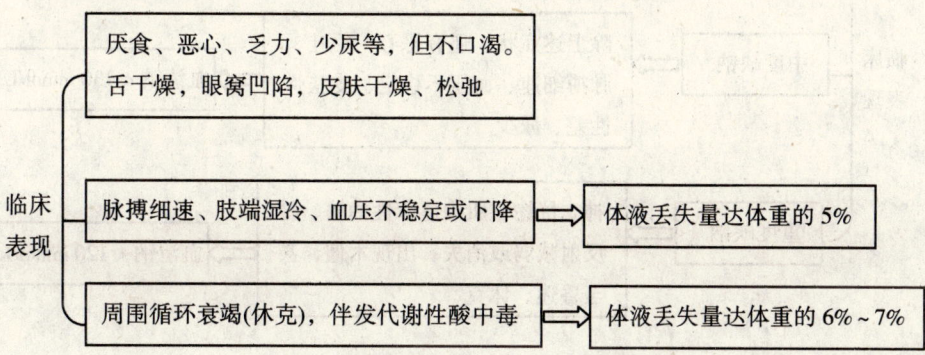

— 1 —

【治疗原则】

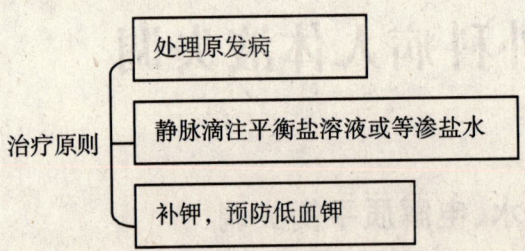

二、低渗性脱水

【病因】

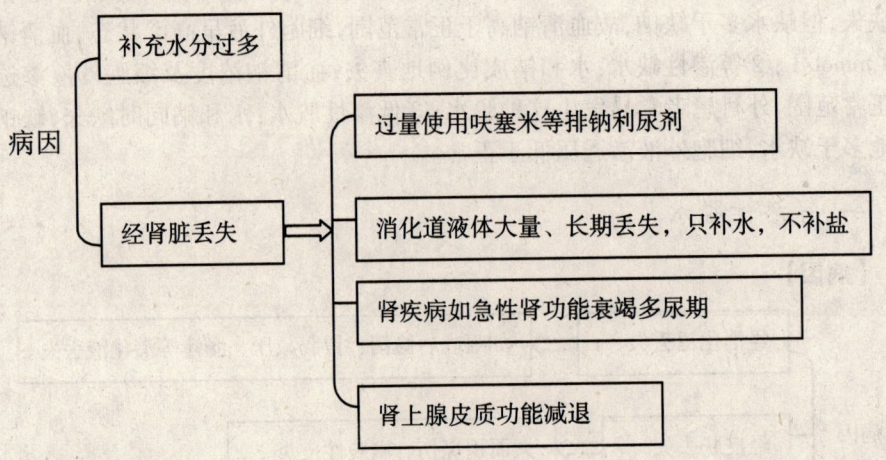

【临床表现】

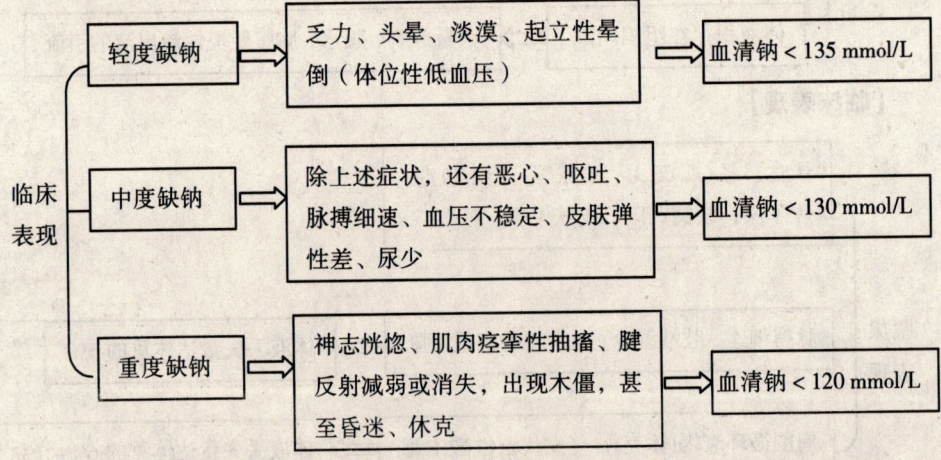

【治疗原则】

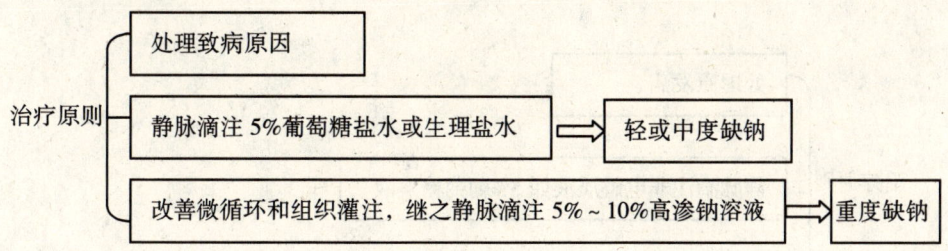

三、高渗性脱水

【病因】

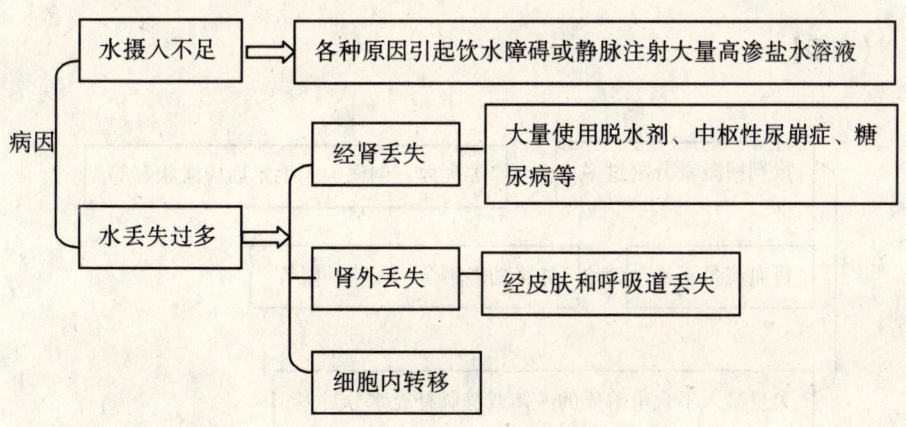

【临床表现】

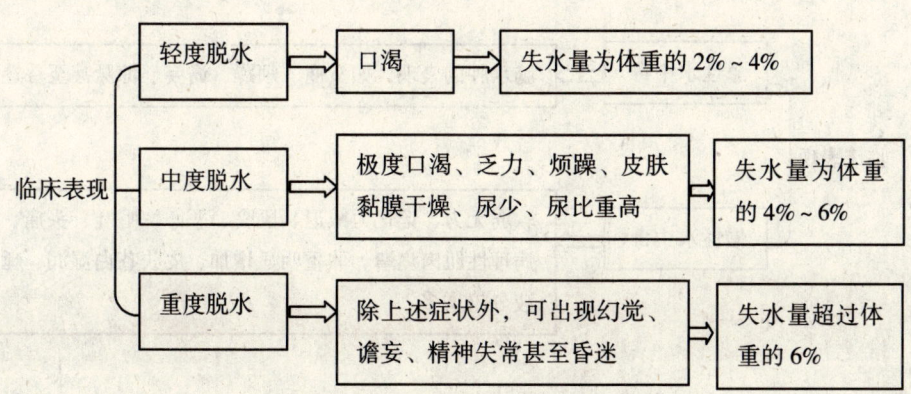

【治疗原则】

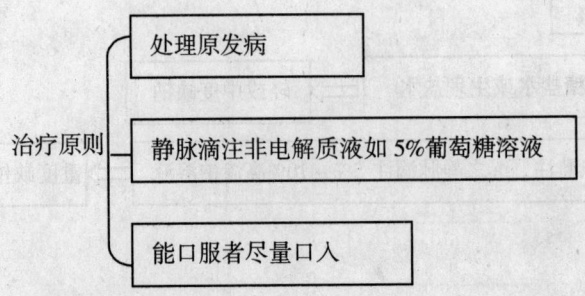

四、水中毒

【病因】

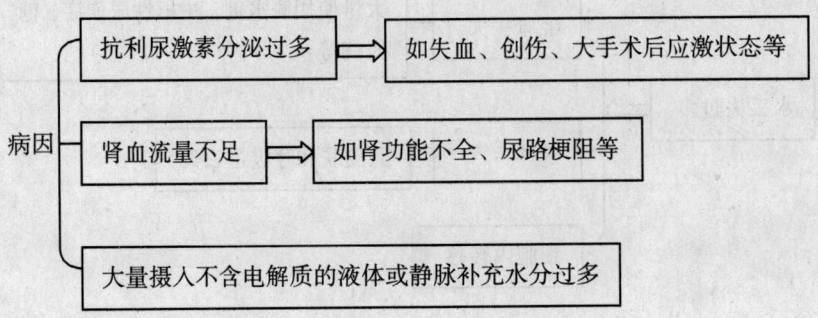

【临床表现】

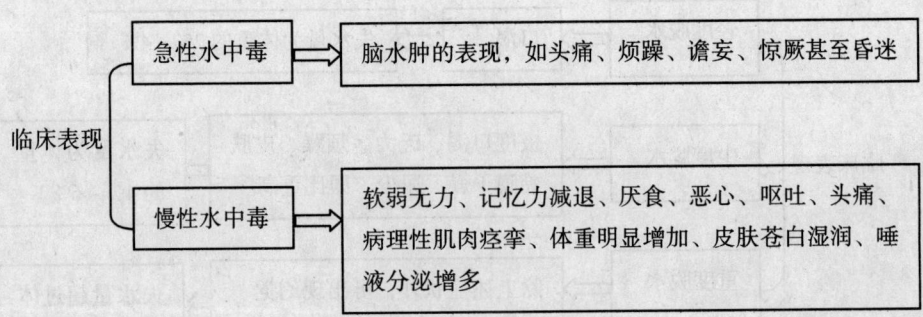

【治疗原则】

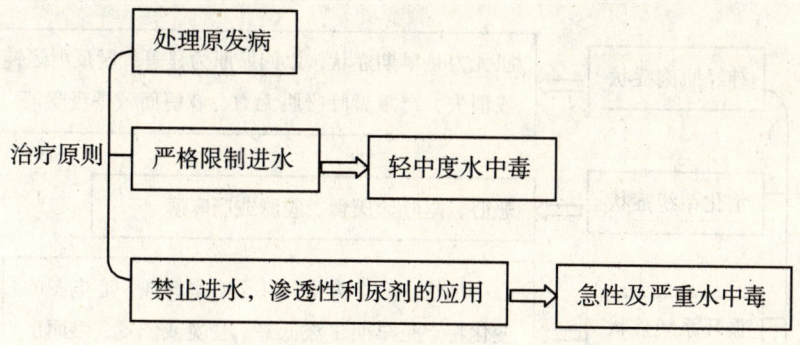

五、低钾血症

血钾浓度低于 3.5 mmol/L 为低钾血症。

【病因】

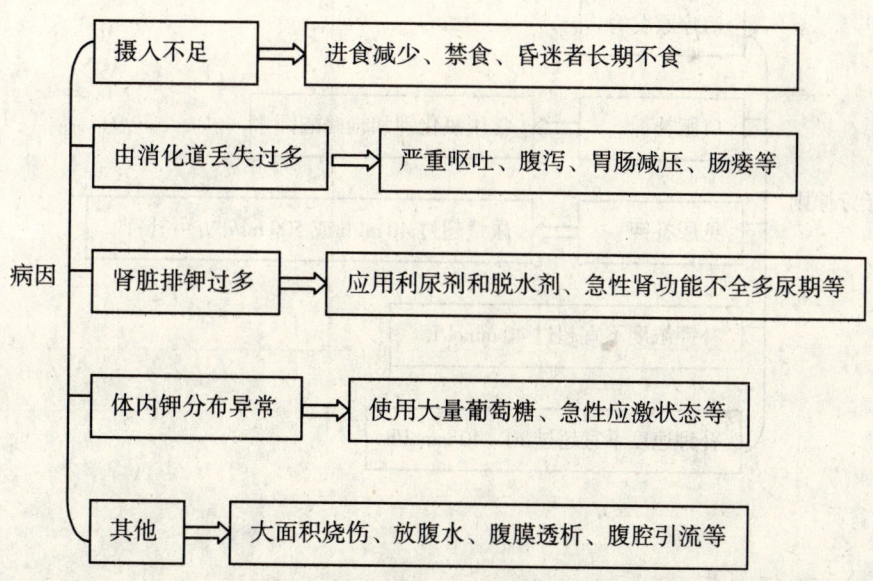

【临床表现】

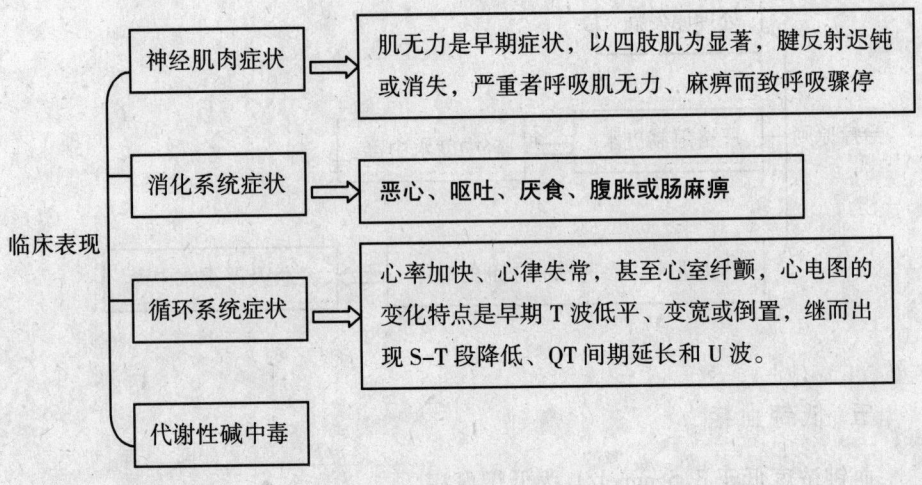

【治疗原则】

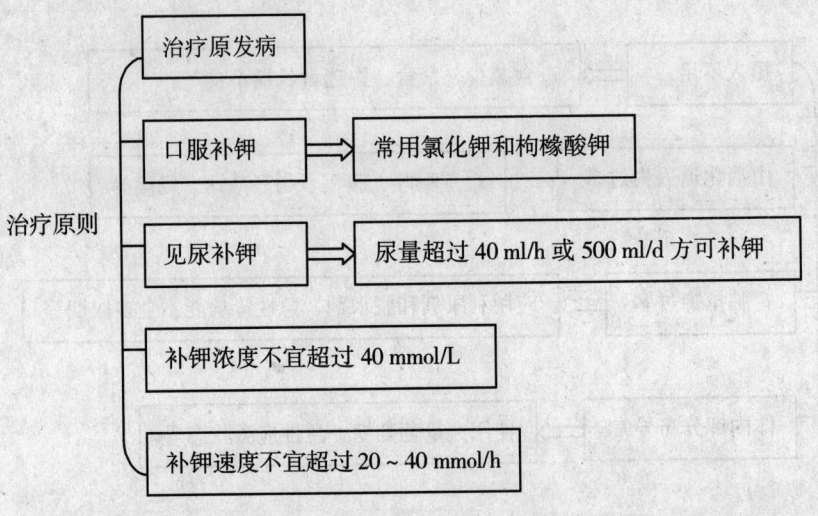

六、高钾血症

血清钾浓度高于 5.5 mmol/L,为高钾血症。

【病因】

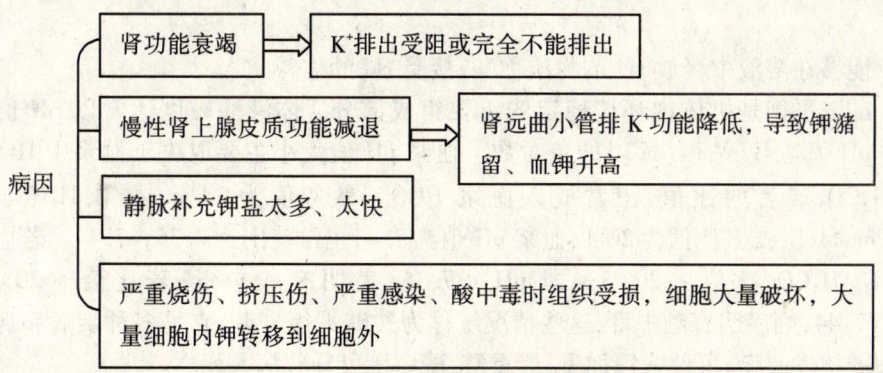

【临床表现】

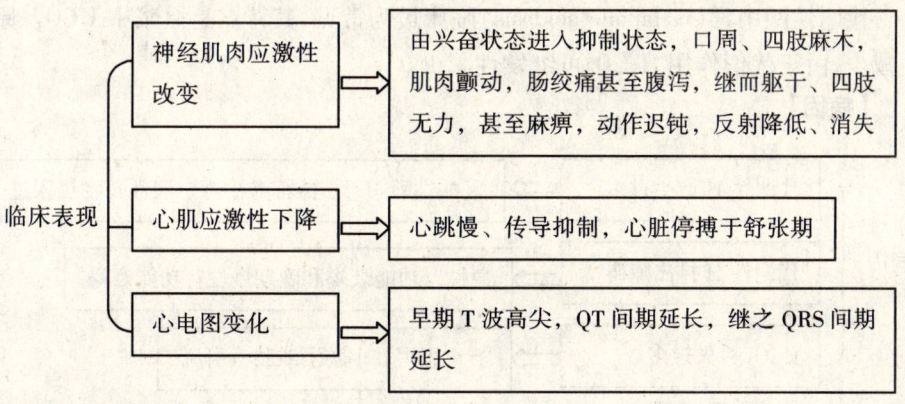

【治疗原则】

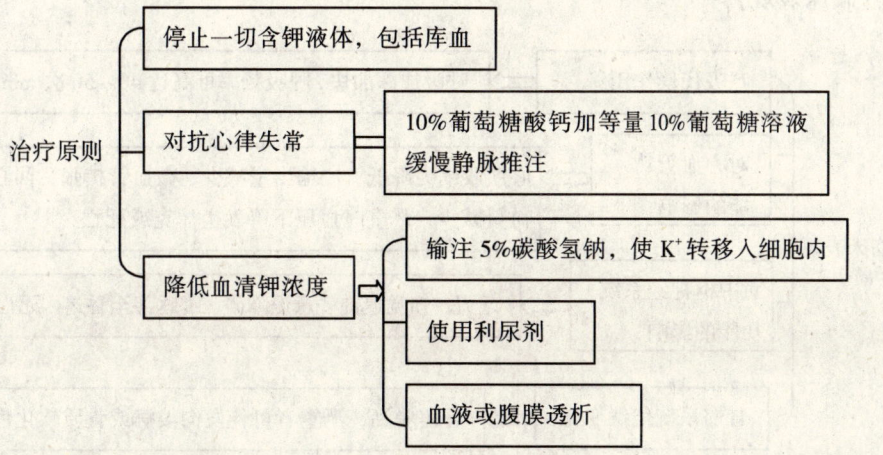

第二节 酸碱平衡失调

能够在溶液中释放 H^+ 的物质称酸,接受 H^+ 的称碱。

酸碱平衡是机体内环境稳定的重要组成部分。体液酸碱度通常以 pH 值表示。pH 值是 H^+ 浓度 [H^+] 的负对数。血浆 pH 值大小主要取决于血浆中 HCO_3^- 与 H_2CO_3 二者的比值,正常成人血浆 HCO_3^- 参考值为 24 mmol/L,H_2CO_3 为 1.2 mmol/L,二者比值为 20:1,血浆 pH 值为 7.4,正常范围为 7.36~7.44。若血浆 HCO_3^-/H_2CO_3 比值 < 20:1,即 pH < 7.36,表明有酸中毒;若比值 > 20:1,pH > 7.44,则表明有碱中毒,这些情况统称为酸碱平衡失调,它是多种疾病和病理过程的继发改变,可使病情加重,严重酸、碱中毒可导致病人死亡。

一、代谢性酸中毒

代谢性酸中毒(metabolic acidosis)临床最为常见,其特点是血浆中 HCO_3^- 原发性减少,由于代偿作用 H_2CO_3 可继发性减少。

【病因】

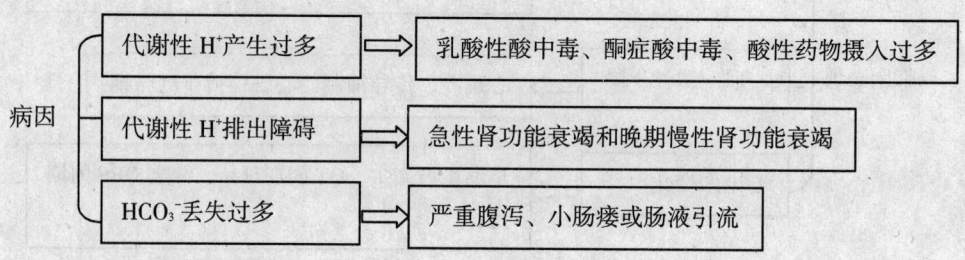

【临床表现】

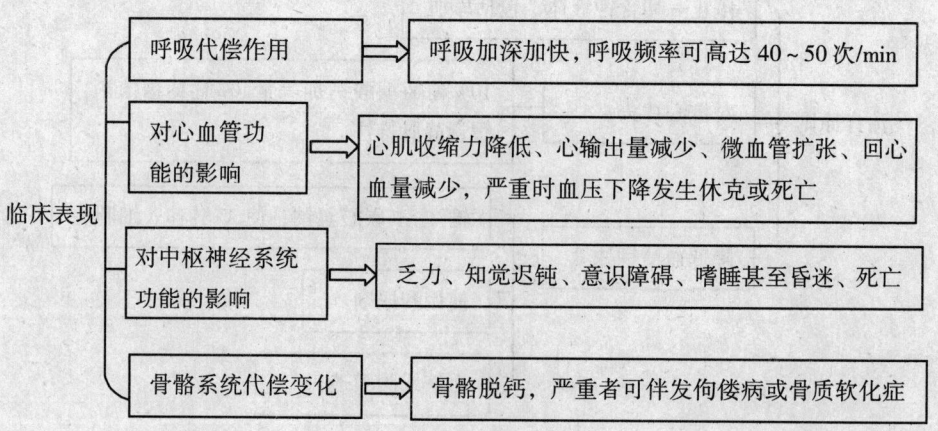

【治疗原则】

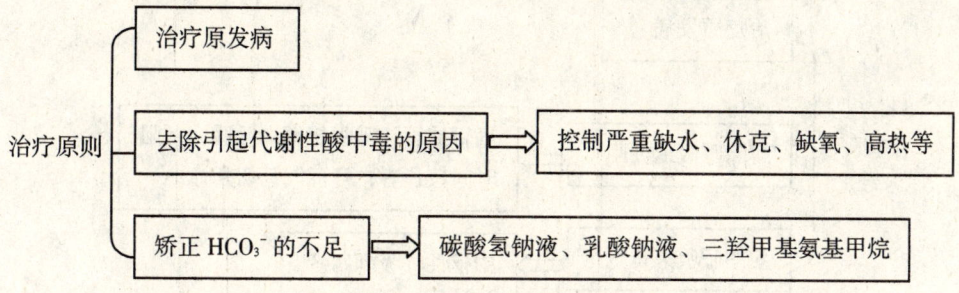

二、呼吸性酸中毒

呼吸性酸中毒（respiratory acidosis）的特点是血浆 H_2CO_3 原发性升高，$PaCO_2$ 升高，而 HCO_3^- 可代偿性升高。

【病因】

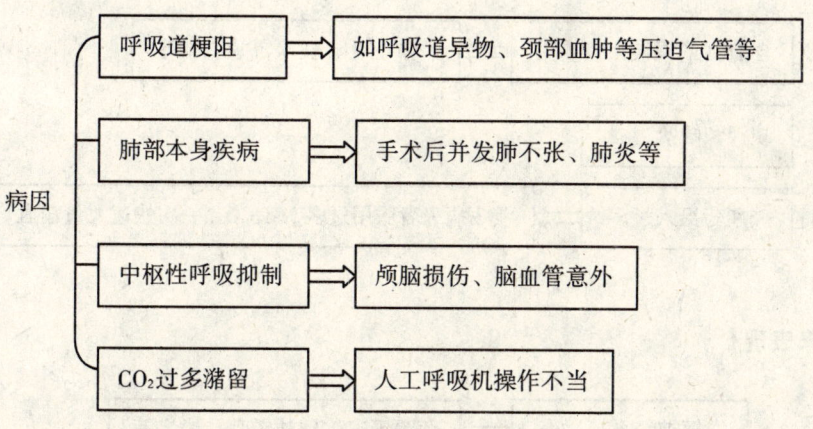

【临床表现】

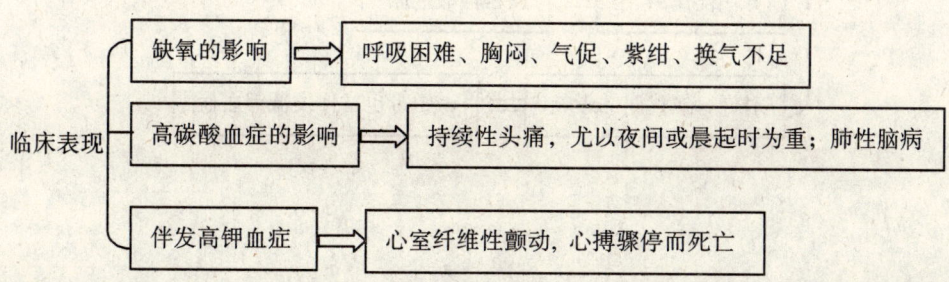

【治疗原则】

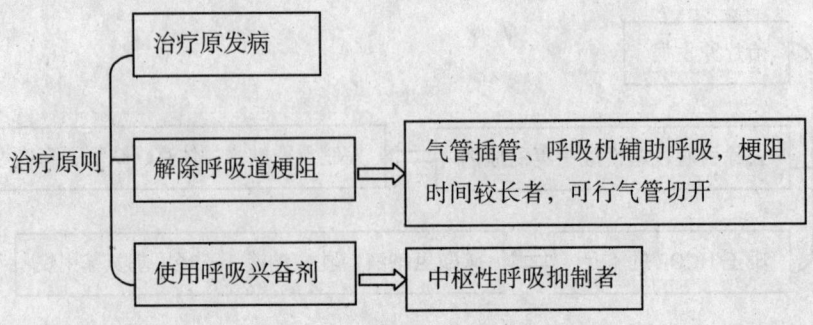

三、代谢性碱中毒

代谢性碱中毒(metabolic alkalosis)的特点是血浆 HCO_3^- 原发性升高，H_2CO_3 可代偿升高。

【病因】

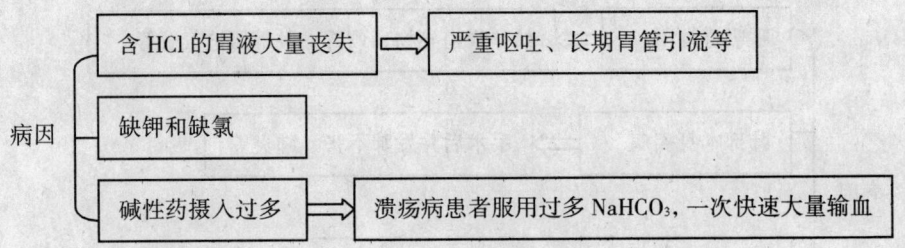

【临床表现】

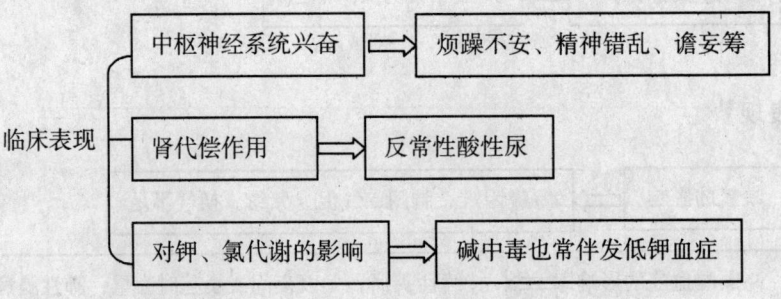

【治疗原则】

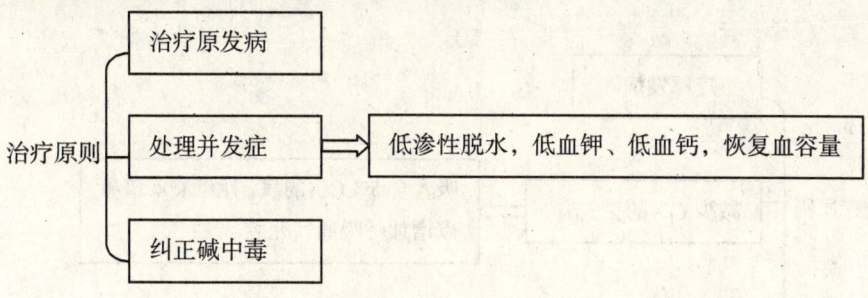

四、呼吸性碱中毒

呼吸性碱中毒(respiratory alkalosis)的特点是血浆 H_2CO_3 原发性降低，$PaCO_2$ 降低，而 HCO_3^- 可代偿性降低。

【病因】

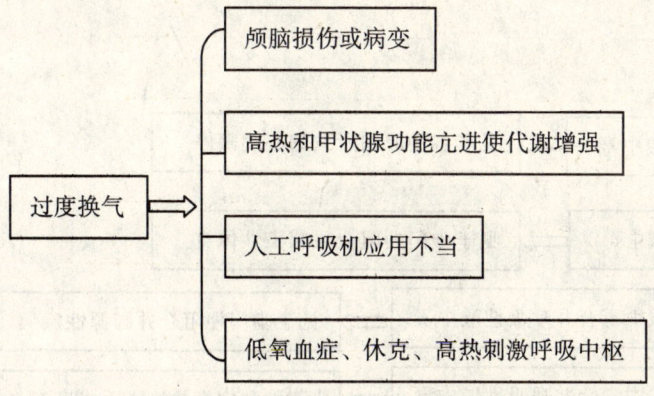

【临床表现】

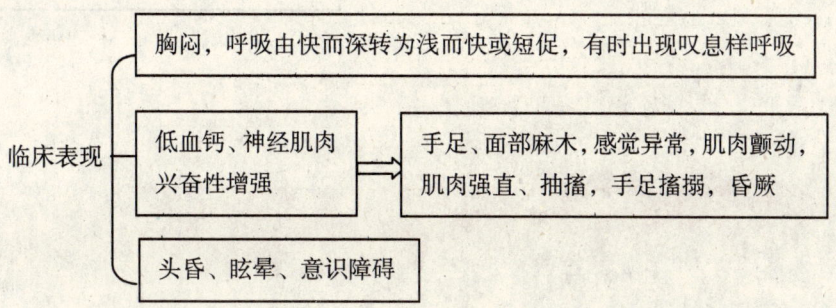

【治疗原则】

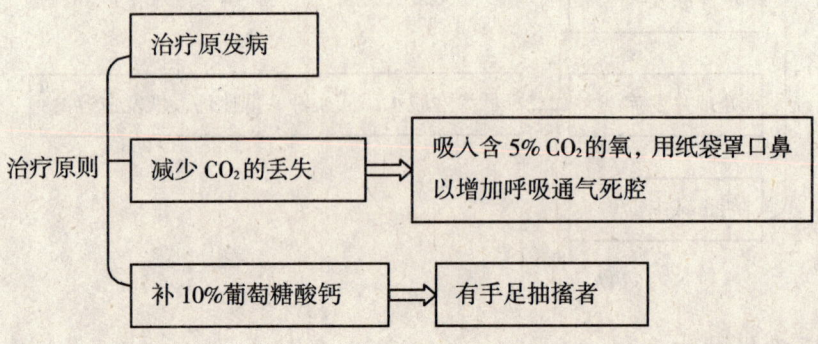

五、混合型酸碱中毒

同一患者有两种或两种以上单纯型酸、碱中毒同时并存的情况,称为混合型酸碱中毒。

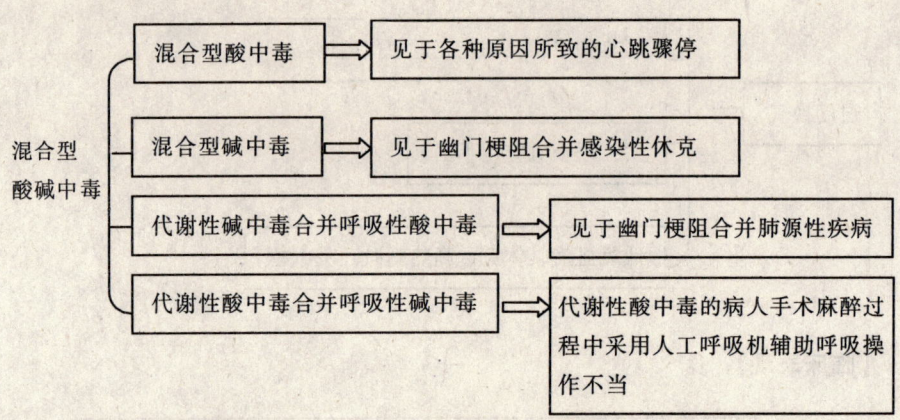

第一章 外科病人体液失调

【护理流程】

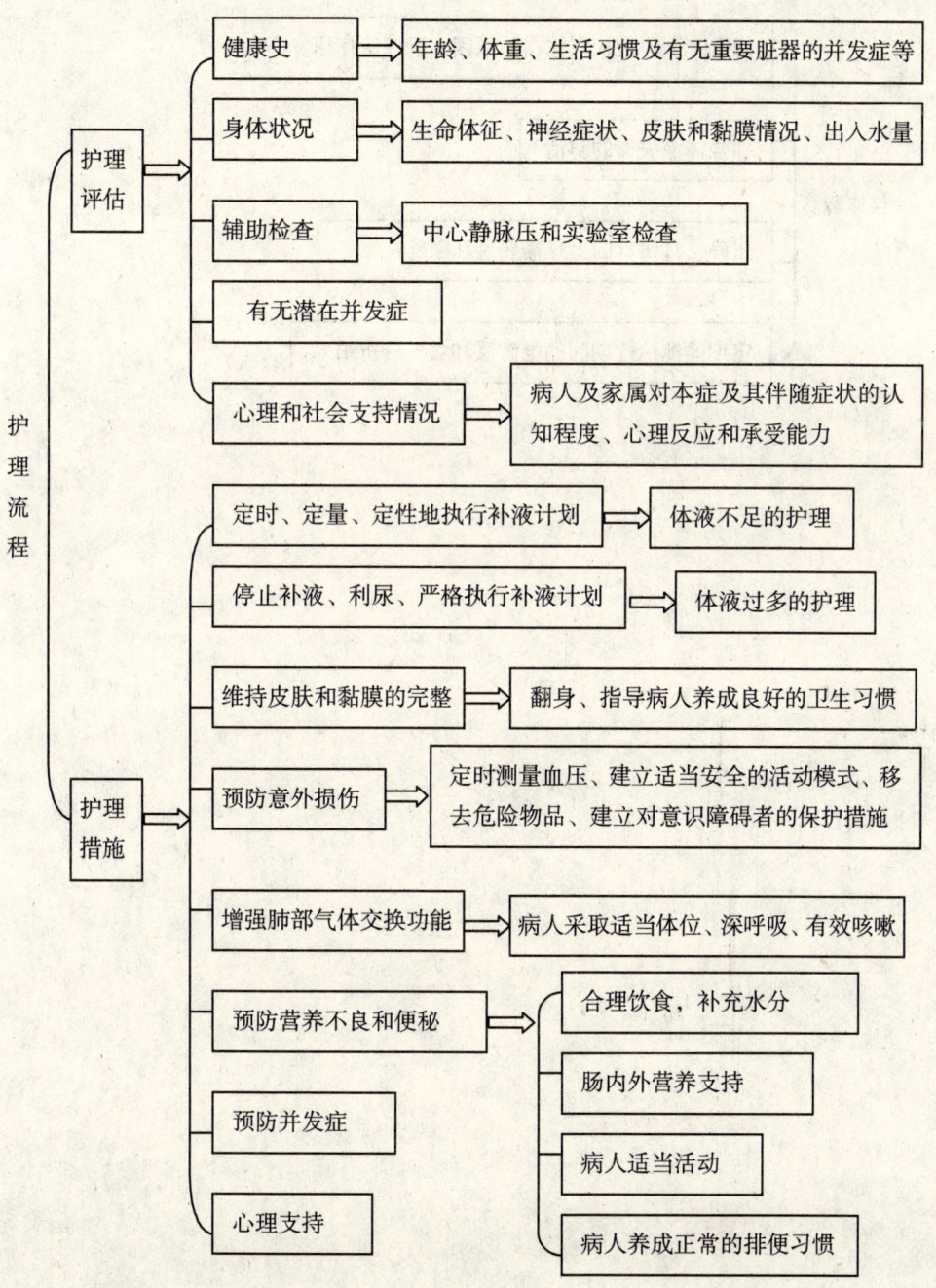

【健康教育】

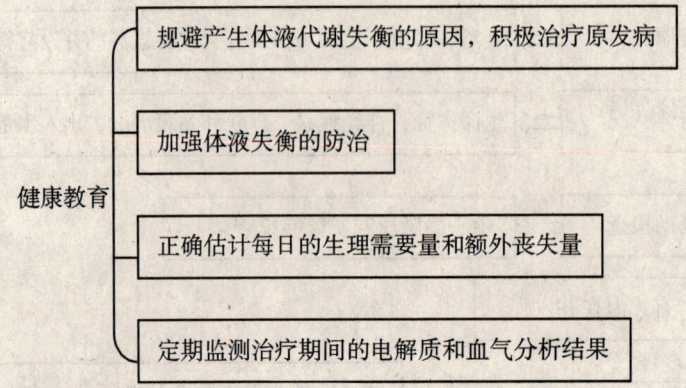

第二章　外科休克

第一节　概　述

休克是机体在各种有害因素侵袭下引起的以有效循环血容量骤减,致组织灌注不足,细胞代谢紊乱、受损,微循环障碍为特点的病理过程。

【病因与分类】

根据病因,休克可分为低血容量性、感染性、心源性、神经性和过敏性休克五类。其中低血容量性和感染性休克在外科休克中最为常见。低血容量性休克包括创伤性和失血性休克两类。创伤性休克常见于严重损伤,如骨折、挤压综合征等;失血性休克常见于有效循环血量锐减引起的疾病,如消化道出血,肝脾破裂出血等;感染性休克主要是由细菌及毒素的作用引起,常见于严重胆道感染、急性化脓性腹膜炎、绞窄性肠梗阻和败血症等。

【临床表现】

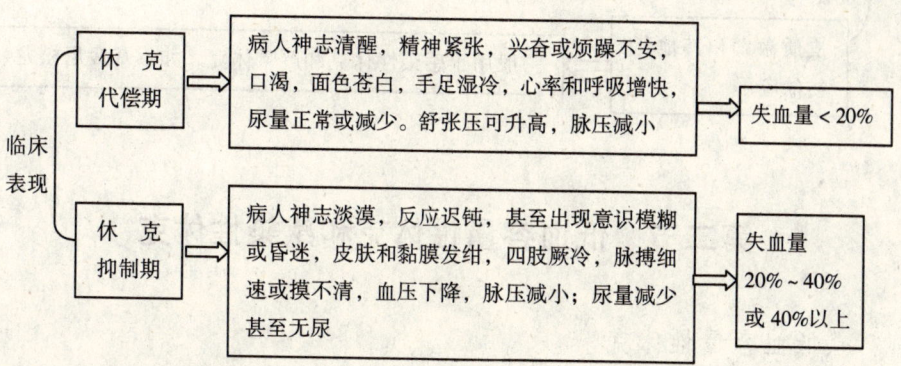

【处理原则】

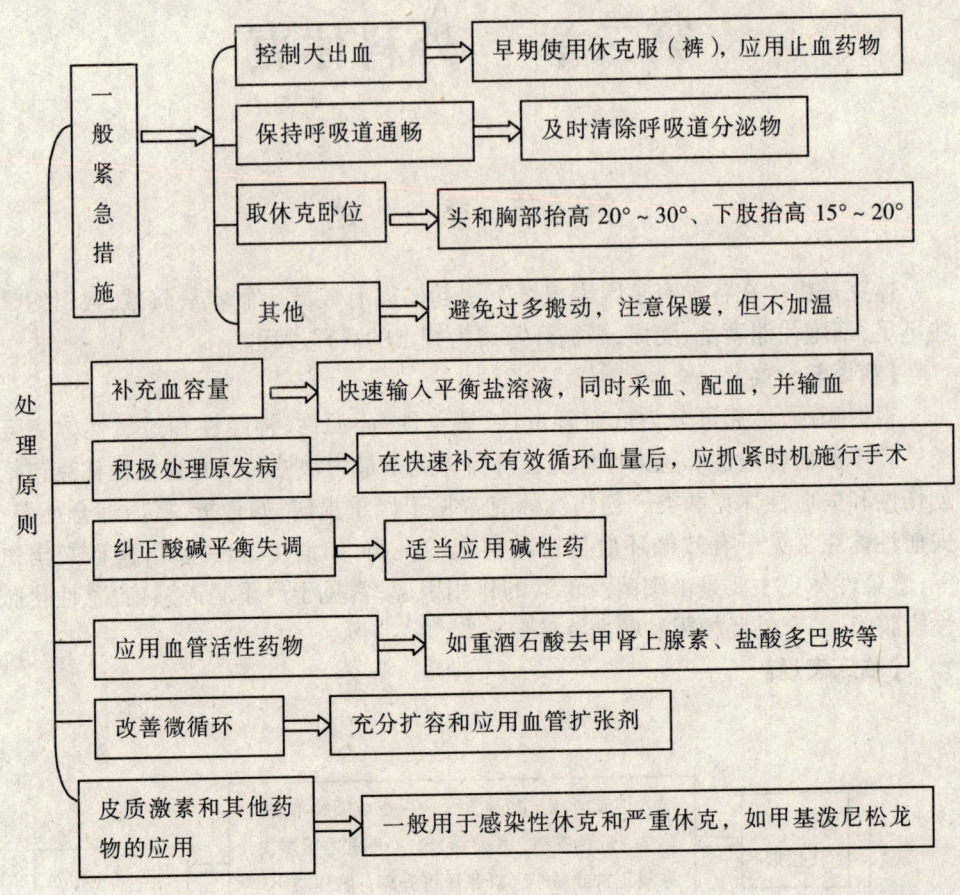

第二节　低血容量性休克和感染性休克

一、低血容量性休克

低血容量性休克常因大量出血或体液丧失,或液体积存于第三间隙,导致有效循环量降低引起。由大血管破裂或脏器出血引起的称失血性休克。

低血容量性休克的主要表现为 CVP 降低、回心血量减少、CO 下降所造成的低血压;经神经内分泌机制引起的外周血管收缩、血管阻力增加和心率增快;以及由微循环障碍造成的各种组织器官功能不全和病变。及时补充血容量、治疗其病因和制止其继续失血、失液是治疗此型休克的关键。

第二章 外科休克

【病因】

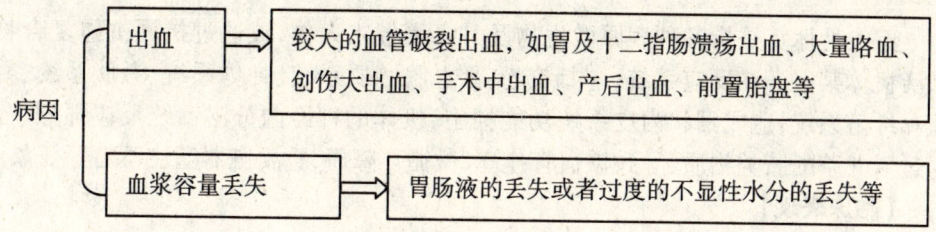

【临床表现】

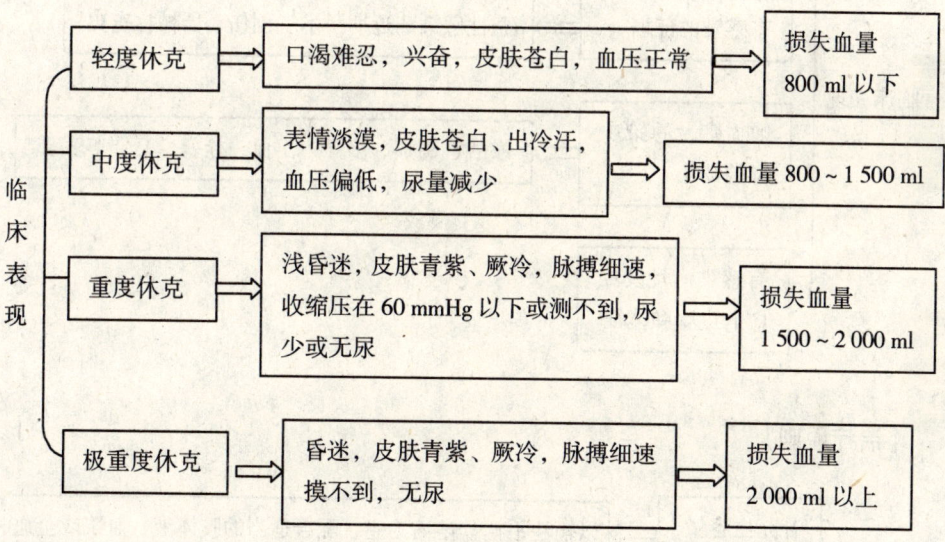

【治疗原则】

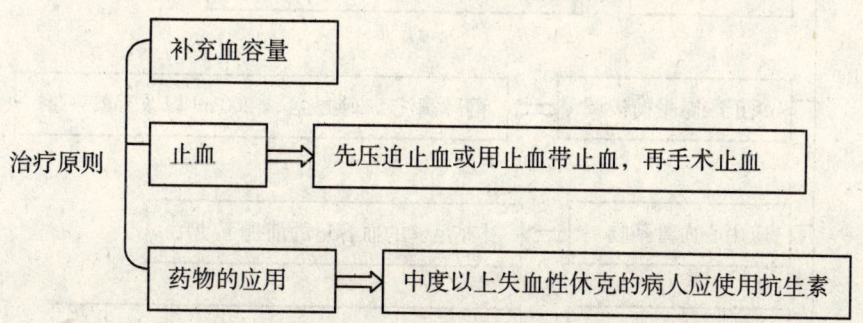

二、感染性休克

感染性休克是指各种病原微生物及其毒素侵入人体,或通过抗原抗体复合物激活机体某些潜在反应系统,包括交感-肾上腺髓质系统、补体系统、激肽系统、凝血和纤溶系统,造成网状内皮系统功能损害,机体的神经内分泌系统反应强烈,分泌过量儿茶酚胺类物质,导致微血管痉挛,微循环障碍,重要脏器灌注不足等征象。

【临床表现】

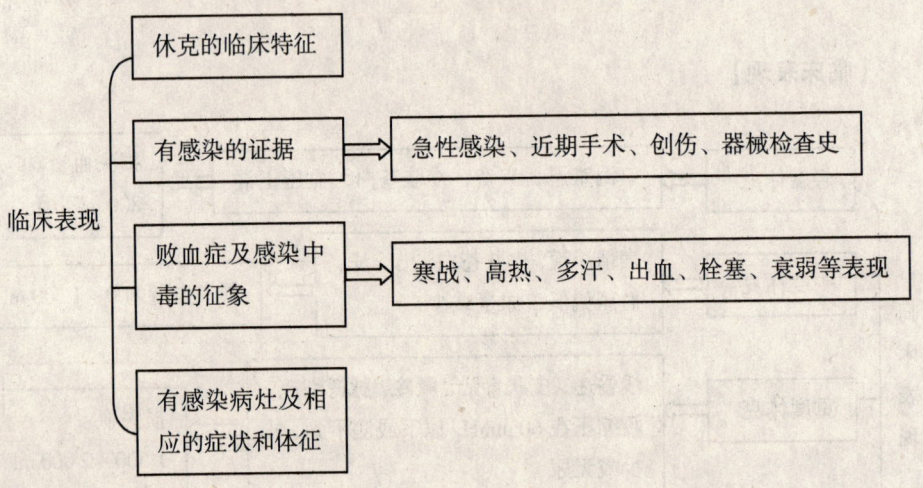

【治疗原则】

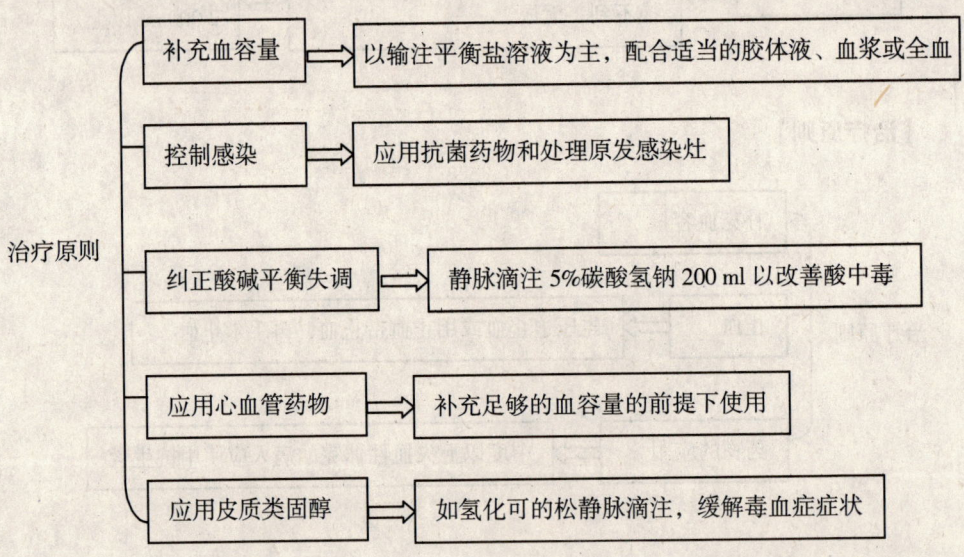

第二章 外科休克

【护理流程】

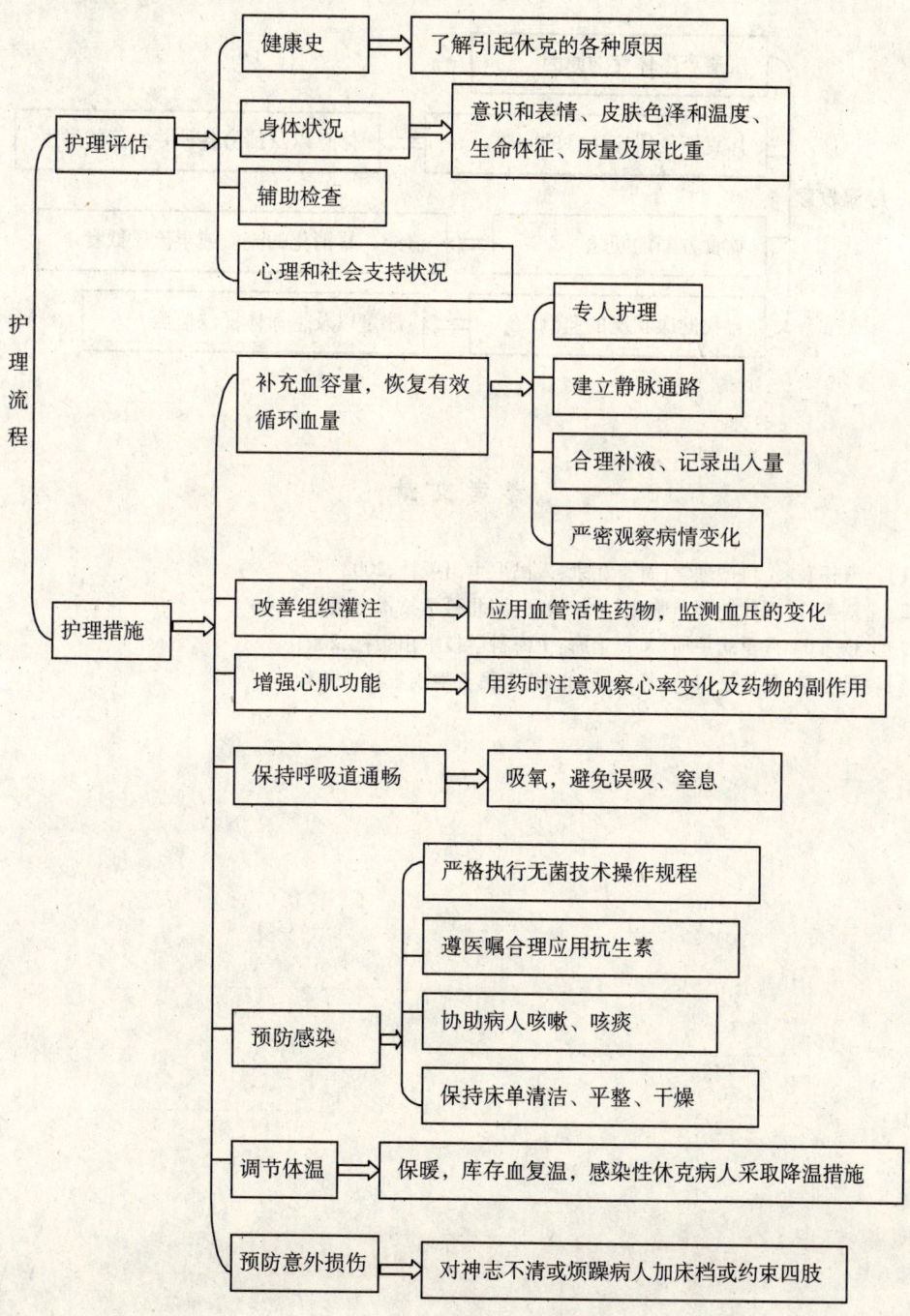

【健康教育】

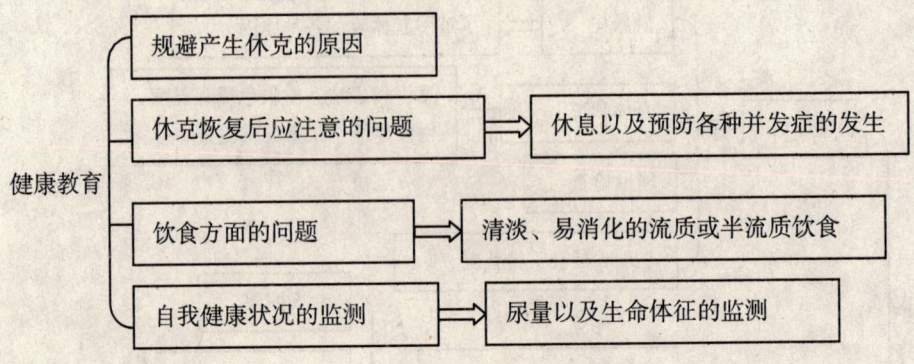

参 考 文 献

[1] 曹伟新.外科护理学[M].北京:人民卫生出版社,2002
[2] 刘美玲.现代护理与临床[M].武汉:湖北科学技术出版社,2000
[3] 杨志寅.危重病手册[M].上海:上海科学技术出版社,2003
[4] 吴在德,吴肇汉[M].外科学.北京:人民卫生出版社,2003

第三章 麻醉病人的复苏

第一节 概 述

随着危重疑难病人施行复杂手术的增加,麻醉方法上全麻所占比例亦有所增加。手术结束后数小时内,麻醉作用并未终止,麻醉药、肌松药和神经阻滞药仍发挥一定的作用,各种保护反射尚未恢复,再加上手术麻醉期间已发生的循环、呼吸、代谢功能紊乱未彻底纠正,常易发生呼吸道梗阻、通气不足、恶心呕吐、误吸或循环功能不稳定等各种并发症,因此麻醉恢复室(PACU)的护理人员必须熟悉麻醉的相关知识,才能确保麻醉病人的复苏平稳及安全。

什么是麻醉?

麻醉是用药物或其他方法,使病人整个机体或机体的一部分暂时失去感觉,以达到无痛目的。

【临床麻醉的目的】

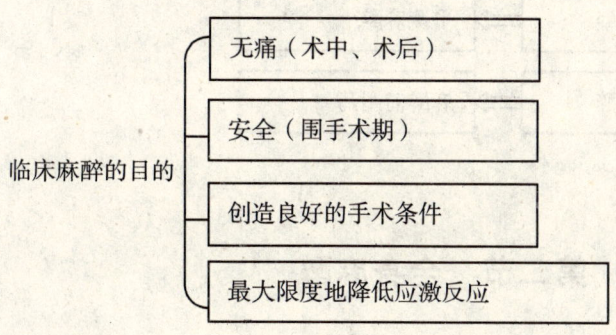

【麻醉的分类】

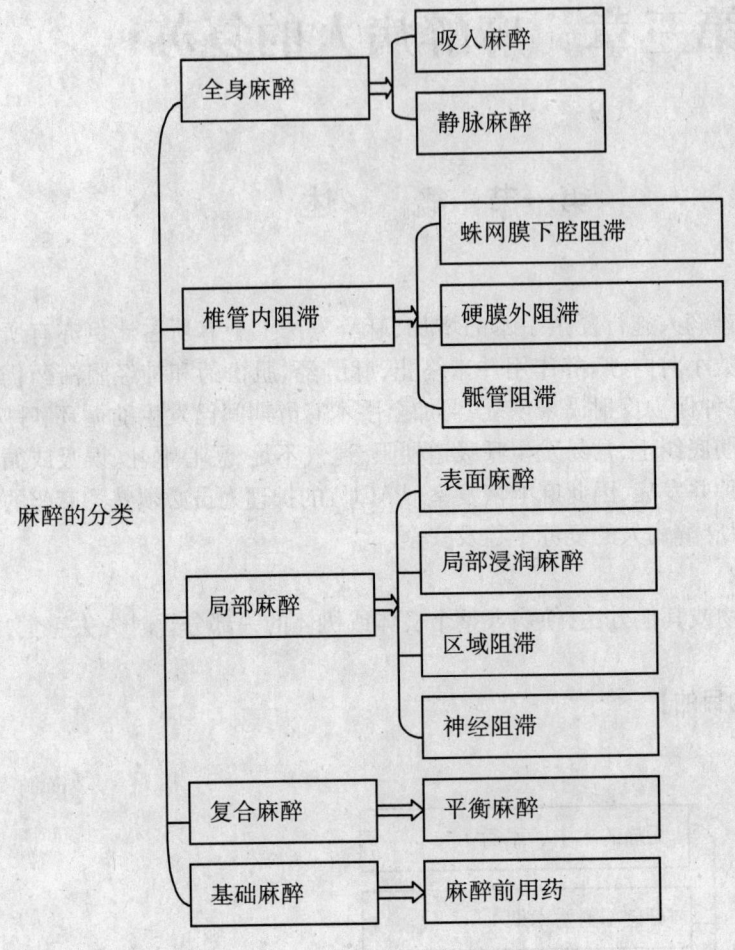

第二节　全身麻醉

麻醉药经呼吸道吸入或静脉、肌肉注射入人体,使中枢神经产生一过性抑制,呈现神志消失、无痛、遗忘、一定程度的肌肉松弛和反射抑制,这种方法称为全麻。

【全麻的四大要素】

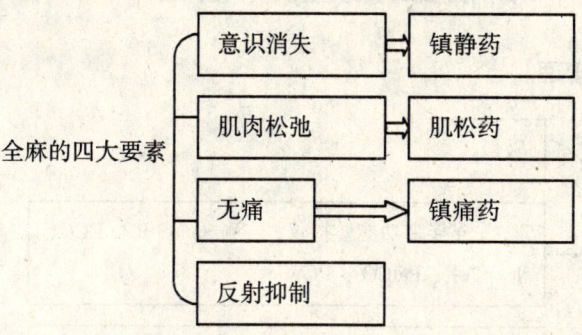

【常用肌松药】

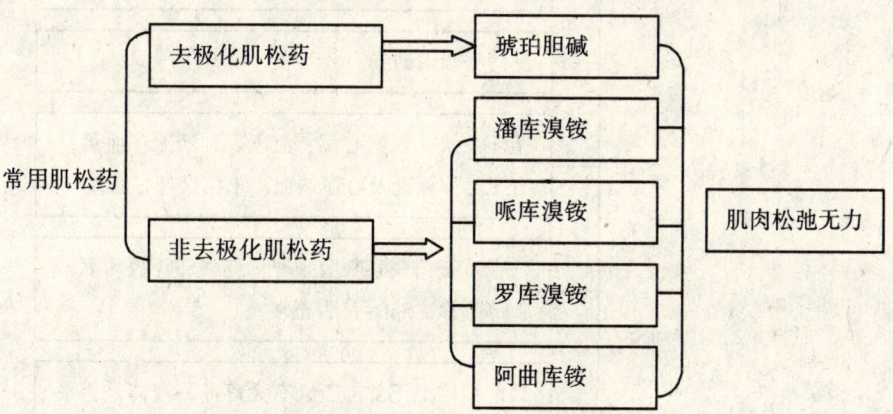

【麻醉性镇痛药】

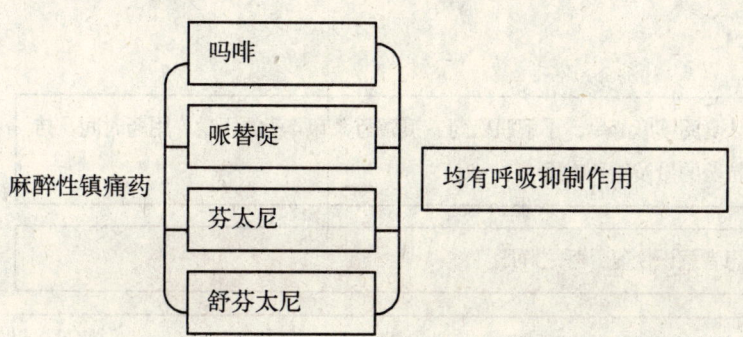

第三节 麻醉恢复期的监测和管理

【麻醉恢复期的监测和管理】

麻醉恢复期的监测和管理
- 吸氧
- 监测:连接多功能监护仪,监测 SpO_2、BP、ECG、T、CVP、$PetCO_2$、PCWP
- 监测生命体征的变化,每5分钟记录一次
- 神经系统:意识、瞳孔大小、对光反射
- 保持呼吸道通畅
- 循环系统:观察心率、血压,判断循环血量,有无心律紊乱及心肌缺血;末梢循环,尿量
- 呼吸系统:观察呼吸频率,胸腹部呼吸动度,肺部听诊,SpO_2是否正常
- 其他:体温正常与否,有无疼痛,液体是否平衡,引流液的变化

【拔管指征】

拔管指征
- 认真阅读麻醉单,了解肌松药、镇痛药、麻醉药的用量,用药时间及拮抗药的量及给药时间
- 患者意识恢复,呼之睁眼
- 患者吞咽、咳嗽反射恢复,肌力恢复

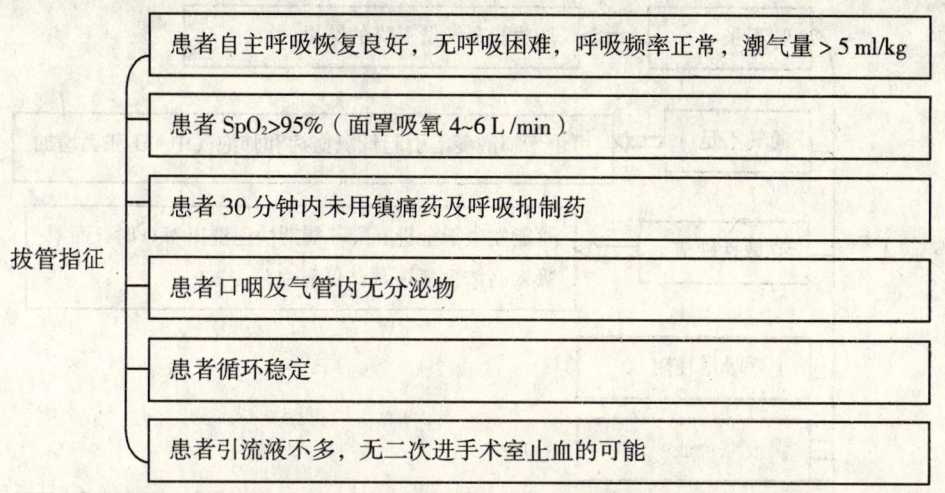

第四节　麻醉恢复期常见并发症

【呼吸系统并发症】

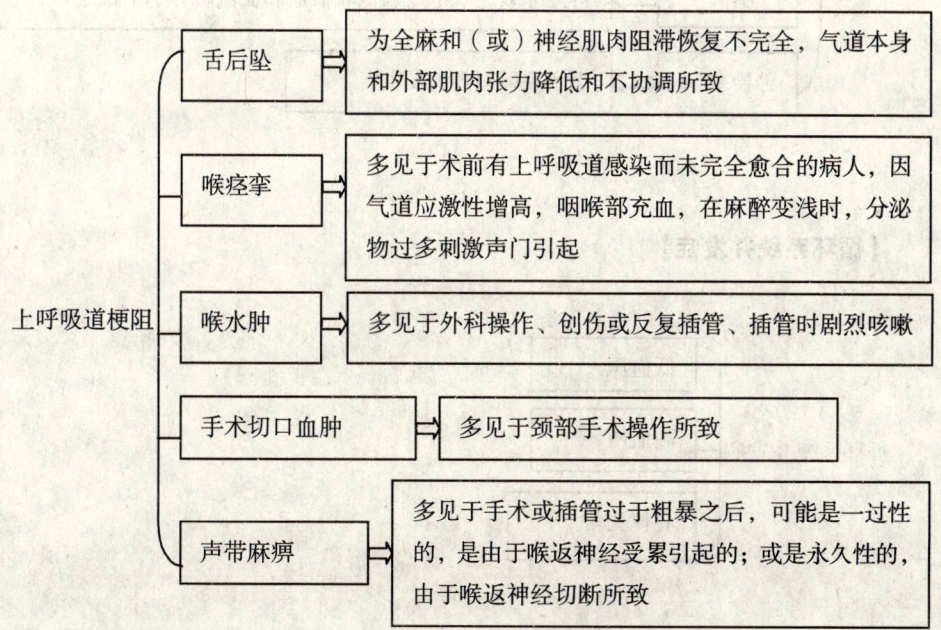

- 低氧血症
  - 肺不张 ⇒ 是功能余气量下降的结果
  - 通气不足 ⇒ 可由于肺泡萎陷引起低氧血症和肺泡气中 CO_2 张力增加
  - 弥散性缺氧 ⇒ 可能发生于全身麻醉苏醒期快速洗出 N_2O 时，面罩吸入高浓度氧可预防低氧血症
  - 上呼吸道梗阻
  - 误吸综合征
  - 支气管痉挛 ⇒ 支气管痉挛可能引起通气不足、CO_2 蓄积和低氧血症
  - 肺水肿 ⇒ 可发生于手术后，可能是由于心力衰竭或肺毛细血管通透性增加所致
  - 气胸 ⇒ 可能导致通气不足、低氧血症和血流动力学不稳定
  - 肺栓塞 ⇒ 手术后即刻很少发生

【循环系统并发症】

- 循环系统并发症
  - 低血压
  - 高血压
  - 心律失常

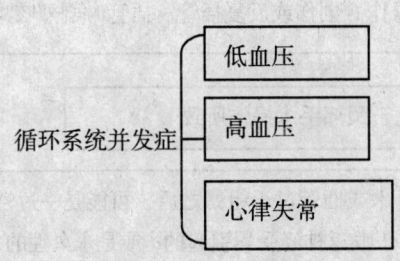

第三章 麻醉病人的复苏

【其他】

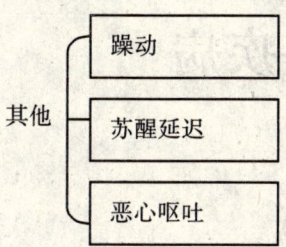

【病人出 PACU 指征】

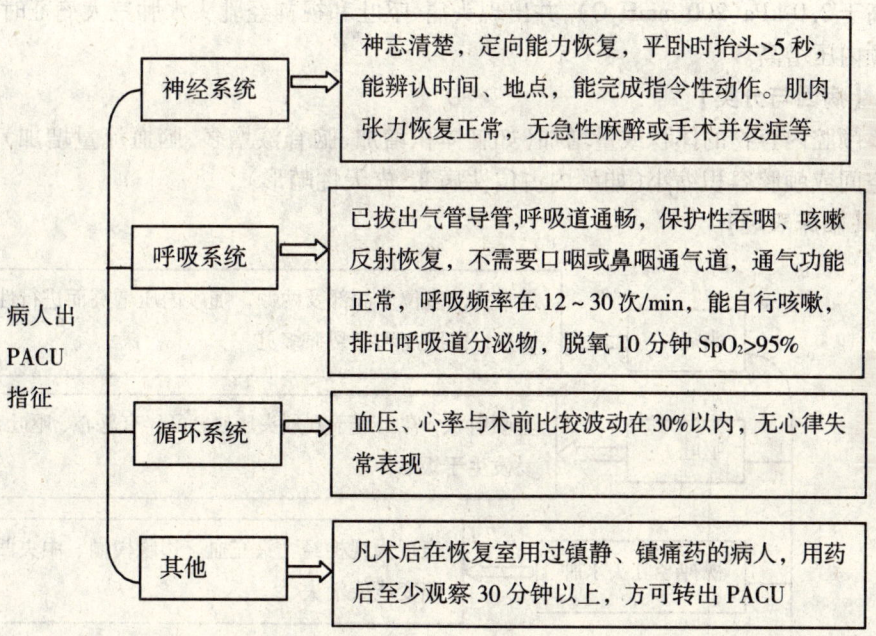

参 考 文 献

[1] Snow JC. Manual of anesthesia[M]. 2th ed. Boston：Little，Brown and Co. Inc，1982
[2] Thomas WF. The postanesthesia care unit. In Miller RD. Anesthesia[M]. 4th ed. New York：Churchill Livingstone Inc，1994
[3] Margaret D. Planning the physical structure of the PACU（Chapter 17）. In Elizabeth AMF. Post Anesthesia Care Unit[M]. 2th ed. New York：C. V. Mosby Co，1990
[4] 刘俊杰，赵俊. 现代麻醉学[M]. 第 2 版. 北京：人民卫生出版社，1997：1391-1396
[5] 盛卓人，王俊科. 实用临床麻醉学[M]. 第 3 版. 沈阳：辽宁科技出版社，1996：656-662
[6] 钟泰迪. 麻醉苏醒期病人的管理[M]. 北京：人民卫生出版社，2003：57-68

第四章 神经外科疾病

第一节 颅内压增高

当颅腔内容物体积增加或颅腔容积减少超过颅腔代偿的容量,导致颅内压持续高于 2.0 kPa(200 mmH$_2$O),并出现头痛、呕吐和视神经乳头水肿三大病征时,称为颅内压增高。

【病因与分类】

颅腔内容物的体积或量增加(如脑体积增加、脑脊液增多、脑血流量增加);颅内空间或颅腔容积缩小(如颅内占位性病变、先天性畸形)。

【临床表现】

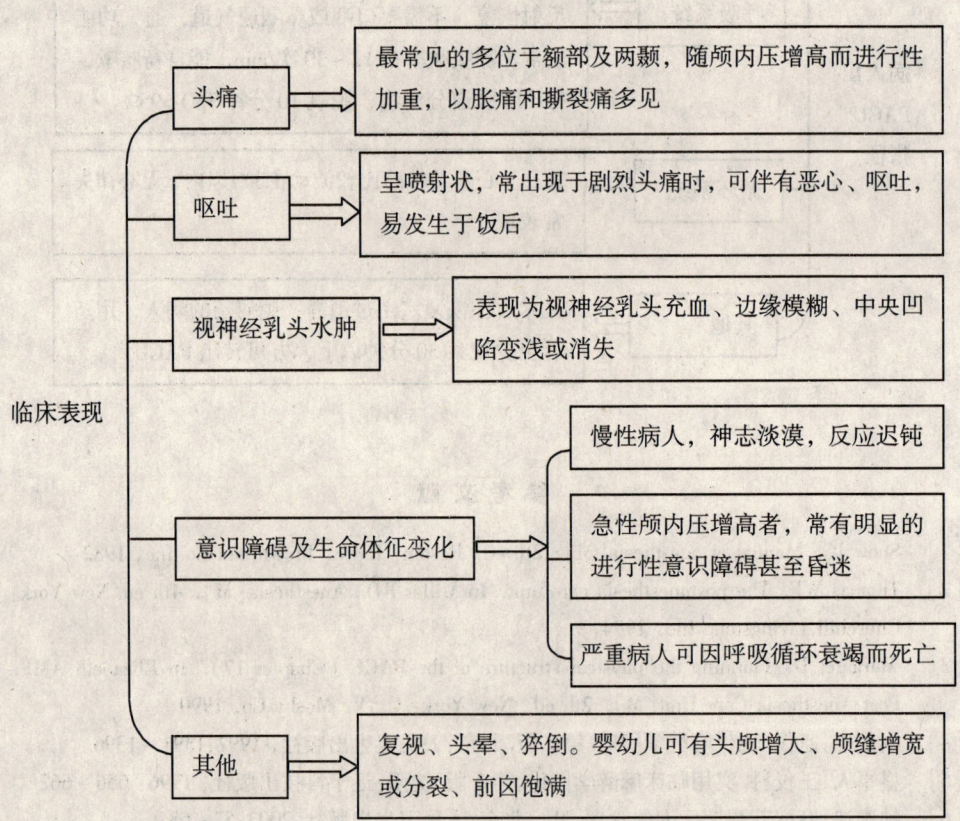

【处理原则】

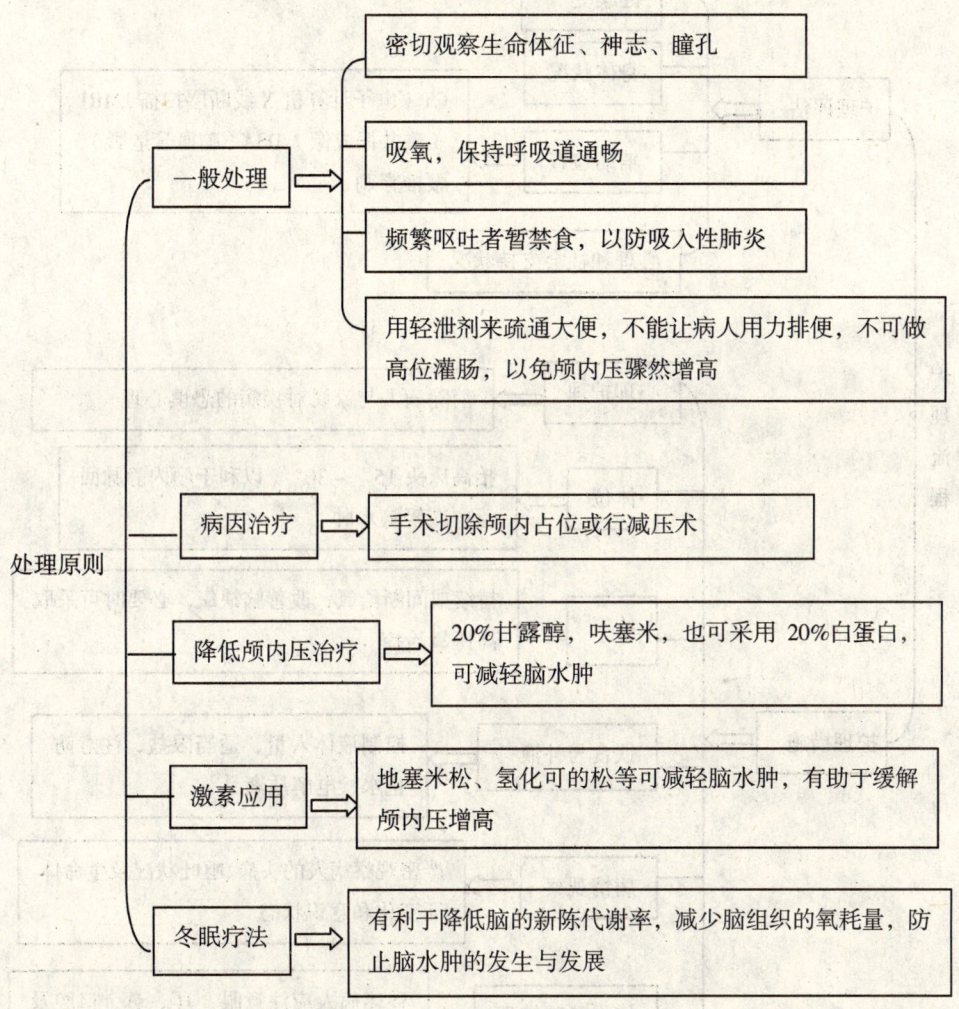

处理原则
- 一般处理
  - 密切观察生命体征、神志、瞳孔
  - 吸氧，保持呼吸道通畅
  - 频繁呕吐者暂禁食，以防吸入性肺炎
  - 用轻泻剂来疏通大便，不能让病人用力排便，不可做高位灌肠，以免颅内压骤然增高
- 病因治疗 ⇒ 手术切除颅内占位或行减压术
- 降低颅内压治疗 ⇒ 20%甘露醇、呋塞米，也可采用 20%白蛋白，可减轻脑水肿
- 激素应用 ⇒ 地塞米松、氢化可的松等可减轻脑水肿，有助于缓解颅内压增高
- 冬眠疗法 ⇒ 有利于降低脑的新陈代谢率，减少脑组织的氧耗量，防止脑水肿的发生与发展

【护理流程】

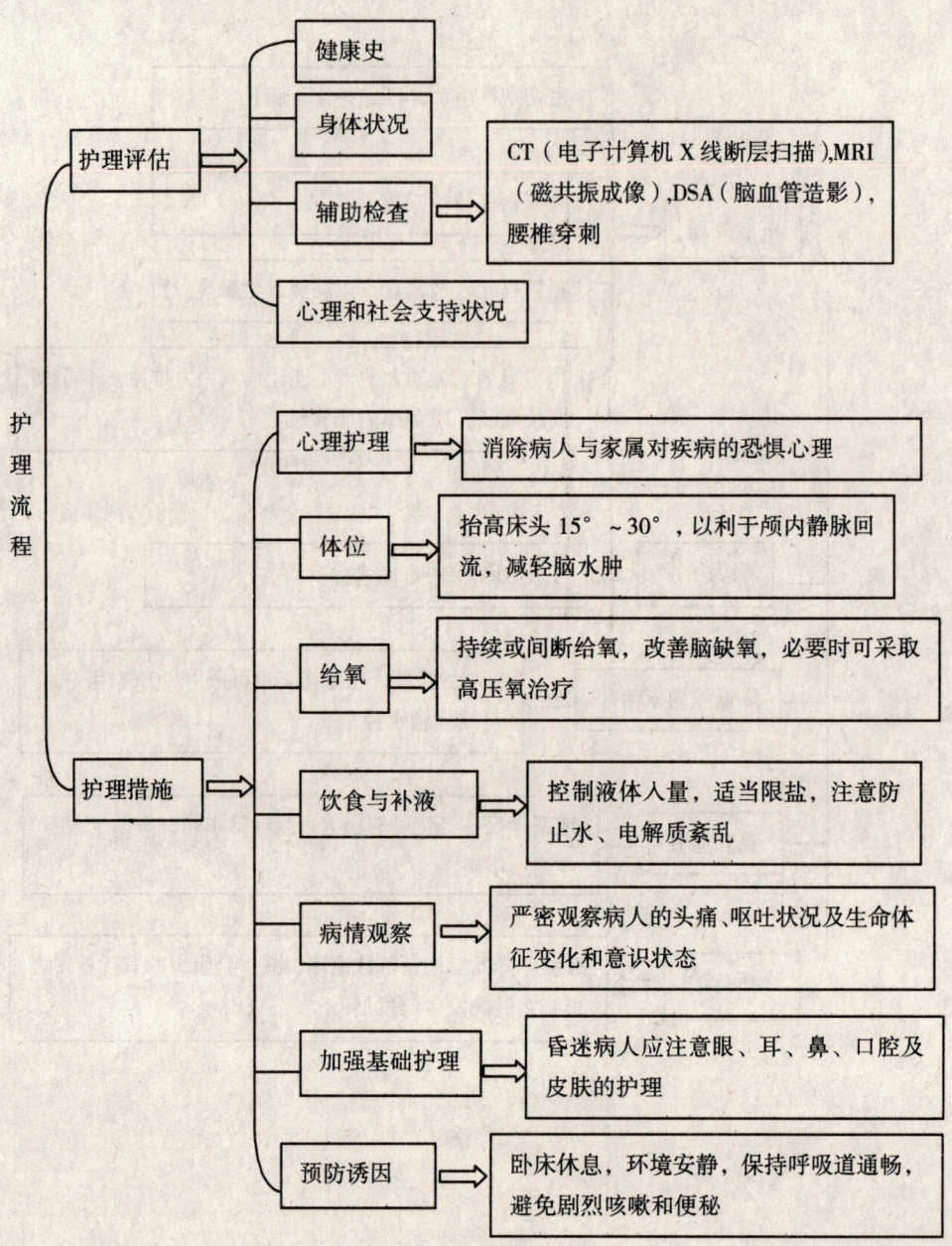

【健康教育】

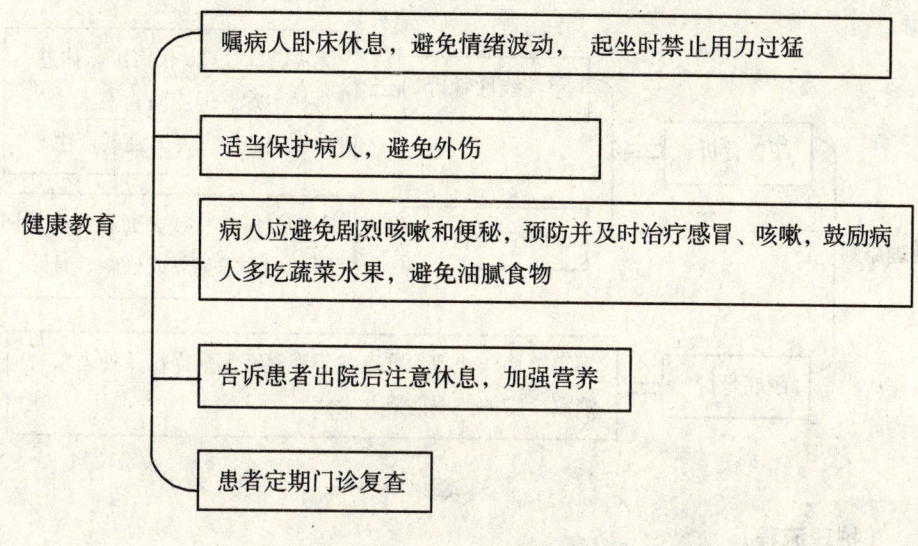

第二节 颅脑损伤

颅脑损伤多见于交通、工矿等事故,自然灾害,爆炸,火器伤,坠落,跌倒以及各种锐器、钝器对头部的伤害。颅脑损伤可分为头皮损伤、颅骨损伤、脑损伤,三者可单独或合并存在。

一、颅骨骨折

【分类】
按骨折部位分为颅盖骨折和颅底骨折;按骨折形态分为线性骨折和凹陷性骨折;按骨折是否与外界相通分为开放性骨折和闭合性骨折。

【临床表现】

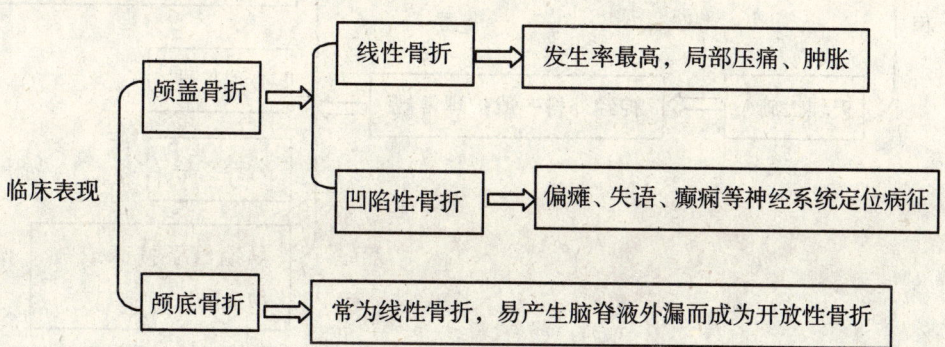

【处理原则】

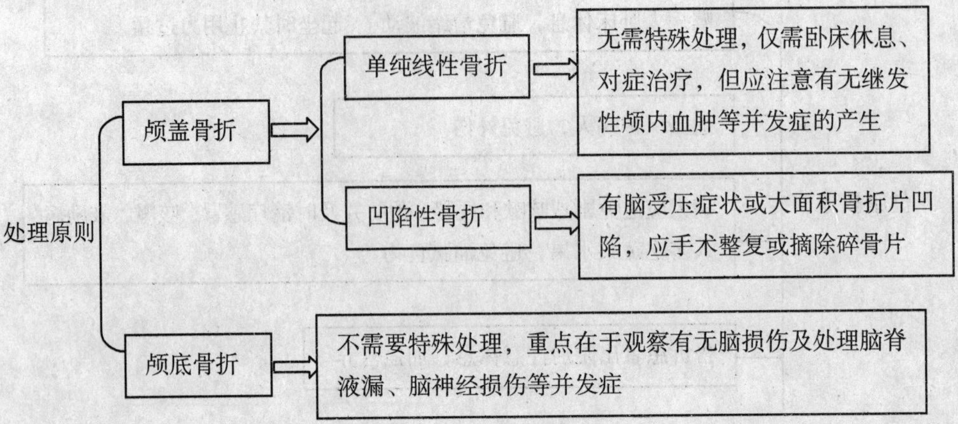

```
                                        ┌─ 单纯线性骨折 → 无需特殊处理，仅需卧床休息、
                                        │                对症治疗，但应注意有无继发
                         ┌─ 颅盖骨折 ──┤                性颅内血肿等并发症的产生
                         │              │
处理原则 ─┤              └─ 凹陷性骨折 → 有脑受压症状或大面积骨折片凹
                         │                              陷，应手术整复或摘除碎骨片
                         │
                         └─ 颅底骨折 → 不需要特殊处理，重点在于观察有无脑损伤及处理脑脊
                                        液漏、脑神经损伤等并发症
```

【护理流程】

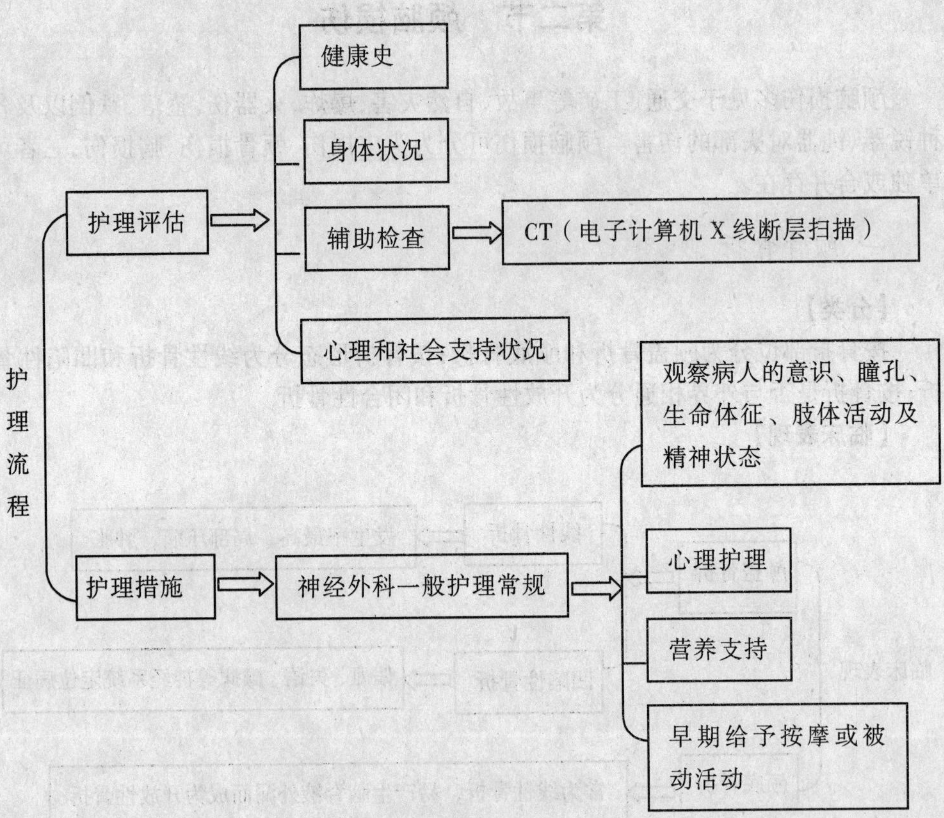

```
                      ┌─ 健康史
                      │
                      ├─ 身体状况
         ┌─ 护理评估 ─┤
         │            ├─ 辅助检查 → CT（电子计算机X线断层扫描）
         │            │
护理     │            └─ 心理和社会支持状况
流程 ────┤                                          ┌─ 观察病人的意识、瞳孔、
         │                                          │  生命体征、肢体活动及
         │                                          │  精神状态
         │                                          │
         └─ 护理措施 → 神经外科一般护理常规 ───────┤─ 心理护理
                                                    │
                                                    ├─ 营养支持
                                                    │
                                                    └─ 早期给予按摩或被
                                                       动活动
```

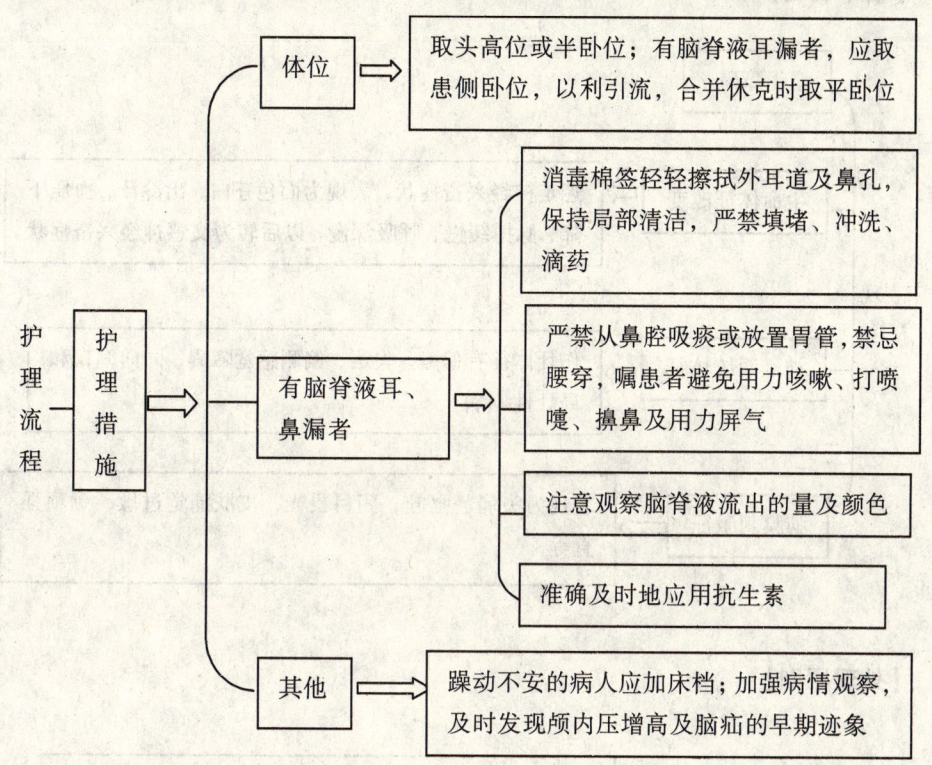

二、脑挫裂伤

脑挫裂伤是指头颅受到暴力打击而致脑组织发生的器质性损伤,脑组织挫伤或结构断裂,是一种常见的原发性脑损伤。多发生在脑表面的皮质,如脑皮质和软脑膜仍保持完整,即为脑挫伤,如脑实质破损、断裂,软脑膜亦撕裂,即为脑裂伤。见图4-1。

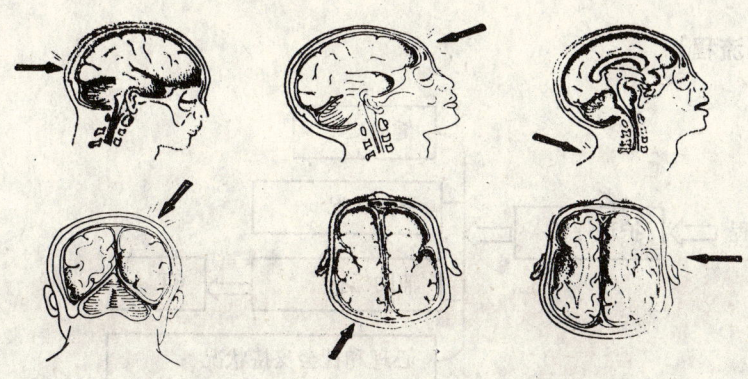

图4-1　不同着力点及方向所致脑挫伤部位模式

【临床表现】

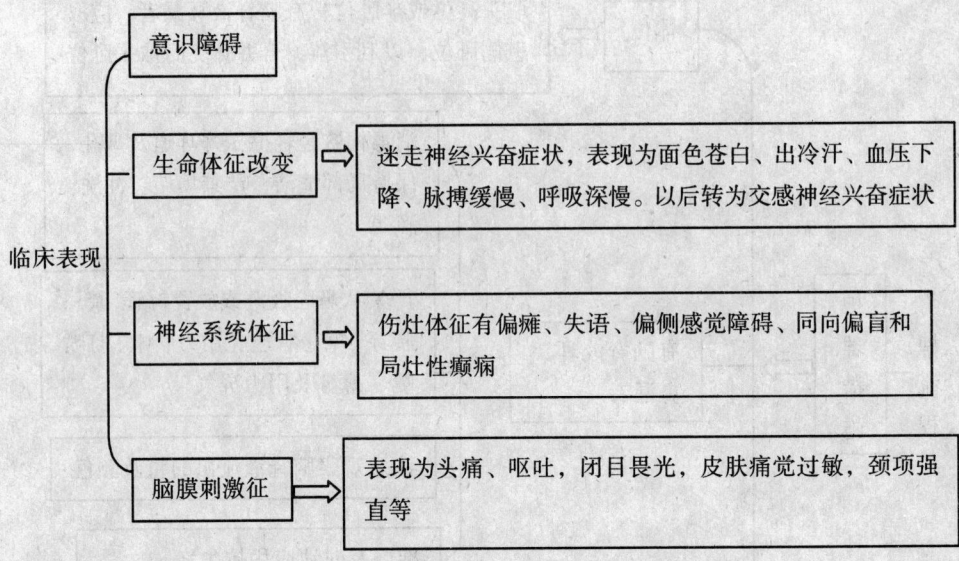

【处理原则】

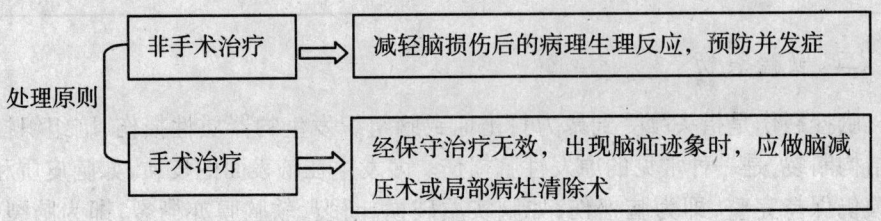

【护理流程】

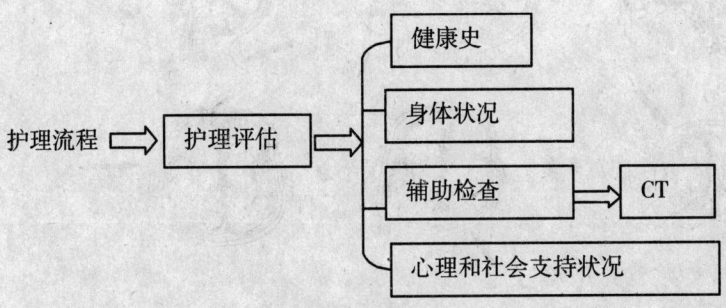

第四章 神经外科疾病

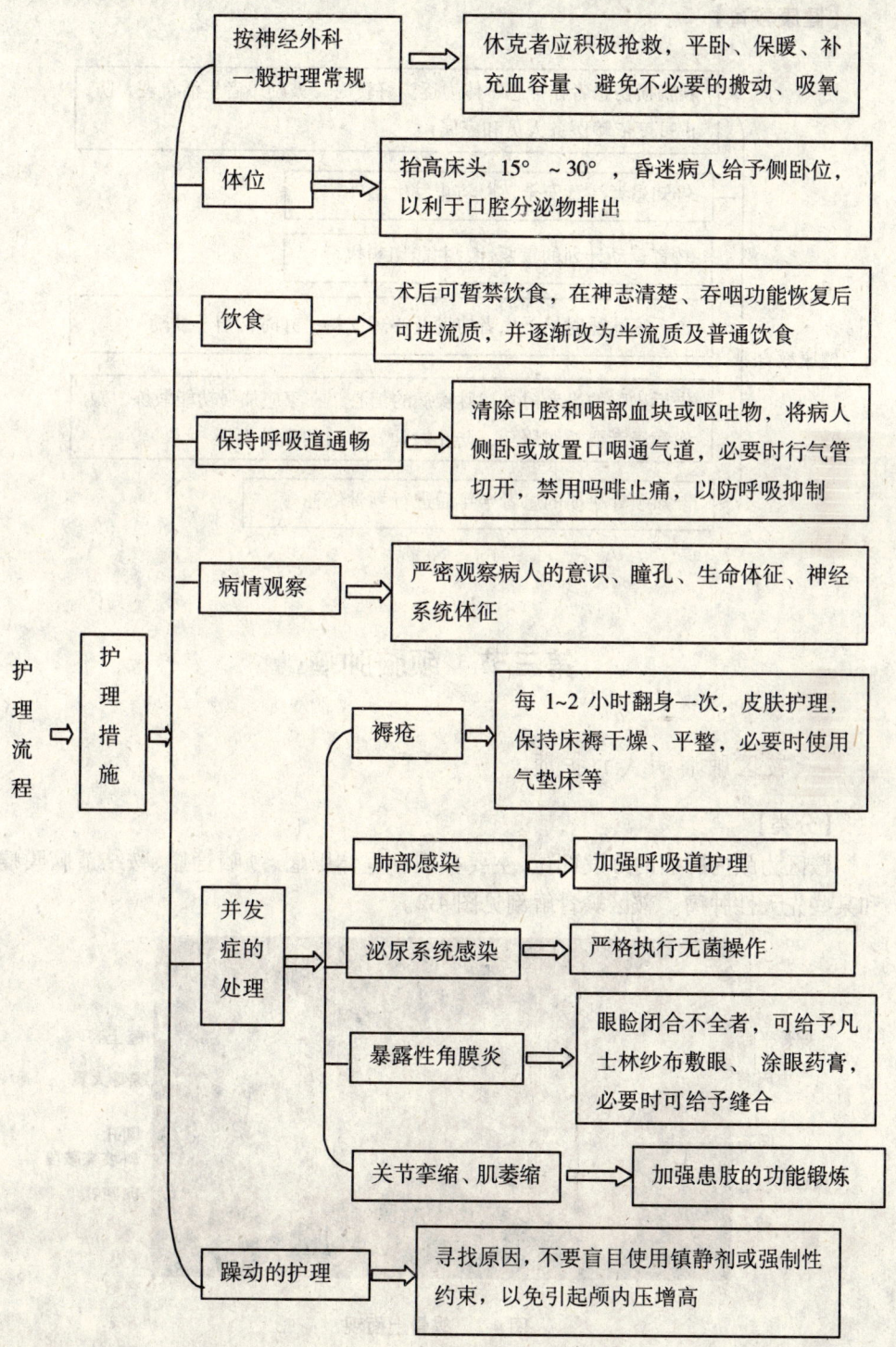

【健康教育】

健康教育
- 颅脑损伤患者在神志、体力逐渐好转时，鼓励患者生活自理，防止过度依赖医务人员和家属
- 告知患者注意安全，以防止发生意外
- 教育运动计划的重要性，并能切实执行
- 告诉家属适时给予患者协助及心理支持，并时常给予鼓励
- 告诉出院的患者树立战胜疾病的信心，在家应加强功能锻炼，癫痫病患者要按时服药，防止癫痫发作时的意外伤害
- 告知颅骨缺损的患者半年后进行颅骨修补

第三节　颅脑肿瘤

一、鞍区肿瘤病人的护理

【分类】

鞍区为颅内肿瘤的好发部位，主要类型有垂体腺瘤、颅咽管瘤、鞍结节脑膜瘤和某些先天性肿瘤。鞍区蝶骨解剖见图4-2。

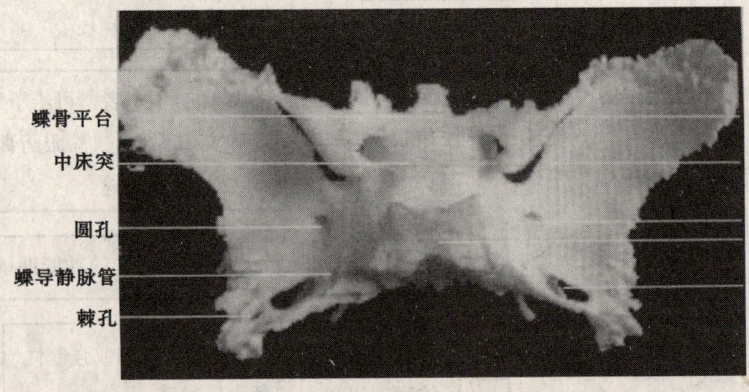

图4-2　蝶骨上面观

【临床表现】

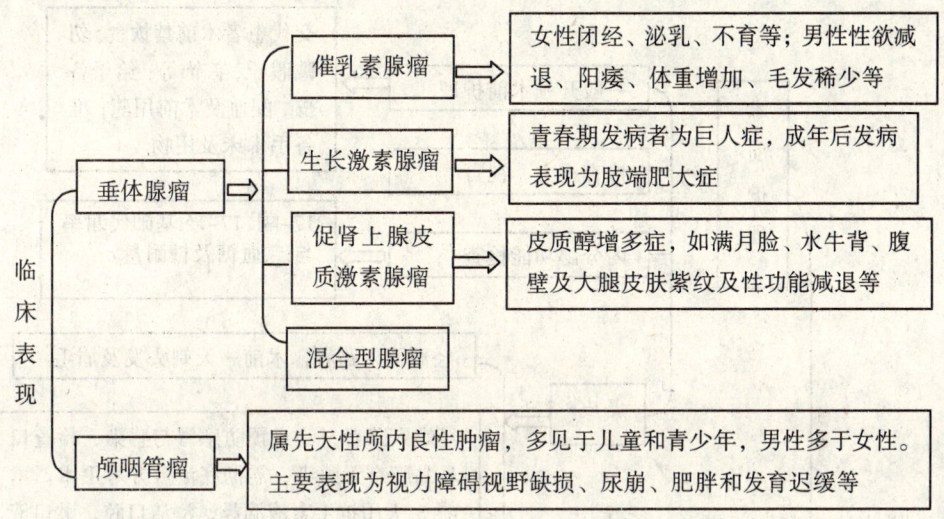

【处理原则】

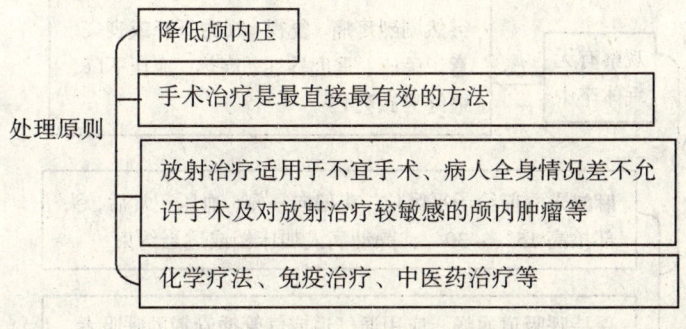

【护理流程】

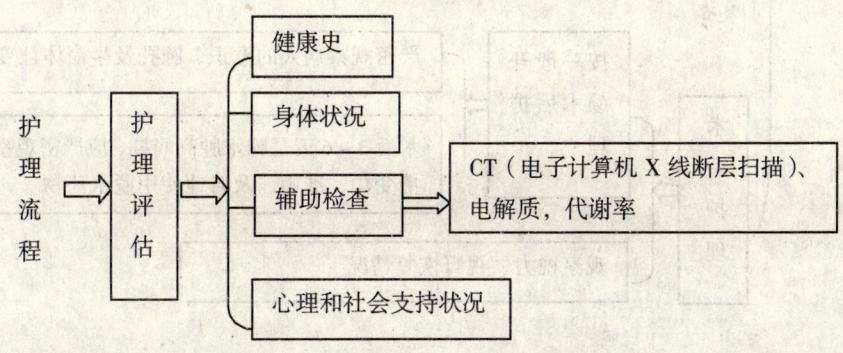

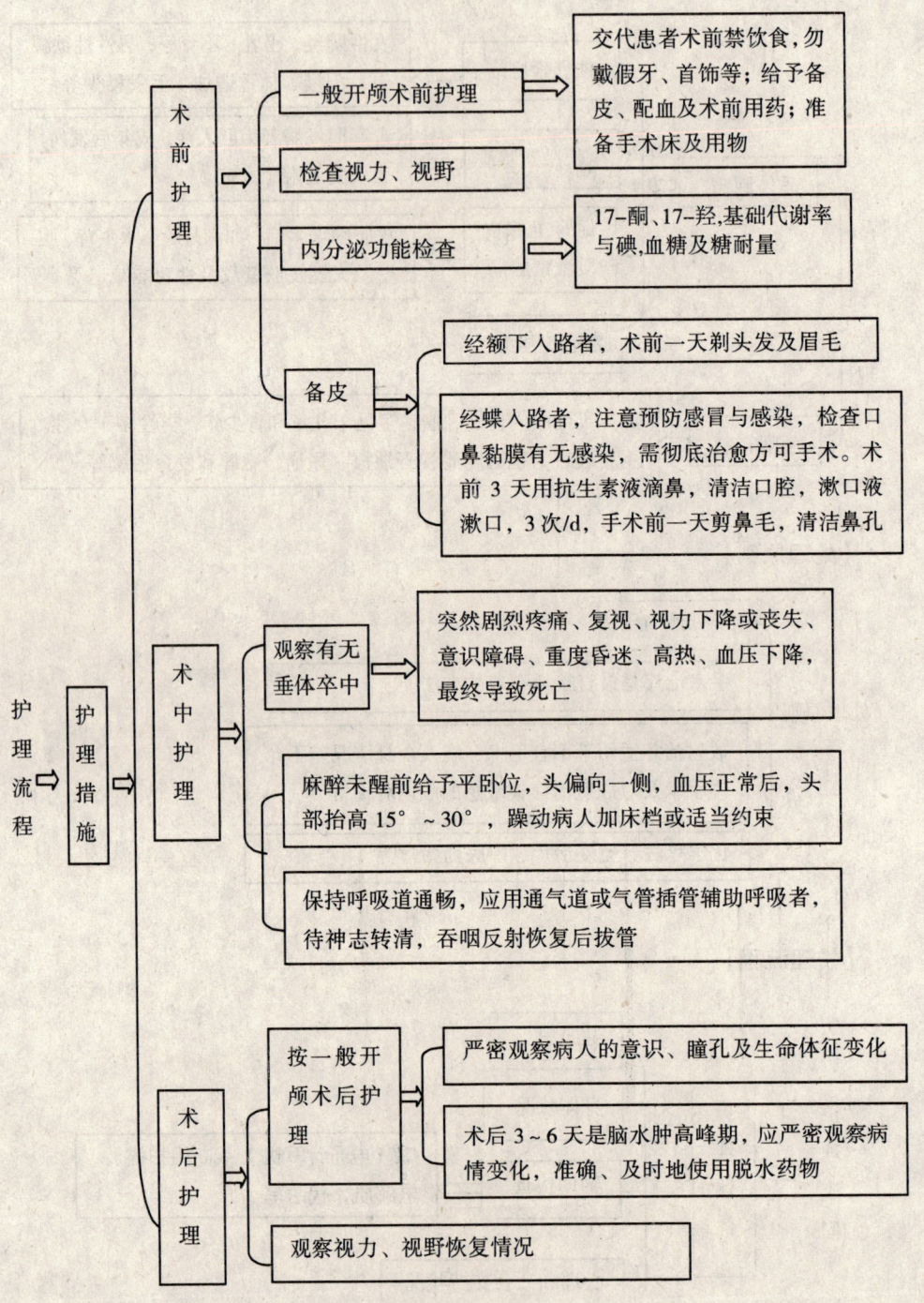

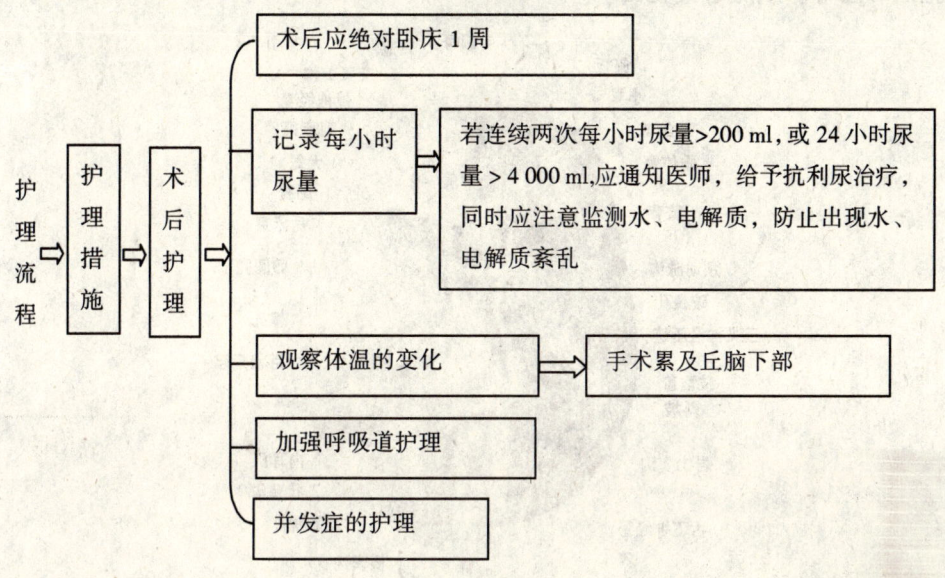

【健康教育】

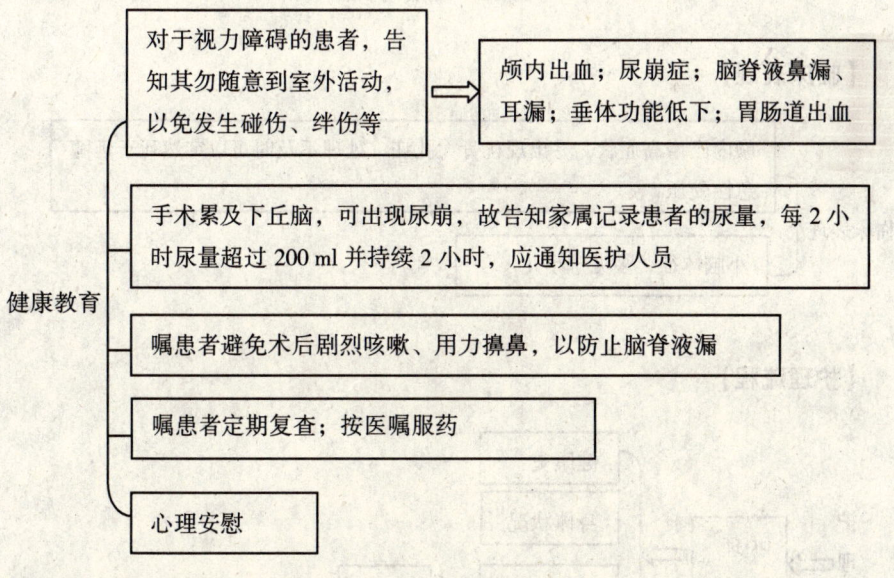

二、颅后窝底肿瘤

【分类】

按具体发生部位可分为脑桥小脑角肿瘤、脑干肿瘤、岩骨斜坡区肿瘤、枕骨大孔区肿瘤等。颅底解剖见图 4-3。

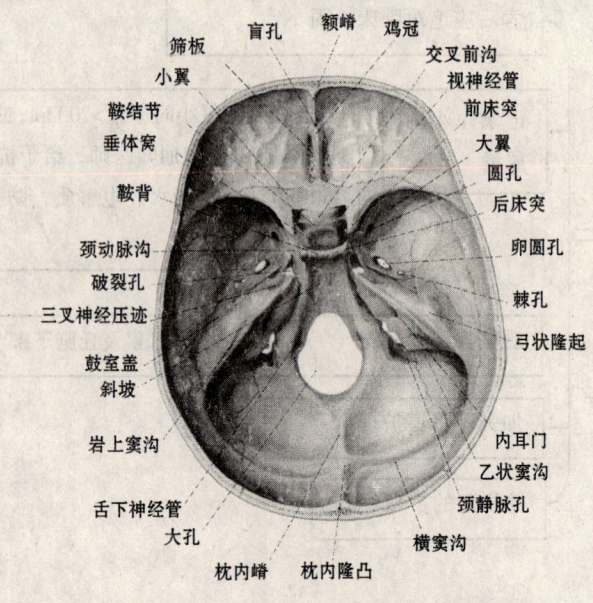

图 4-3　颅底内面观

【临床表现】

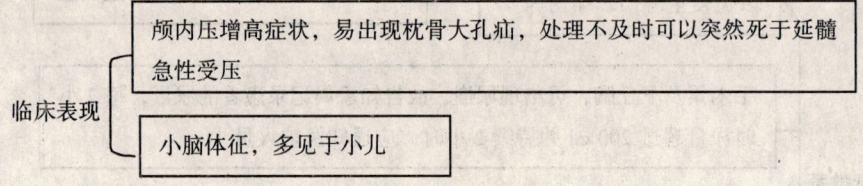

【护理流程】

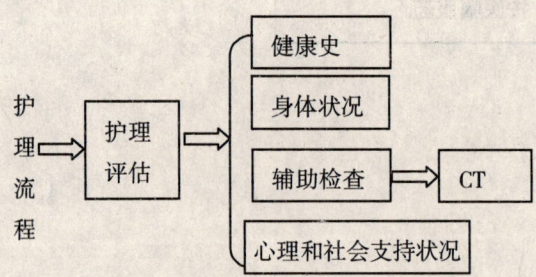

第四章 神经外科疾病

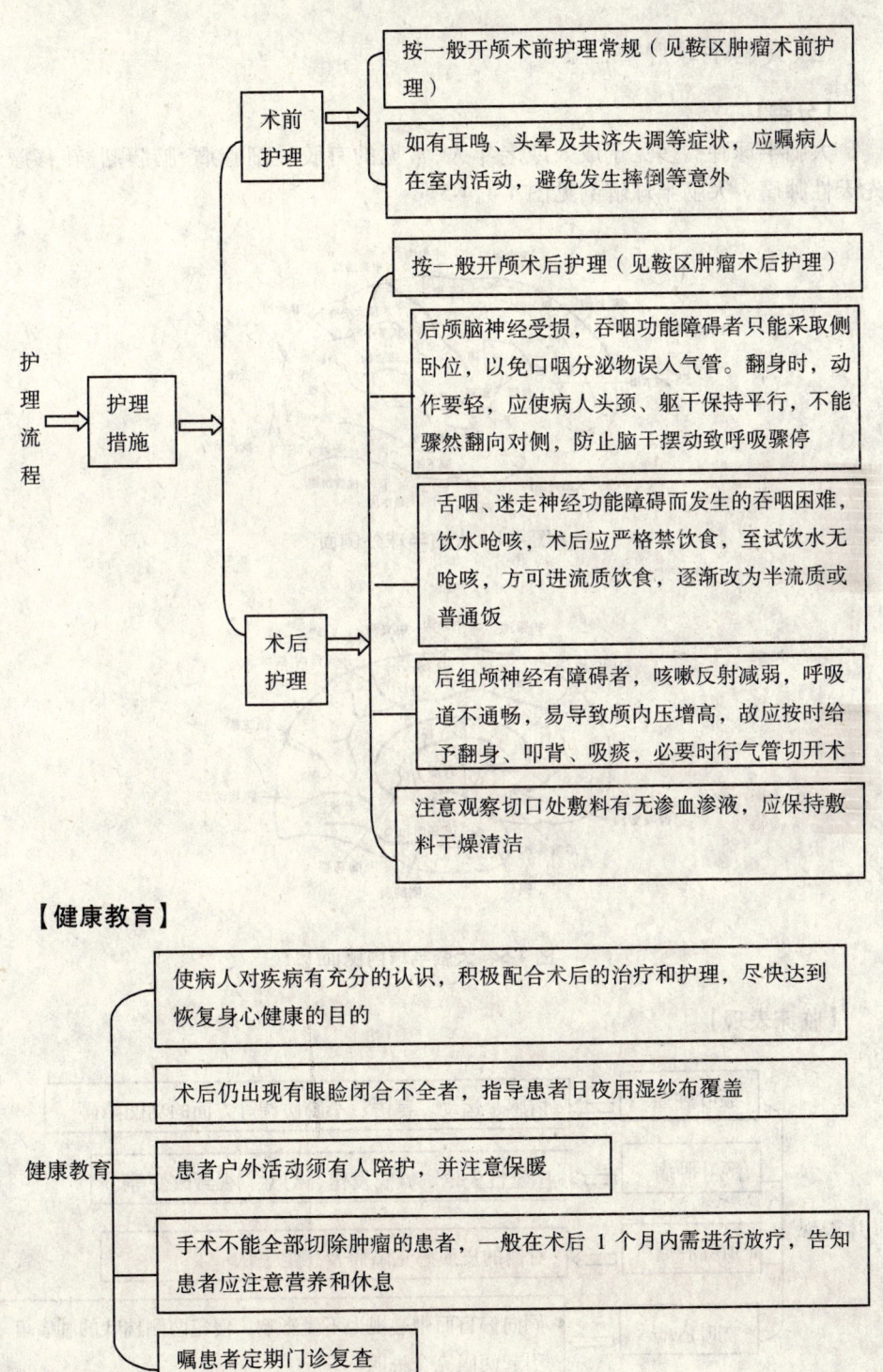

【健康教育】

健康教育
- 使病人对疾病有充分的认识，积极配合术后的治疗和护理，尽快达到恢复身心健康的目的
- 术后仍出现有眼睑闭合不全者，指导患者日夜用湿纱布覆盖
- 患者户外活动须有人陪护，并注意保暖
- 手术不能全部切除肿瘤的患者，一般在术后1个月内需进行放疗，告知患者应注意营养和休息
- 嘱患者定期门诊复查

三、大脑半球肿瘤

【分类】

大脑半球肿瘤多见于成人或老年人,常见的有胶质细胞瘤、脑膜瘤、转移瘤及先天性肿瘤。大脑半球解剖见图4-4、4-5。

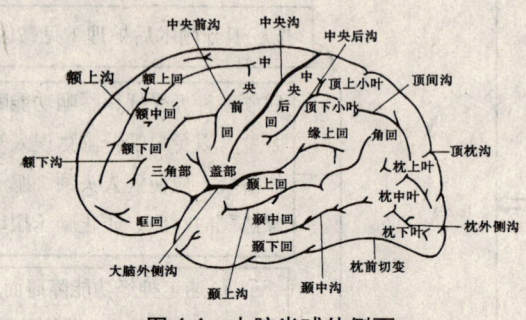

图4-4 大脑半球外侧面

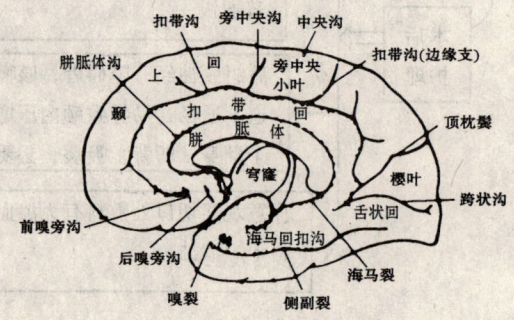

图4-5 大脑半球内侧面

【临床表现】

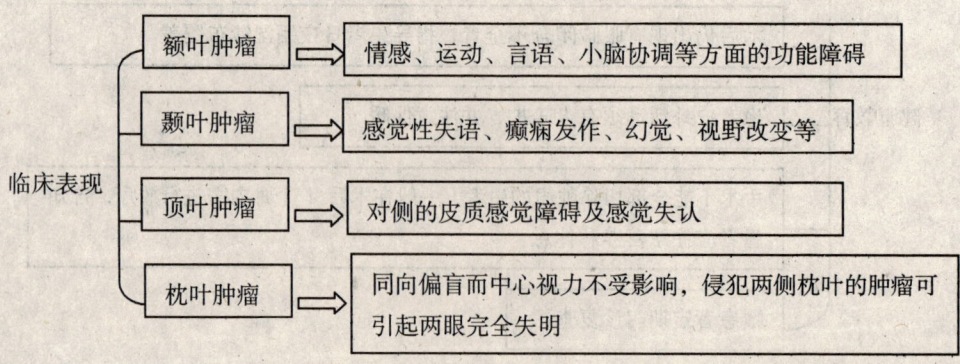

第四章 神经外科疾病

【护理流程】

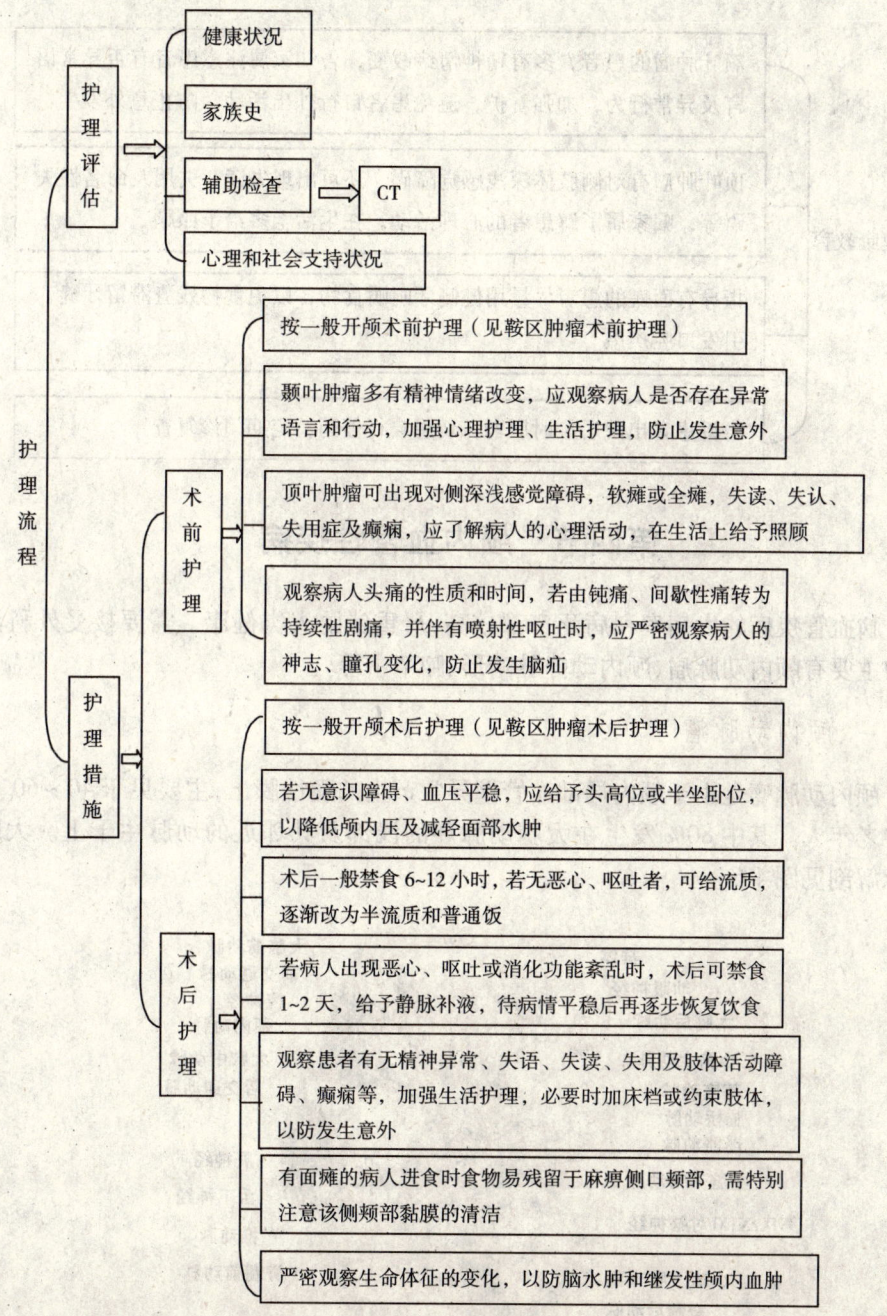

【健康教育】

健康教育
- 额叶肿瘤的患者，多有精神情绪改变，告知家属注意患者有否异常语言及异常行为，加强看护，避免患者自行外出活动，防止意外发生
- 顶叶肿瘤有对侧肢体深浅感觉障碍，还可出现失读、失用及命名性失语等，嘱家属了解患者的心理活动，在生活上多给予照顾
- 指导有面瘫的患者尽量用健侧牙咀嚼食物，以免食物残渣滞留牙缝，引发口腔疾患
- 告诉患者出院后按时服药，切忌自行停药，定期门诊复查

第四节 颅内血管性疾病

脑血管疾病的发病率和病死率都较高，严重威胁人类健康。需要接受外科治疗的主要有颅内动脉瘤、颅内动静脉畸形、脑卒中等。

一、颅内动脉瘤

颅内动脉瘤是由于颅内局部血管壁异常产生的囊性膨出，主要见于40~60岁的中老年人。其中80%发生在大脑动脉环的浅部及其邻近的动脉主干上。大脑动脉解剖见图4-6。

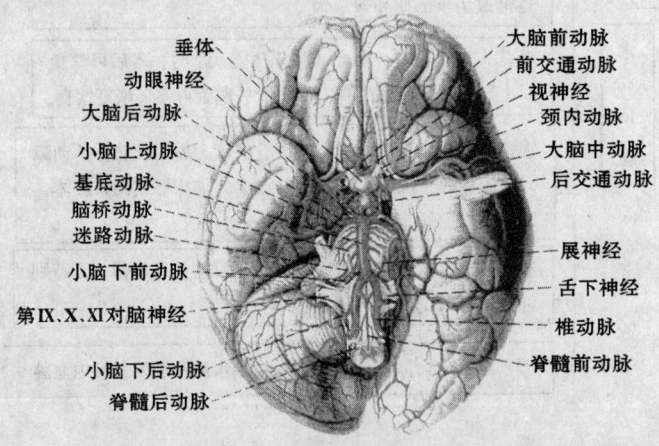

图4-6 大脑动脉

【临床表现】

- 临床表现
  - 诱因 ⇒ 运动、情绪激动、用力排便、咳嗽等
  - 小的动脉瘤破裂 ⇒ 可无症状或因压迫临近结构出现相应的局灶症状
  - 动脉瘤破裂出血 ⇒ 剧烈头痛、呕吐、意识障碍、脑膜刺激征等，严重者可因急性颅内压增高而引发枕骨大孔疝，呼吸骤停，危及生命

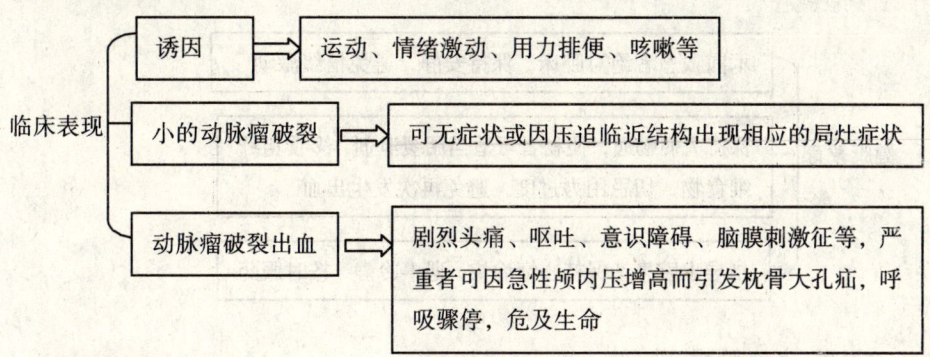

【处理原则】

防止出血或再出血。发现病因,及时行手术或介入治疗。开颅夹闭动脉瘤蒂是首选方法。

【护理流程】

- 护理流程
  - 护理评估 ⇒
    - 健康史
    - 辅助检查 ⇒ CT、DSA
    - 心理和社会支持状况
  - 护理措施 ⇒
    - 术前护理 ⇒
      - 按一般开颅术前护理（见鞍区肿瘤术前护理）
      - 在第一次出血后 1～2 周，血块溶解，易发生第二次出血，故在等待手术期间应绝对卧床，保持安静，避免情绪激动，使用缓泻剂保持大便通畅
      - 严密观察病情变化，如病人突感剧烈头痛，并伴有头昏、面色苍白、出冷汗、恶心、呕吐、偏瘫、失语，继之意识障碍、嗜睡、颈项强直等，提示动脉瘤出血的先兆，应及时通知医师
    - 术后护理 ⇒
      - 按一般开颅术后护理（见鞍区肿瘤术后护理）
      - 术后可发生脑缺氧、脑血栓,应给氧气吸入 24 小时，严密观察生命体征变化，如持续性血压升高，出现偏瘫或失语，应考虑脑缺氧，及时报告医师

【健康教育】

健康教育
- 术前嘱患者绝对卧床,保持安静,避免情绪激动
- 保持大便畅通,便秘者可适当用缓泄剂,多食粗纤维食物,切忌用力过度,避免再次发生出血
- 指导出院患者保持心情愉快,遇事冷静,按时服药

二、脑动静脉畸形

脑动静脉畸形是脑动静脉间通过异常血管团形成的一种短路,系先天性发育异常所致。脑静脉解剖见图4-7。

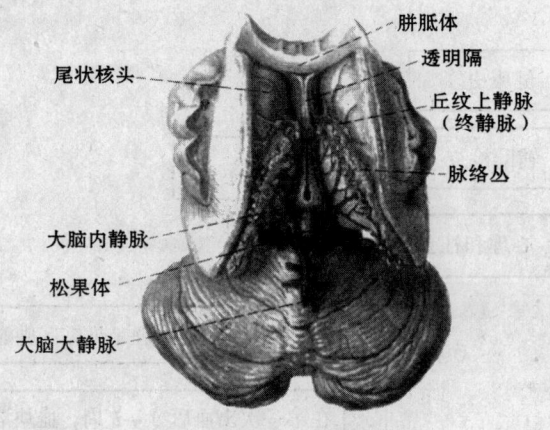

图4-7　脑静脉

【临床表现】

临床表现
- 出血
- 癫痫
- 头痛,表现为顽固性
- 神经功能障碍及其他症状 ⇒ 运动、感觉、视野及语言功能障碍

第四章 神经外科疾病

【处理原则】

处理原则
- 手术切除是最根本的治疗方法
- 血管内栓塞术适用于血流丰富体积较大者

【护理流程】

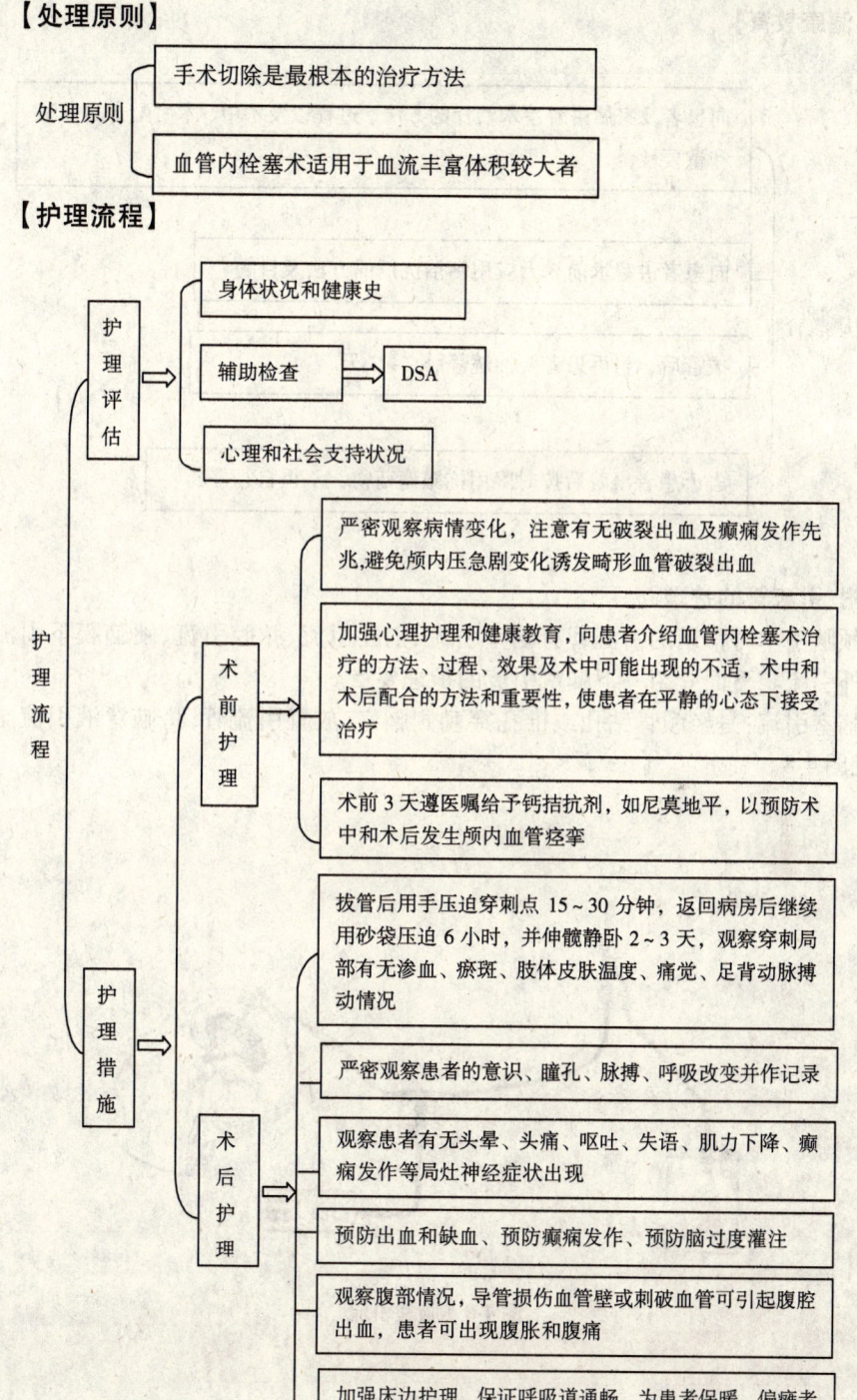

护理流程

护理评估
- 身体状况和健康史
- 辅助检查 → DSA
- 心理和社会支持状况

护理措施

术前护理
- 严密观察病情变化，注意有无破裂出血及癫痫发作先兆，避免颅内压急剧变化诱发畸形血管破裂出血
- 加强心理护理和健康教育，向患者介绍血管内栓塞术治疗的方法、过程、效果及术中可能出现的不适，术中和术后配合的方法和重要性，使患者在平静的心态下接受治疗
- 术前3天遵医嘱给予钙拮抗剂，如尼莫地平，以预防术中和术后发生颅内血管痉挛

术后护理
- 拔管后用手压迫穿刺点15~30分钟，返回病房后继续用砂袋压迫6小时，并伸髋静卧2~3天，观察穿刺局部有无渗血、瘀斑、肢体皮肤温度、痛觉、足背动脉搏动情况
- 严密观察患者的意识、瞳孔、脉搏、呼吸改变并作记录
- 观察患者有无头晕、头痛、呕吐、失语、肌力下降、癫痫发作等局灶神经症状出现
- 预防出血和缺血、预防癫痫发作、预防脑过度灌注
- 观察腹部情况，导管损伤血管壁或刺破血管可引起腹腔出血，患者可出现腹胀和腹痛
- 加强床边护理，保证呼吸道通畅，为患者保暖，偏瘫者做好皮肤护理，预防褥疮及呼吸道感染

【健康教育】

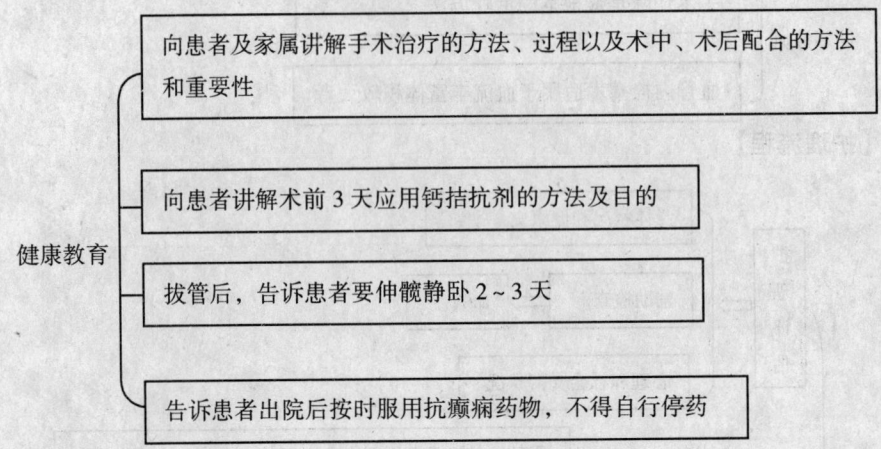

附：引流管的护理

颅脑手术时常用的引流管有脑室引流、创腔引流、脓腔引流、硬脑膜下引流及硬膜外引流。下面介绍一下脑室引流的护理要点。

脑室引流：是经颅骨钻孔或椎孔穿刺侧脑室，放置引流管，将脑脊液引流至体外，见图4-8。

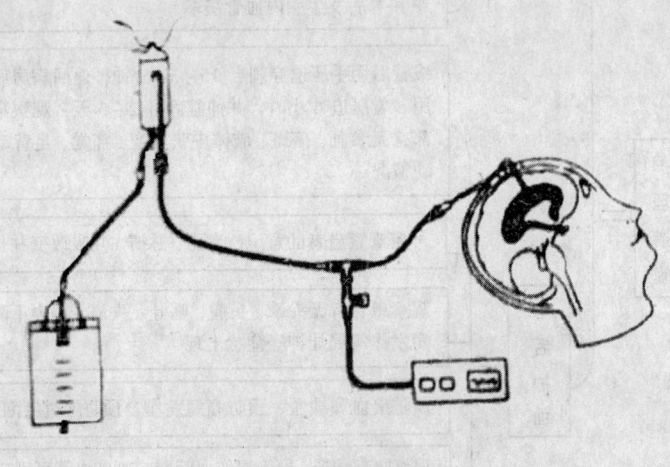

图4-8　脑室引流

第四章 神经外科疾病

【护理要点】

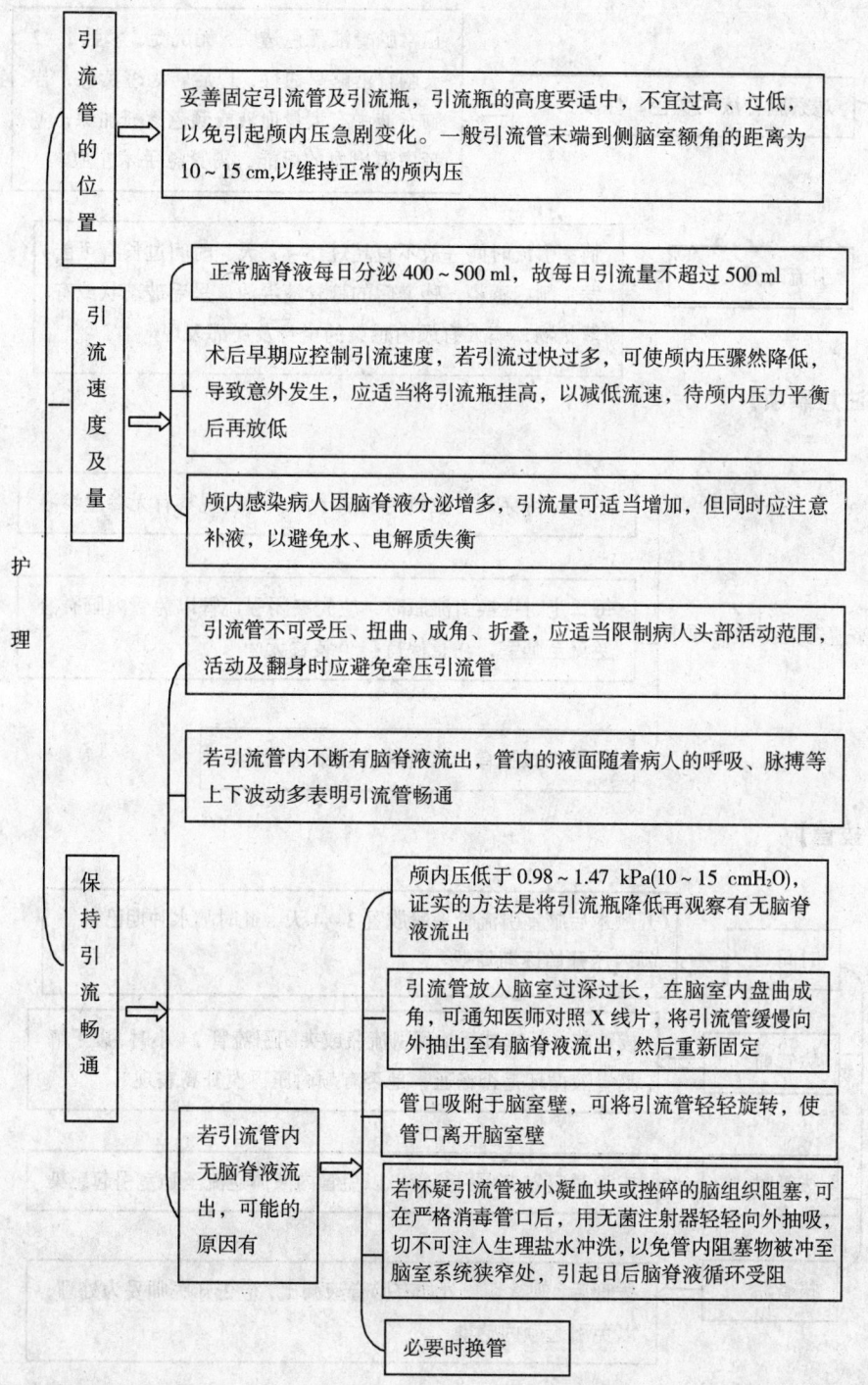

护理
- 引流管的位置：妥善固定引流管及引流瓶，引流瓶的高度要适中，不宜过高、过低，以免引起颅内压急剧变化。一般引流管末端到侧脑室额角的距离为10~15 cm，以维持正常的颅内压
- 引流速度及量：
  - 正常脑脊液每日分泌400~500 ml，故每日引流量不超过500 ml
  - 术后早期应控制引流速度，若引流过快过多，可使颅内压骤然降低，导致意外发生，应适当将引流瓶挂高，以减低流速，待颅内压力平衡后再放低
  - 颅内感染病人因脑脊液分泌增多，引流量可适当增加，但同时应注意补液，以避免水、电解质失衡
- 保持引流畅通：
  - 引流管不可受压、扭曲、成角、折叠，应适当限制病人头部活动范围，活动及翻身时应避免牵压引流管
  - 若引流管内不断有脑脊液流出，管内的液面随着病人的呼吸、脉搏等上下波动多表明引流管畅通
  - 若引流管内无脑脊液流出，可能的原因有：
    - 颅内压低于0.98~1.47 kPa(10~15 cmH$_2$O)，证实的方法是将引流瓶降低再观察有无脑脊液流出
    - 引流管放入脑室过深过长，在脑室内盘曲成角，可通知医师对照X线片，将引流管缓慢向外抽出至有脑脊液流出，然后重新固定
    - 管口吸附于脑室壁，可将引流管轻轻旋转，使管口离开脑室壁
    - 若怀疑引流管被小凝血块或挫碎的脑组织阻塞，可在严格消毒管口后，用无菌注射器轻轻向外抽吸，切不可注入生理盐水冲洗，以免管内阻塞物被冲至脑室系统狭窄处，引起日后脑脊液循环受阻
    - 必要时换管

【观察】

- 观察
  - 观察脑脊液的颜色、性质、量 → 正常脑脊液无色透明，无沉淀，术后1~2天脑脊液略呈血性，以后转为橙黄色，若脑脊液中有大量血液或颜色逐渐加深，应考虑再出血的可能，需紧急手术止血
  - 引流时间 → 脑室引流时间一般不宜超过5~7天，时间过长有可能发生颅内感染。感染后的脑脊液混浊，呈毛玻璃状或有絮状物，病人有颅内感染的全身及局部表现

【注意事项】

- 严格遵守无菌操作原则
  - 注意保持穿刺处敷料的清洁干燥，严密观察有无渗血渗液
  - 每日定时更换引流瓶时，应先夹闭引流管以免管内脑脊液逆流至脑室，注意保持整个装置无菌
  - 必要时做脑脊液常规检查或细菌培养

【拔管】

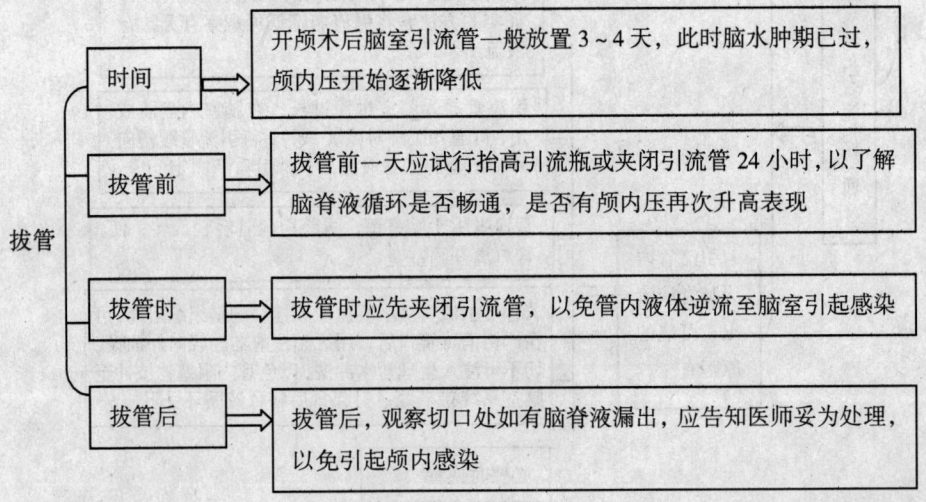

- 拔管
  - 时间 → 开颅术后脑室引流管一般放置3~4天，此时脑水肿期已过，颅内压开始逐渐降低
  - 拔管前 → 拔管前一天应试行抬高引流瓶或夹闭引流管24小时，以了解脑脊液循环是否畅通，是否有颅内压再次升高表现
  - 拔管时 → 拔管时应先夹闭引流管，以免管内液体逆流至脑室引起感染
  - 拔管后 → 拔管后，观察切口处如有脑脊液漏出，应告知医师妥为处理，以免引起颅内感染

参 考 文 献

[1] 吴承远,刘玉光.临床神经外科学[M].北京:人民卫生出版社,2001
[2] 王忠诚.神经外科学[M].武汉:湖北科学技术出版社,1997
[3] 杨　辉,杜永成.临床系统化整体护理常规[M].北京:人民卫生出版社,2002
[4] 中华医学会上海分会.护理常规[M].上海:上海科学技术出版社,1998
[5] 王忠诚.神经外科手术学[M].北京:科学出版社,2003
[6] 姜廷印,李新钢,相寿长.实用神经外科手术彩色图谱[M].上海:第二军医大学出版社
[7] 钟世镇,于春江.神经外科临床解剖图谱.济南:山东科学技术出版社,2006
[8] 王任直.神经外科手术学[M].北京:人民卫生出版社
[9] 于兰贞,郑光凤.简明现代临床医学(护理卷).济南:济南出版社,2001

第五章　普外科疾病

第一节　普外科各种引流管的护理

【腹腔引流管】

腹腔引流管的护理
- 妥善固定引流管，防止引流管脱出
- 保持引流管的通畅，防止引流管折叠、扭曲
- 密切观察引流液的量、颜色、性状并认真记录
- 注意引流管的位置，引流袋内液面应低于引流管的出口处，防止引流液倒流引起逆行感染
- 保持引流管及引流袋的无菌，每天更换引流袋并注意无菌操作
- 当引流液的量减少到20~30 ml/d时，可拔除引流管

【胃肠减压管】

胃肠减压管的护理
- 妥善固定胃肠减压管，防止其脱出
- 保持有效负压，保持胃管的通畅，防止胃管折叠、扭曲，如发现胃管不通畅，可用生理盐水冲洗
- 密切观察胃肠减压管流出物的量、颜色、性状并认真记录
- 经胃肠道用药时须碾碎后用凉开水注入胃管，注入后停减压30分钟到1小时
- 注意口腔卫生，鼓励清醒病人要多漱口，对昏迷病人要每天至少2次口腔护理
- 当病人胃肠功能恢复，肛门排气后，可考虑拔除胃肠减压管

【"T"型管】

"T"型管的护理
- 妥善固定"T"型管，防止"T"型管脱出
- 保持"T"型管的通畅，防止其受压、折叠、扭曲
- 密切观察"T"型管引流液的量、颜色、性状并认真记录
- 预防感染：注意无菌操作
- 定期用生理盐水缓慢低压冲洗"T"型管，但置管1周内尽量避免
- 拔管前要夹管、造影，造影后立即接引流袋引流，如无异常，造影后 2~3 天可拔管
- 拔管指征：一般术 3~4 周，病人无腹痛，体温、血象、血清疸指数正常，黄疸消退，大便颜色正常，胆管造影或胆道镜证实胆管无狭窄、无结石，夹管 2~3 天病人无不适时可拔管

【肠内营养管】

肠内营养管的护理
- 妥善固定肠内营养管（鼻胃肠管、胃造瘘管或空肠造瘘管），防止其脱出
- 保持肠内营养管的通畅，防止其折叠、扭曲，每天用生理盐水 20 ml 冲管两次
- 根据医嘱进行肠内营养，每次肠内营养前应回抽以便及时发现异常
- 进行肠内营养时应密切观察病人胃肠道情况，认真倾听病人主诉以便及时处理
- 进行肠内营养时如病人禁饮食要注意口腔护理

第二节 甲状腺疾病

一、甲状腺腺瘤

甲状腺腺瘤(thyroid adenoma)是最常见的甲状腺良性肿瘤,根据病理形态学表现可分为滤泡状和乳头状囊状腺瘤两种,腺瘤具有完整的包膜。临床以前者常见,40 岁以下的女性多发。

【临床表现】

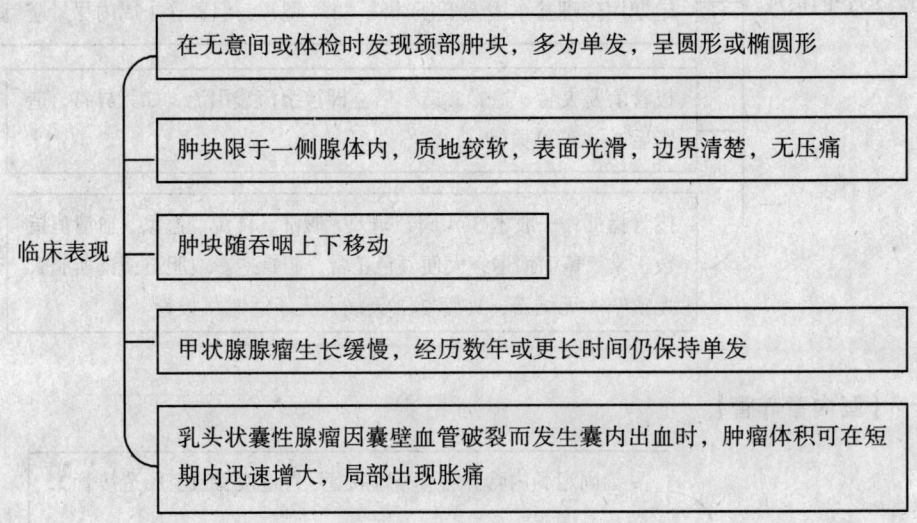

【处理原则】

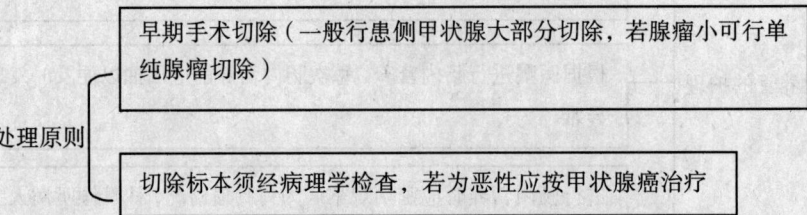

第五章 普外科疾病

【护理流程】

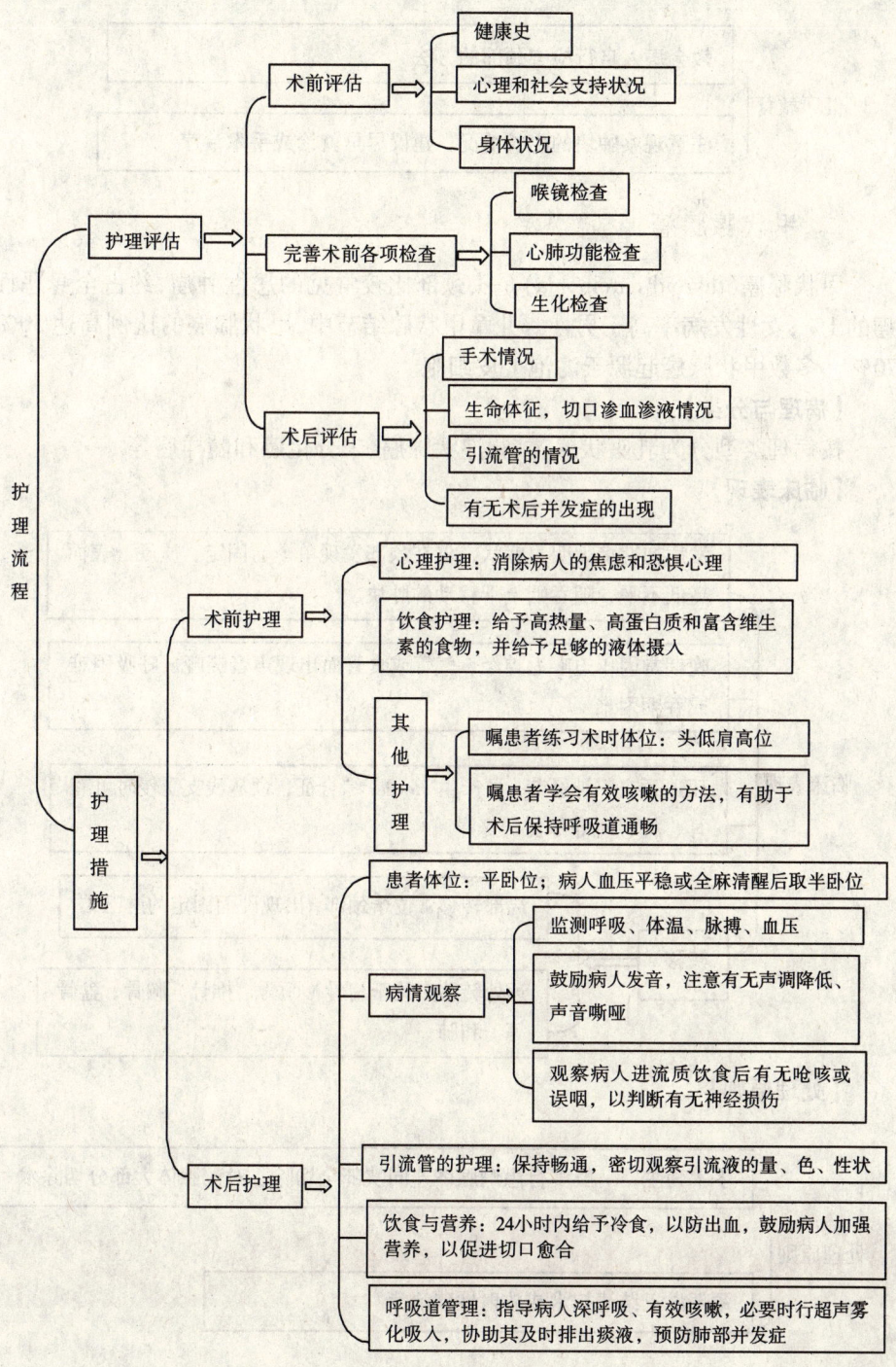

【健康教育】

健康教育 ┬ 教会病人自行检查颈部的方法
        └ 注意观察肿块的生长情况，建议尽早就诊或手术治疗

二、甲状腺腺癌

甲状腺癌(thyroid carcinoma)是头颈部比较常见的恶性肿瘤,约占全身恶性肿瘤的1%,女性发病率高于男性。儿童甲状腺结节中,甲状腺癌的比例高达50%~70%。多数甲状腺癌起源于滤泡上皮细胞。

【病理与分类】
按病理类型分为乳头状腺癌、滤泡状腺癌、未分化癌和髓样癌等。

【临床表现】

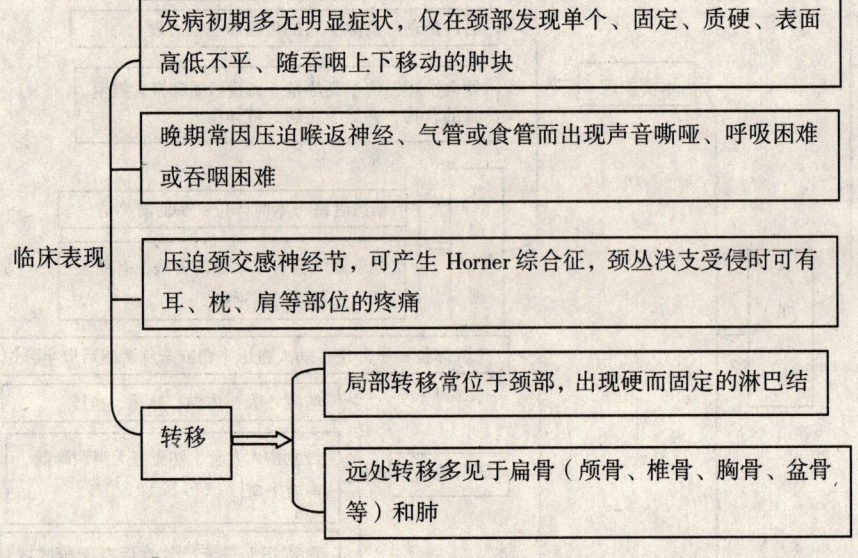

【处理原则】

处理原则 ┬ 手术为主，一般多行患侧腺体连同峡部全切除，对侧腺体大部分切除术
        └ 颈部淋巴结清扫术或放射性碘治疗

【护理流程】

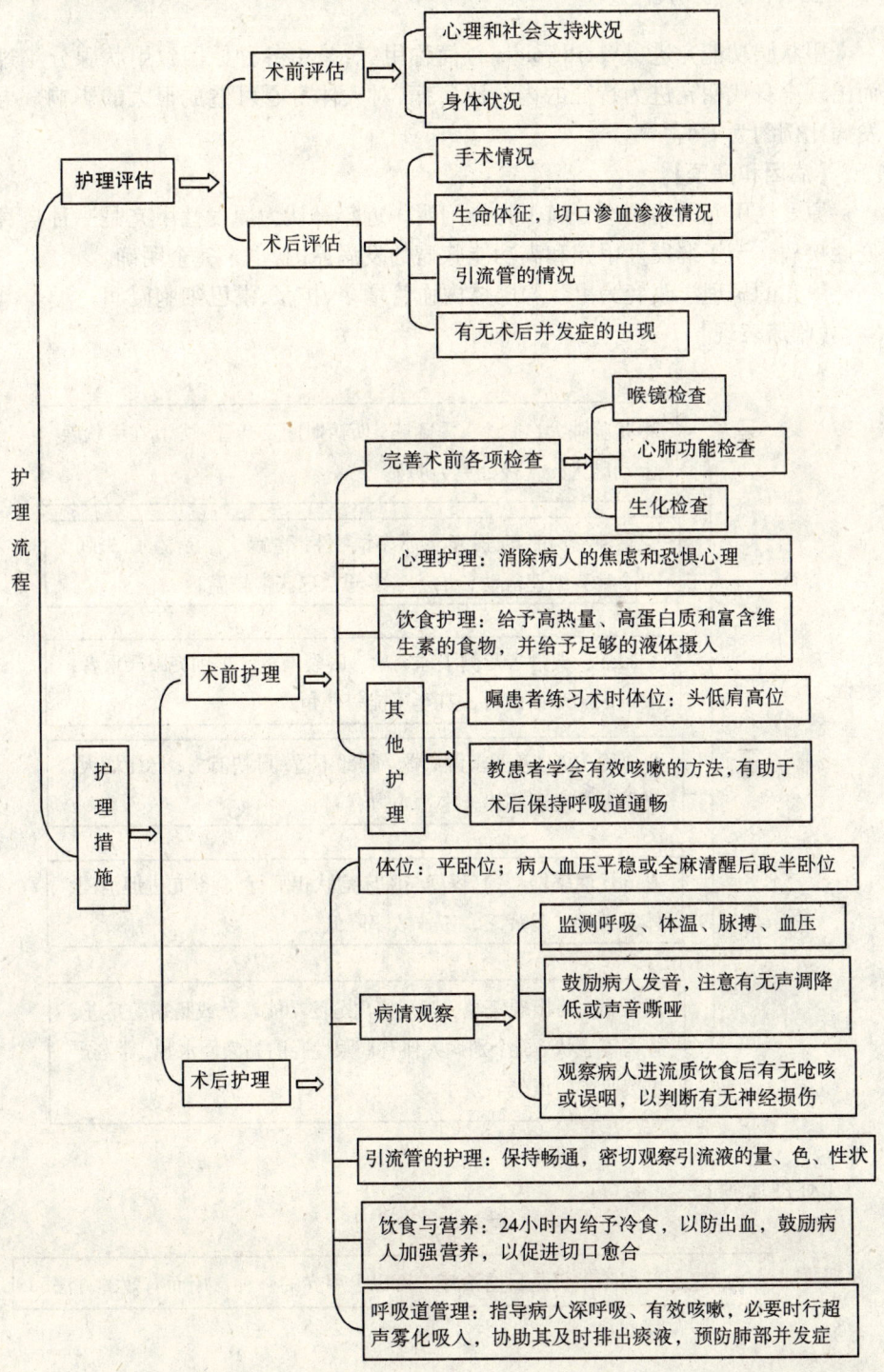

三、甲状腺功能亢进

甲状腺功能亢进(hyperthyoidism)简称甲亢,是由各种原因致甲状腺分泌过多而出现全身代谢亢进为特征的内分泌疾病,对人体身心可造成很大的影响。男女发病比例约为1:4。

【病因和病理】

原发性甲亢的病因迄今尚未完全阐明。近年来认为原发性甲亢是一种自身免疫性疾病。至于继发性甲亢和高功能腺瘤的发病原因,也未完全明确。

甲亢的病理学改变为甲状腺腺体内血管增多、扩张,淋巴细胞浸润。

【临床表现】

临床表现	
	甲状腺肿大:扪诊有震颤感,听诊时闻及杂音,尤其在甲状腺上动脉进入上极处更为明显
	交感神经功能亢进:病人常多语、性情急躁、容易激动、失眠、双手常有细速颤动、怕热、多汗、皮肤常较温暖
	突眼症:典型者双侧眼球突出、眼裂增宽;个别突眼严重者,上下眼睑难以闭合,甚至不能盖住角膜
	心血管功能改变:多诉心悸、胸部不适;脉快有力;脉压增大。严重者可出现心律失常、心力衰竭
	基础代谢率增高:其程度与临床症状相平行。食欲亢进但消瘦,体重减轻,易疲乏,工作效率降低
	部分病人可出现停经、阳痿等内分泌功能紊乱或肠蠕动亢进、腹泻等症状。极个别病人伴有局限性胫前黏液性水肿,常与严重突眼同时或先后发生

【处理原则】

处理原则	甲状腺大部切除术仍是目前治疗中度以上甲亢的一种常用而有效的方法

第五章 普外科疾病

【护理流程】

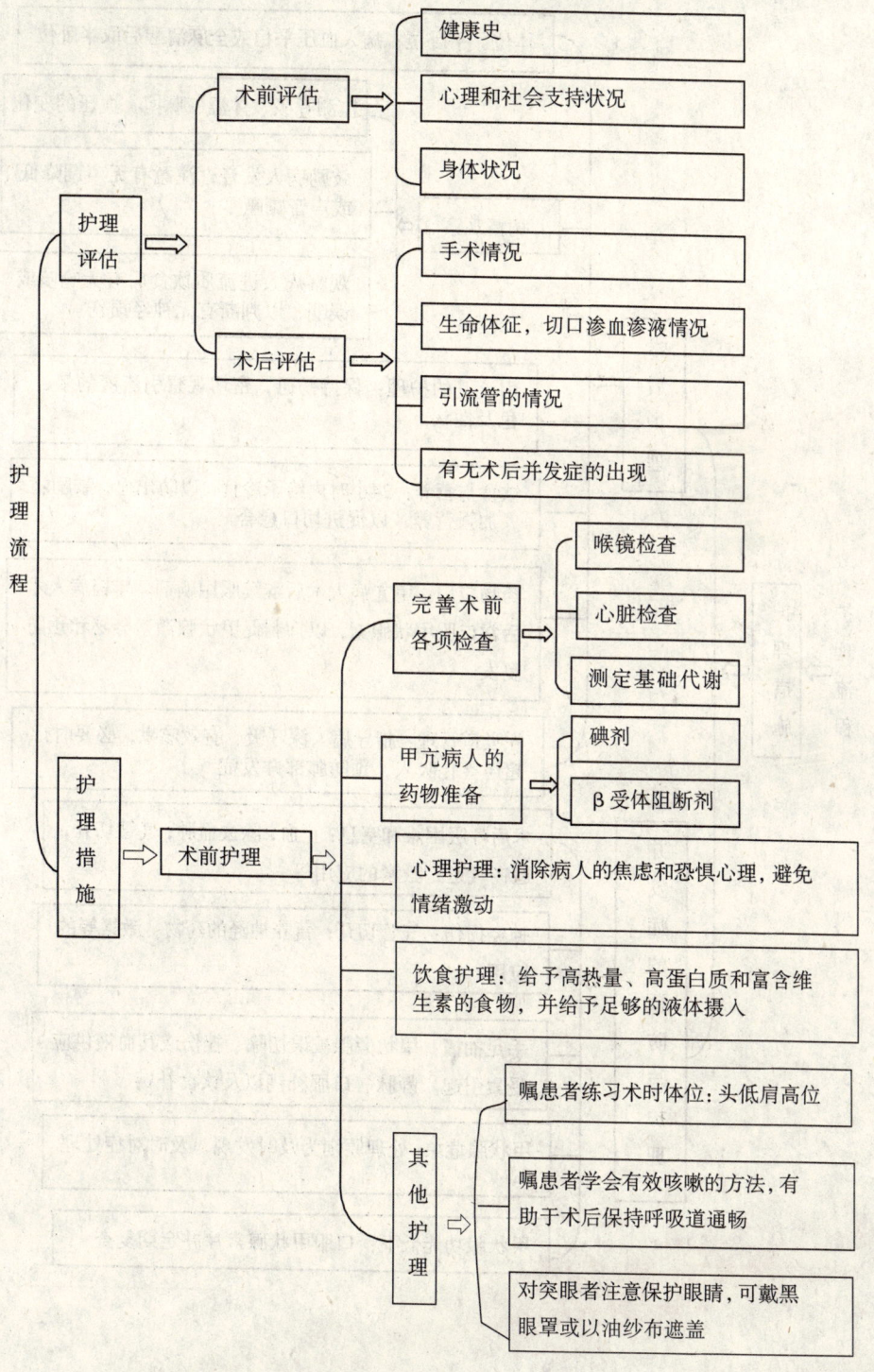

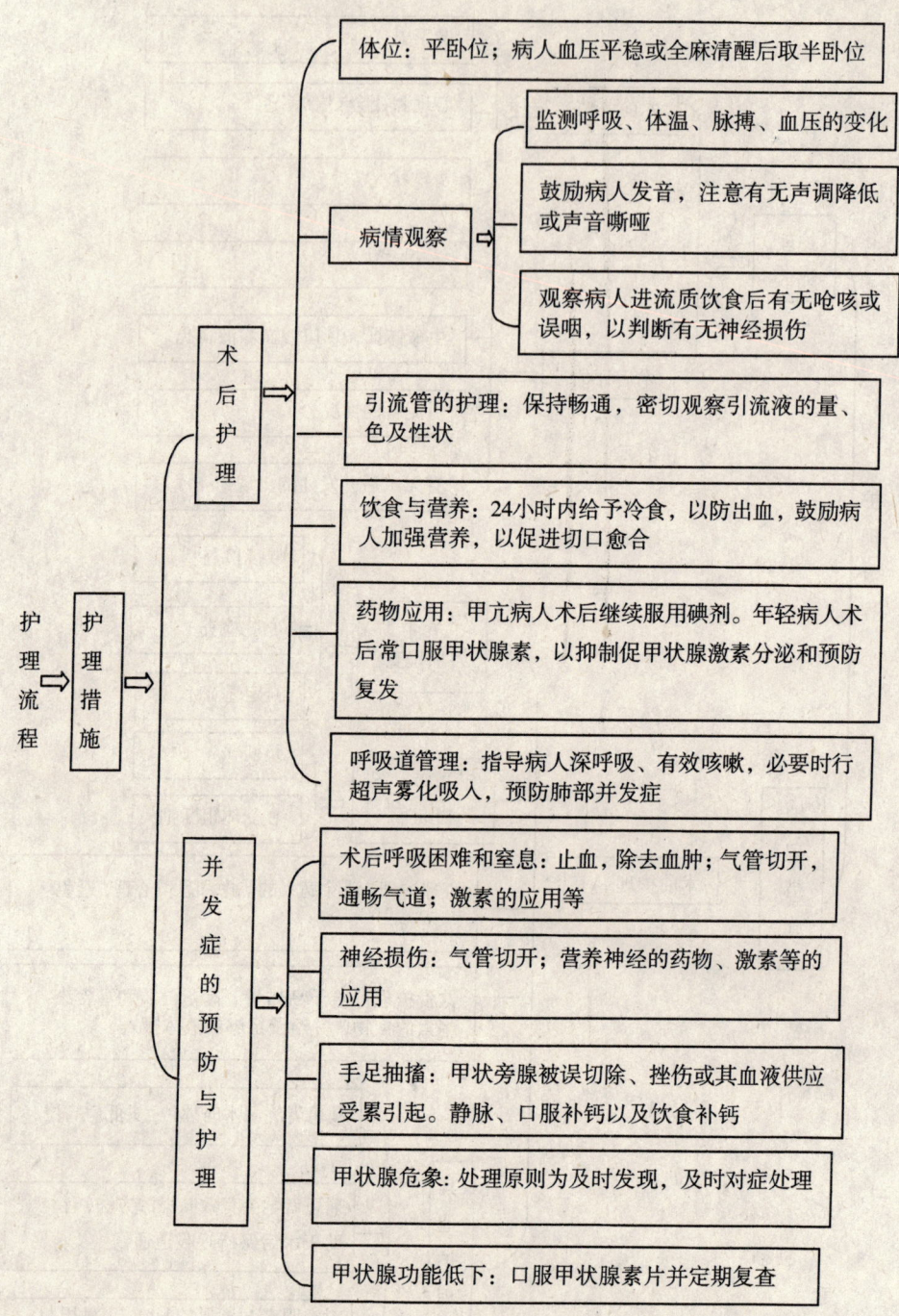

【健康教育】

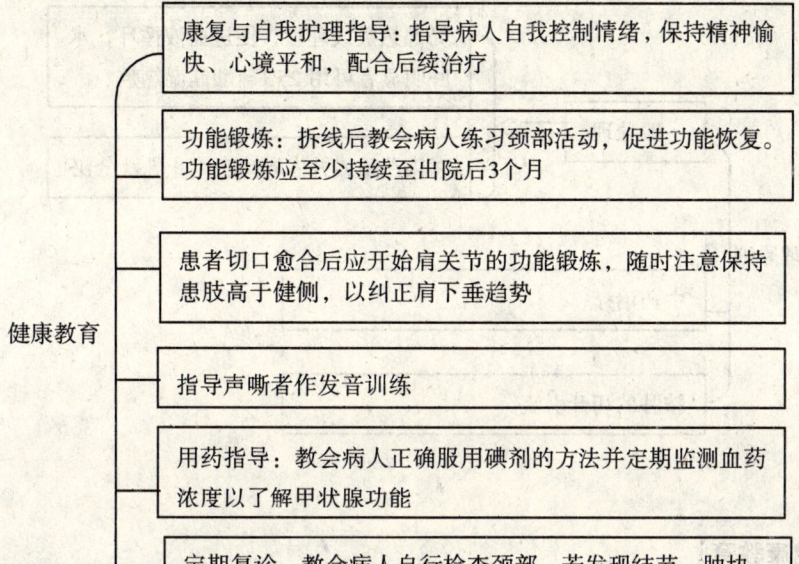

健康教育
- 康复与自我护理指导：指导病人自我控制情绪，保持精神愉快、心境平和，配合后续治疗
- 功能锻炼：拆线后教会病人练习颈部活动，促进功能恢复。功能锻炼应至少持续至出院后3个月
- 患者切口愈合后应开始肩关节的功能锻炼，随时注意保持患肢高于健侧，以纠正肩下垂趋势
- 指导声嘶者作发音训练
- 用药指导：教会病人正确服用碘剂的方法并定期监测血药浓度以了解甲状腺功能
- 定期复诊：教会病人自行检查颈部，若发现结节、肿块，及时复诊、治疗

第三节 乳腺疾病

一、急性乳腺炎

急性乳腺炎是乳腺的急性化脓性感染，几乎所有病人都是产后哺乳的妇女，尤其是初产妇更为多见。发病多在产后3～4周。多为金黄色葡萄球菌感染所致，少数为链球菌感染。

【病因】

除因产后全身抗感染能力下降外，还与乳汁淤积、细菌入侵有关。

【临床表现】

临床表现
- 局部表现：患处出现压痛的硬块，表面皮肤红热，患侧腋窝淋巴结常肿大，并有压痛，硬块常在数天内软化而形成脓肿
- 全身表现：寒战、高热、脉率加快、白细胞计数明显增高，感染严重者，可并发败血症

【处理原则】

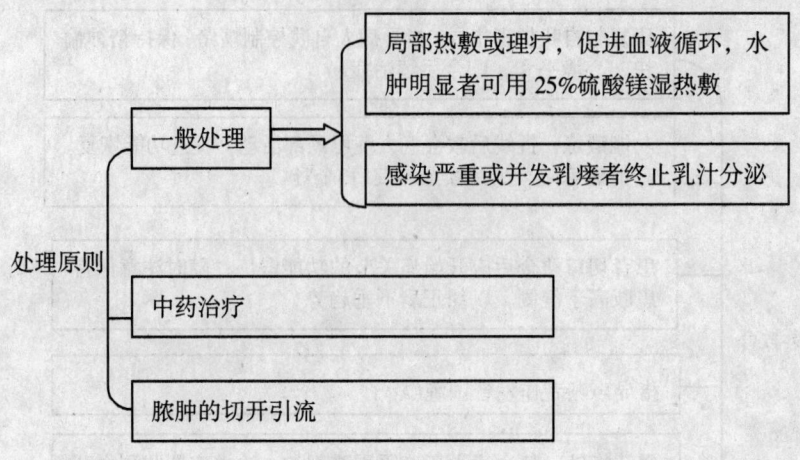

【健康教育】

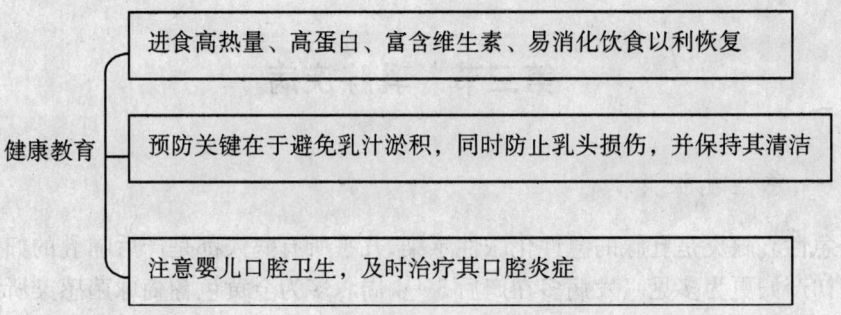

二、乳腺癌

乳腺癌是女性乳腺最常见的恶性肿瘤。占女性各种恶性肿瘤的 7%～10%，已成为我国女性发病率最高的恶性肿瘤。

【病因】

乳腺癌大都发生在 40～60 岁的妇女，其中以更年期和绝经期前后的妇女最为多见。病因尚未阐明，发生的易感因素有：乳腺癌家族史、内分泌因素、部分乳腺良性疾病、高脂饮食、环境因素和生活方式。

【病理与分期】

乳腺癌分类方法较多，目前我国多采用以下病理分型：非浸润性癌、早期浸润性癌、浸润性特殊癌、浸润性非特殊癌。

乳腺癌病理分期：

1. 原发肿瘤（T）分期

Tx：原发肿瘤情况不详（已被切除）。

T0：原发肿瘤未扪及。

Tis：原位癌（包括小叶原位癌及导管内癌），Paget 病局限于乳头，乳腺内未扪及块物。

T1：肿瘤最大径小于 2 cm。

T2：肿瘤最大径 2～5 cm。

T3：肿瘤最大径超过 5 cm。

T4：肿瘤任何大小，直接侵犯胸壁和皮肤。

2. 区域淋巴结（N）分期

N0：区域淋巴结未扪及。

Nx：区域淋巴结情况不详（以往已切除）。

N1：同侧腋淋巴结有肿大，可以活动。

N2：同侧腋淋巴结肿大，互相融合，或与其他组织粘连。

N3：同侧内乳淋巴结有转移。

3. 远处转移（M）分期

Mx：有无远处转移不详。

M0：无远处转移。

M1：远处转移（包括同侧锁骨上淋巴结转移）。

4. 临床分期　根据以上不同的 TNM 可以组成临床不同分期。

0 期：TisN0M0。

Ⅰ期：T1N0M0。

Ⅱa 期：T0N1M0；T1N1*M0（*N1 的预后同 N0）；T2N0M0。

Ⅱb 期：T2N1M0；T3N0M0。

Ⅲa 期：T0N2M0；T1N2M0；T2N2M0；T3N1～2M0。

Ⅲb 期：T4，任何 N，M0；任何 T，N3M0。

Ⅳ期：任何 T，任何 N，M1 。

【临床表现】

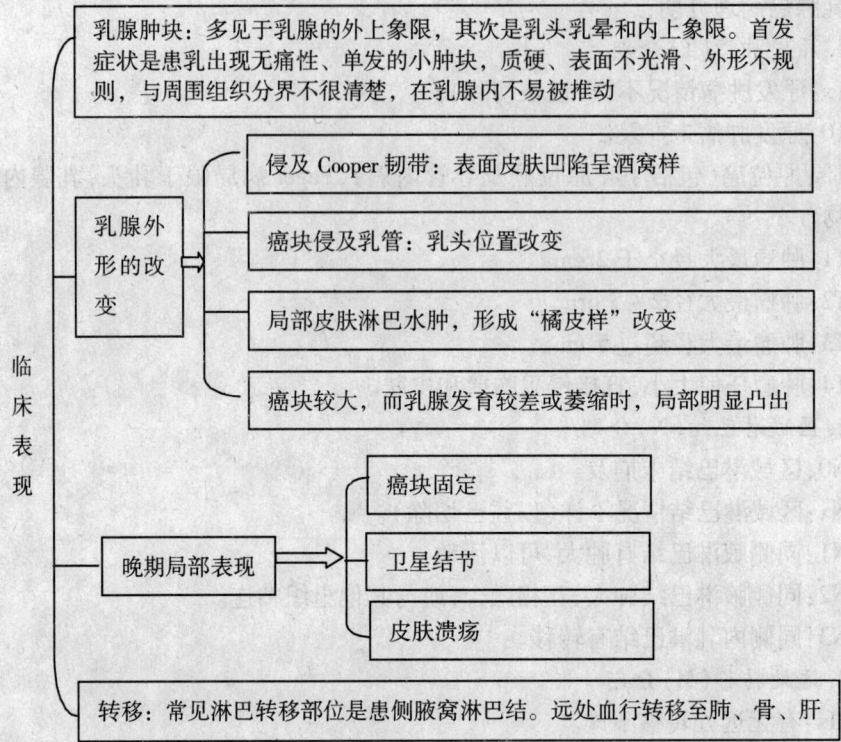

- 乳腺肿块：多见于乳腺的外上象限，其次是乳头乳晕和内上象限。首发症状是患乳出现无痛性、单发的小肿块，质硬、表面不光滑、外形不规则，与周围组织分界不很清楚，在乳腺内不易被推动
- 乳腺外形的改变
  - 侵及 Cooper 韧带：表面皮肤凹陷呈酒窝样
  - 癌块侵及乳管：乳头位置改变
  - 局部皮肤淋巴水肿，形成"橘皮样"改变
  - 癌块较大，而乳腺发育较差或萎缩时，局部明显凸出
- 晚期局部表现
  - 癌块固定
  - 卫星结节
  - 皮肤溃疡
- 转移：常见淋巴转移部位是患侧腋窝淋巴结。远处血行转移至肺、骨、肝

【处理原则】

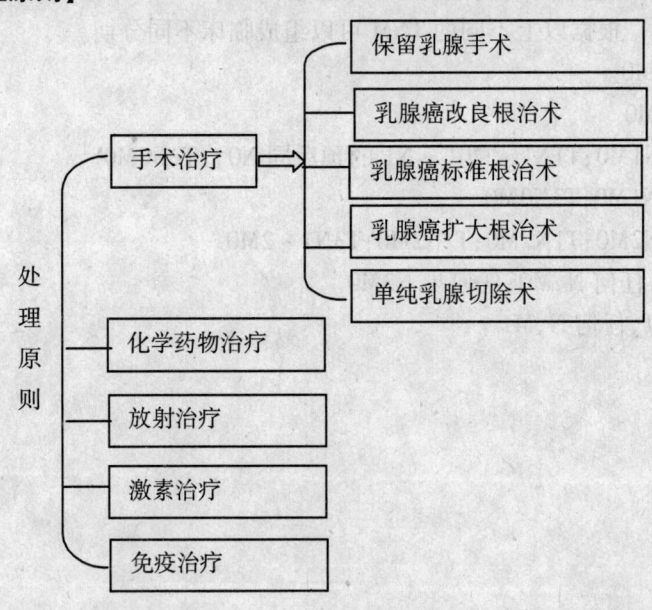

- 手术治疗
  - 保留乳腺手术
  - 乳腺癌改良根治术
  - 乳腺癌标准根治术
  - 乳腺癌扩大根治术
  - 单纯乳腺切除术
- 化学药物治疗
- 放射治疗
- 激素治疗
- 免疫治疗

【护理流程】

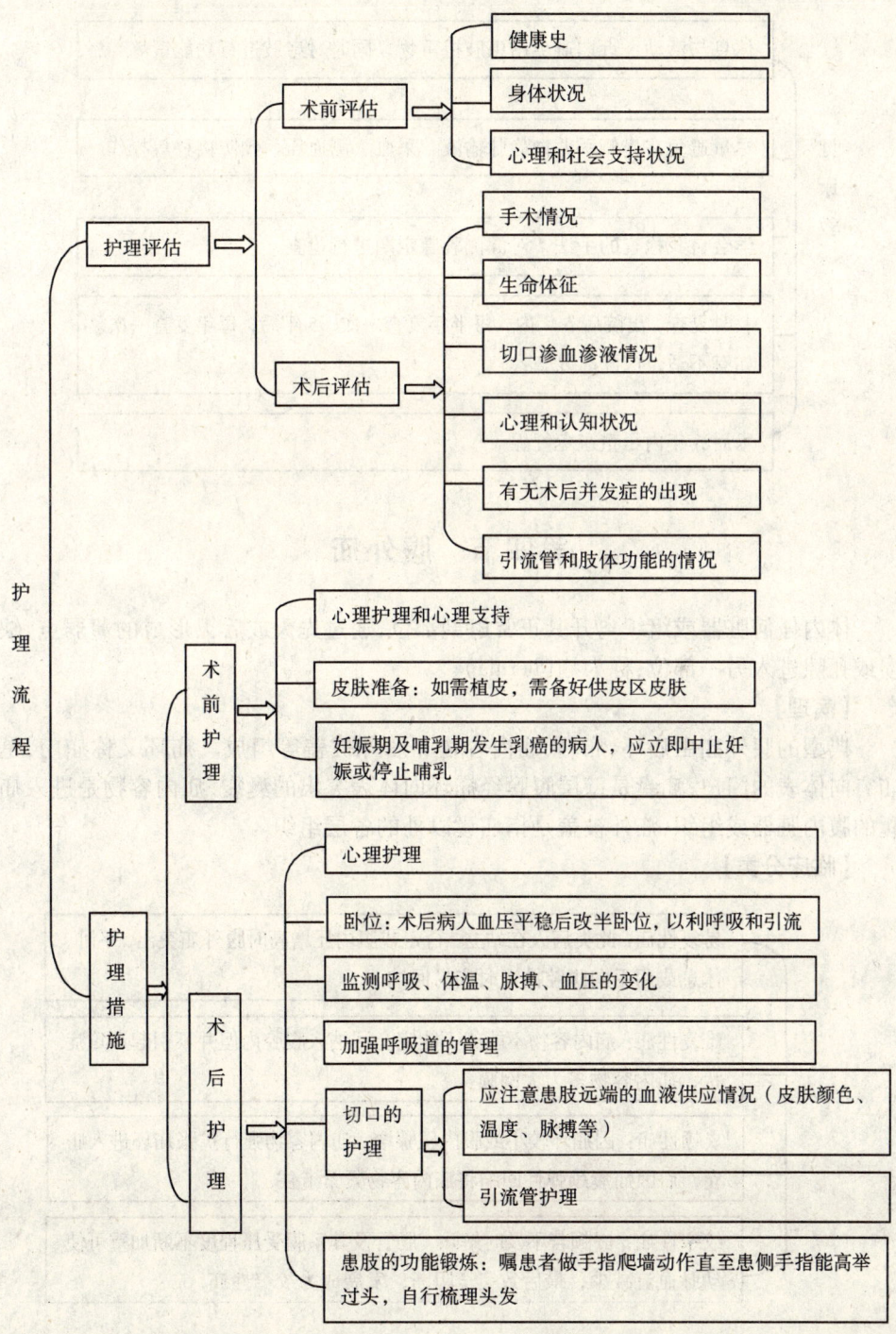

【健康教育】

健康教育
- 休息与活动：近期避免用患肢提重物，同时对患肢进行功能锻炼
- 尽量避免在患侧手臂做静脉输液、采血、测血压、预防接种等操作
- 学会自我检查的手法，对健侧乳腺定期进行检查
- 及时复查。出院后5年内，每半年复查一次，5年后，每年复查一次。如有不适，应随时复查
- 术后5年内尽量避免妊娠

第四节 腹外疝

体内任何脏器或组织离开其正常解剖部位，通过先天或后天形成的薄弱点、缺损或孔隙进入另一部位，称为疝（hernia）。

【病理】

典型的腹外疝由疝环、疝囊、疝内容物和疝外被盖等组成。疝环又称疝门，是疝突向体表的门户；疝囊是壁层腹膜经疝环向体表突出的囊袋；疝内容物是进入疝囊的腹内脏器或组织，疝外被盖是指疝囊以外的各层组织。

【临床分类】

分类
- 易复性疝：此类病人在站立、行走或腹内压增高时腹外疝突出，平卧、休息或用手向腹腔推送时疝易回纳
- 难复性疝：疝内容物不能或不能完全回纳入腹腔内但并不引起严重症状，疝内容物多为大网膜
- 嵌顿性疝：因疝环较小或腹内压骤增，疝内容物强行扩张疝环进入疝囊，后因疝囊颈弹性回缩将疝内容物紧紧卡住
- 绞窄性疝：嵌顿若不及时解除，肠管及其系膜受压程度不断加重可使动脉血流减少，最后致完全阻断，发展成为绞窄性疝

【临床表现】

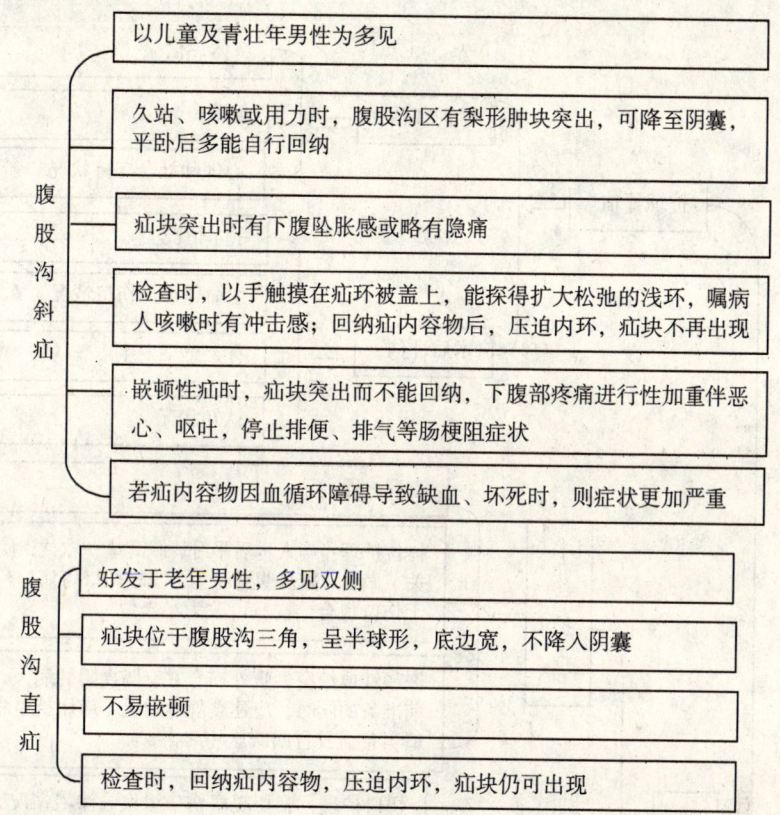

腹股沟斜疝
- 以儿童及青壮年男性为多见
- 久站、咳嗽或用力时，腹股沟区有梨形肿块突出，可降至阴囊，平卧后多能自行回纳
- 疝块突出时有下腹坠胀感或略有隐痛
- 检查时，以手触摸在疝环被盖上，能探得扩大松弛的浅环，嘱病人咳嗽时有冲击感；回纳疝内容物后，压迫内环，疝块不再出现
- 嵌顿性疝时，疝块突出而不能回纳，下腹部疼痛进行性加重伴恶心、呕吐，停止排便、排气等肠梗阻症状
- 若疝内容物因血循环障碍导致缺血、坏死时，则症状更加严重

腹股沟直疝
- 好发于老年男性，多见双侧
- 疝块位于腹股沟三角，呈半球形，底边宽，不降入阴囊
- 不易嵌顿
- 检查时，回纳疝内容物，压迫内环，疝块仍可出现

【治疗原则】

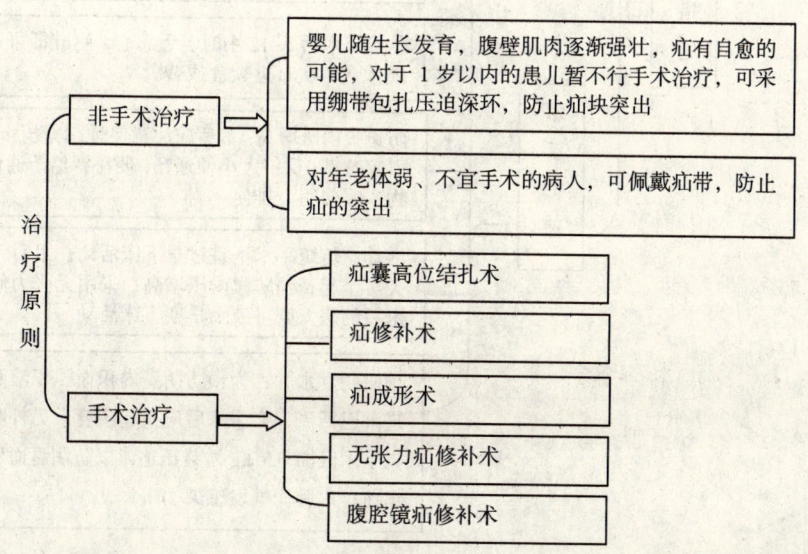

治疗原则
- 非手术治疗
  - 婴儿随生长发育，腹壁肌肉逐渐强壮，疝有自愈的可能，对于1岁以内的患儿暂不行手术治疗，可采用绷带包扎压迫深环，防止疝块突出
  - 对年老体弱、不宜手术的病人，可佩戴疝带，防止疝的突出
- 手术治疗
  - 疝囊高位结扎术
  - 疝修补术
  - 疝成形术
  - 无张力疝修补术
  - 腹腔镜疝修补术

【护理流程】

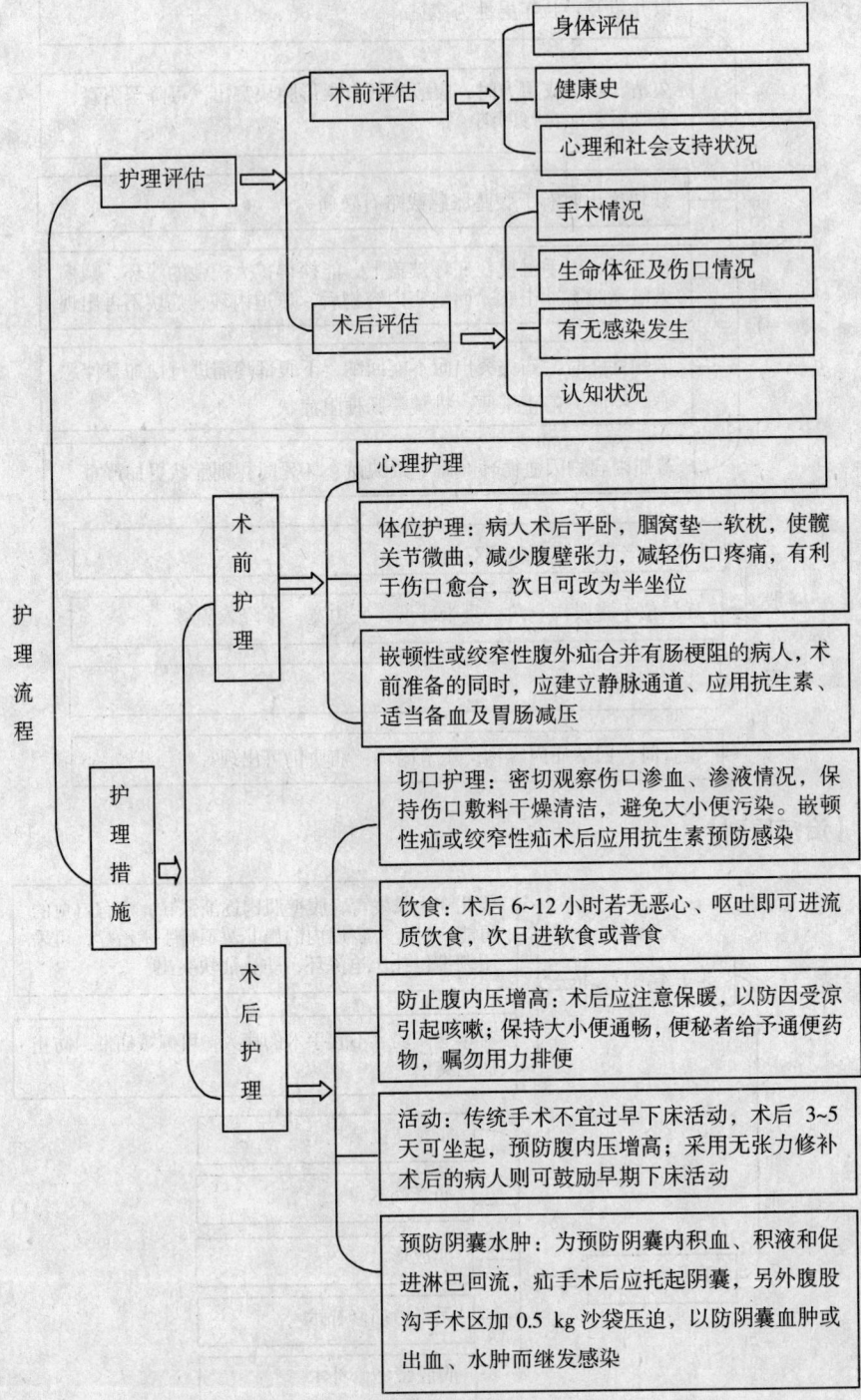

【健康教育】

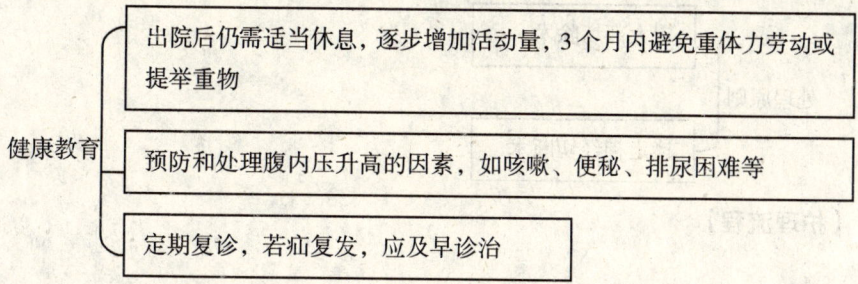

第五节 胃、十二指肠疾病

一、胃、十二指肠溃疡

胃、十二指肠黏膜的局限性圆形或椭圆形的全层黏膜缺损,称为胃十二指肠溃疡。

【病因】

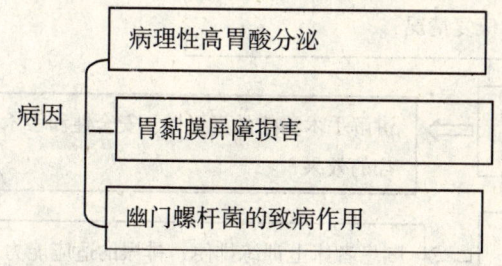

【临床表现】

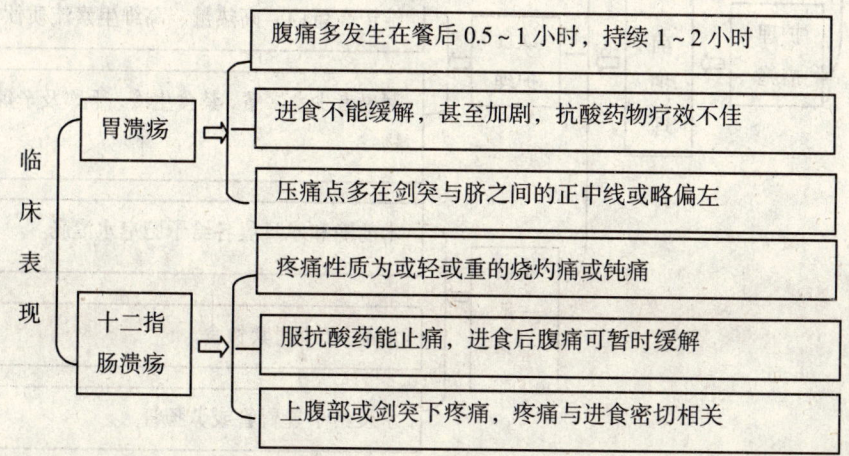

【处理原则】

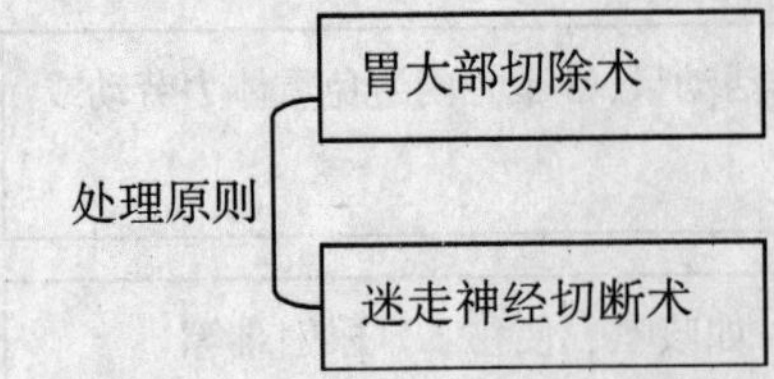

处理原则 ─┬─ 胃大部切除术
         └─ 迷走神经切断术

【护理流程】

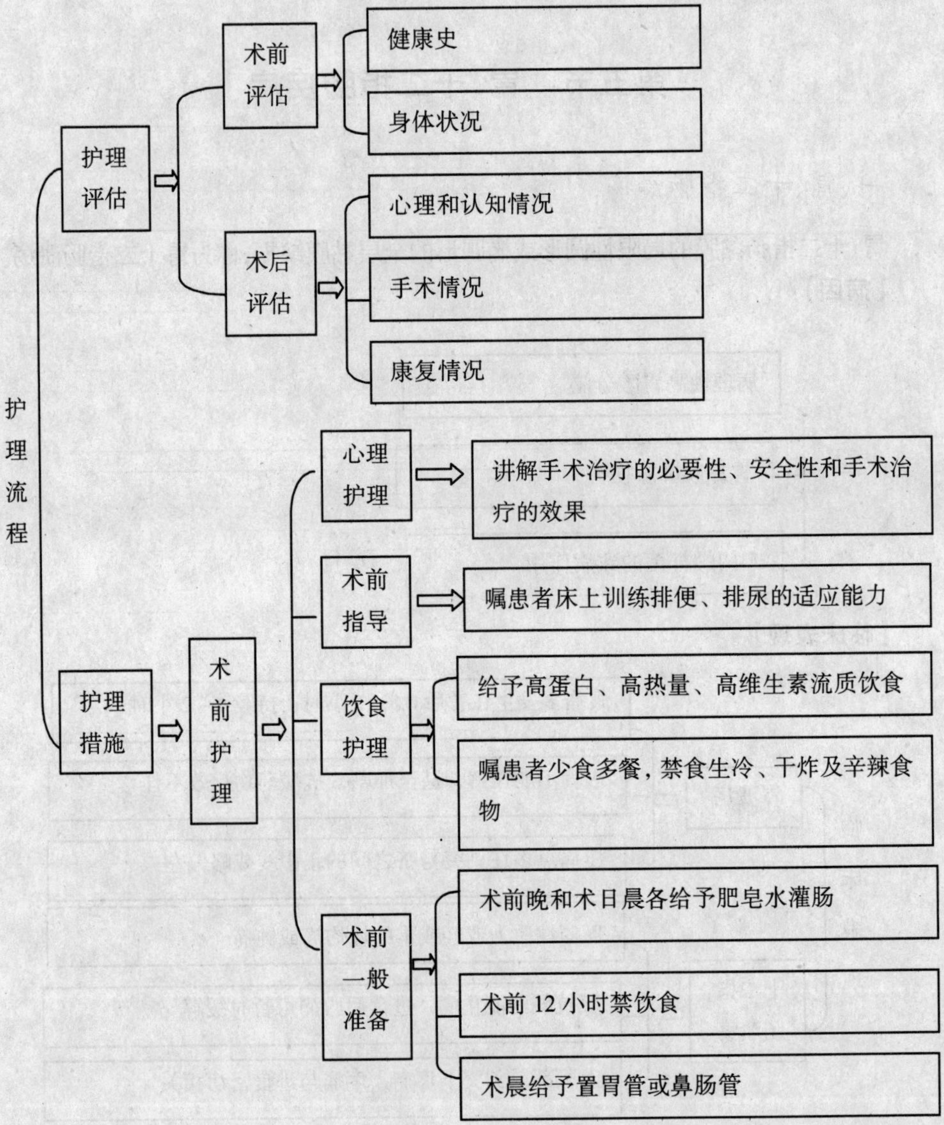

护理流程
├─ 护理评估
│   ├─ 术前评估 → 健康史 / 身体状况
│   └─ 术后评估 → 心理和认知情况 / 手术情况 / 康复情况
└─ 护理措施
    └─ 术前护理
        ├─ 心理护理 → 讲解手术治疗的必要性、安全性和手术治疗的效果
        ├─ 术前指导 → 嘱患者床上训练排便、排尿的适应能力
        ├─ 饮食护理 → 给予高蛋白、高热量、高维生素流质饮食
        │   → 嘱患者少食多餐，禁食生冷、干炸及辛辣食物
        └─ 术前一般准备 → 术前晚和术日晨各给予肥皂水灌肠
                        → 术前12小时禁饮食
                        → 术晨给予置胃管或鼻肠管

第五章 普外科疾病

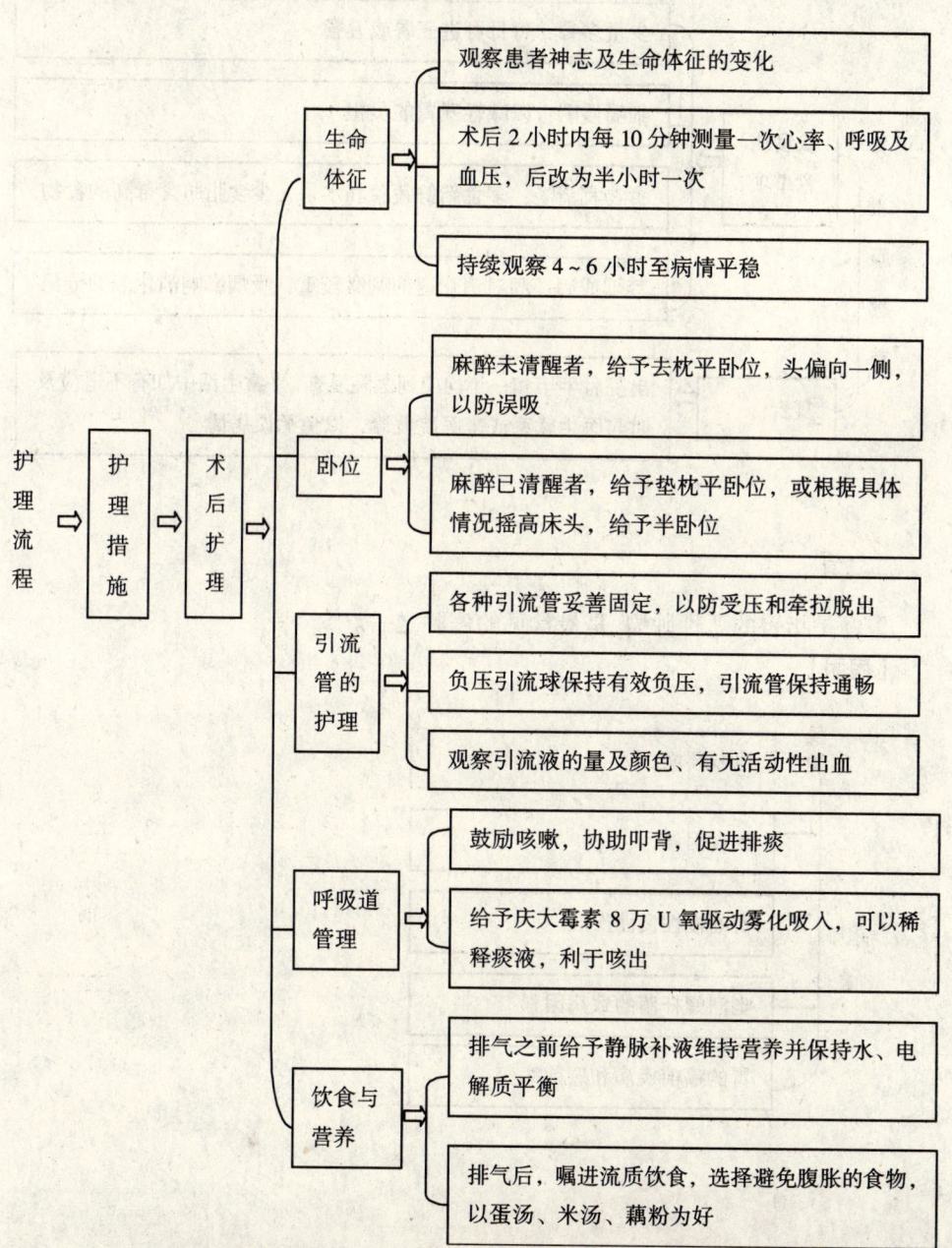

【健康教育】

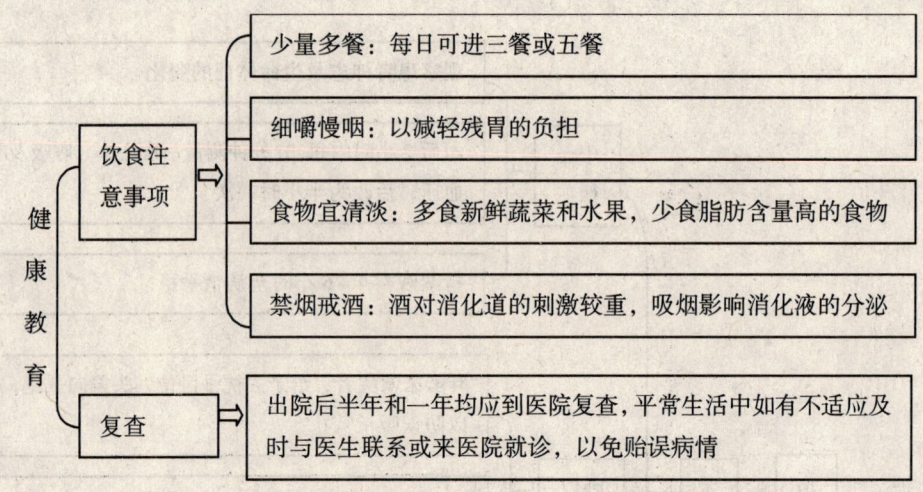

二、胃　癌

胃癌是指胃的恶性肿瘤,是最常见的癌肿之一。

【病因】

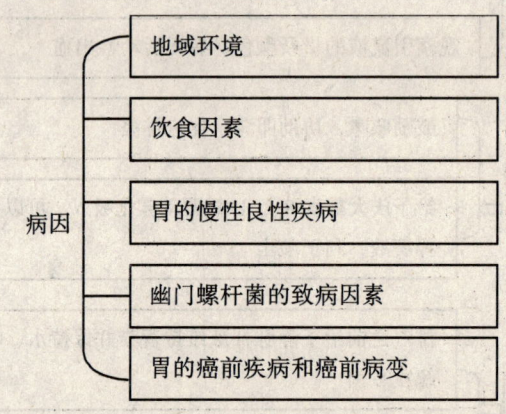

【临床表现】

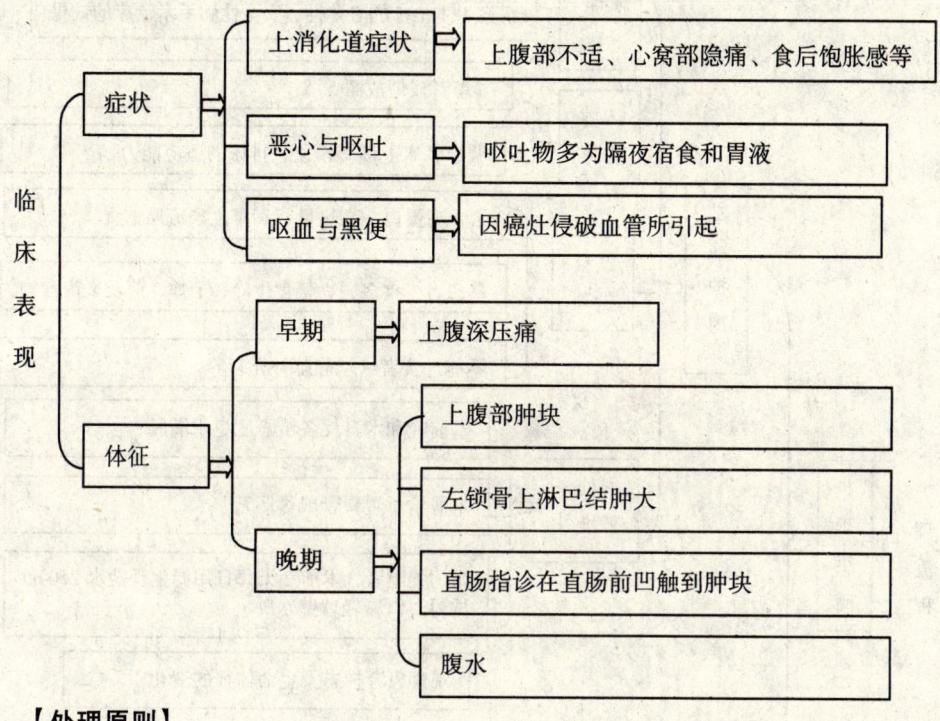

【处理原则】

处理原则 —— 手术是目前唯一有可能治愈胃癌的方法

【护理流程】

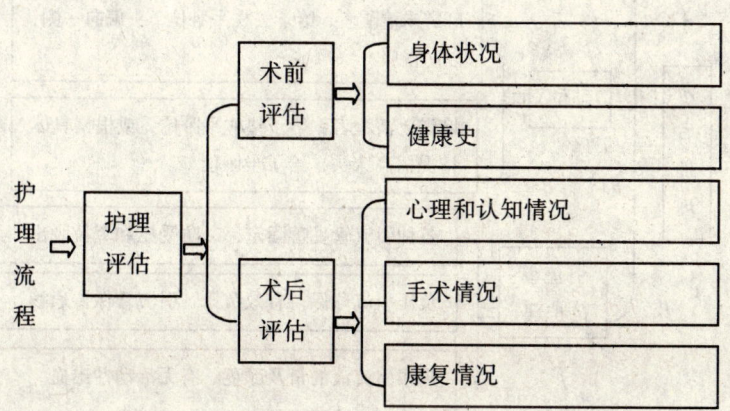

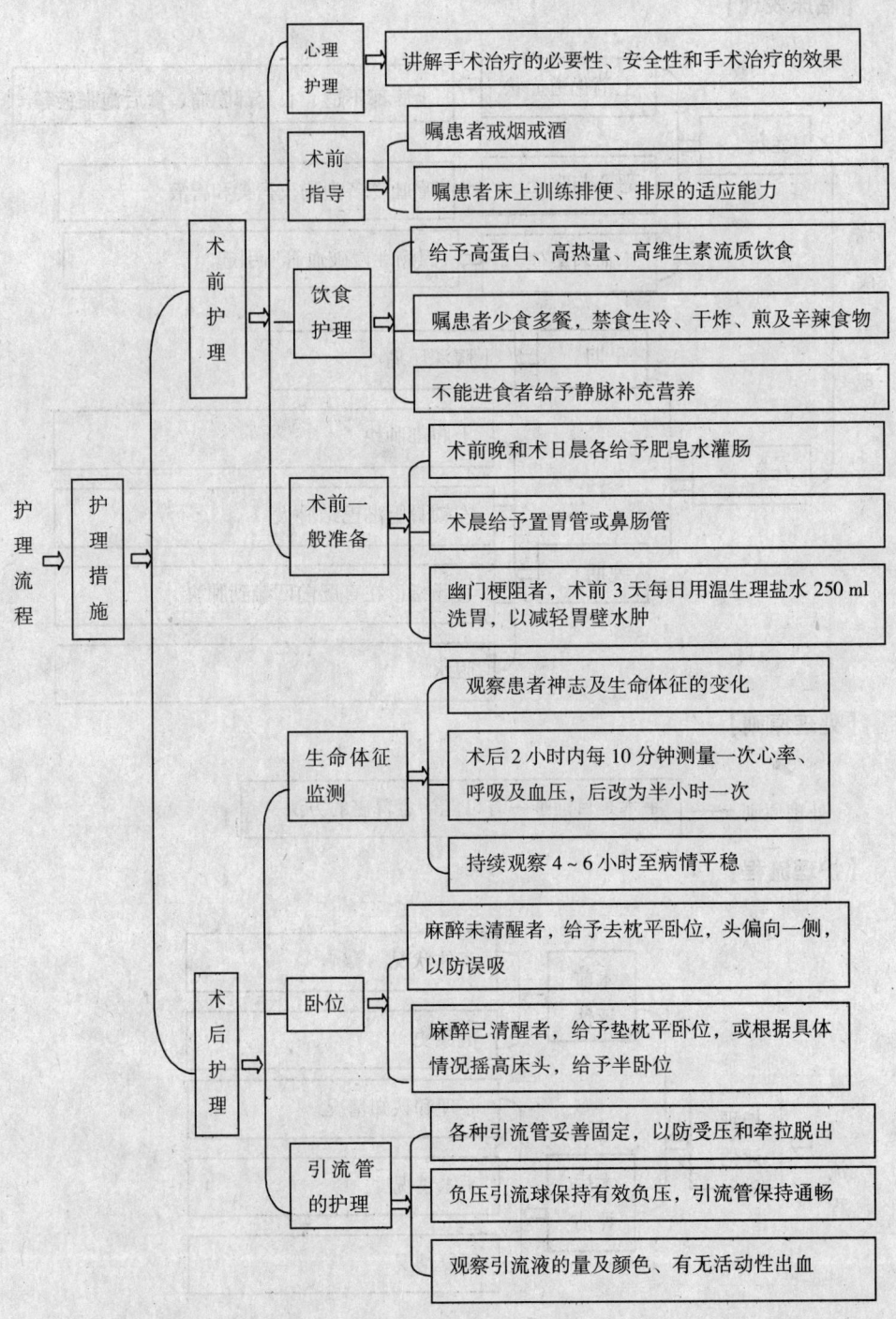

- 护理流程 ⇨ 护理措施 ⇨ 术后护理 ⇨
  - 呼吸道管理 ⇨
    - 鼓励咳嗽，协助叩背，促进排痰
    - 给予庆大霉素8万U氧驱动雾化吸入，可以稀释痰液，利于咳出
  - 饮食与营养 ⇨
    - 排气之前给予静脉补液维持营养并保持水、电解质平衡
    - 排气后，嘱进流质饮食，选择避免腹胀的食物，以蛋汤、米汤、藕粉为好
    - 进食的原则是少量多餐

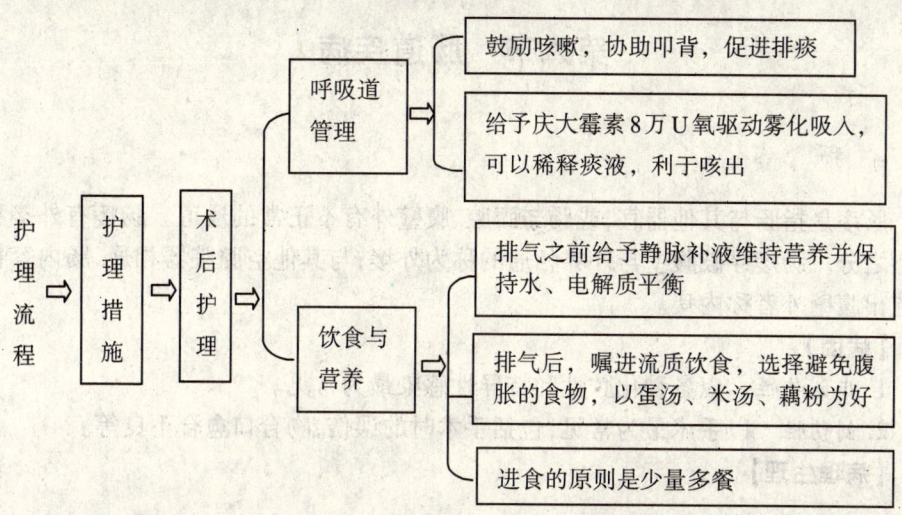

【健康教育】

- 健康教育
  - 心理适应 ⇨ 术后树立乐观、自信的信念，保持愉快的心情可以调动机体的潜能，更好地与疾病抗争
  - 环境适应 ⇨ 适当的活动与休息是患者适应环境的有效措施。生活规律，劳逸结合，坚持锻炼
  - 饮食注意事项 ⇨
    - 少量多餐：每日可进三餐或五餐，每餐食量以自我感觉无不适为宜
    - 细嚼慢咽：食物在口腔内与唾液充分混合，以减轻残胃的负担
    - 食物宜清淡：多食新鲜蔬菜和水果，少食脂肪含量高或腌制的食物
    - 禁烟戒酒：酒对消化道的刺激较重，吸烟影响消化液的分泌
    - 补充铁剂：多食豆类、菠菜、红枣等含铁量较高的食物，并根据具体情况口服硫酸亚铁制剂
  - 复查 ⇨ 出院后半年和一年均应到医院复查，平常生活中如有不适应及时与医生联系或来医院就诊，以免贻误病情

第六节 肠道疾病

一、肠瘘

肠瘘是指肠与其他器官,或肠与腹腔、腹壁外有不正常的通道。肠瘘有外瘘和内瘘之分。肠瘘穿破腹壁与外界相通的称为外瘘;与其他空腔脏器相通,肠内容物不流出腹壁外者称内瘘。

【病因】
1. 非创伤性　以各种化脓性和特异性感染最为常见。
2. 创伤性　以手术最为常见,包括手术时的误伤,吻合口愈合不良等。

【病理生理】

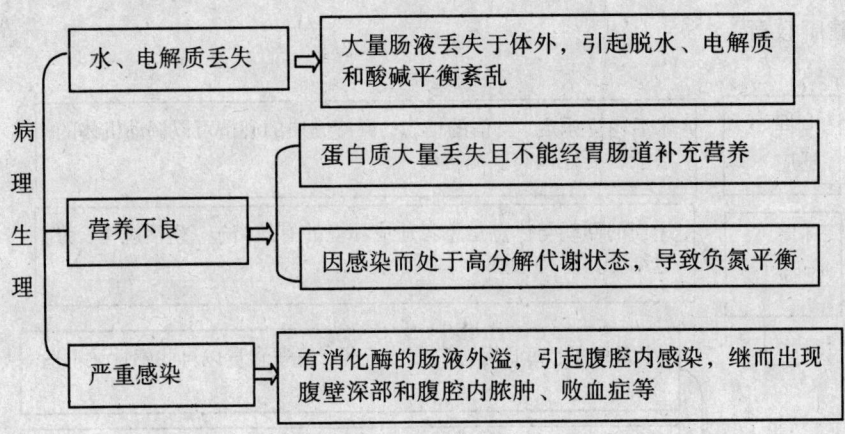

【临床表现】

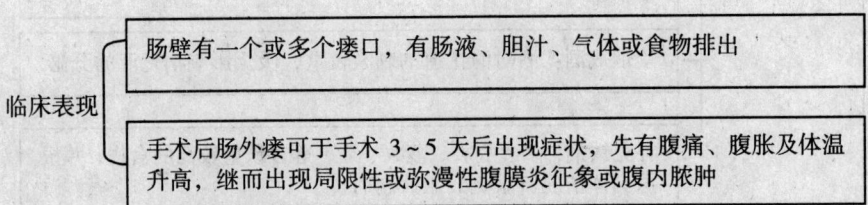

【处理原则】

- 处理原则
  - 营养支持 → 全肠外营养（TPN）是治疗肠外瘘的主要措施之一
  - 控制腹腔感染 → 控制外溢肠液是治疗肠外瘘的首要措施。当发现有肠外瘘时，简单的方法是扩大腹壁瘘口，放置有效引流
  - 手术治疗 → 肠外瘘患者的手术可分为辅助性手术与确定手术

【护理流程】

- 护理流程
  - 护理评估
    - 术前评估
      - 健康史
      - 身体状况
      - 心理和社会支持状况
    - 术后评估
      - 手术情况
      - 生命体征，伤口渗血渗液情况
      - 有无并发感染征象
      - 认知状况
  - 护理措施
    - 心理护理 → 应体贴、关心患者，说明治疗的必要性
    - 基础护理
      - 协助患者定时翻身，按摩受压部位，预防褥疮发生
      - 鼓励患者有效咳痰，定时协助翻身叩背，必要时氧驱动雾化吸入，预防肺部感染
      - 协助漱口，保持口腔清洁，给予口腔护理
      - 妥善固定各引流管，同时准确记录引流液的性质及量

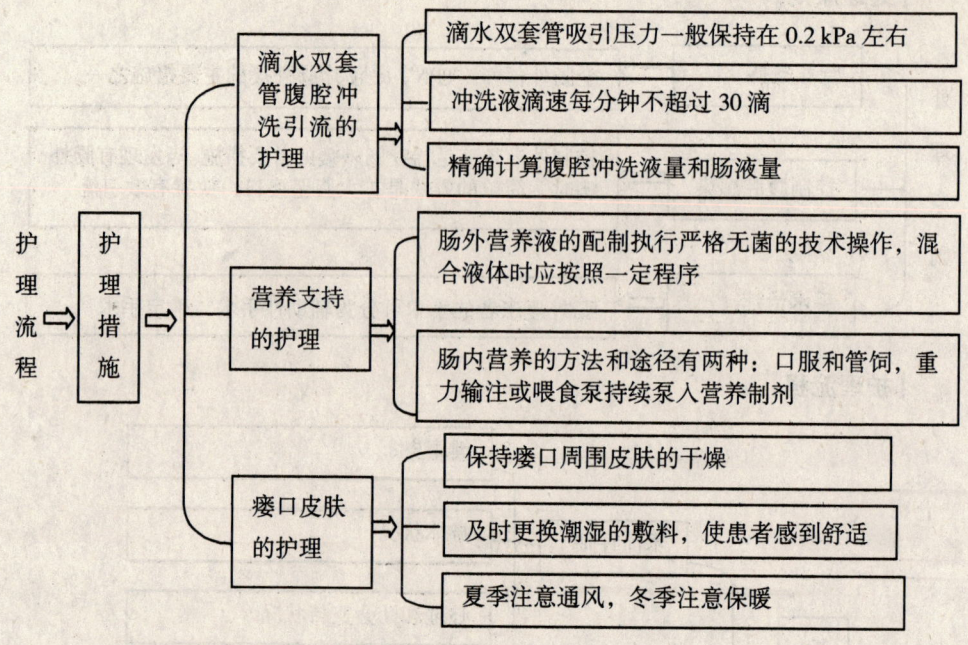

【健康教育】

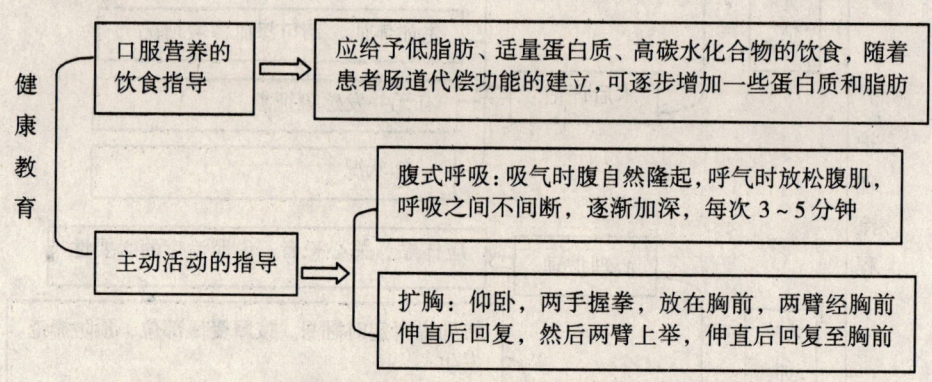

二、肠梗阻

肠内容物不能正常运行、顺利通过肠道时,称为肠梗阻,是外科常见的急腹症之一。

【分类】

1. 机械性肠梗阻。
2. 动力性肠梗阻。

3. 血运性肠梗阻。

【临床表现】

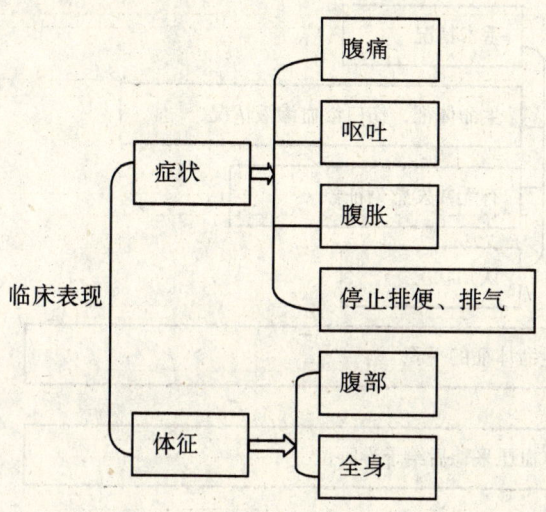

【处理原则】

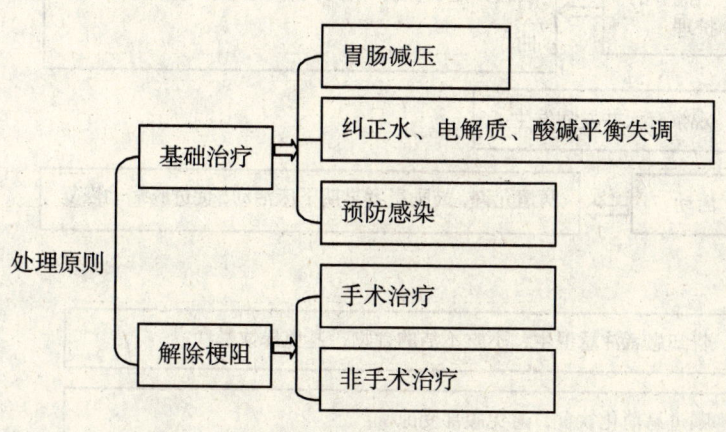

【护理流程】

```
                    ┌─ 术前评估 → 心理和社会支持状况
                    │
          护理评估 ──┤              ┌─ 手术情况
                    │              │
                    └─ 术后评估 ───┤─ 生命体征，伤口渗血渗液情况
                                   │
                                   ├─ 有无并发症感染征象
                                   │
                                   └─ 认知状况

护理流程 ─┤
                    ┌─ 观察病情，保持生命体征的平稳
                    │
                    ├─ 体位 → 血压平稳后给予半卧位
                    │
                    ├─ 饮食 → 禁食期间给予补液，待肠蠕动恢复，有肛门排气后可进流质
          护理措施 ─┤
                    ├─ 引流管的护理 → 妥善固定引流管，保持引流通畅，避免受压、扭曲
                    │
                    ├─ 观察有无并发症发生
                    │
                    └─ 活动 → 病情允许，鼓励患者早期下床活动，促进肠蠕动恢复
```

【健康教育】

```
          ┌─ 告知患者注意卫生，不吃不洁的食物，避免暴饮暴食
          │
          ├─ 嘱进易消化饮食，避免腹部受凉
健康教育 ─┤
          ├─ 老年便秘者应及时服用缓泻剂，以保持大便通畅
          │
          └─ 患者出院后若有腹痛、腹胀、停止排气排便等不适，及时就诊
```

第七节 阑尾炎

【病因】
1. 阑尾管腔阻塞。
2. 细菌入侵。

【临床病理分型】

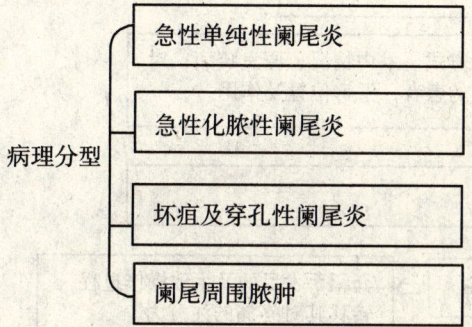

【临床表现】

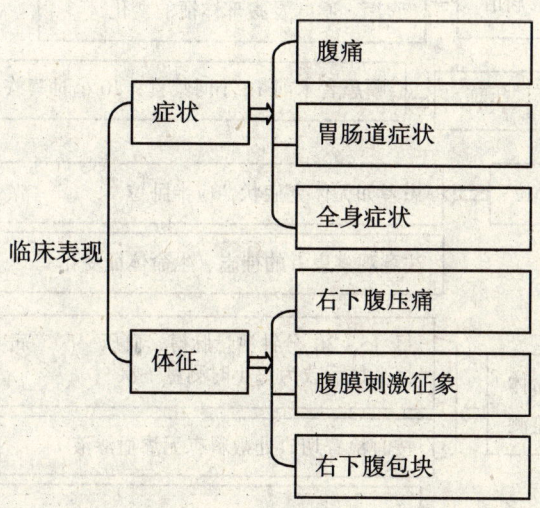

【处理原则】

处理原则	绝大多数阑尾炎一旦确诊,应早期行阑尾切除术

【护理流程】

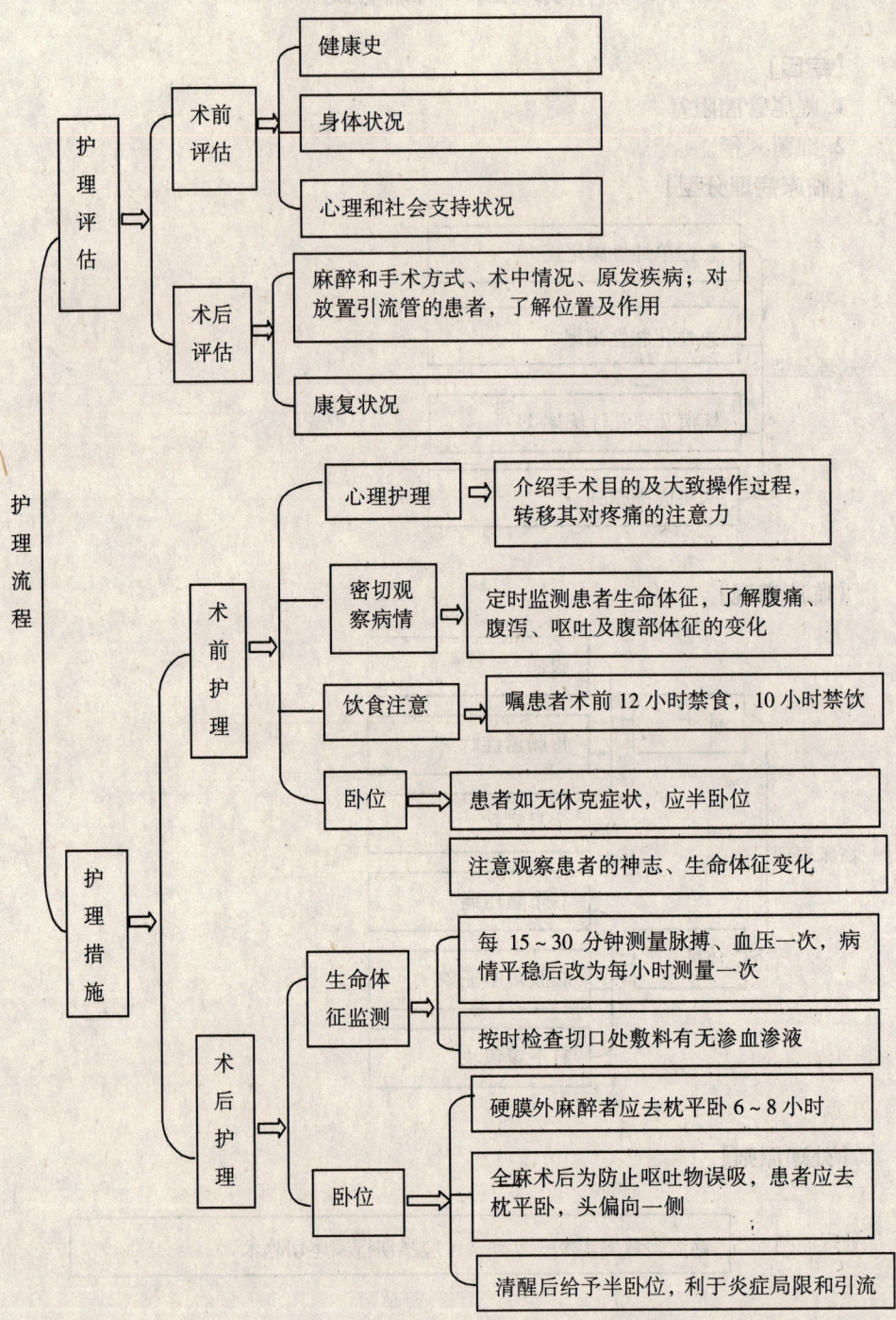

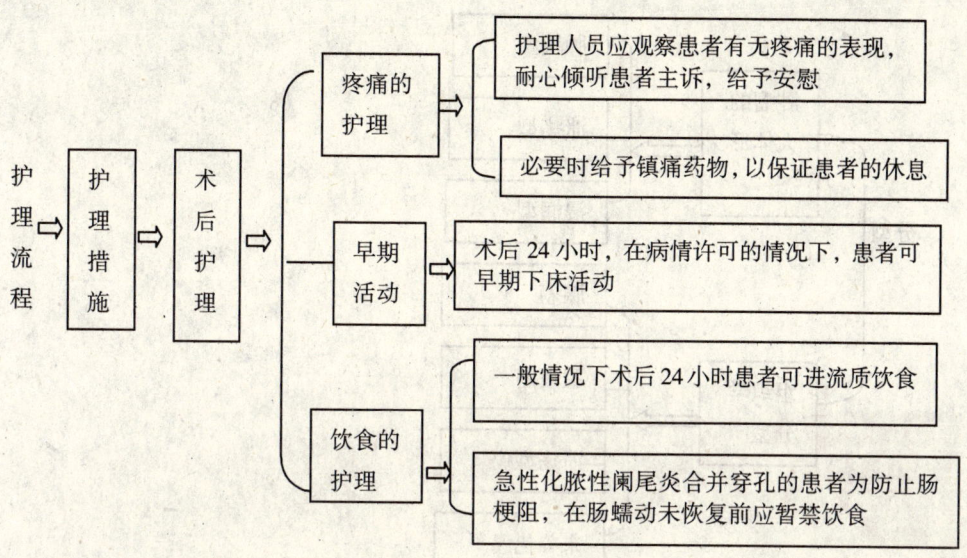

【健康教育】

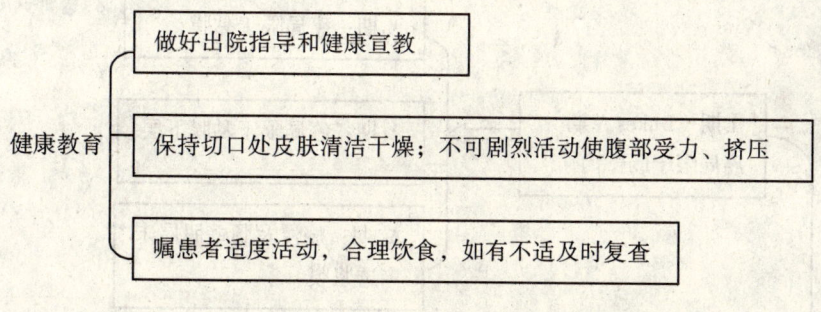

第八节 结、直肠癌

一、结肠癌

结肠癌(colon cancer)成年人多见。发病原因与结肠腺瘤、息肉病、慢性炎症性病变及饮食结构有一定关系。少数有家族性,可能与遗传因素有关。

【病理和分型、分期】

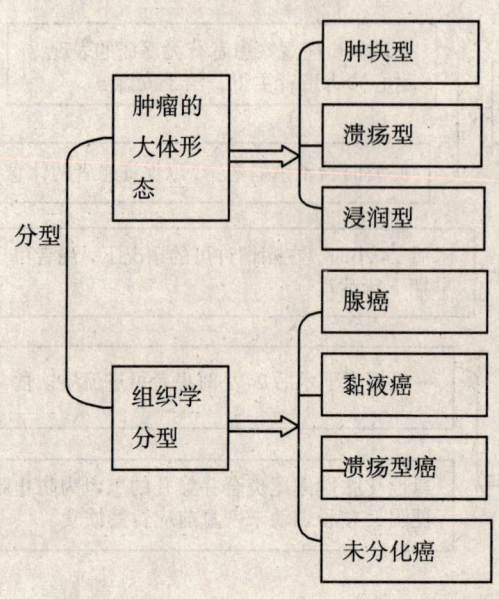

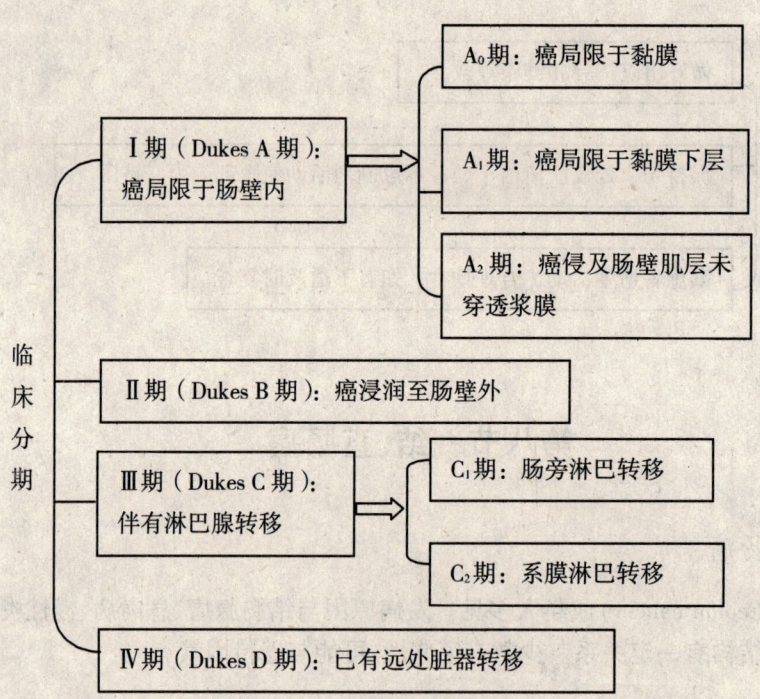

【临床表现】

临床表现
- 早期症状：最早期可有腹胀、不适、消化不良样症状，而后出现排便习惯的改变，如便次增多，腹泻或便秘，便前腹痛。稍后即可有黏液便或黏液脓血便
- 肠梗阻表现：为不全性或完全性低位肠梗阻症状，如腹胀，腹痛（胀痛或绞痛），便秘或便闭。体检可见腹部膨隆、肠型、局部有压痛，并可闻及亢进的肠鸣音
- 中毒症状：由于肿瘤溃烂失血和毒素吸收，常可导致病人出现贫血、低热、乏力、消瘦、浮肿等表现，其中尤以贫血、消瘦为著
- 腹部包块：为瘤体或与网膜、周围组织浸润粘结的肿块，质硬，形体不规则，有的可随肠管有一定的活动度，晚期时肿瘤浸润较甚，肿块可固定
- 晚期表现：有黄疸、腹水、浮肿等肝转移征象，以及恶病质、直肠前凹肿块、锁骨上淋巴结肿大等肿瘤远处扩散转移的表现

【处理原则】

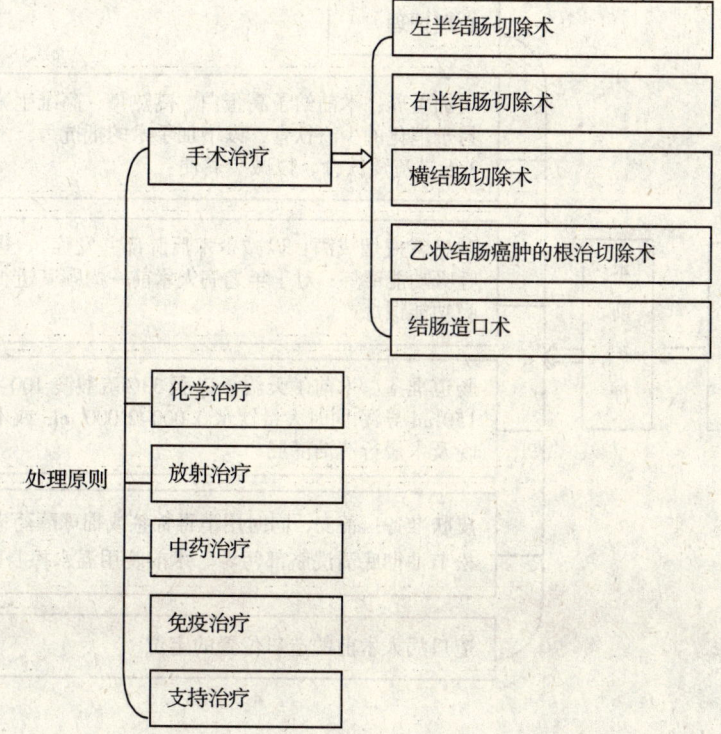

处理原则
- 手术治疗
  - 左半结肠切除术
  - 右半结肠切除术
  - 横结肠切除术
  - 乙状结肠癌肿的根治切除术
  - 结肠造口术
- 化学治疗
- 放射治疗
- 中药治疗
- 免疫治疗
- 支持治疗

【护理流程】

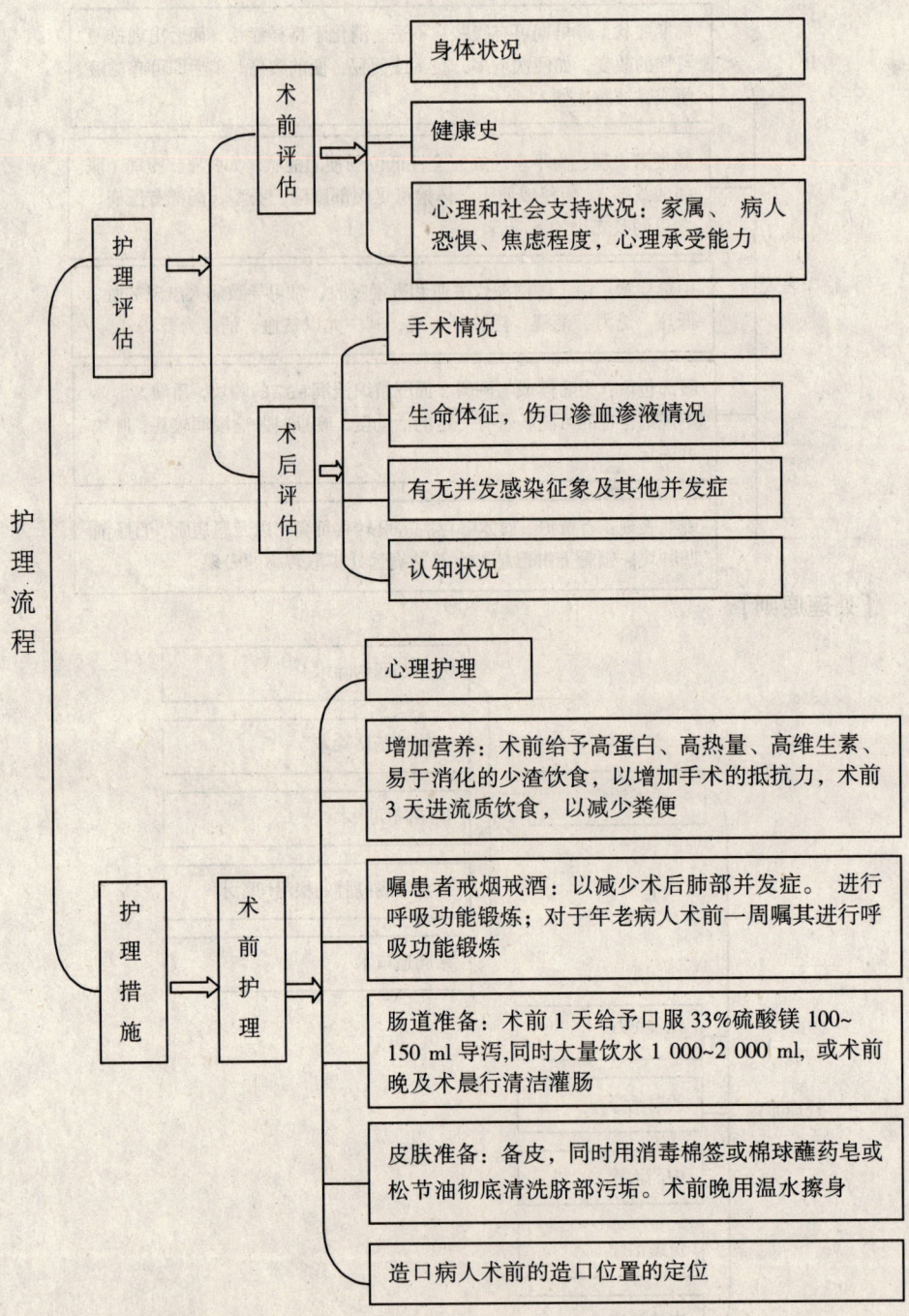

第五章 普外科疾病

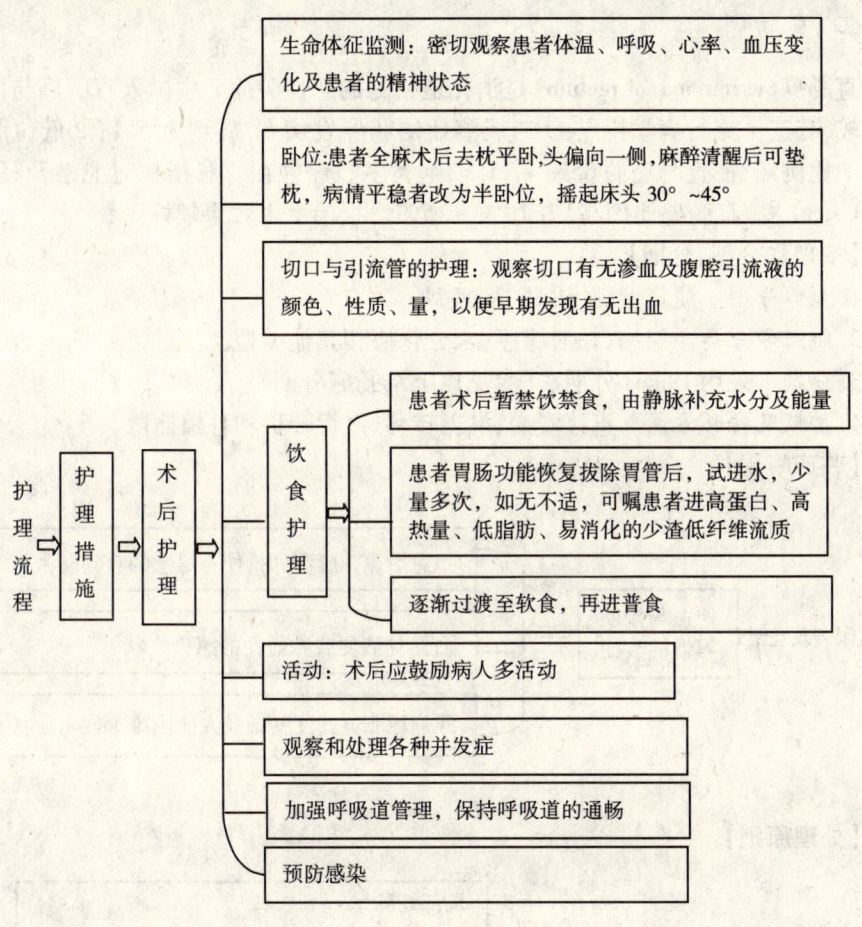

【健康教育】

健康教育
- 休息与活动：术后充分休息，保证足够的睡眠，以利于身体恢复。适当活动，但应尽量避免去人多的公共场合活动，以免引起感染
- 饮食与营养：进易消化的食物，避免太稀和粗纤维较多的食物，以豆制品、鱼、蛋为好，另加菜汤果汁，使大便干燥，便于清洁处理。忌辛辣刺激的食物
- 向病人和家属介绍造口护理方法和各种造口产品，协助病人选择合适的造口产品；同时给病人讲解造口的各种并发症及其预防及处理方法
- 定期复查：有造瘘口的病人应 3~6 个月复查一次，同时看一下造口门诊，若发现造口狭窄或排便困难，应及时去医院检查和治疗

二、直肠癌

直肠癌(carcinoma of rectum)是消化道常见的恶性肿瘤。中国人直肠癌与西方人比较,有三个流行病学特点:①直肠癌比结肠癌发病率高,约1.5:1;②低位肠癌所占的比例高,占直肠癌的65%~75%,绝大多数癌肿在直肠指检时能触及;③青年人(<30岁)直肠癌比例高,占10%~15%。根治手术效果较好。

【病理和分型、分期】
1. 大体分型 溃疡型、肿块型、浸润型。
2. 组织学分类 腺癌、黏液腺癌、未分化癌和其他类型。
3. 分期 采用Dukes分期法(参见以上结肠癌分期)。
4. 扩散及转移方式 直接浸润、淋巴转移、血行转移和种植播散。

【临床表现】

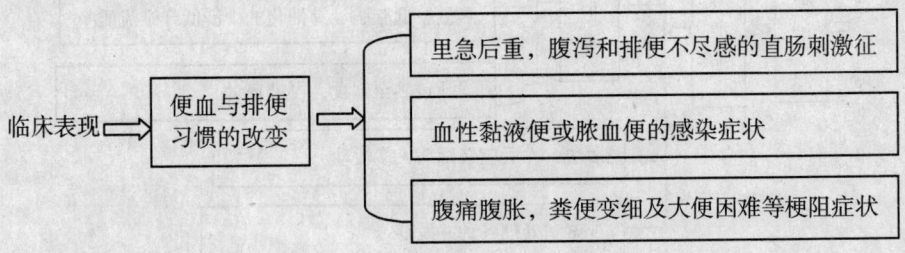

【处理原则】

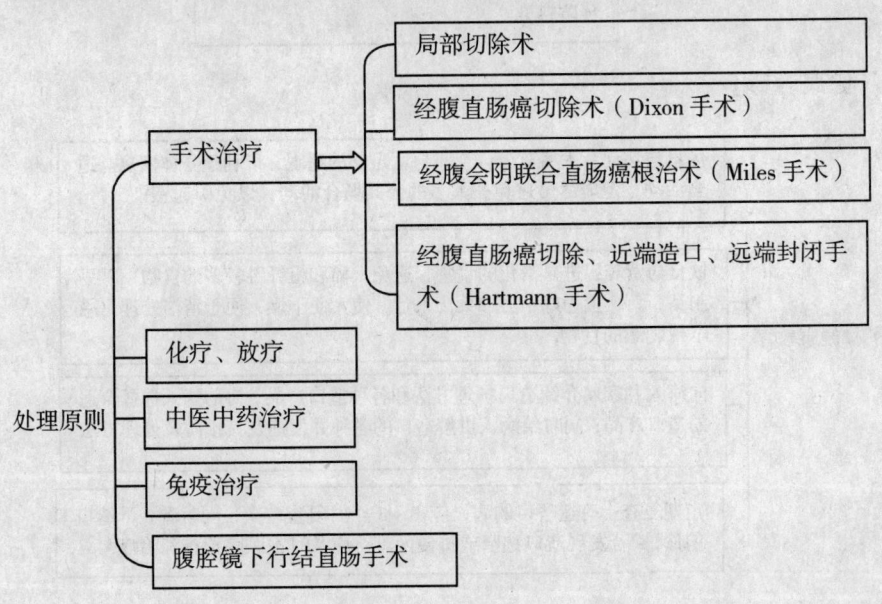

【护理流程】

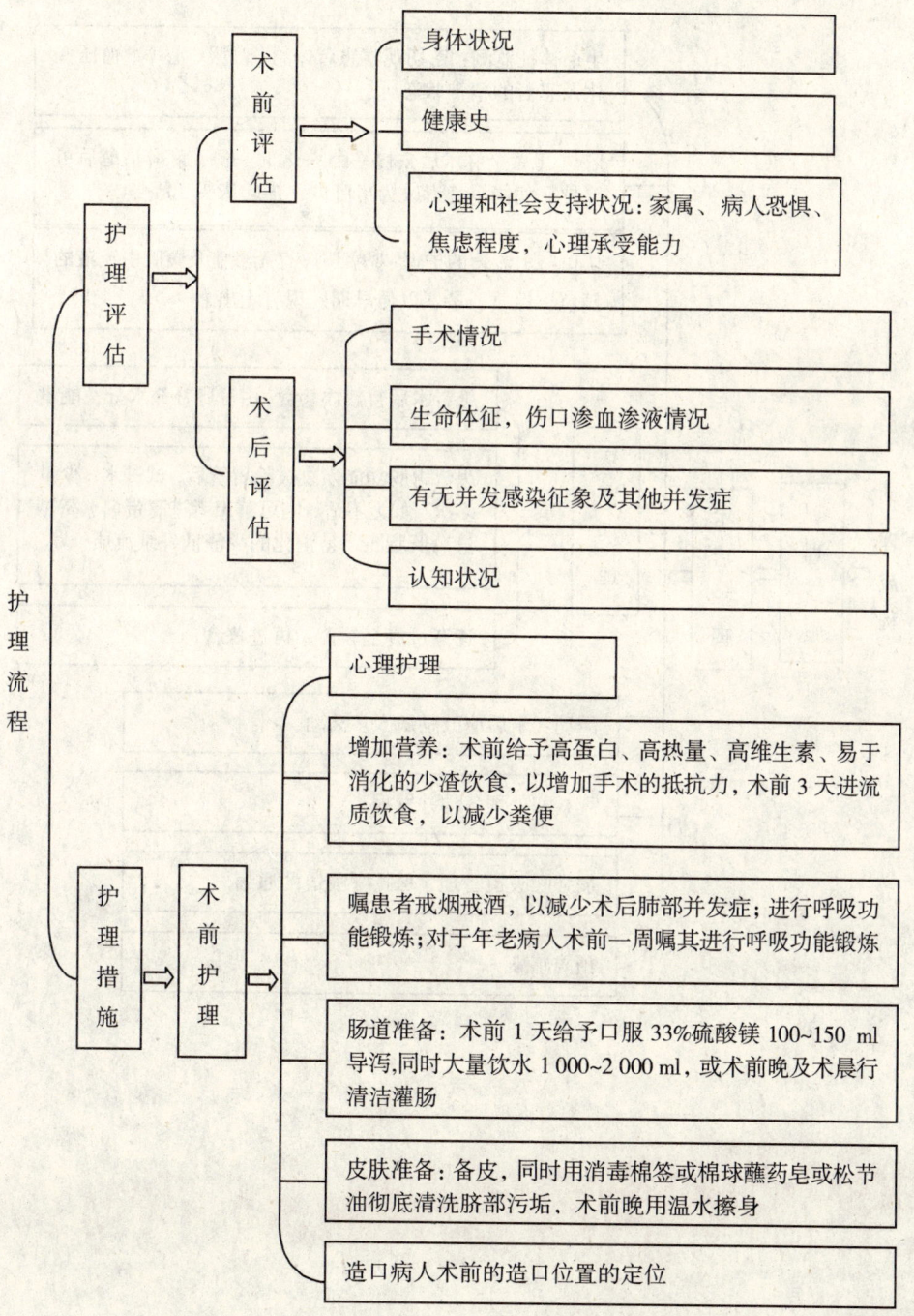

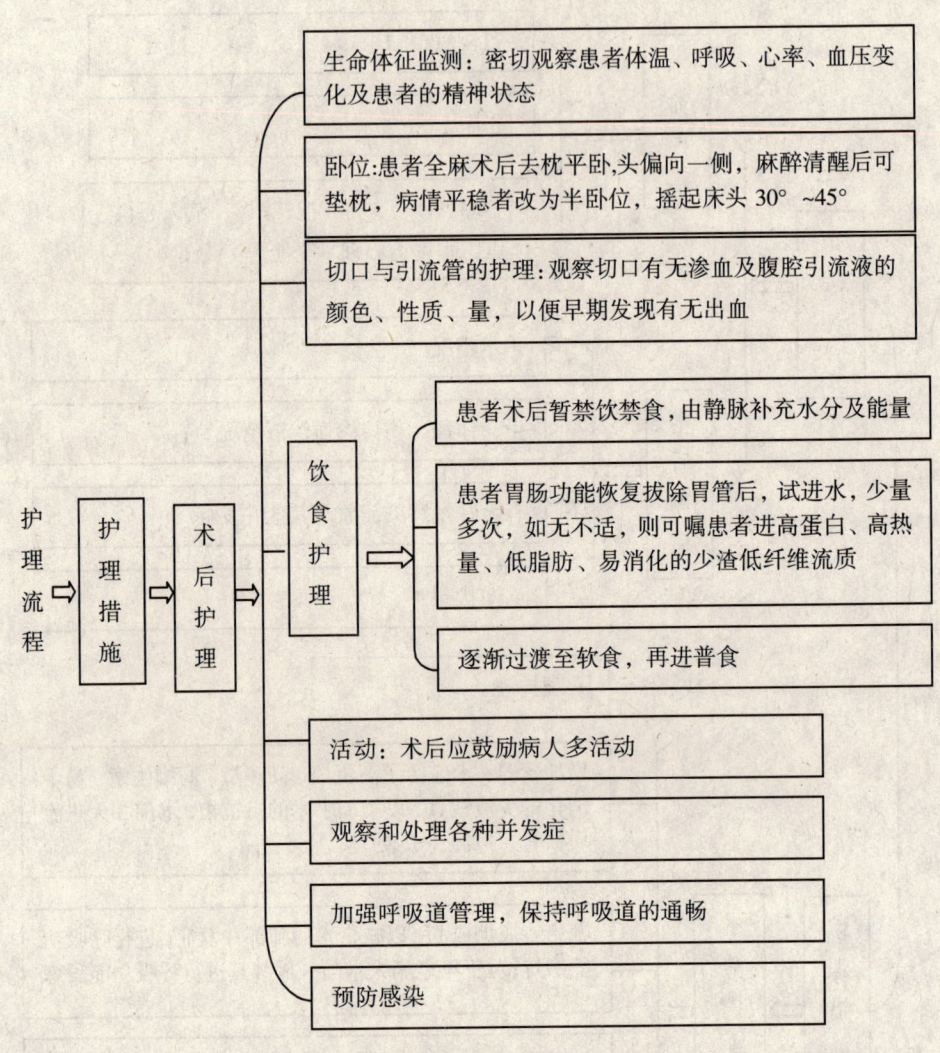

【健康教育】

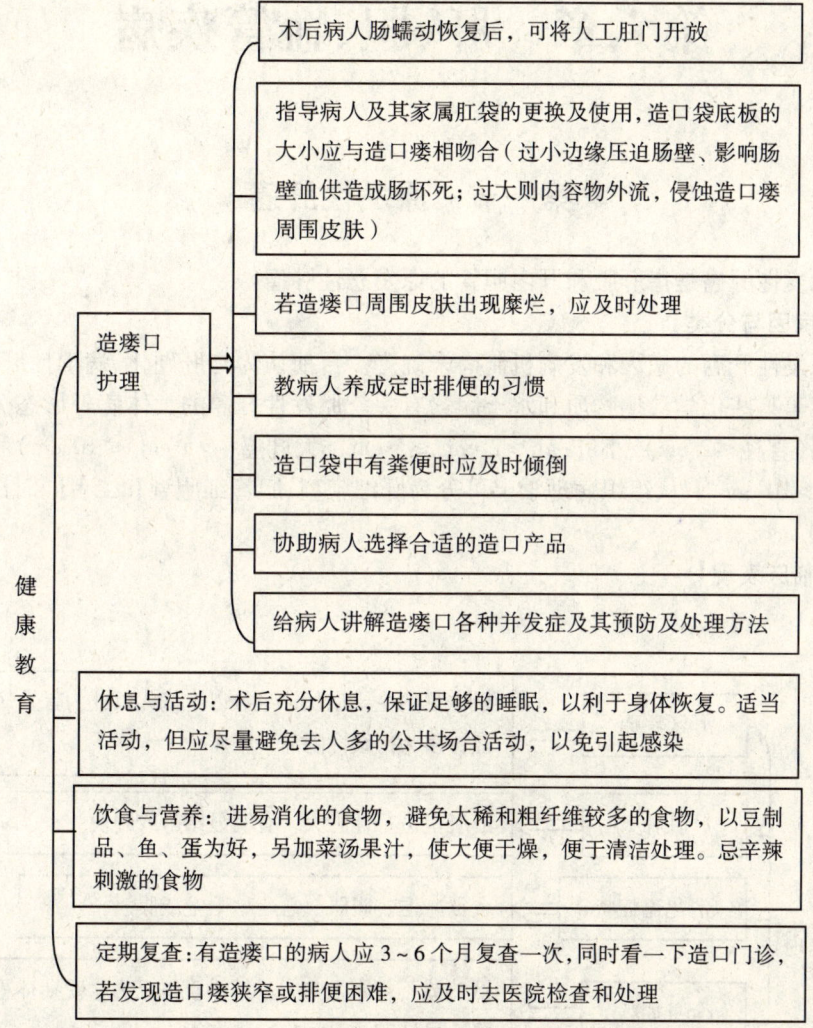

参 考 文 献

[1] 李建业,周异辉.实用腹部外科[M].天津:天津科学技术出版社,1998
[2] 仲剑平.医疗护理技术操作常规[M].第4版.北京:人民军医出版,1998
[3] 曹伟新,李乐之.外科护理学[M].北京:人民卫生出版社,2002
[4] 吴孟超.腹部外科学[M].上海:上海科学技术文献出版社,1992
[5] 汪建平,詹文华.胃肠外科手术学[M].北京:人民卫生出版社,2005
[6] 姜寿葆.外科护理学[M].杭州:浙江科学技术出版社,1997
[7] 周秀华.内外科护理学[M].北京:北京科学技术出版社,2000

第六章 肝、胆、血管疾病

第一节 原发性肝癌

原发性肝癌是指肝脏和肝内胆管的原发恶性肿瘤。

【病因与分类】

原发性肝癌的病因和发病机制尚未确定。目前认为与肝硬化、病毒性肝炎、黄曲霉素等某些化学致癌物质和水土因素有关。原发性肝癌的大体病理形态分为微小肝癌(直径≤2 cm)、小肝癌(>2 cm,≤5 cm)、大肝癌(>5 cm,≤10 cm)和巨大肝癌(>10 cm)。从组织病理学上可分为肝细胞型、胆管细胞型和二者同时出现的混合型。

【临床表现】

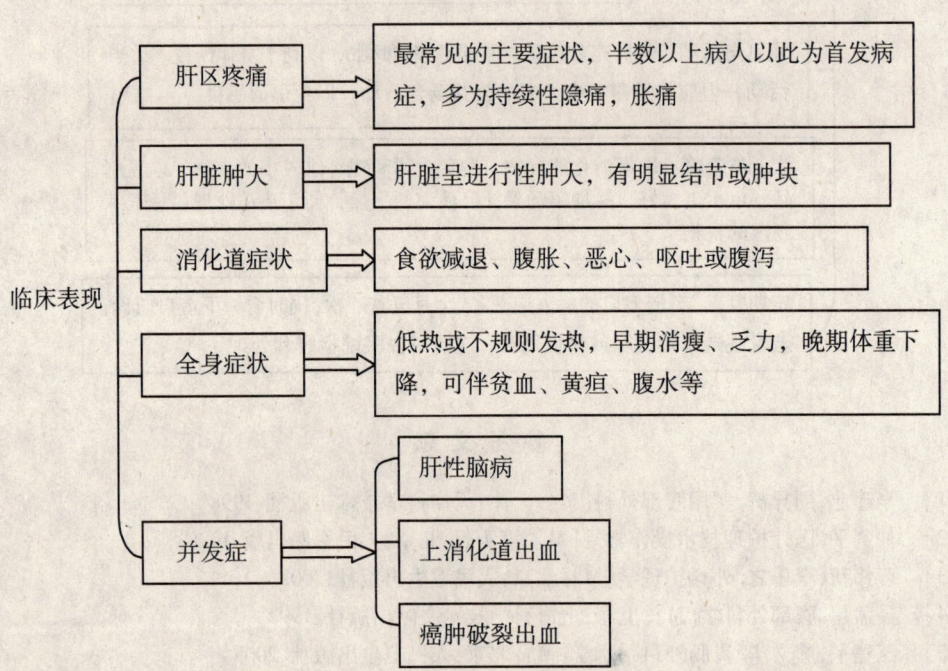

【处理原则】

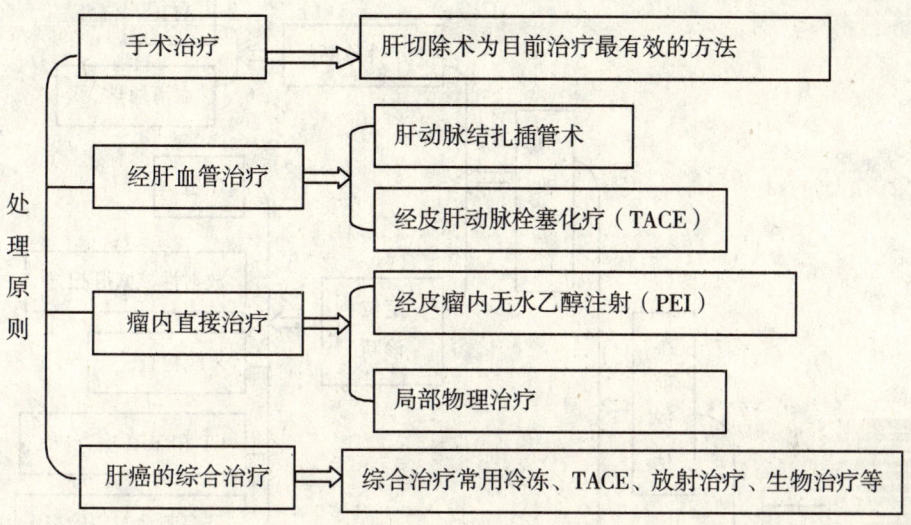

【护理流程】

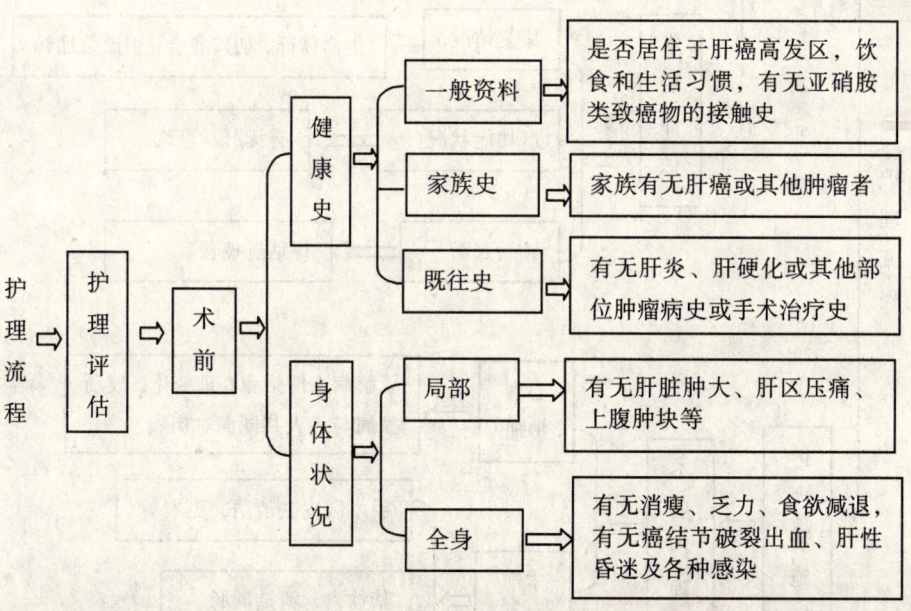

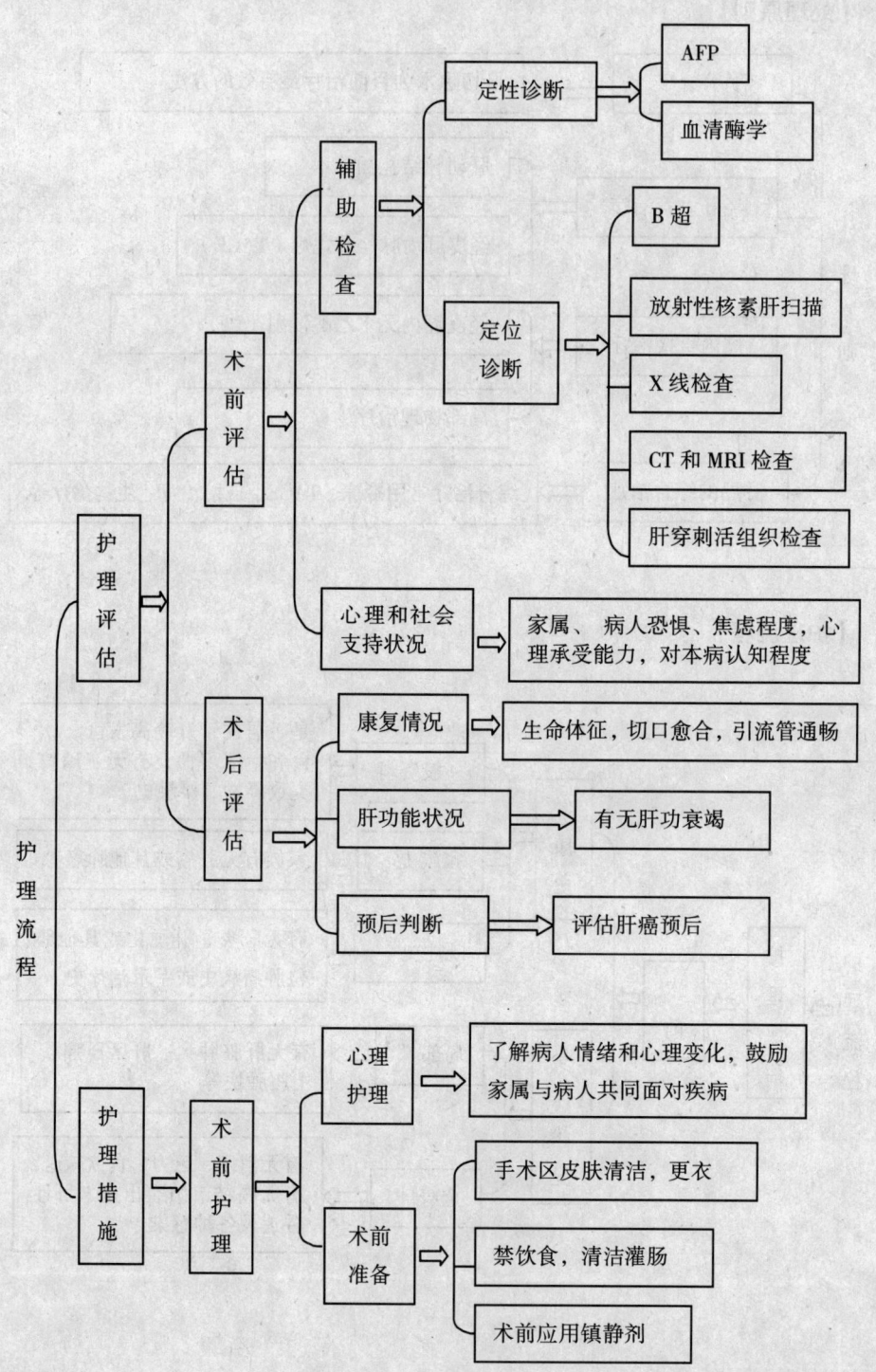

第六章 肝、胆、血管疾病

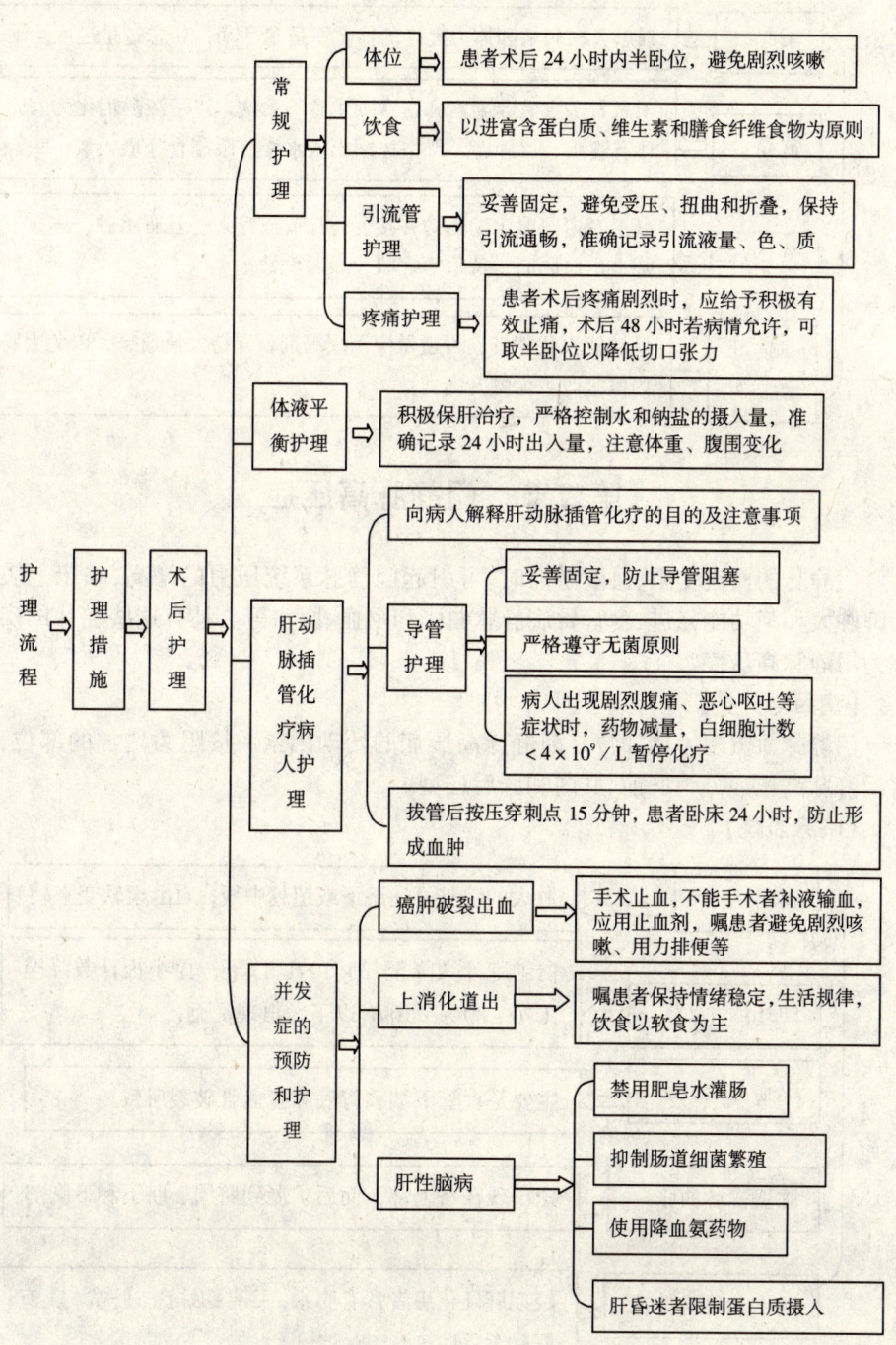

【健康教育】

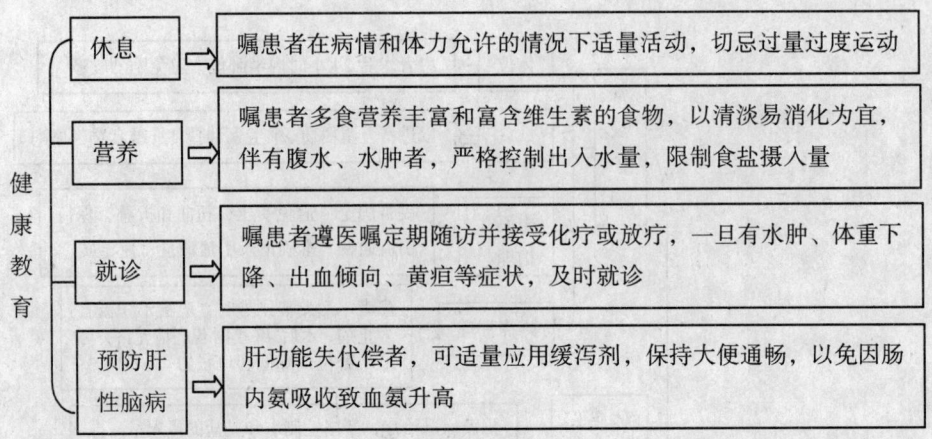

第二节　门静脉高压症

门静脉的血流受阻、血液淤滞时,可引起门静脉系统压力的增高,临床上表现为脾肿大和脾功能亢进、食管胃底静脉曲张和呕血、腹水等。具有这些症状的疾病称为门静脉高压症。

【病因与分类】

门静脉血流阻力增加常是门静脉高压症的始动因素。按阻力增加的部位,可将门静脉高压症分为肝前、肝内和肝后三型。

【临床表现】

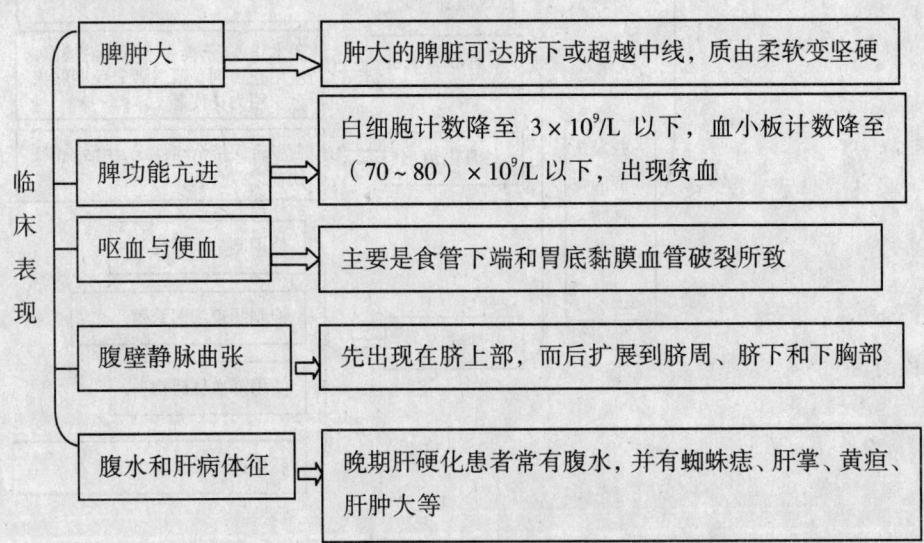

【处理原则】

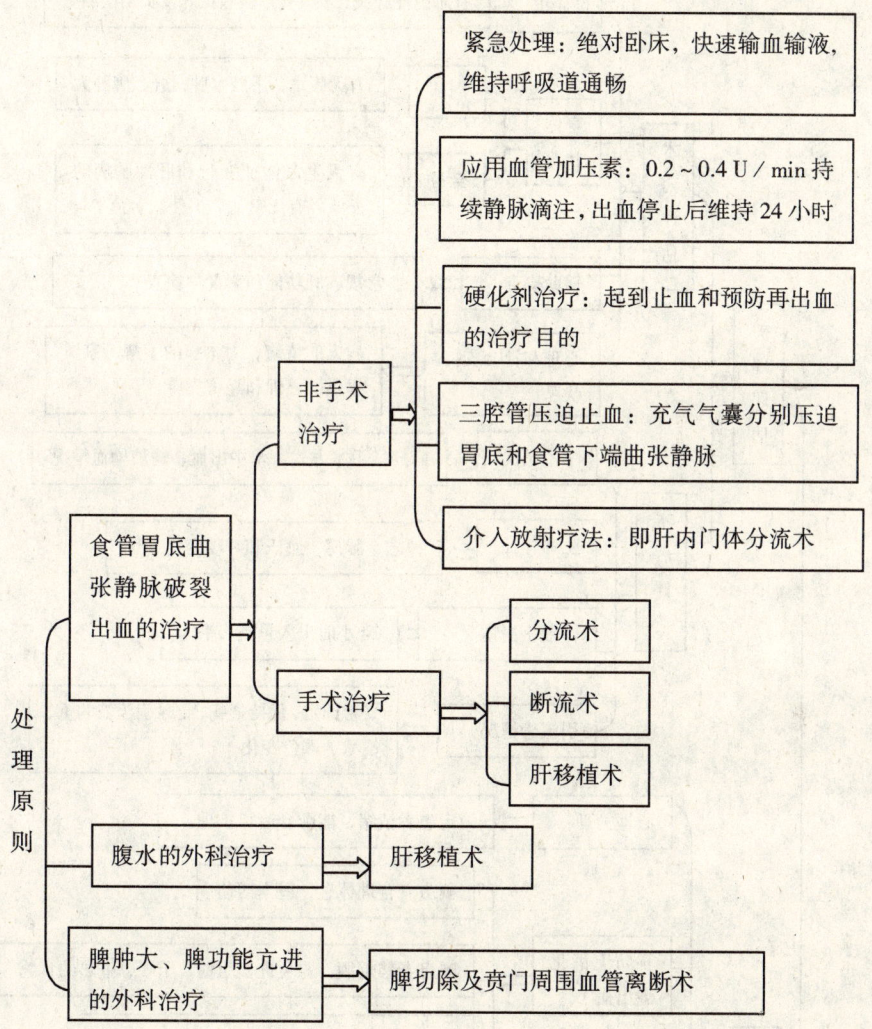

【护理流程】

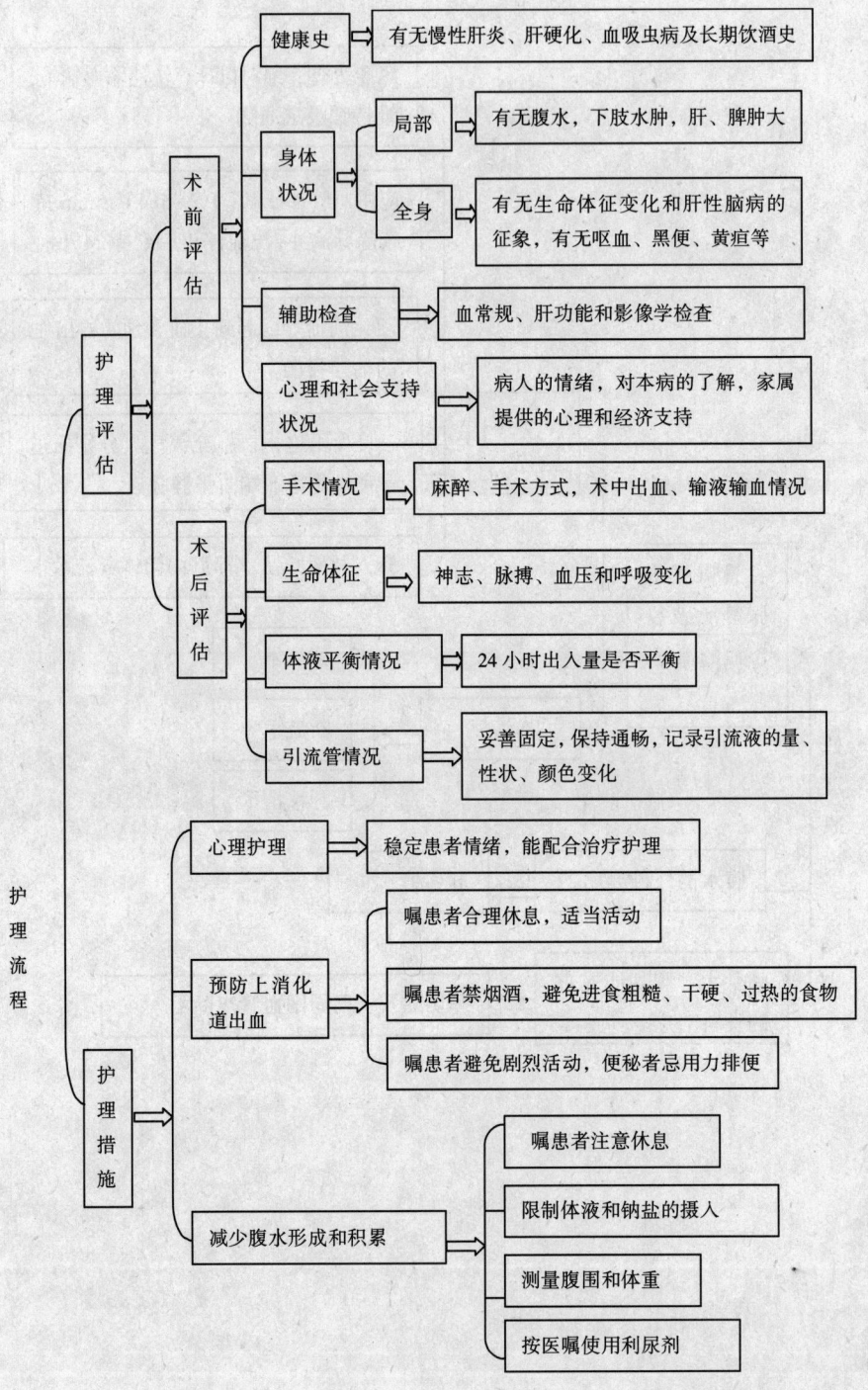

第六章 肝、胆、血管疾病

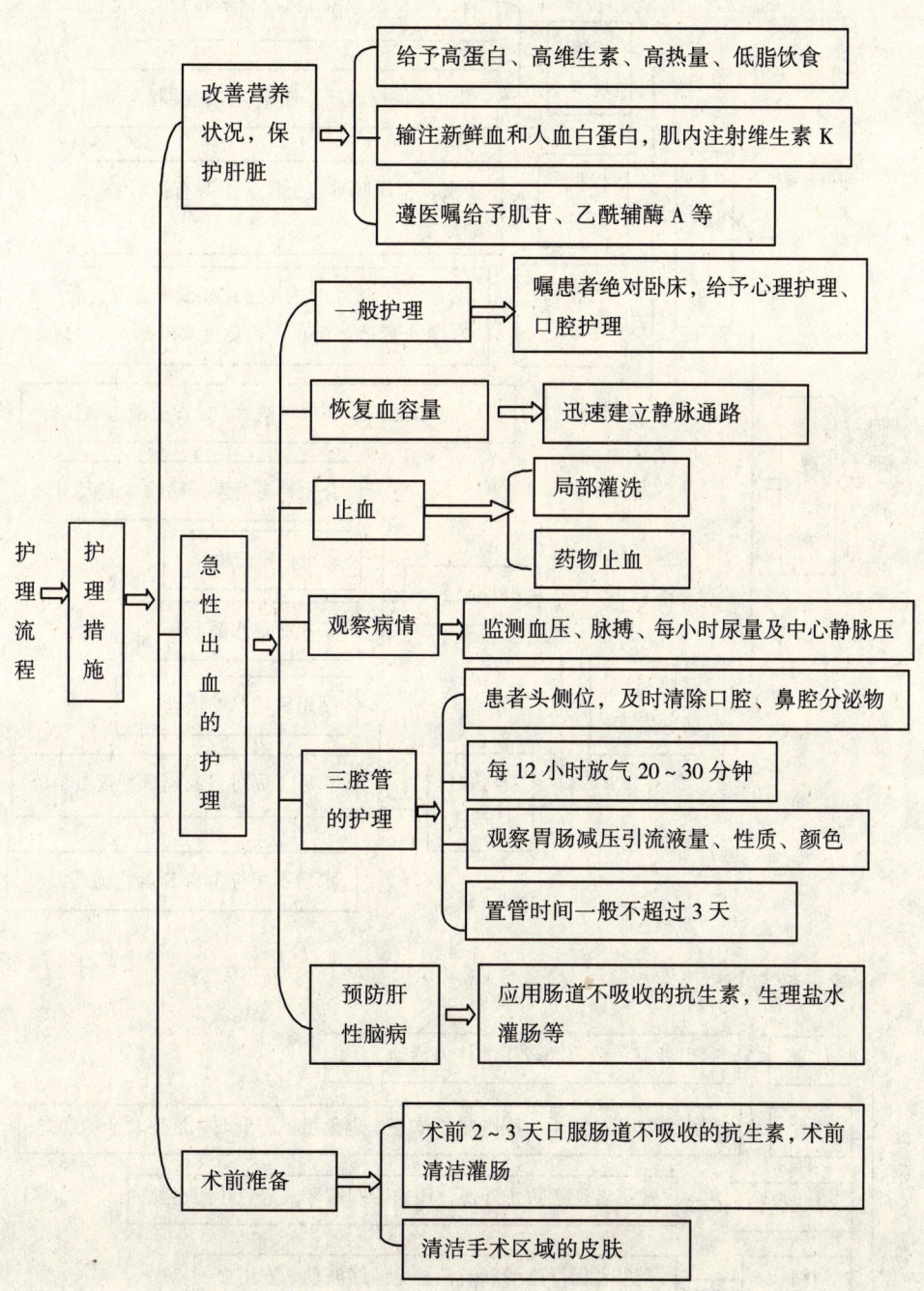

- 护理流程 ⇨ 护理措施 ⇨
  - 术后护理 ⇨
    - 病情观察 ⇨
      - 神志、呼吸、血压、脉搏变化
      - 引流管保持通畅，注意引流液性状与量
    - 保护肝脏 ⇨ 吸氧，禁用吗啡、巴比妥类等有损肝脏的药物
    - 卧位与活动 ⇨ 患者术后 48 小时内平卧位或低半卧位，2～3 天后改半卧位，避免过多活动
    - 饮食 ⇨ 限制患者蛋白质和肉类摄入，忌食粗糙过热食物
  - 观察和预防并发症 ⇨
    - 肝性脑病 ⇨
      - 有无神志淡漠、嗜睡、谵妄
      - 测定血氨浓度
      - 禁用肥皂水灌肠
    - 静脉血栓形成 ⇨
      - 嘱患者适当的活动
      - 术后 2 周每日或隔日复查血小板
      - 术后不用维生素 K 等止血药

【健康教育】

- 健康教育
  - 休息 ⇨ 嘱患者避免劳累和较重的体力活动
  - 饮食 ⇨ 嘱患者禁烟、酒，少喝咖啡、浓茶，避免粗糙、干硬、过热、辛辣食物
  - 自我保护 ⇨ 嘱患者注意防止外伤，用软牙刷刷牙，避免牙龈出血
  - 情绪 ⇨ 嘱患者保持心情舒畅，避免情绪波动诱发出血

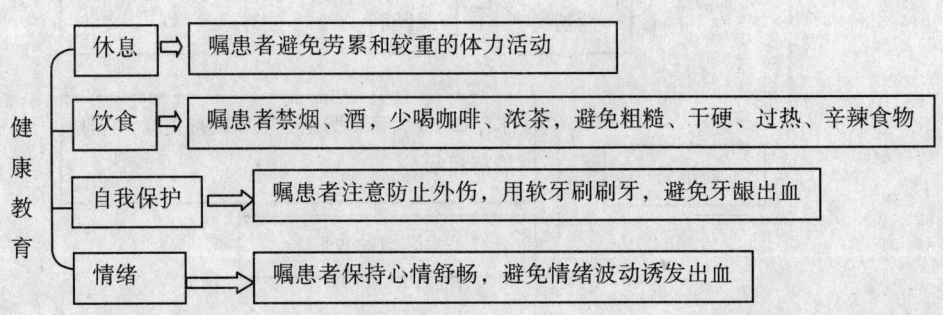

第三节 胆道疾病

一、肝胆管结石

肝胆管结石是指发生于左、右肝胆管及其分支内的结石,常合并肝外胆管结石、肝内外胆管狭窄和肝脏的纤维化变化。

【病因与分类】

胆管结石根据病因不同分为原发性和继发性胆管结石,根据结石所在的部位分为肝外胆管结石和肝内胆管结石。原发性肝胆管结石的病因以肝内病变为主,继发性肝胆管结石形成的机制与原发性肝胆管结石相似,基本原因是胆道感染、胆管狭窄、胆汁淤积及胆道寄生虫病等。

【临床表现】

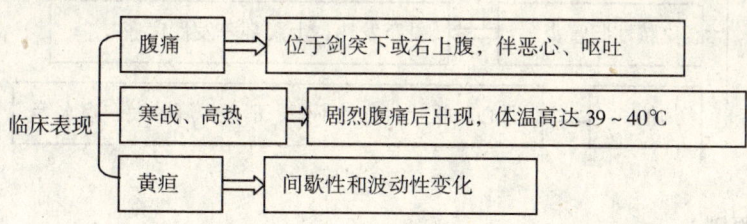

【处理原则】

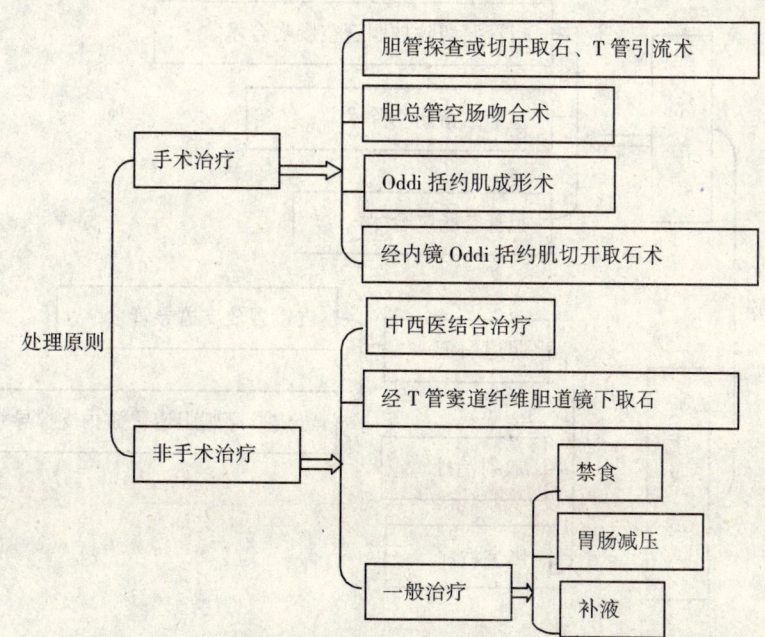

二、胆管癌

胆管癌是指源于肝外胆管，包括肝门区至胆总管下端的恶性肿瘤。

【病因和分类】

胆管癌的病因目前尚不清楚，下列因素可能在胆管癌的发病中起一定的作用：①胆管结石；②华支睾吸虫；③胆管囊性扩张症；④原发性硬化性胆管炎；⑤致癌剂。在组织病理学上，95%以上的胆管癌为腺癌，其他罕见的病理类型有上皮癌、腺鳞癌等。根据肿瘤的大小可将胆管癌分为硬化型、结节型、乳头状和弥漫型四种类型。

【临床表现】

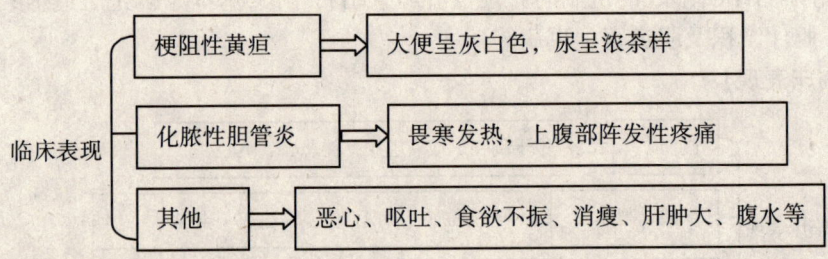

【处理原则】

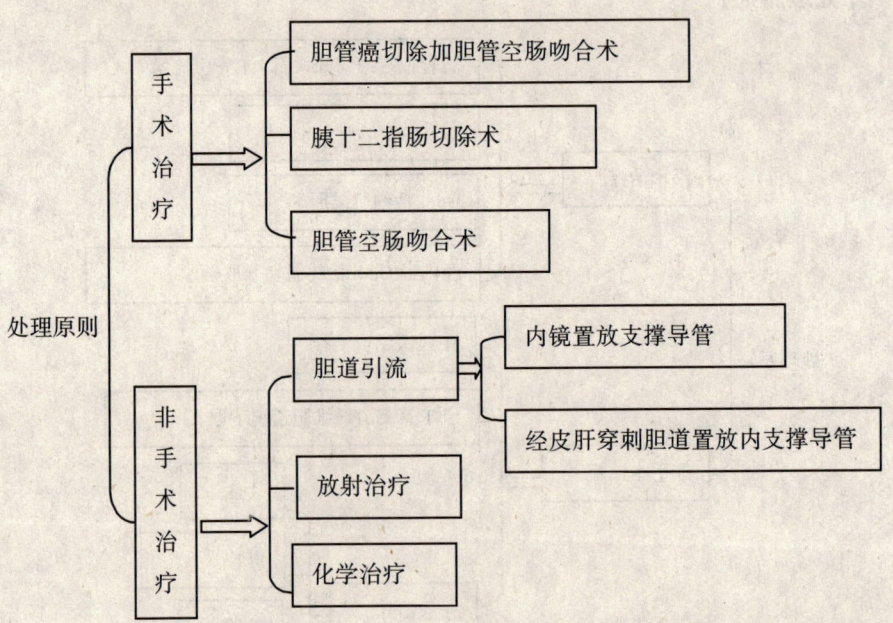

第六章 肝、胆、血管疾病

【护理流程】

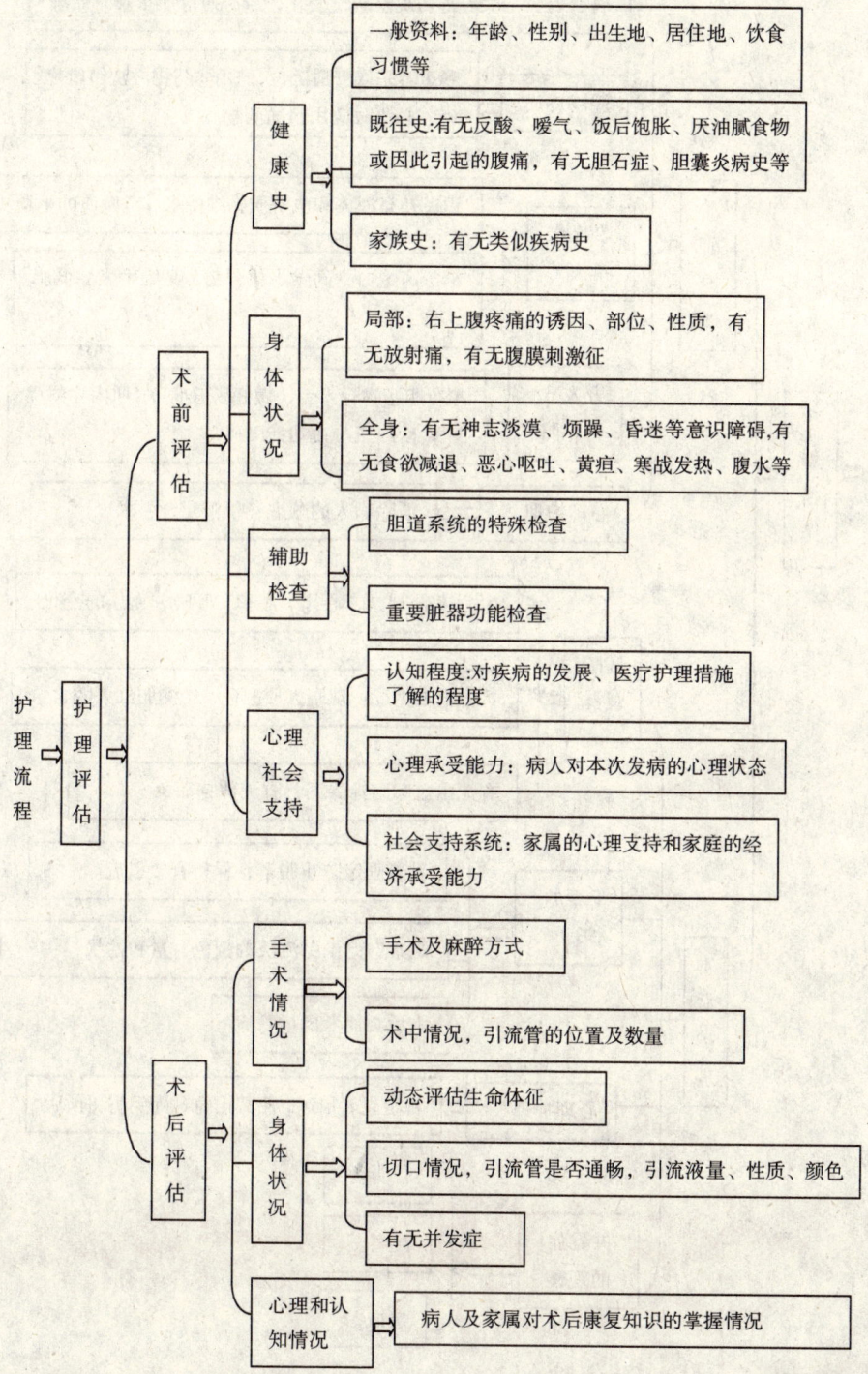

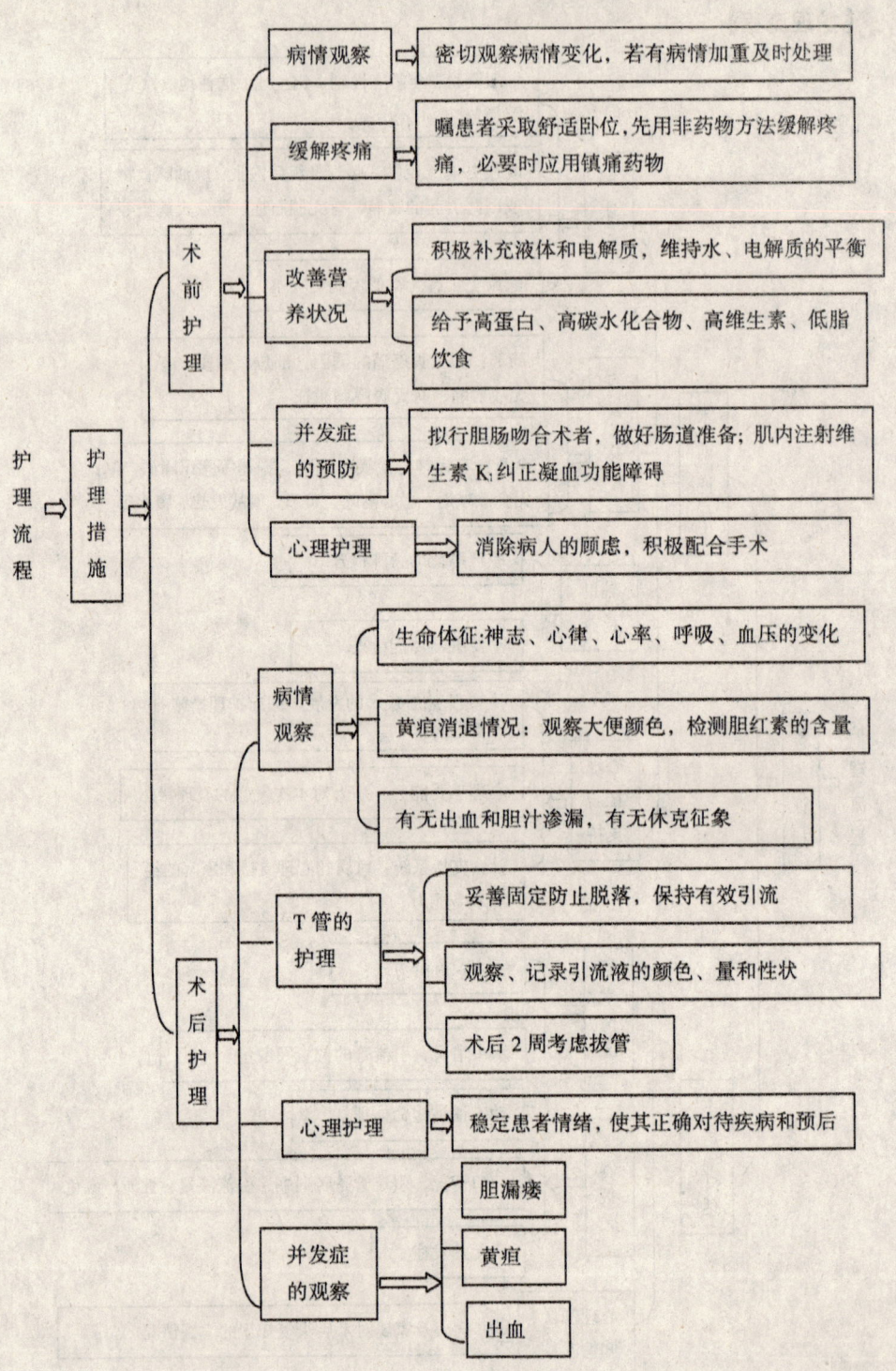

【健康教育】

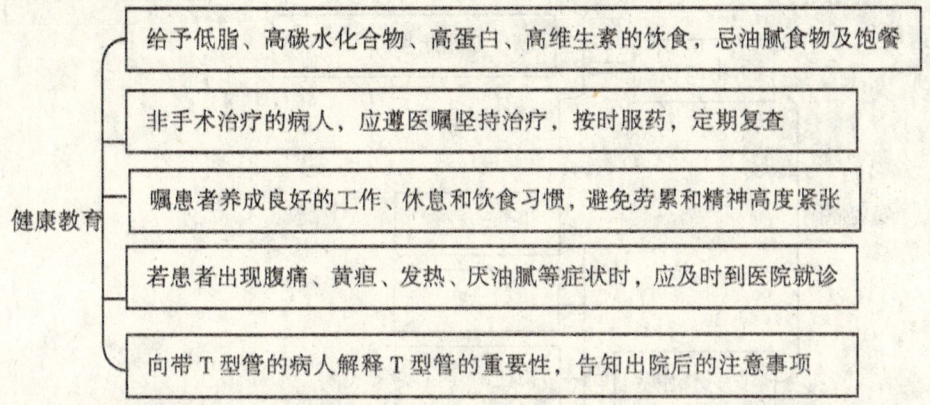

第四节 胰腺癌

胰腺癌是消化系统较常见的恶性肿瘤,发病率在全球范围内呈上升趋势。早期诊断困难,预后差。

【病因和分类】

胰腺癌的病因尚不清楚,吸烟可能是最危险的致病因素,酗酒也是致病因素之一,流行病学调查显示高脂饮食可能在胰腺癌发生中具有重要作用。胰腺癌包括胰头癌、胰体尾部癌。

【临床表现】

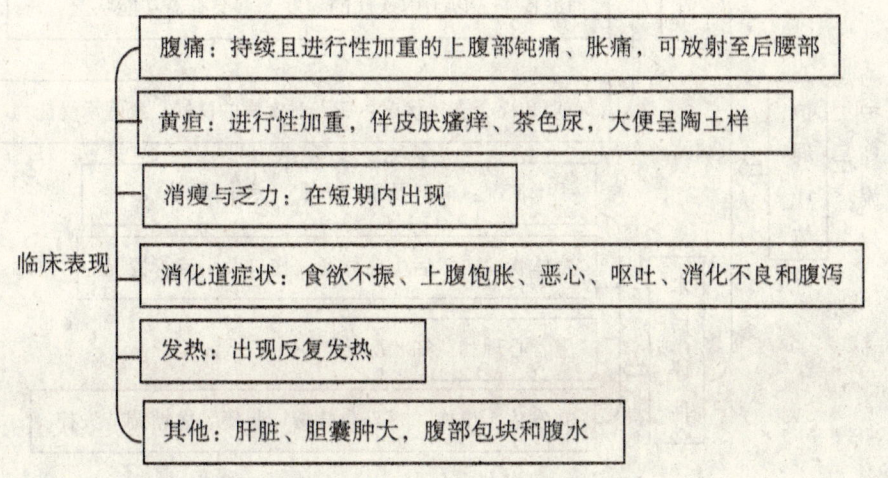

【处理原则】

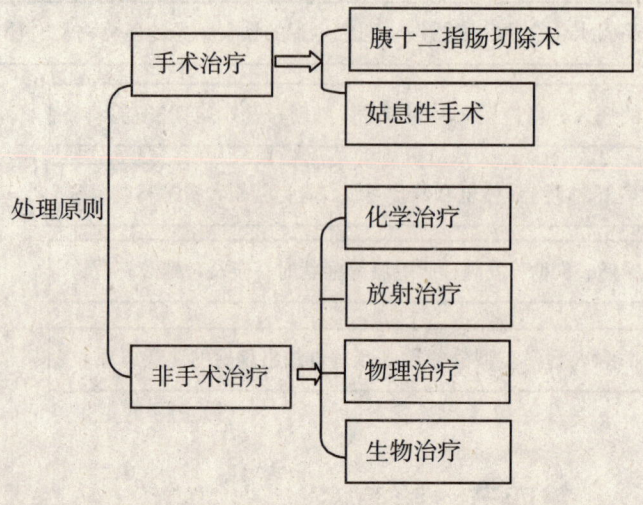

【护理流程】

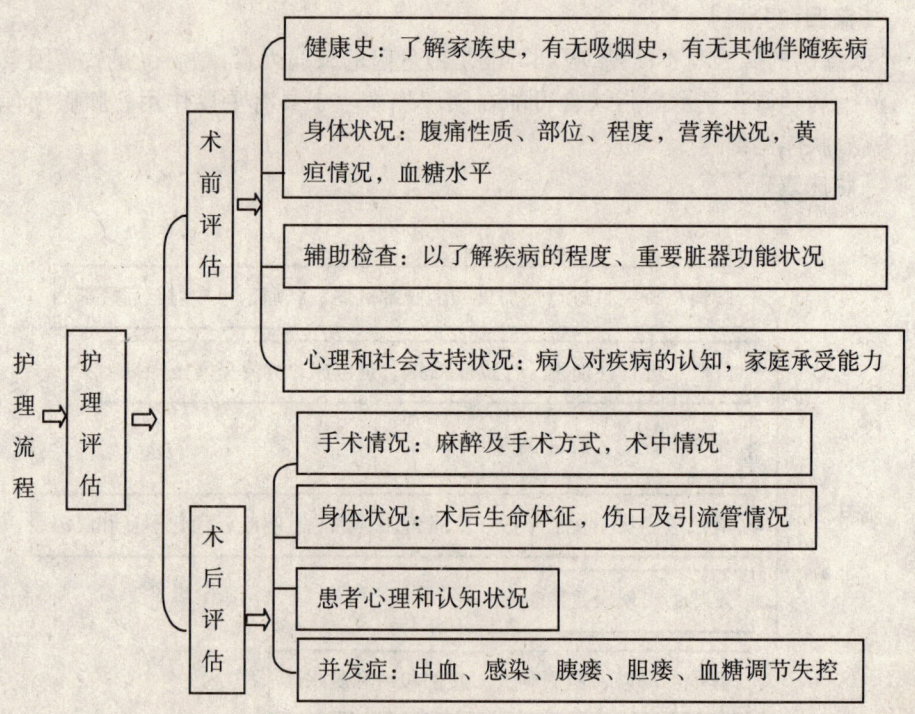

第六章 肝、胆、血管疾病

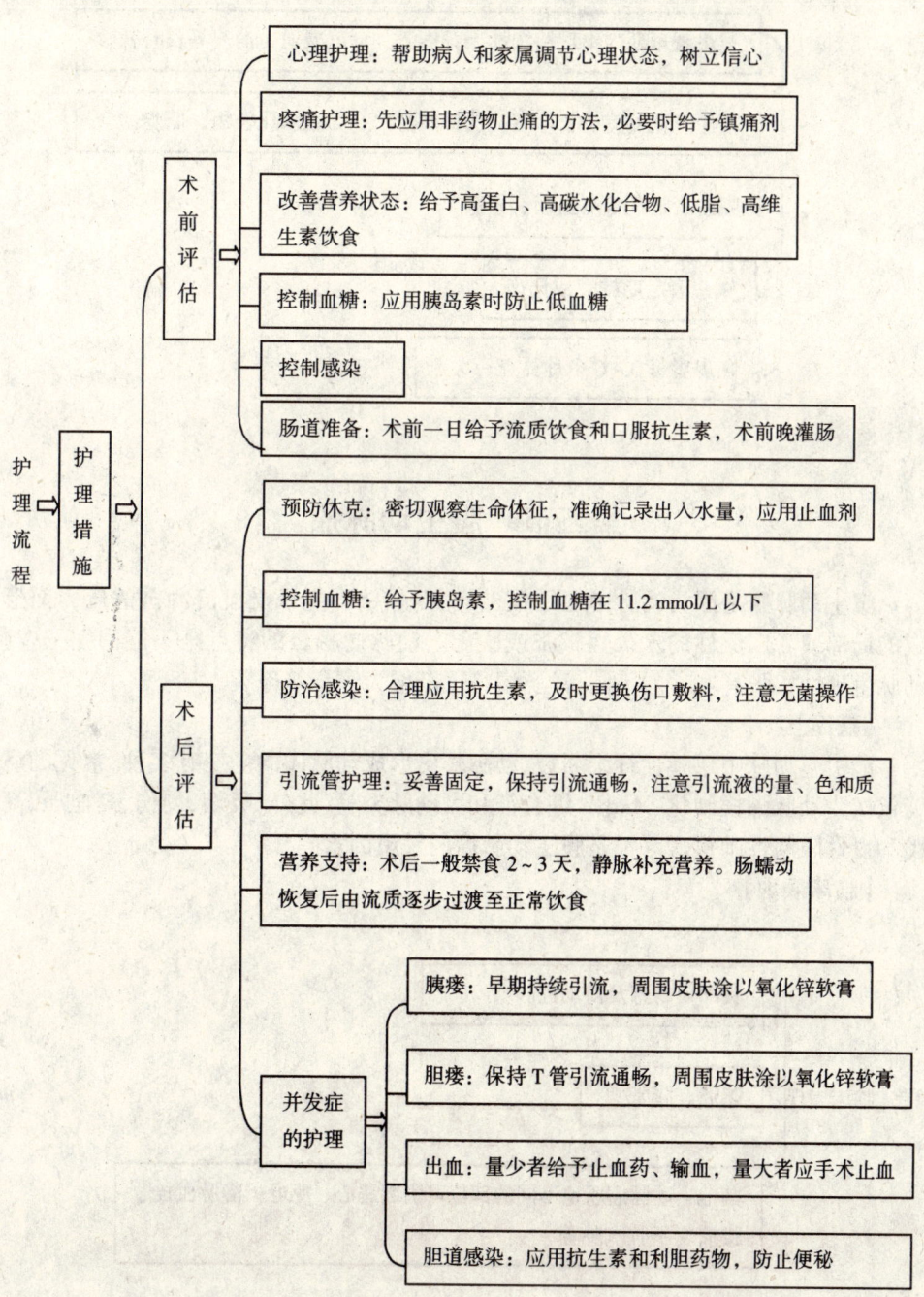

【健康教育】

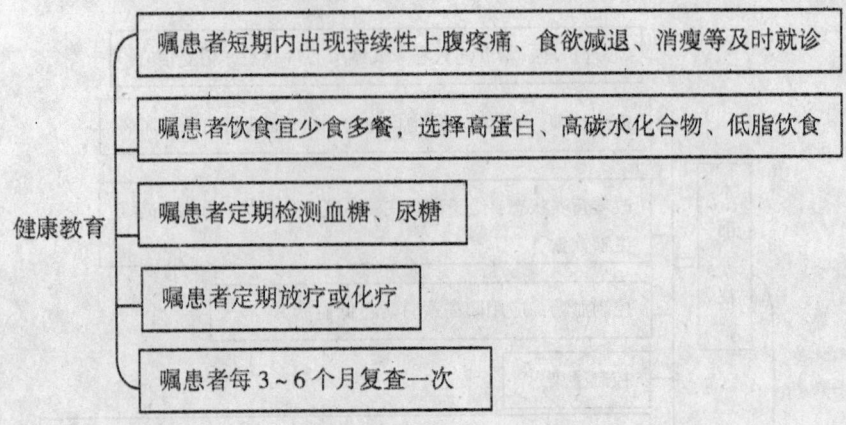

第五节 腹主动脉瘤

腹主动脉瘤是因为动脉中层结构破坏,动脉壁不能承受血流冲击的压力而形成的局部或者广泛性的永久性扩张或脱出。动脉瘤膨出的特点是不能回缩,这与动脉生理性扩张有本质的不同,动脉瘤将逐渐增大和最终破裂。

【病因】

能引起动脉中层弹性纤维断裂、动脉膨出形成动脉瘤的病变有多种,常见的病变依次为动脉粥样硬化、Marfan 综合征和大动脉炎等,此外,吸烟、创伤、高血压、高龄和慢性阻塞性肺疾病等都是腹主动脉瘤的易患因素。

【临床表现】

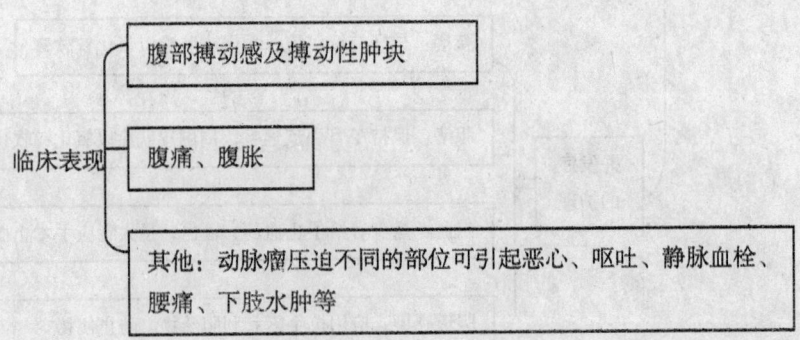

第六章 肝、胆、血管疾病

【处理原则】

处理原则
- 腹主动脉瘤切除加人工血管置换术
- 数字减影血管造影直视下动脉瘤腔内隔绝术

【护理流程】

护理流程 ⇒ 护理评估
- 术前评估
  - 健康史：了解家族史，有无吸烟、高血压、高脂血症、动脉硬化闭塞症等
  - 身体状况
    - 腹痛的程度、性质
    - 生命体征变化
    - 有无腹主动脉瘤破裂出血
  - 辅助检查：了解重要脏器功能，瘤体大小，瘤腔内有无血栓及夹层形成
  - 心理和社会支持状况：病人产生悲观、焦虑的程度，家庭成员给予的支持
- 术后评估
  - 手术情况：手术及麻醉方式，术中情况
  - 生命体征的变化，切口渗血渗液情况
  - 肢体血液循环状况：皮肤颜色，动脉搏动情况

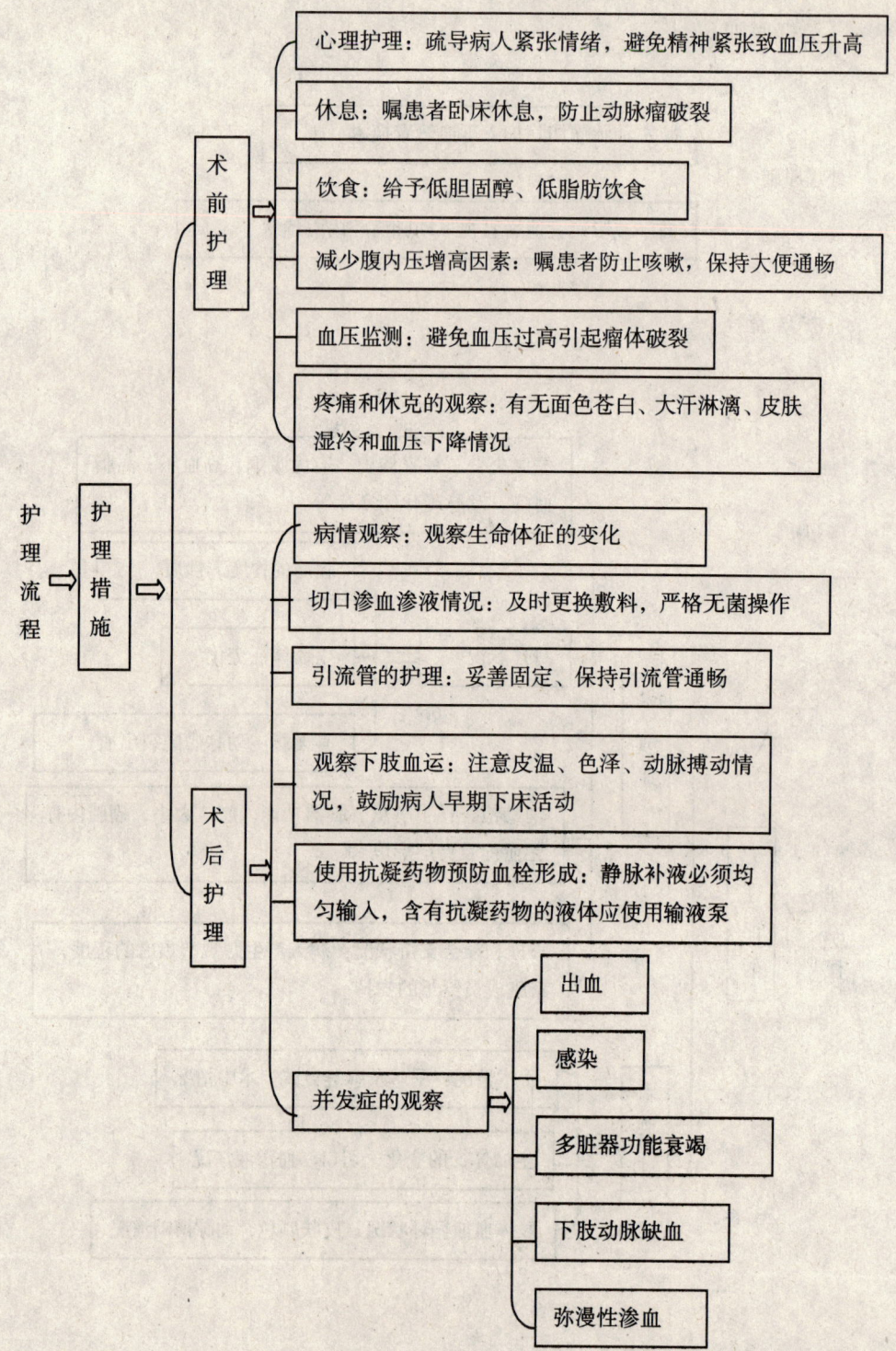

【健康教育】

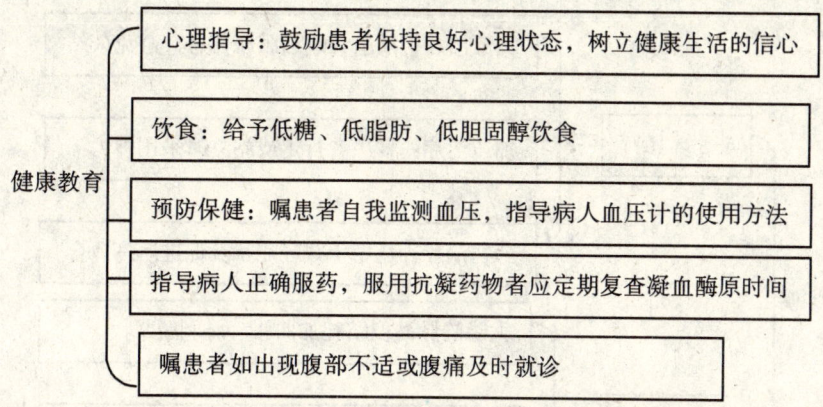

第六节 周围血管疾病

一、下肢静脉曲张

单纯性下肢静脉曲张指下肢浅静脉瓣膜关闭不全导致下肢浅静脉伸长、纡曲而呈曲张状态。

【病因和分类】

先天性静脉壁薄弱和静脉瓣膜结构不良是发病的主要原因,重体力劳动、长时间站立和各种原因引起的腹腔压力增高等均可使瓣膜承受过度的静脉压力,在瓣膜结构不良的情况下,可导致瓣膜关闭不全,产生血液返流。根据病因不同,下肢静脉曲张分为原发性和继发性两大类。

【临床表现】

临床表现
- 早期:下肢酸胀不适,久站后或午后加重
- 中期:下肢浅表静脉扩张、隆起和纡曲进行性加重
- 晚期:皮肤萎缩、脱屑、色素沉着,皮肤和皮下组织硬结、湿疹、溃疡

【处理原则】

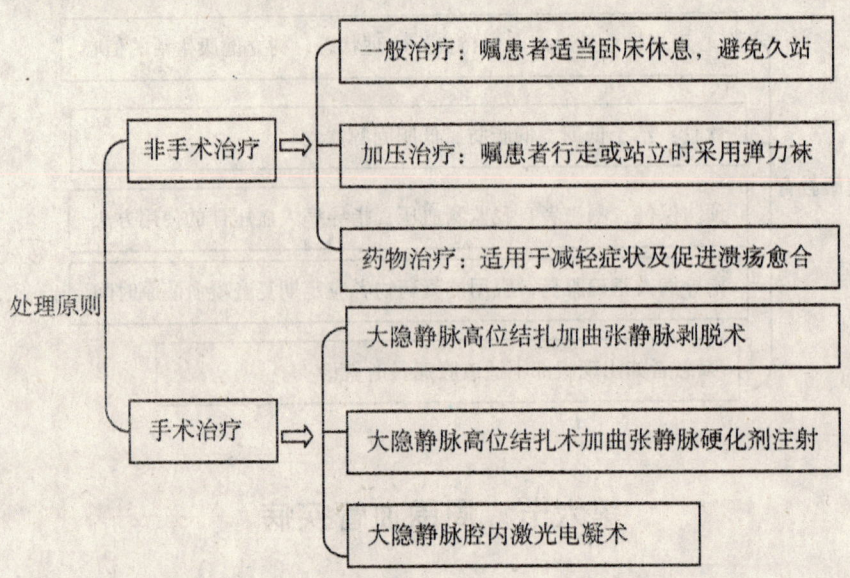

【护理流程】

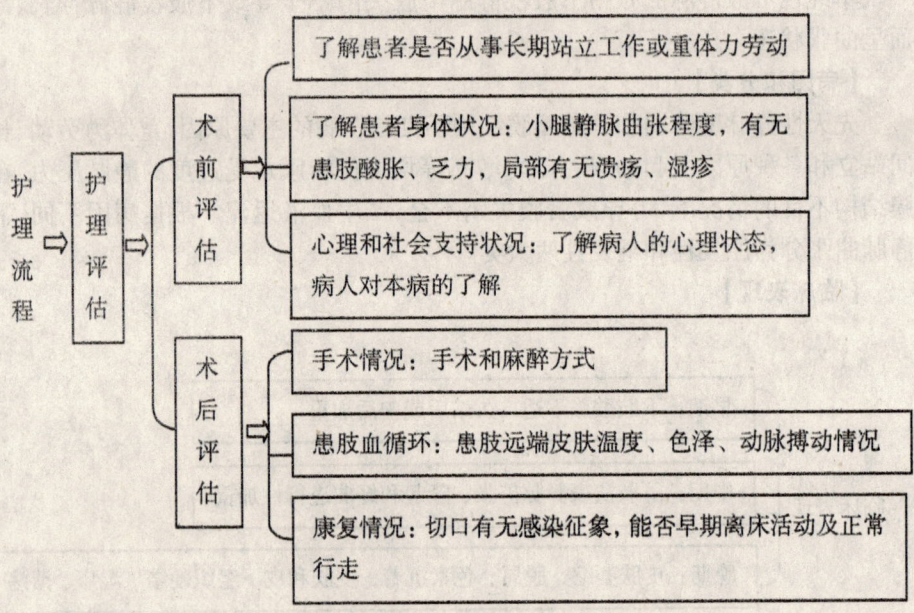

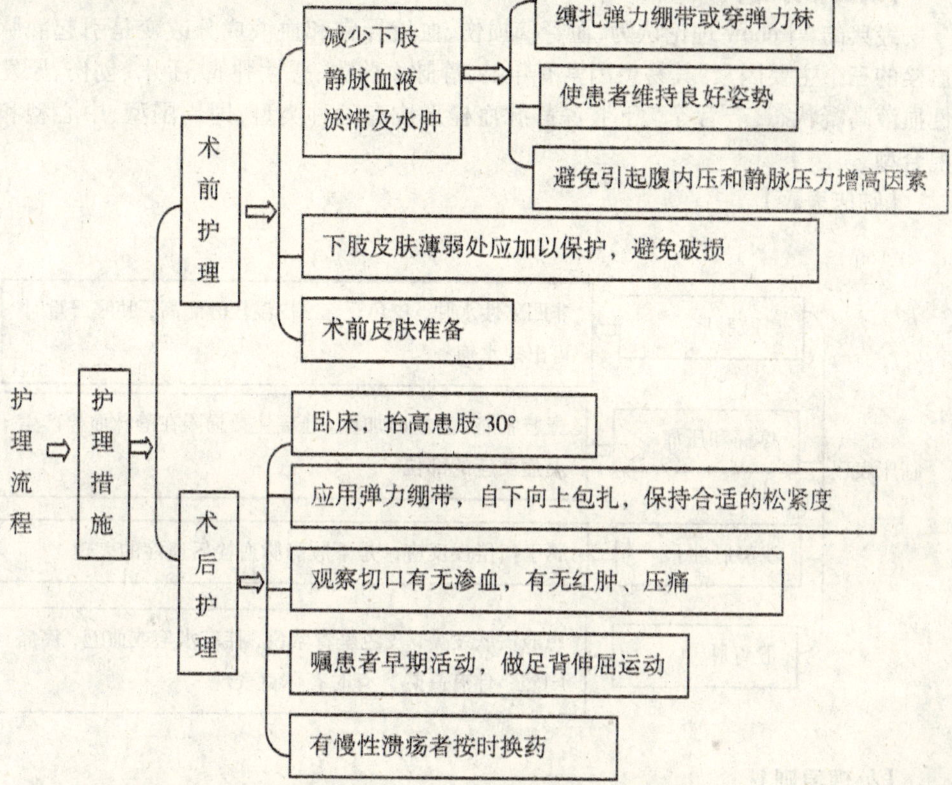

第六章 肝、胆、血管疾病

```
                              ┌─ 缚扎弹力绷带或穿弹力袜
              ┌─ 减少下肢静脉 ─┼─ 使患者维持良好姿势
              │  血液淤滞及水肿 └─ 避免引起腹内压和静脉压力增高因素
         术前 │
         护理─┼─ 下肢皮肤薄弱处应加以保护，避免破损
              │
              └─ 术前皮肤准备

护理     护理
流程 ⇒  措施
              ┌─ 卧床，抬高患肢30°
              │
              ├─ 应用弹力绷带，自下向上包扎，保持合适的松紧度
         术后 │
         护理─┼─ 观察切口有无渗血，有无红肿、压痛
              │
              ├─ 嘱患者早期活动，做足背伸屈运动
              │
              └─ 有慢性溃疡者按时换药
```

【健康教育】

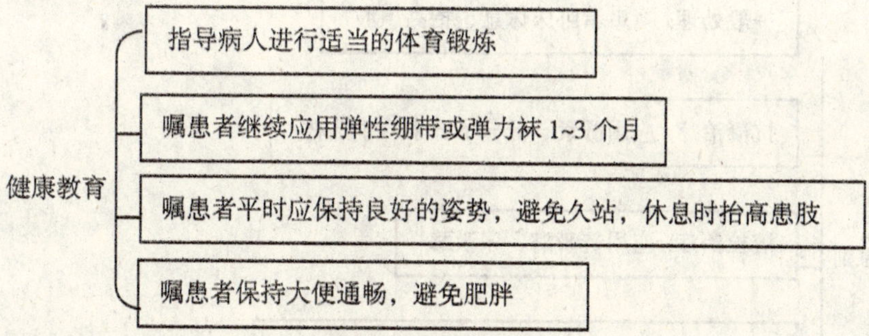

```
         ┌─ 指导病人进行适当的体育锻炼
         │
         ├─ 嘱患者继续应用弹性绷带或弹力袜1~3个月
健康教育 ┤
         ├─ 嘱患者平时应保持良好的姿势，避免久站，休息时抬高患肢
         │
         └─ 嘱患者保持大便通畅，避免肥胖
```

二、下肢深静脉血栓形成

下肢深静脉血栓是一种比较常见的疾病，欧美国家发病率较高。急性下肢深静脉血栓所引发的肺栓塞是临床猝死的常见原因，其远期并发症对患者的劳动能力及生活质量有很大影响。

【病因和分类】

经典的 Virchow 理论认为,血管壁损伤、血流异常和血液成分改变是引起静脉血栓的三个主要因素,其易患因素有年龄、静脉血栓史、恶性肿瘤、手术、创伤、原发性血液高凝状态、产后等。下肢深静脉血栓形成有三种类型,即周围型、中心型和混合型。

【临床表现】

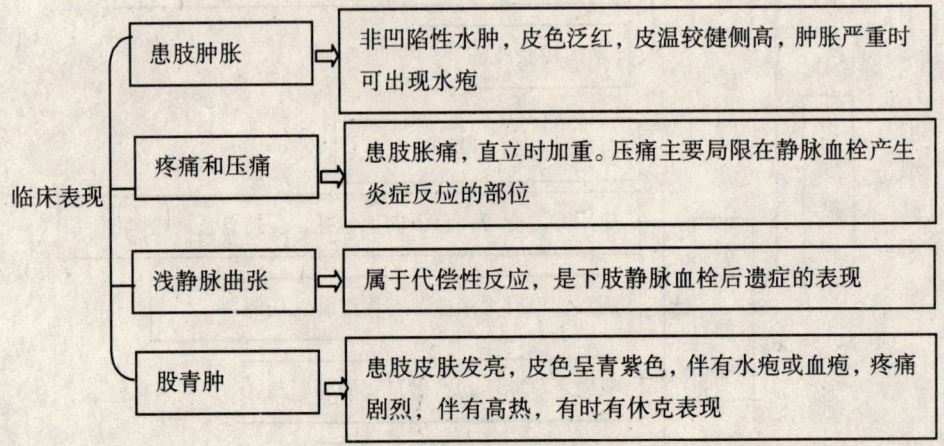

【处理原则】

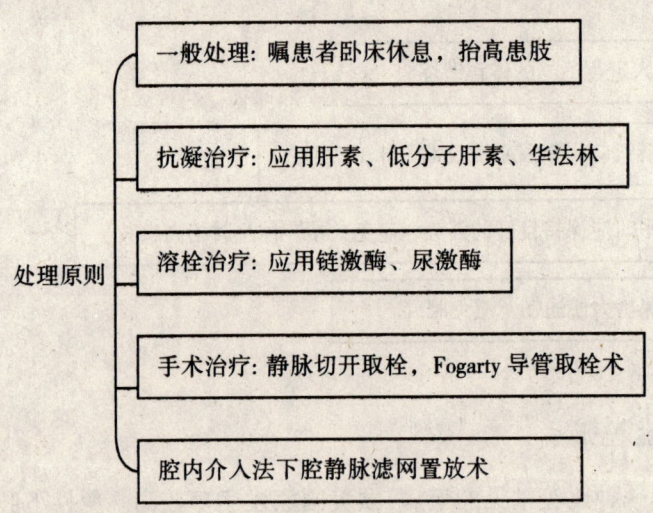

第六章 肝、胆、血管疾病

【护理流程】

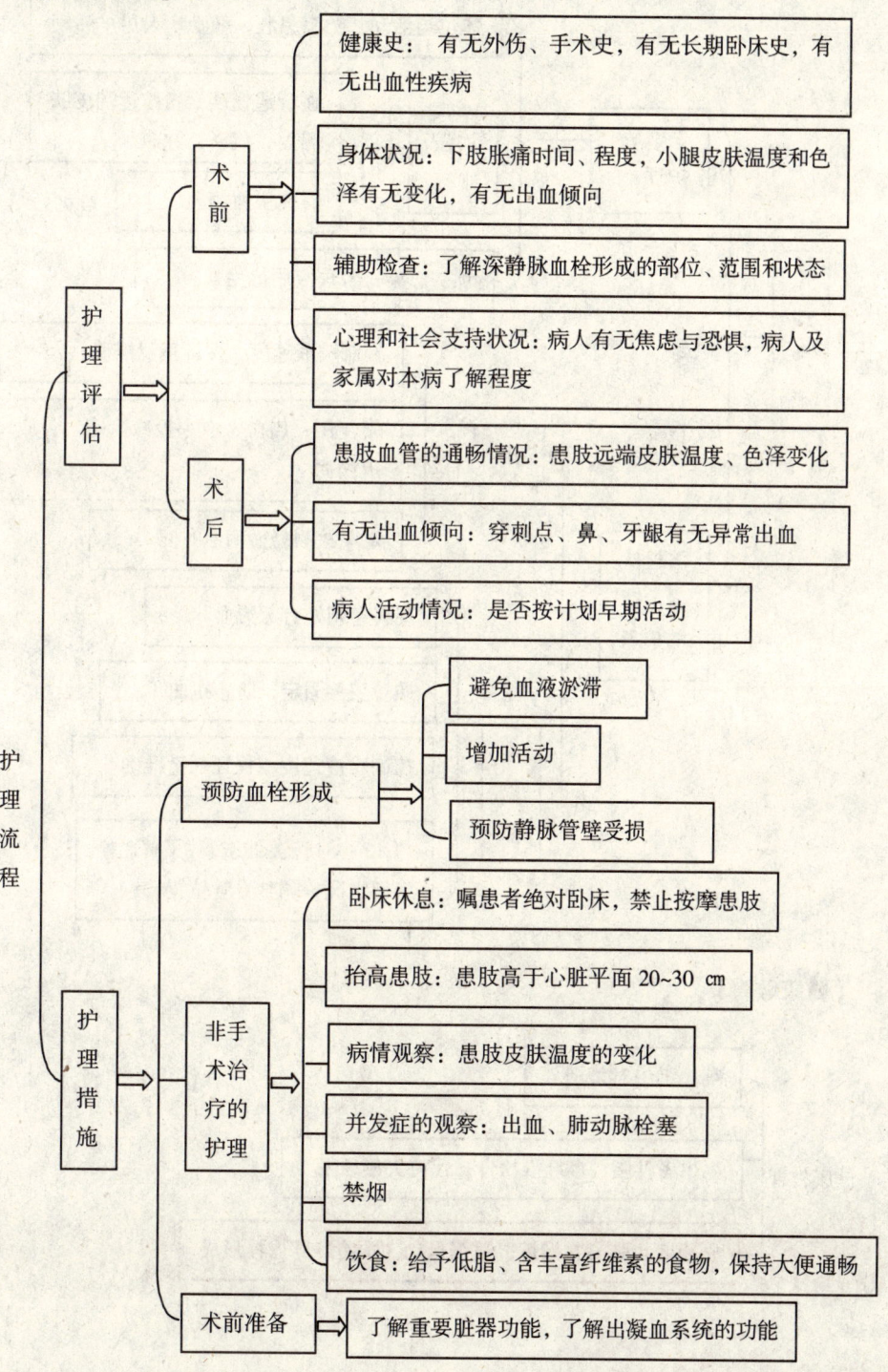

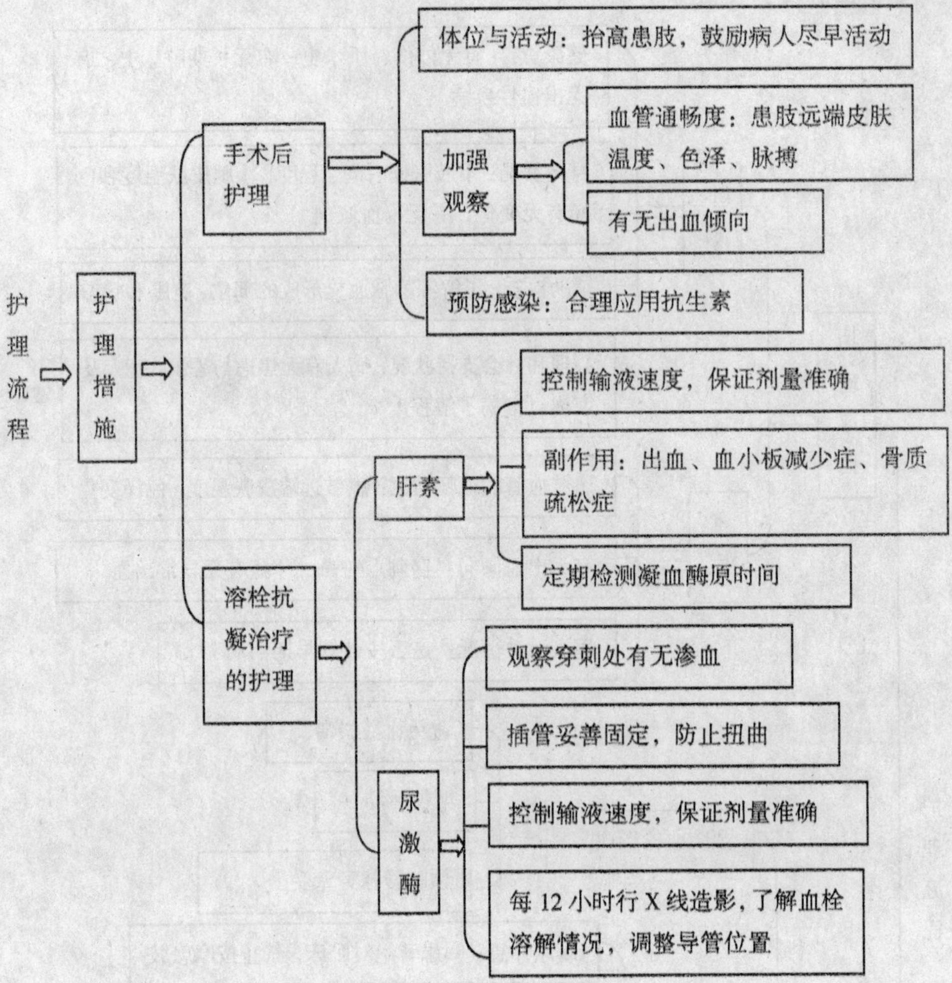

护理流程 ⇒ 护理措施 ⇒

手术后护理 ⇒ 加强观察
- 体位与活动：抬高患肢，鼓励病人尽早活动
- 血管通畅度：患肢远端皮肤温度、色泽、脉搏
- 有无出血倾向
- 预防感染：合理应用抗生素

溶栓抗凝治疗的护理 ⇒
- 肝素
  - 控制输液速度，保证剂量准确
  - 副作用：出血、血小板减少症、骨质疏松症
  - 定期检测凝血酶原时间
- 尿激酶
  - 观察穿刺处有无渗血
  - 插管妥善固定，防止扭曲
  - 控制输液速度，保证剂量准确
  - 每12小时行X线造影，了解血栓溶解情况，调整导管位置

【健康教育】

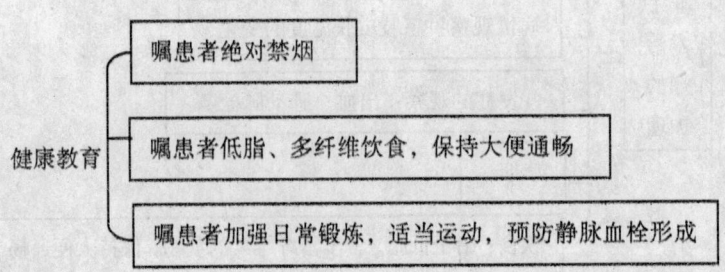

健康教育
- 嘱患者绝对禁烟
- 嘱患者低脂、多纤维饮食，保持大便通畅
- 嘱患者加强日常锻炼，适当运动，预防静脉血栓形成

参 考 文 献

[1] 吴孟超.肝脏外科学[M].上海:上海科学技术文献出版社,2000
[2] 黄杰夫.现代外科学[M].北京:人民军医出版社,2003
[3] 王玉琦,叶建荣.血管外科治疗学[M].上海:上海科学技术出版社,2003
[4] 黄伟新.外科护理学[M].第3版.北京:人民卫生出版社,2002
[5] 姚梅芳.实用外科疾病护理[M].北京:金盾出版社,2001
[6] 吴在德,吴肇汉.外科学[M].第6版.北京:人民卫生出版社,2004
[7] 董国祥.实用血管外科学及护理学[M].北京:中国医药科技出版社,1995

(刘 红 付晓悦)

第七章　胸部疾病

第一节　胸部损伤

胸部由胸壁、胸膜及胸腔内脏器组成,胸部的骨性胸廓支撑保护胸内脏器,参与呼吸功能,创伤时骨性胸廓的损伤范围及程度与暴力的大小有关。

【病因与分类】

根据损伤暴力性质不同,胸部损伤,可分为钝性伤和穿透伤;根据损伤是否造成胸膜腔与外界沟通,可分为开放性胸部损伤和闭合性胸部损伤。

【临床表现】

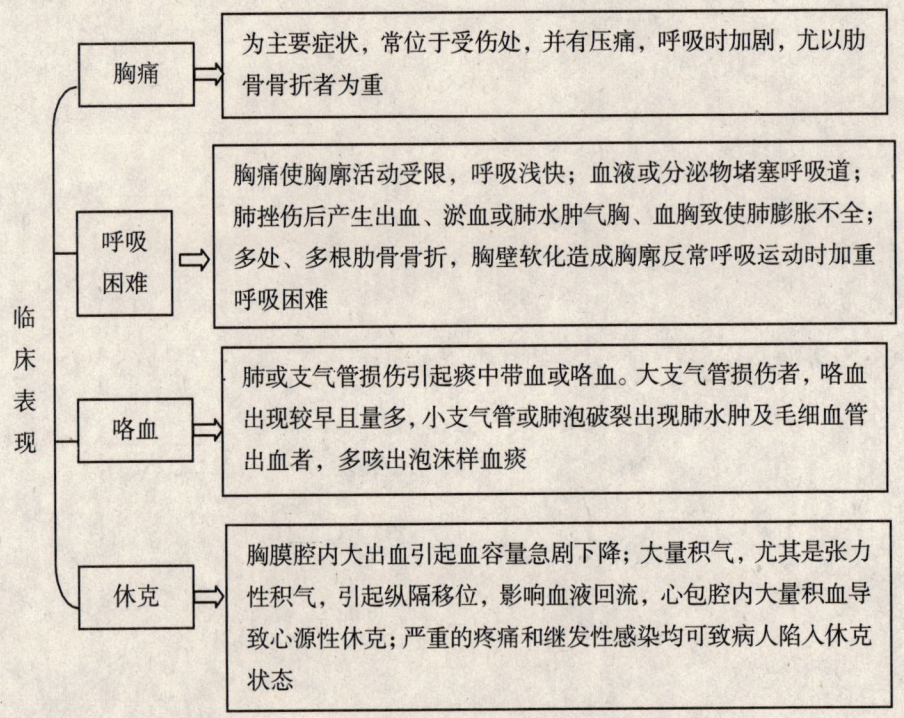

【处理原则】

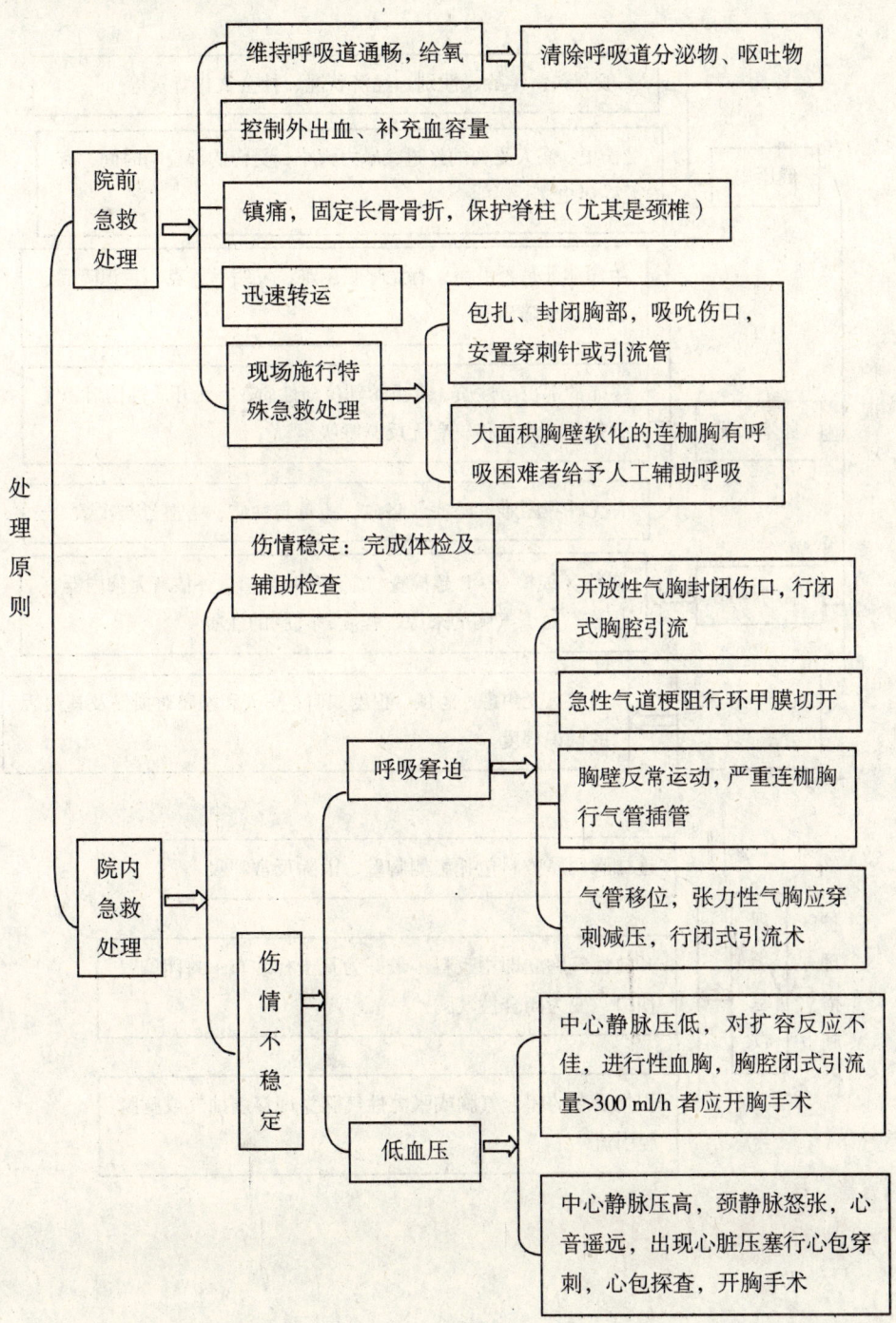

【护理流程】

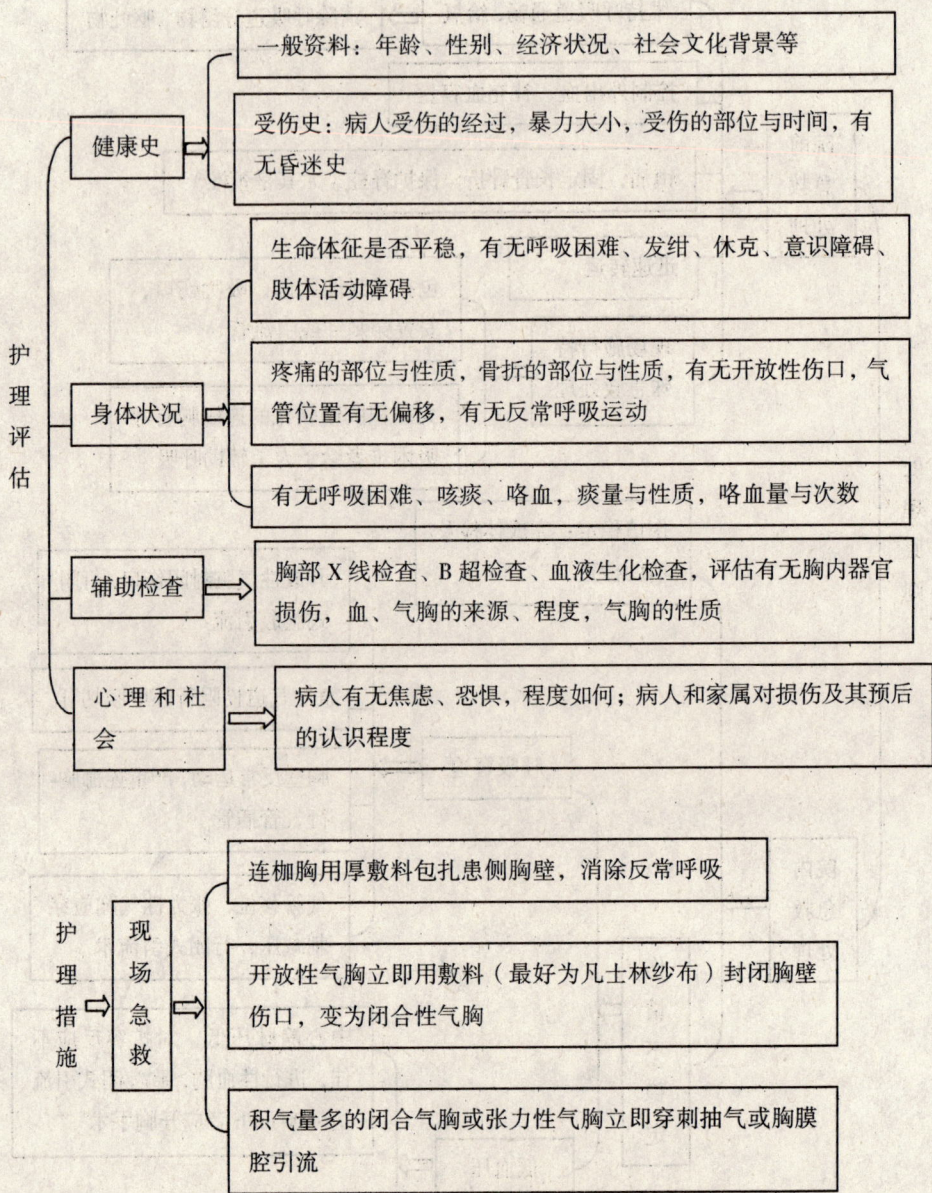

第七章 胸部疾病

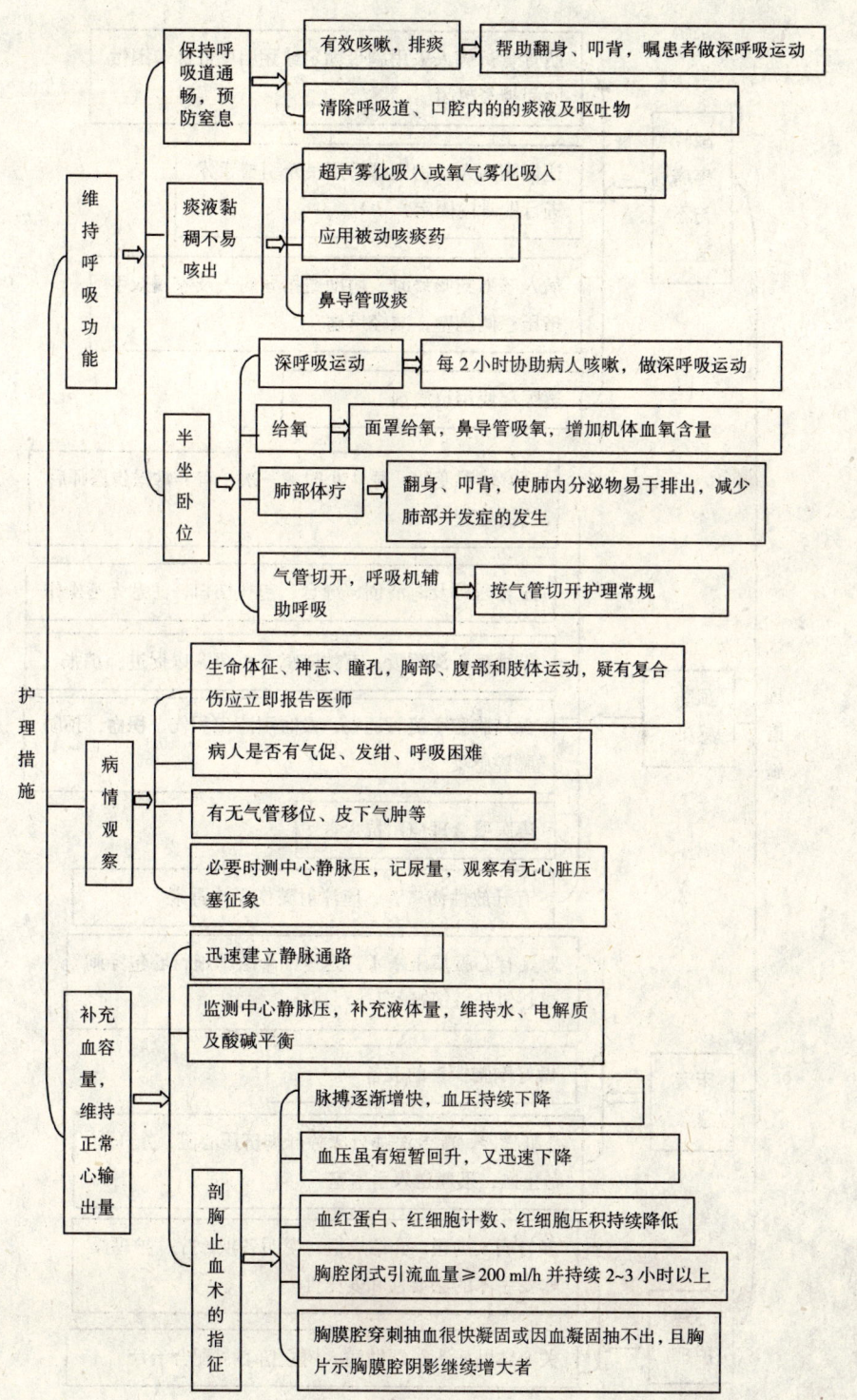

```
护理措施
├─ 减轻疼痛与不适
│   ├─ 肋骨骨折病人采用胸带固定或用1%普鲁卡因做肋间神经封闭
│   ├─ 连枷胸病人协助医师采用吊牵引或手术进行肋骨内固定
│   ├─ 病人咳嗽或咳痰时，协助或指导病人及家属双手挤压患侧胸壁，减轻疼痛
│   └─ 遵医嘱使用镇痛剂
├─ 预防感染
│   ├─ 观察体温变化，每4小时测一次，有异常报告医师后协助处理
│   ├─ 配合医师及时清创、缝合、包扎伤口，注意无菌操作
│   ├─ 鼓励病人深呼吸，有效咳嗽、排痰，以促进肺扩张
│   ├─ 保持胸腔引流管通畅，及时引流出积气、积血，预防胸腔感染
│   ├─ 遵医嘱合理应用抗生素
│   └─ 有开放性伤口者，应注射破伤风抗毒素
├─ 床旁急救
│   ├─ 对疑有心脏填压塞者，迅速配合医师施行心包穿刺或心包开窗探查术
│   ├─ 做好剖胸探查的准备
│   └─ 心脏骤停，配合医师行床旁开胸挤压心脏，指压控制止血，迅速送入手术室
└─ 心理护理
    ├─ 多与病人沟通，介绍病情，说明各项诊疗、护理操作及手术的必要性和安全性
    └─ 关心体贴病人，帮助病人树立信心，配合治疗
```

【健康教育】

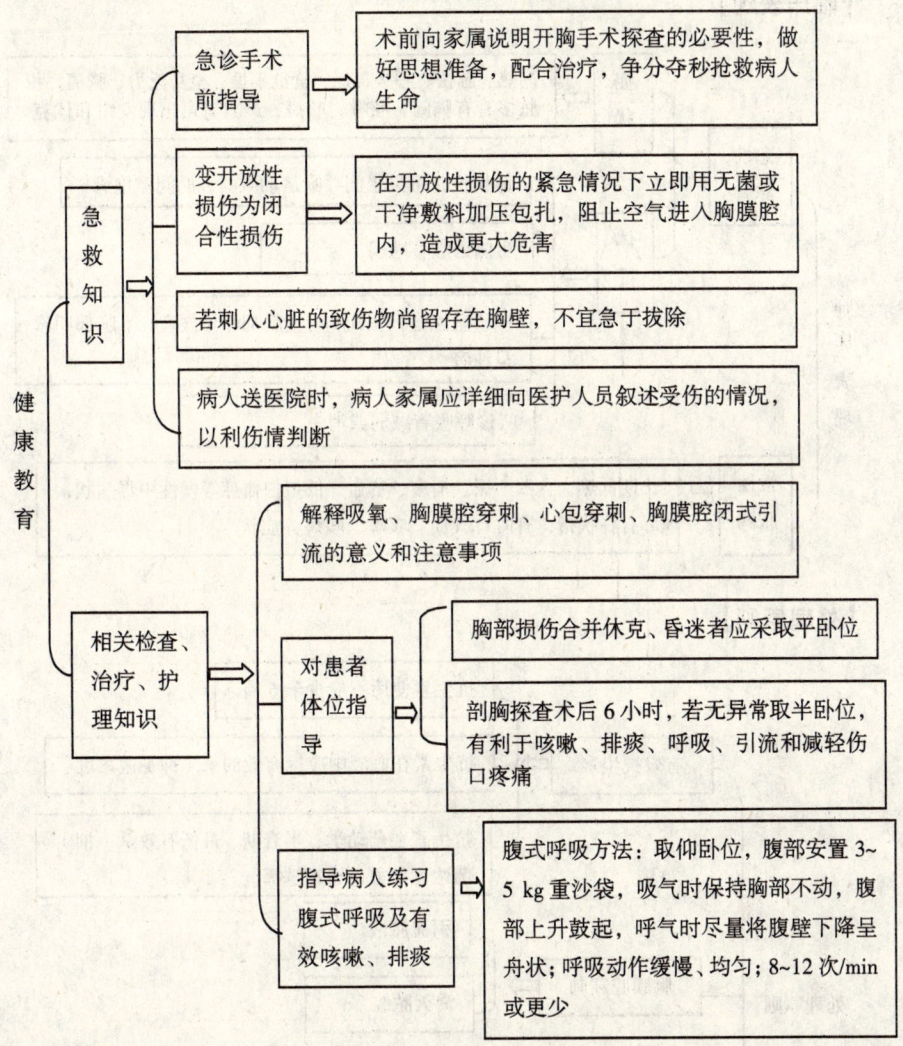

第二节 脓 胸

脓胸是指脓性渗出液积聚于胸膜腔内的化脓性感染。根据病理发展过程可分为急性脓胸和慢性脓胸;按致病菌可分为化脓性、结核性和特异病原性脓胸;按波及的范围可分为全脓胸和局限性脓胸。

【病因和分类】

脓胸的致病菌多来自肺内感染灶,也有来自胸内和纵隔内其他脏器或身体其他部位病灶,直接或经淋巴侵入胸膜腔引起化脓,在脓胸的形成过程中,根据美国胸科协会的意见,可分为3期。

【临床表现】

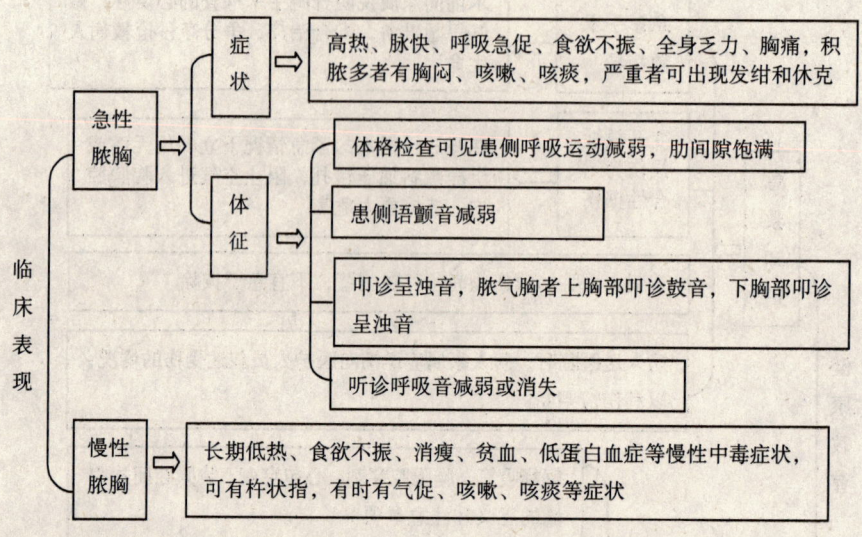

【处理原则】

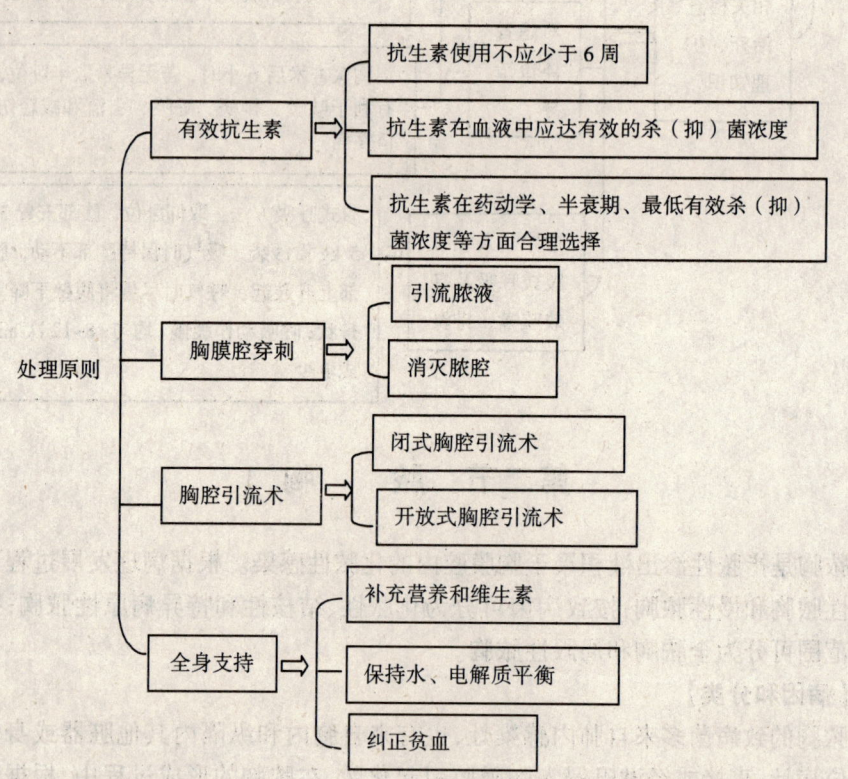

第七章 胸部疾病

【护理流程】

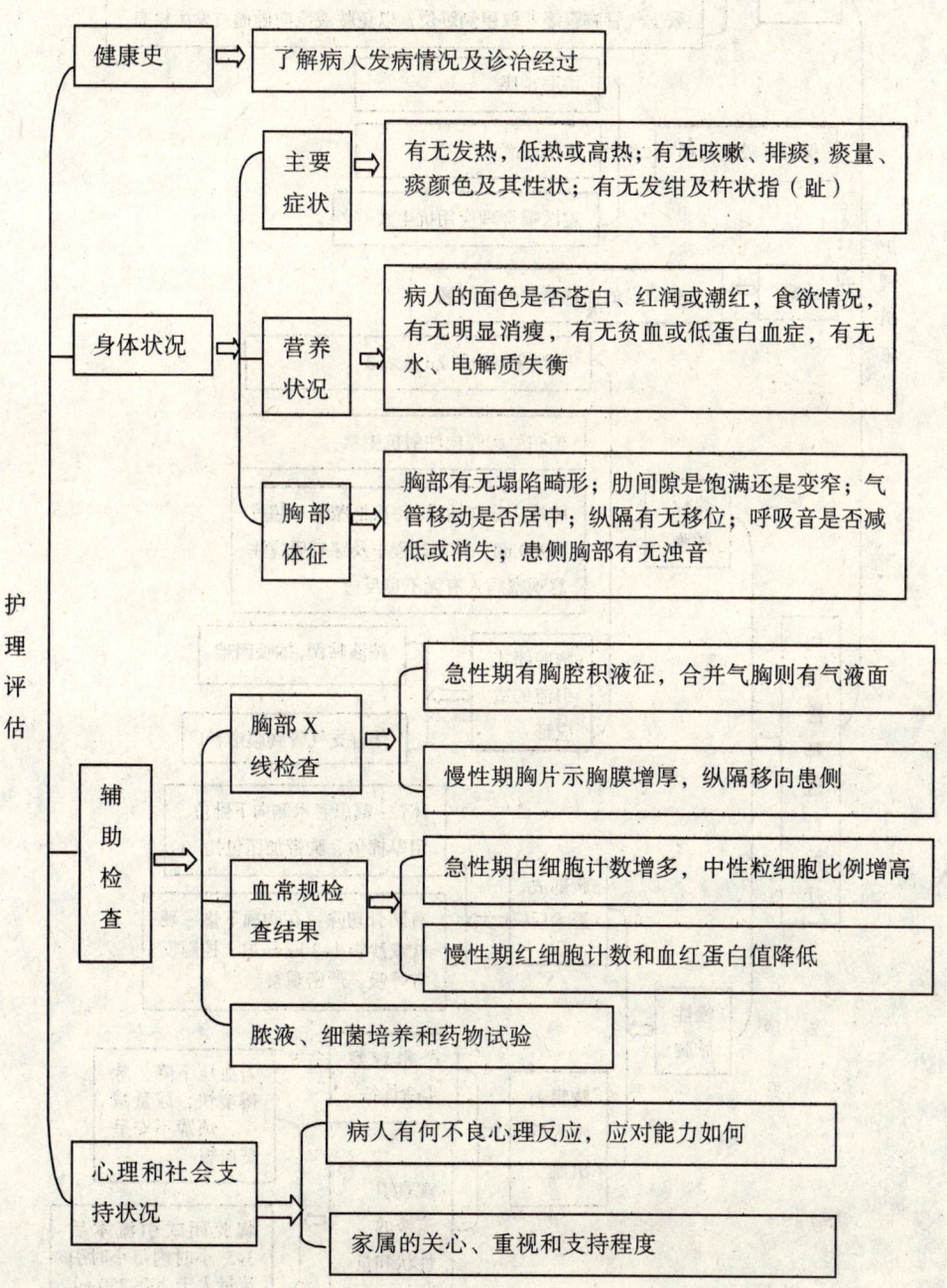

护理评估
- 健康史 ⇒ 了解病人发病情况及诊治经过
- 身体状况
  - 主要症状 ⇒ 有无发热,低热或高热;有无咳嗽、排痰,痰量、痰颜色及其性状;有无发绀及杵状指(趾)
  - 营养状况 ⇒ 病人的面色是否苍白、红润或潮红,食欲情况,有无明显消瘦,有无贫血或低蛋白血症,有无水、电解质失衡
  - 胸部体征 ⇒ 胸部有无塌陷畸形;肋间隙是饱满还是变窄;气管移动是否居中;纵隔有无移位;呼吸音是否减低或消失;患侧胸部有无浊音
- 辅助检查
  - 胸部X线检查 ⇒ 急性期有胸腔积液征,合并气胸则有气液面
  - 慢性期胸片示胸膜增厚,纵隔移向患侧
  - 血常规检查结果 ⇒ 急性期白细胞计数增多,中性粒细胞比例增高
  - 慢性期红细胞计数和血红蛋白值降低
  - 脓液、细菌培养和药物试验
- 心理和社会支持状况
  - 病人有何不良心理反应,应对能力如何
  - 家属的关心、重视和支持程度

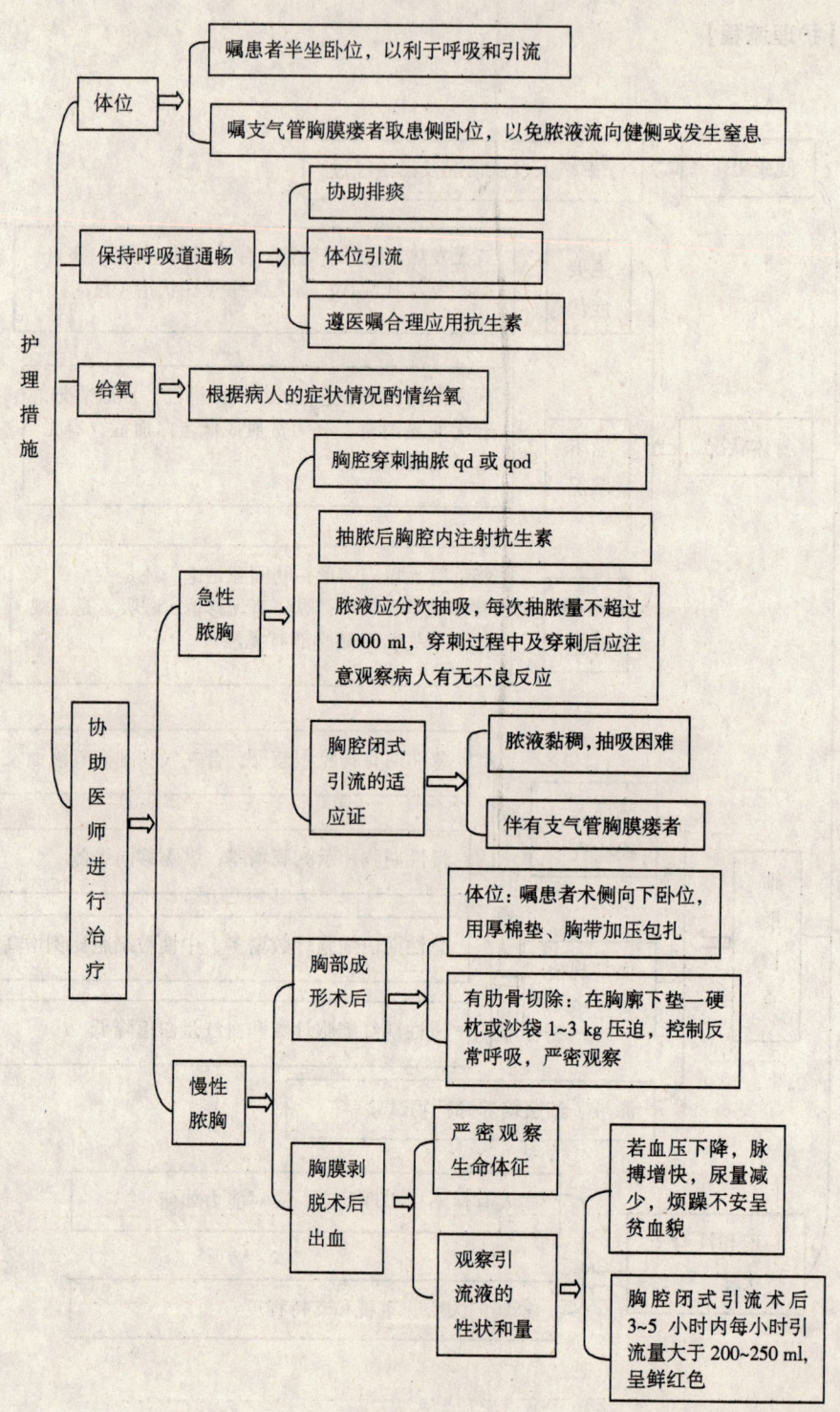

第七章 胸部疾病

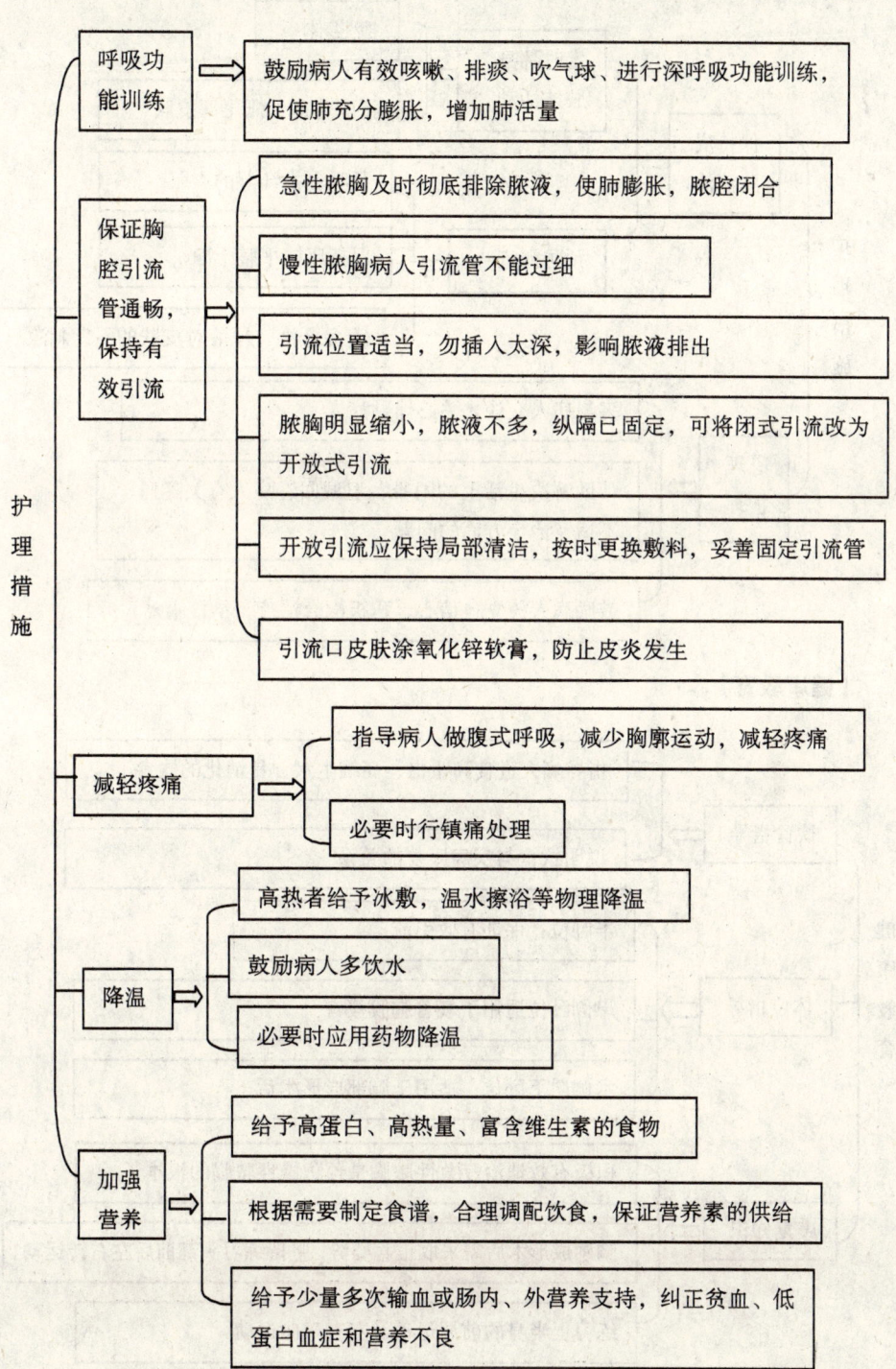

护理措施：

- 呼吸功能训练 ⇒ 鼓励病人有效咳嗽、排痰、吹气球、进行深呼吸功能训练，促使肺充分膨胀，增加肺活量

- 保证胸腔引流管通畅，保持有效引流 ⇒
  - 急性脓胸及时彻底排除脓液，使肺膨胀，脓腔闭合
  - 慢性脓胸病人引流管不能过细
  - 引流位置适当，勿插入太深，影响脓液排出
  - 脓胸明显缩小，脓液不多，纵隔已固定，可将闭式引流改为开放式引流
  - 开放引流应保持局部清洁，按时更换敷料，妥善固定引流管
  - 引流口皮肤涂氧化锌软膏，防止皮炎发生

- 减轻疼痛 ⇒
  - 指导病人做腹式呼吸，减少胸廓运动，减轻疼痛
  - 必要时行镇痛处理

- 降温 ⇒
  - 高热者给予冰敷，温水擦浴等物理降温
  - 鼓励病人多饮水
  - 必要时应用药物降温

- 加强营养 ⇒
  - 给予高蛋白、高热量、富含维生素的食物
  - 根据需要制定食谱，合理调配饮食，保证营养素的供给
  - 给予少量多次输血或肠内、外营养支持，纠正贫血、低蛋白血症和营养不良

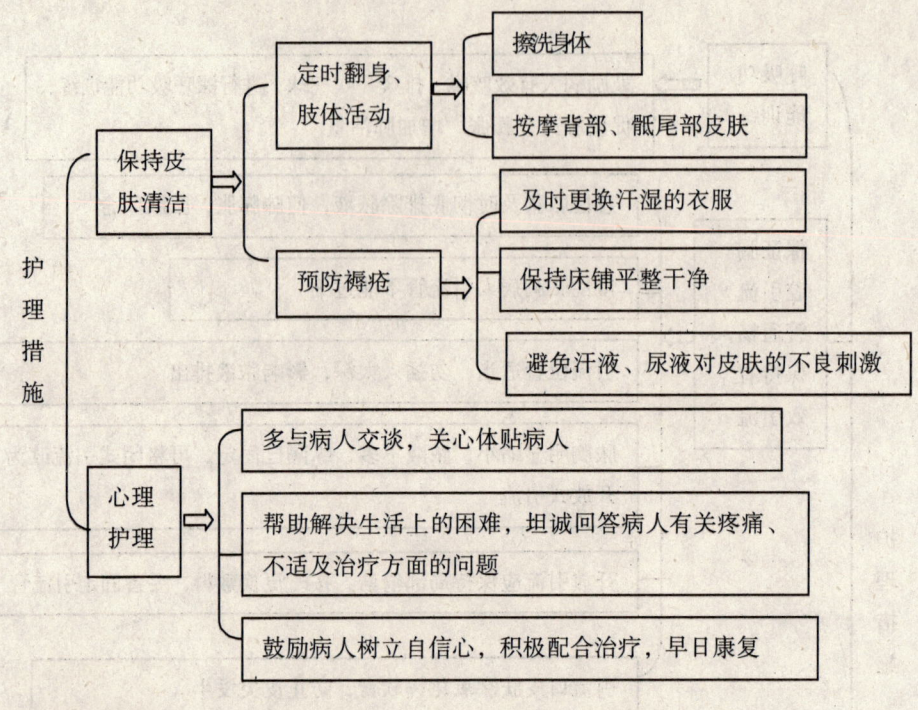

【健康教育】

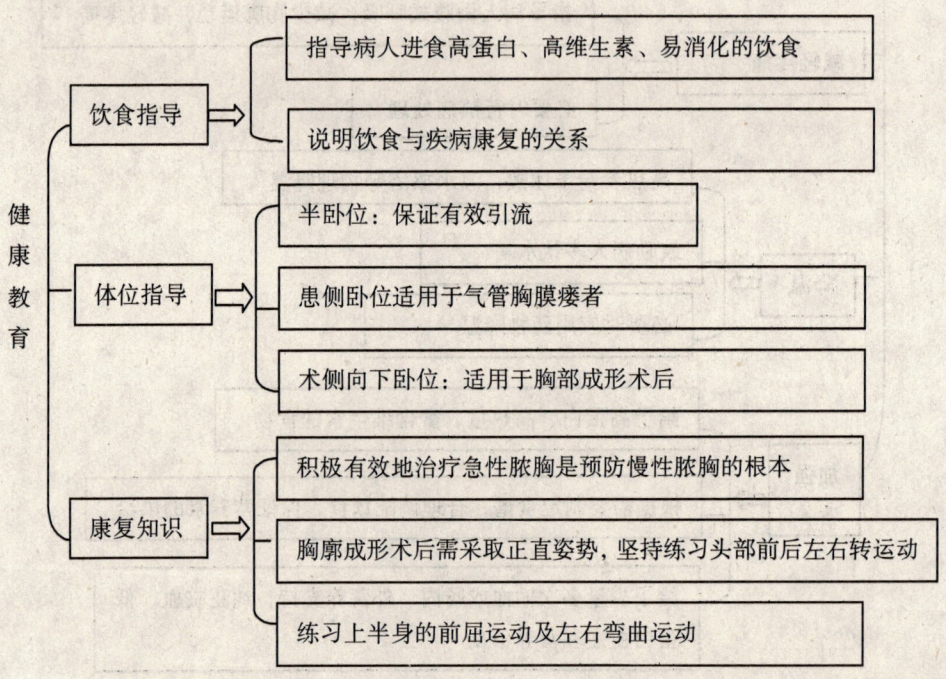

第三节 肺部疾病(肺癌)

肺癌是肺部最为常见的恶性肿瘤,大多数起源于支气管黏膜上皮。

【病因与分类】

肺癌的病因至今不完全明确,可能与工业污染、吸烟及职业等因素有关,长期大量吸烟为肺癌的一个重要致病因素。按细胞类型,将肺癌分为9种,临床最常见的有4种:①鳞状细胞癌;②小细胞癌;③腺癌;④大细胞癌。

【临床表现】

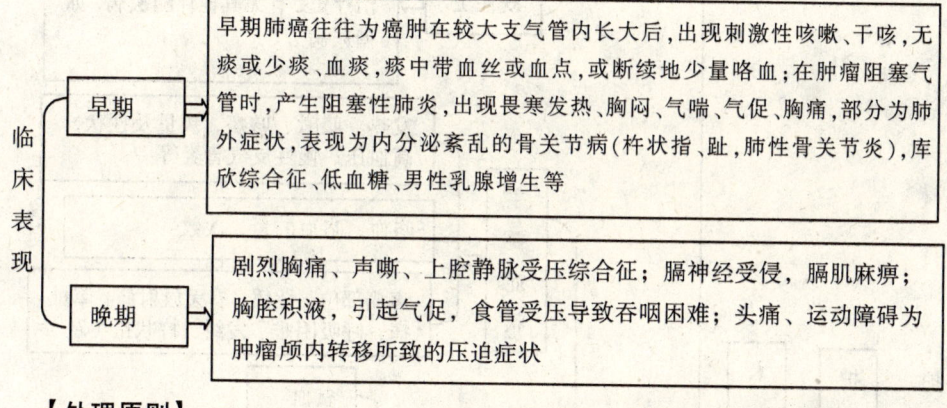

【处理原则】

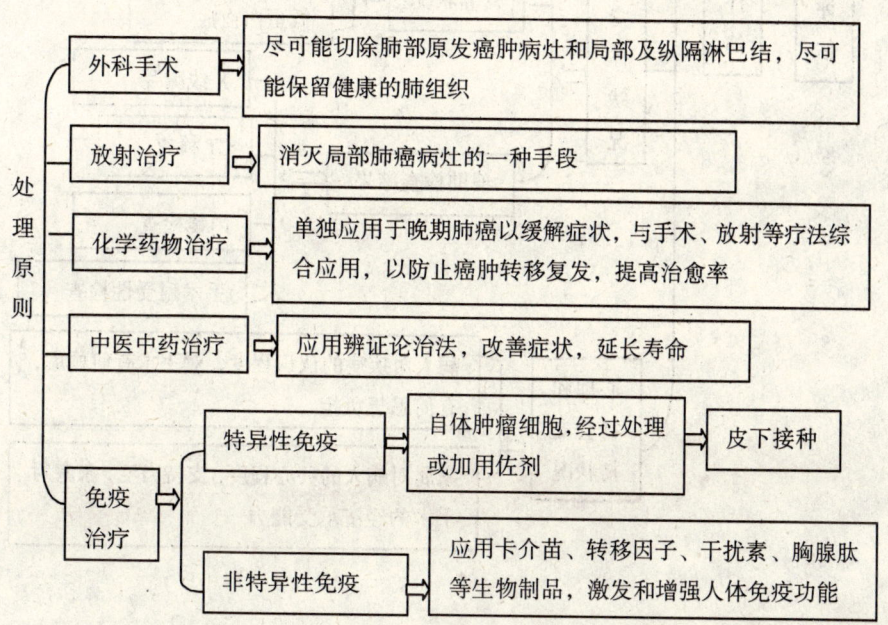

【护理流程】

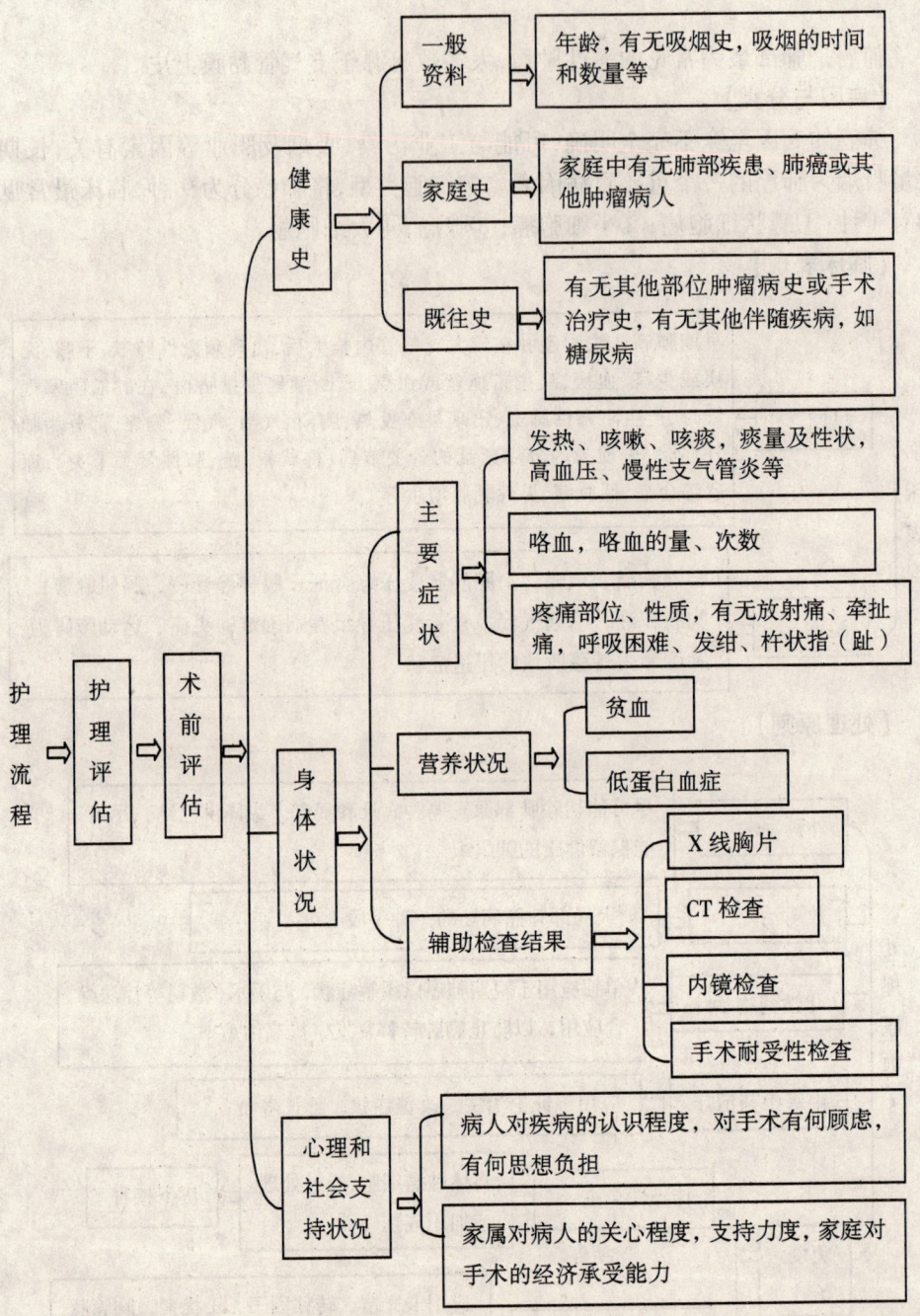

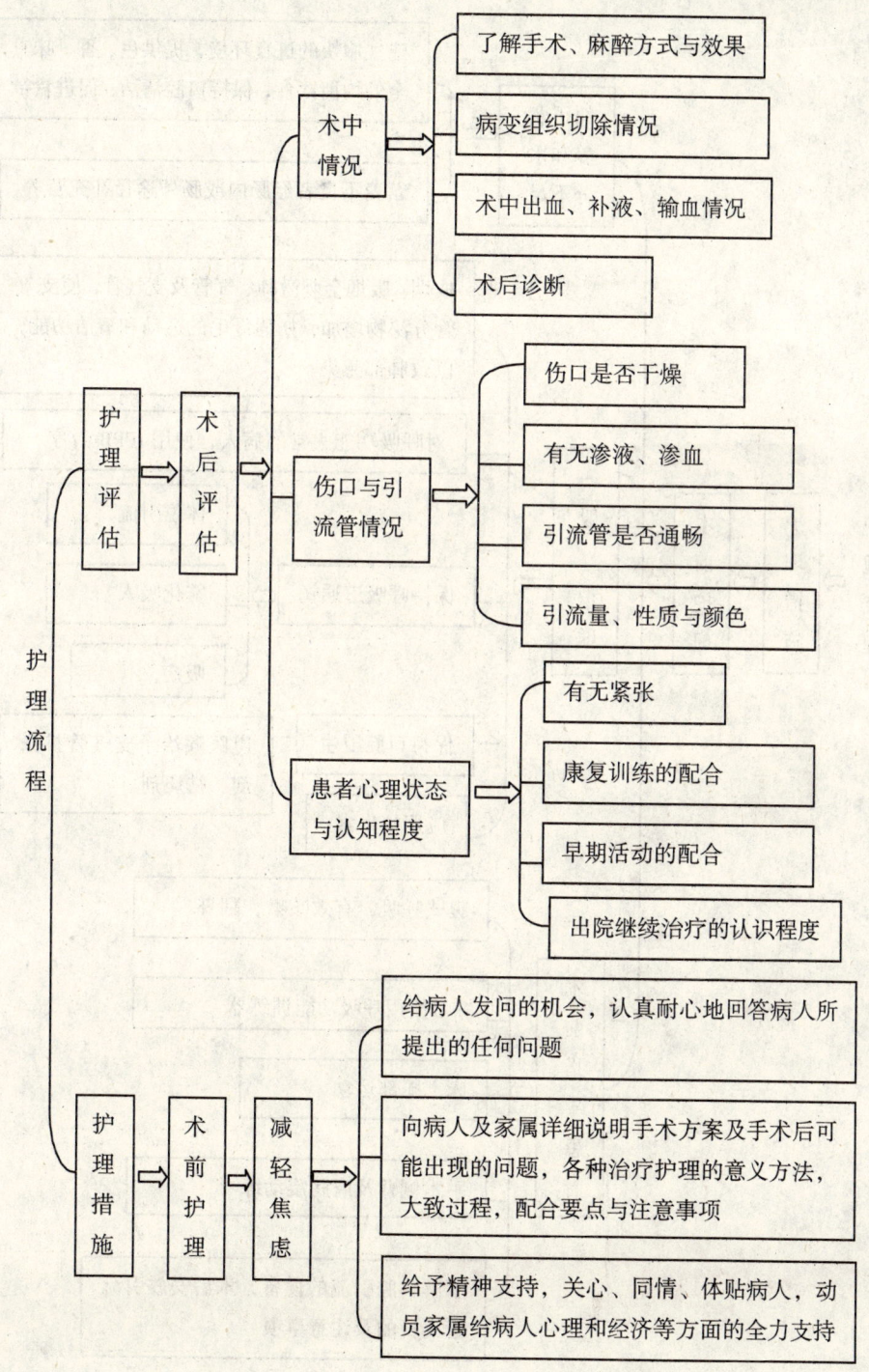

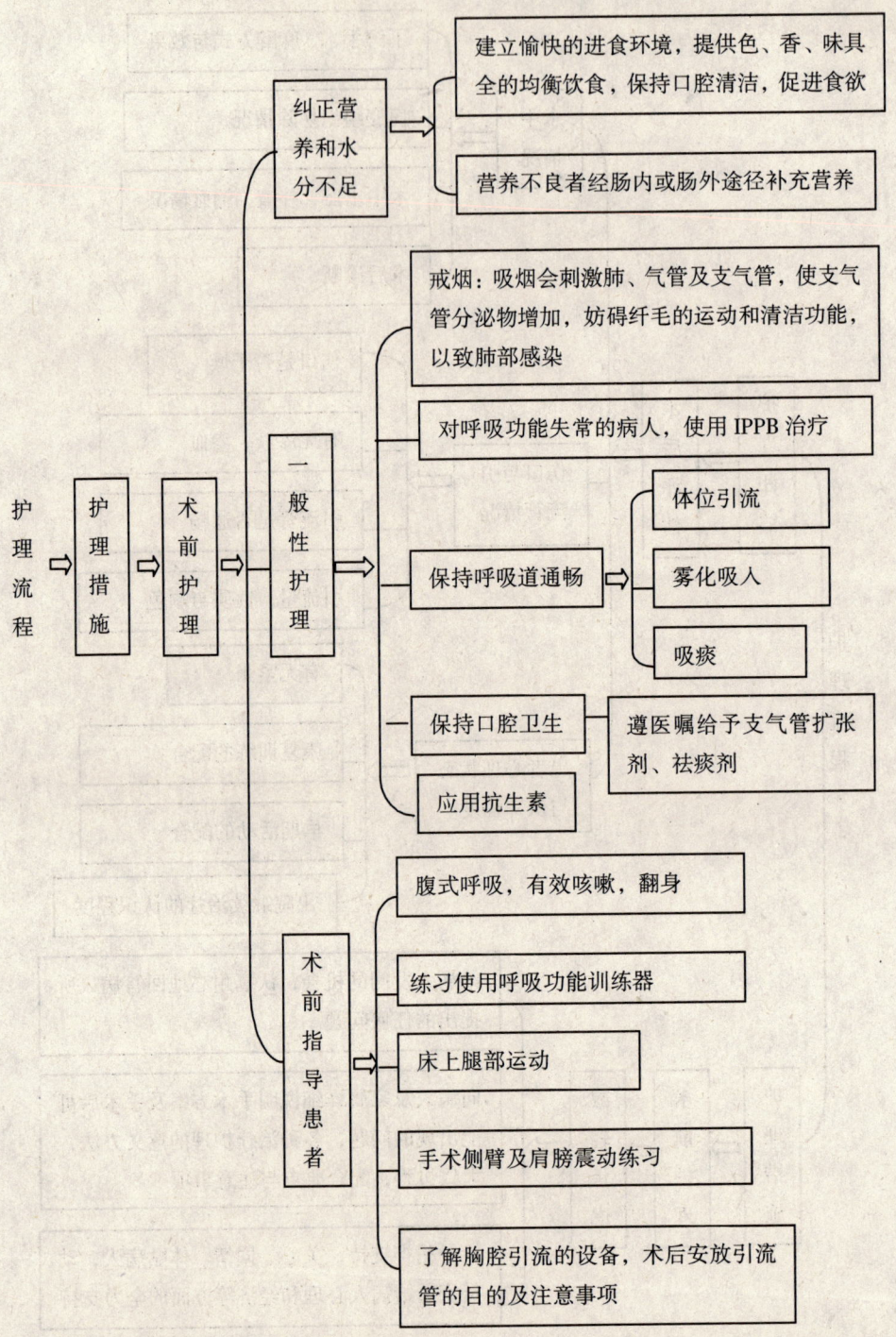

第七章 胸部疾病

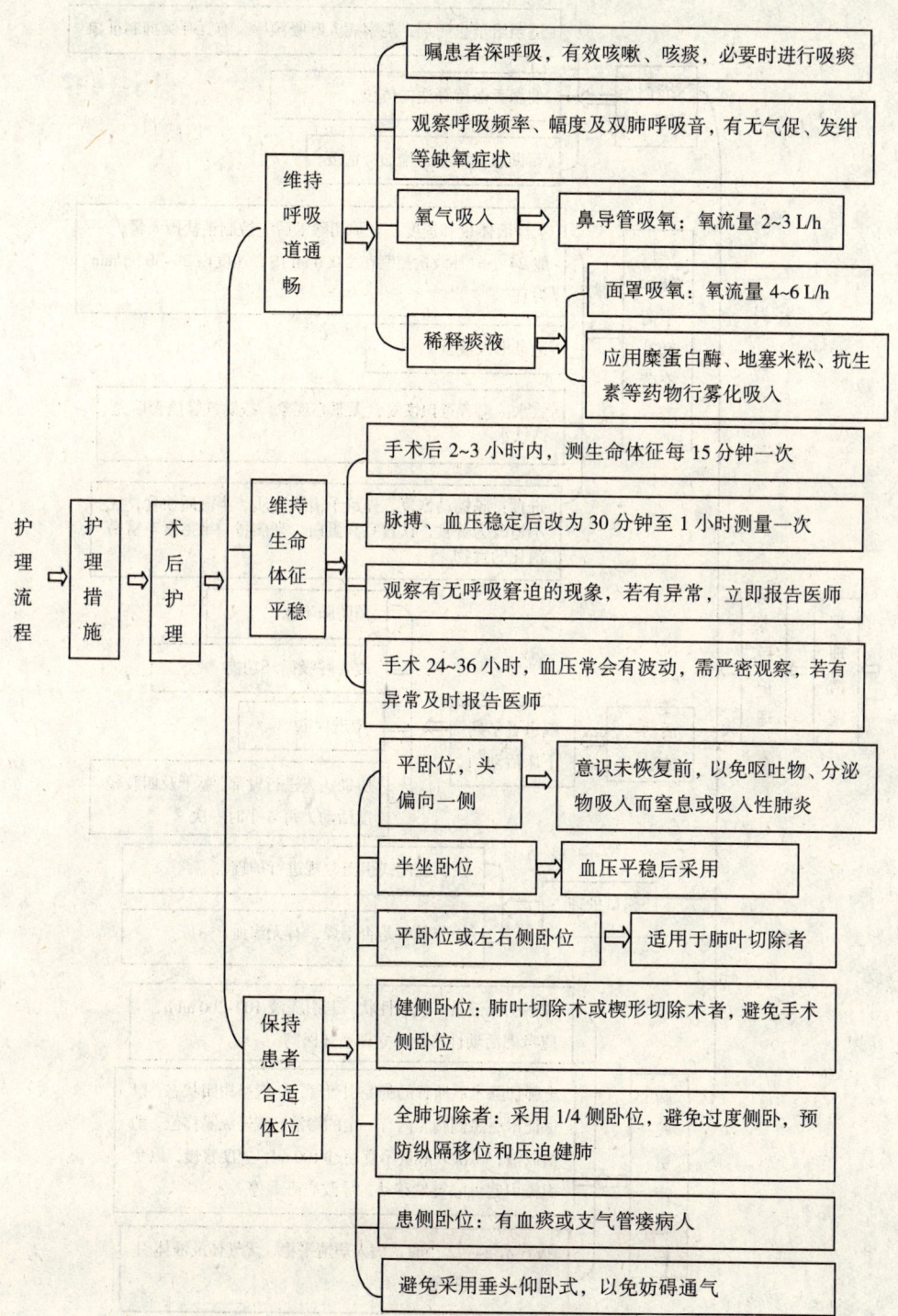

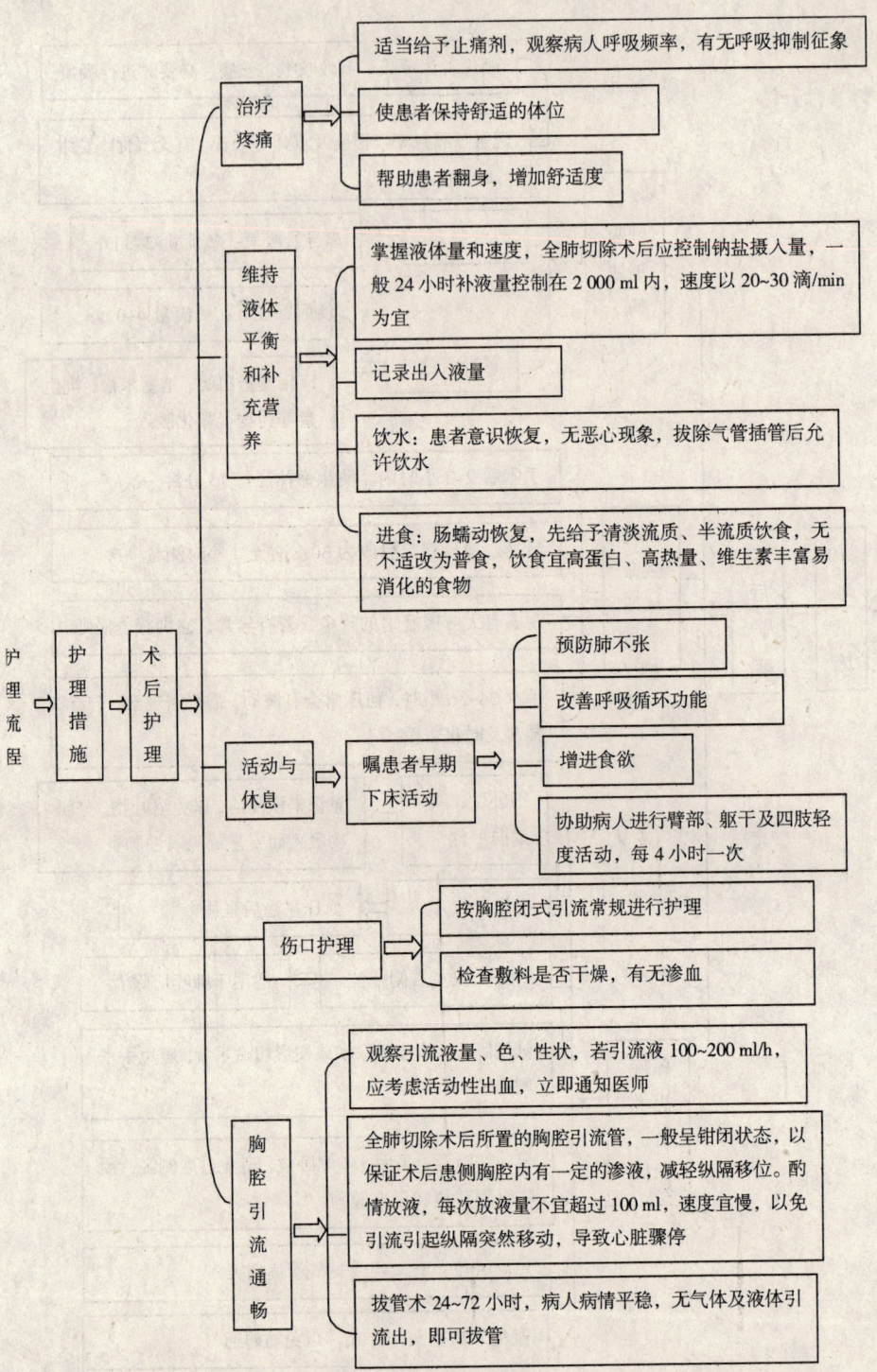

【健康教育】

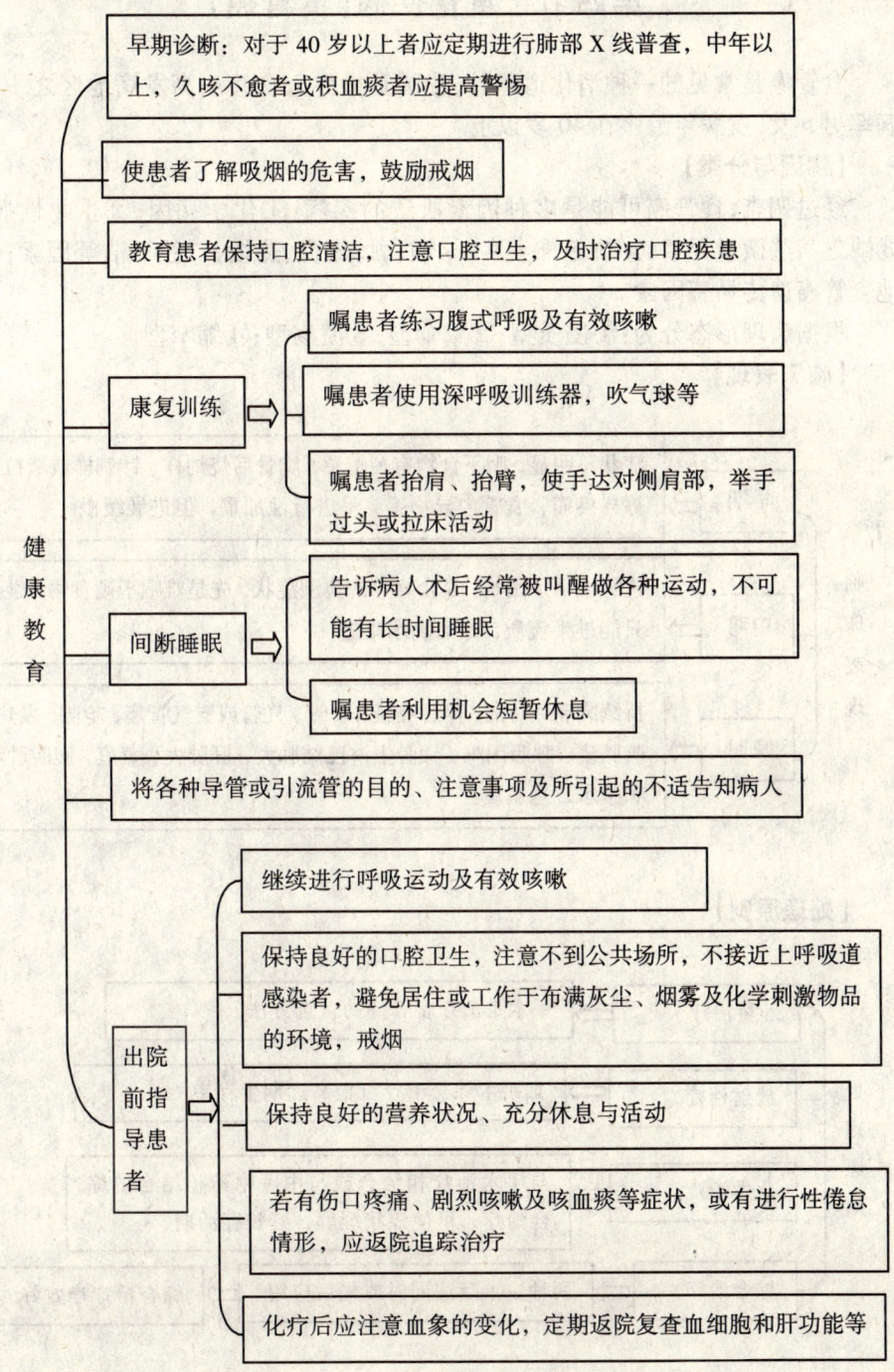

第四节 食管疾病(食管癌)

食管癌是常见的一种消化道癌肿,我国是世界上食管癌高发病地区之一。发病率男>女,发病年龄多在40岁以上。

【病因与分类】

经过调查,食管癌可能是多种因素所致的疾病:①化学病因;②生物性病因;③缺乏某些微量元素;④缺乏维生素;⑤烟、酒、热食、热饭、口腔不洁等因素;⑥其他食管癌遗传易感因素。

根据病理形态分为:①髓质型;②蕈伞型;③溃疡型;④缩窄型。

【临床表现】

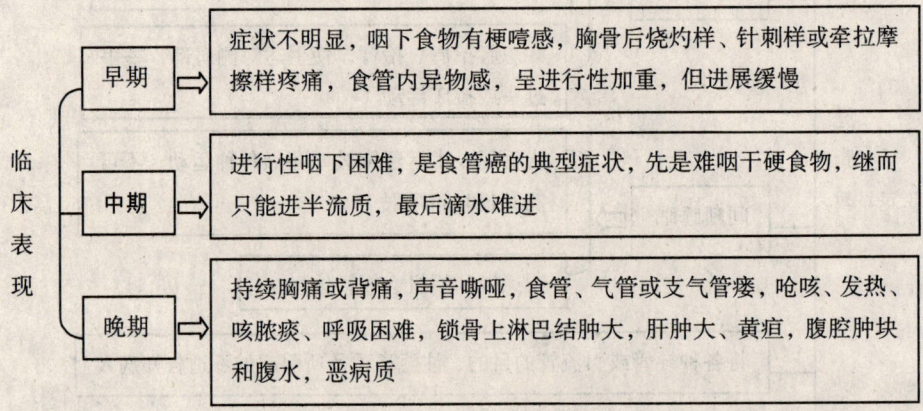

【处理原则】

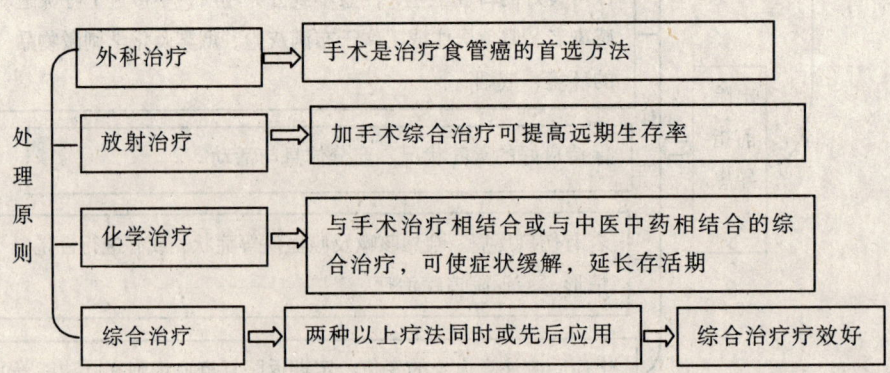

第七章 胸部疾病

【护理流程】

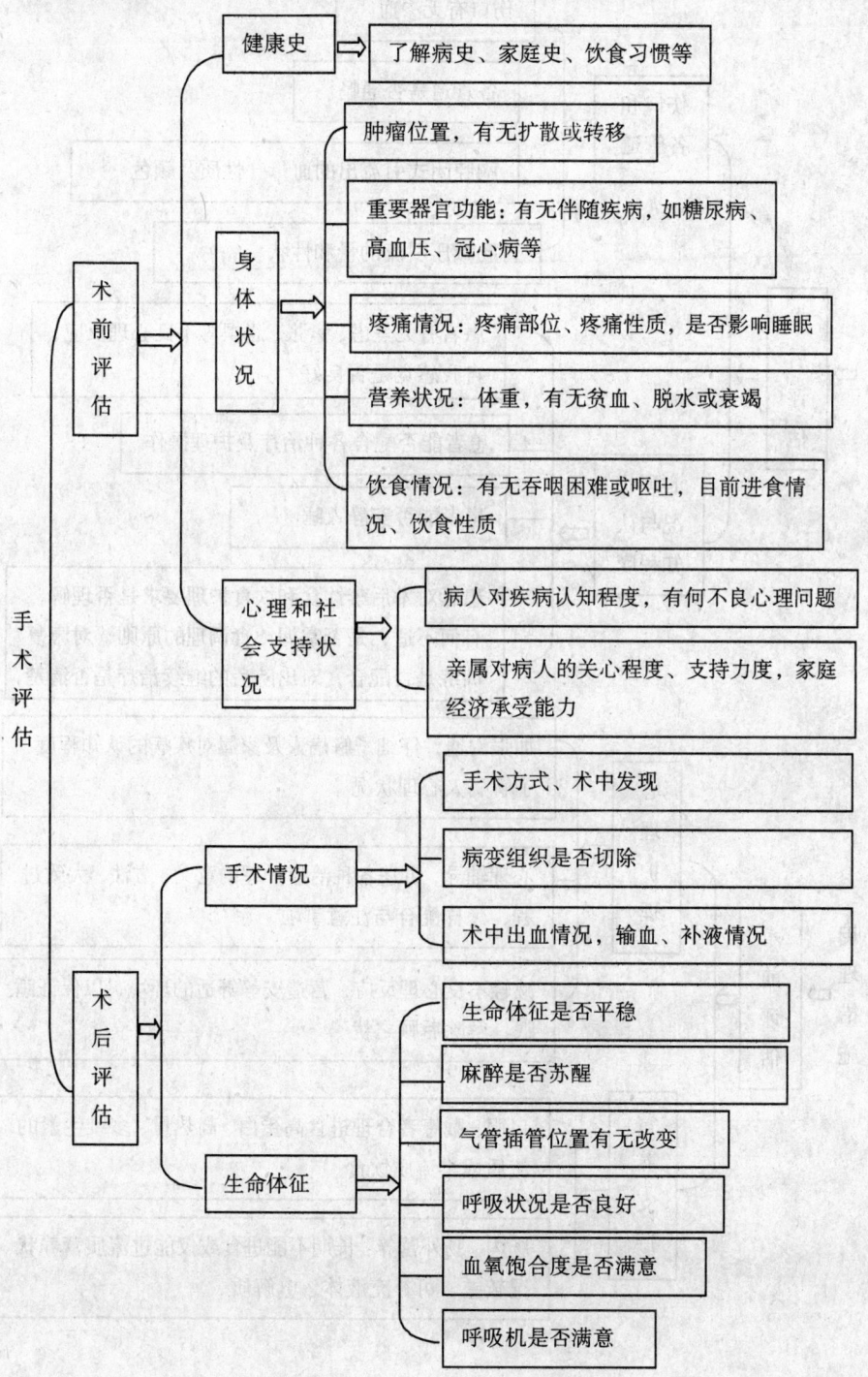

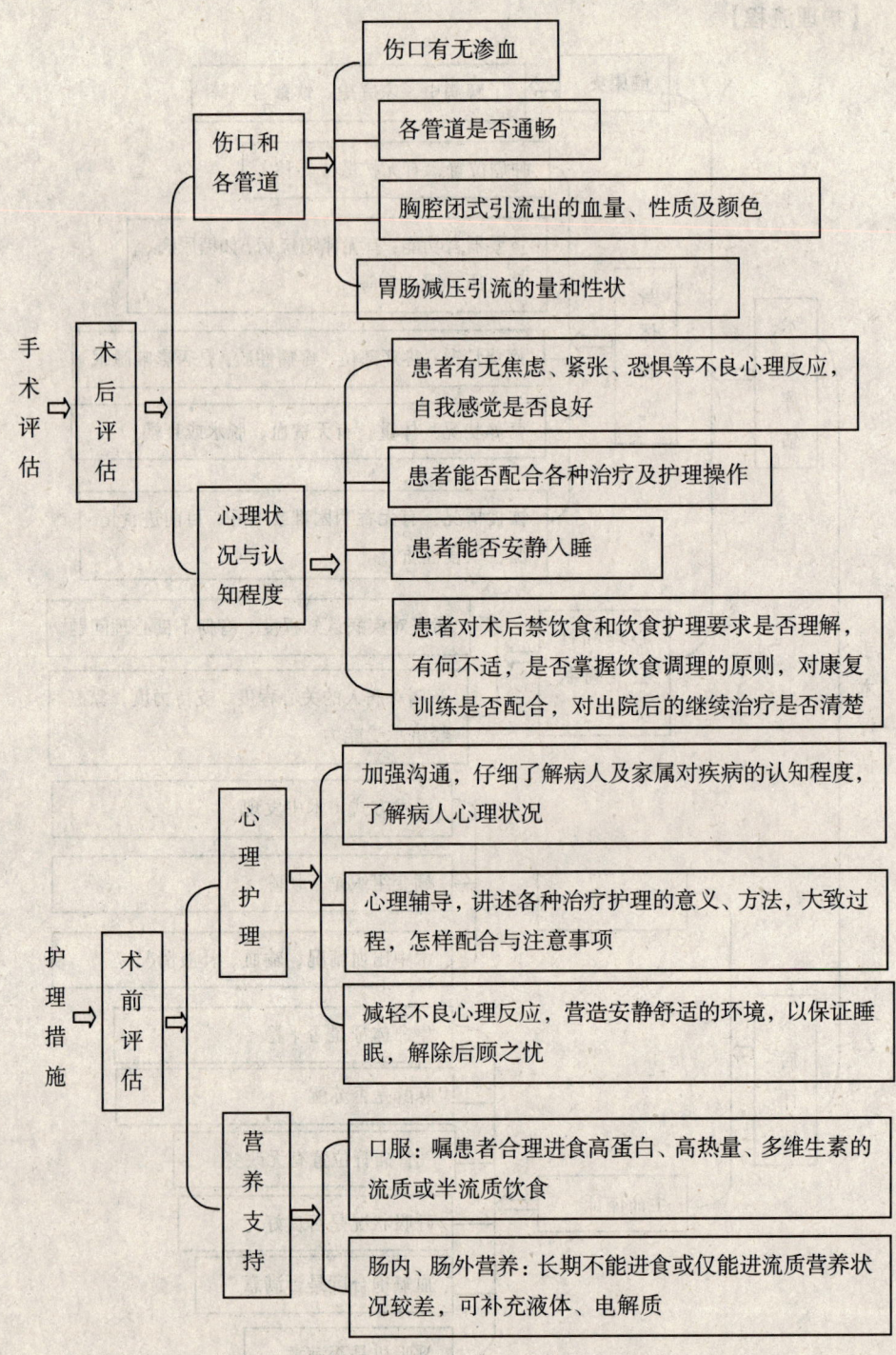

第七章 胸部疾病

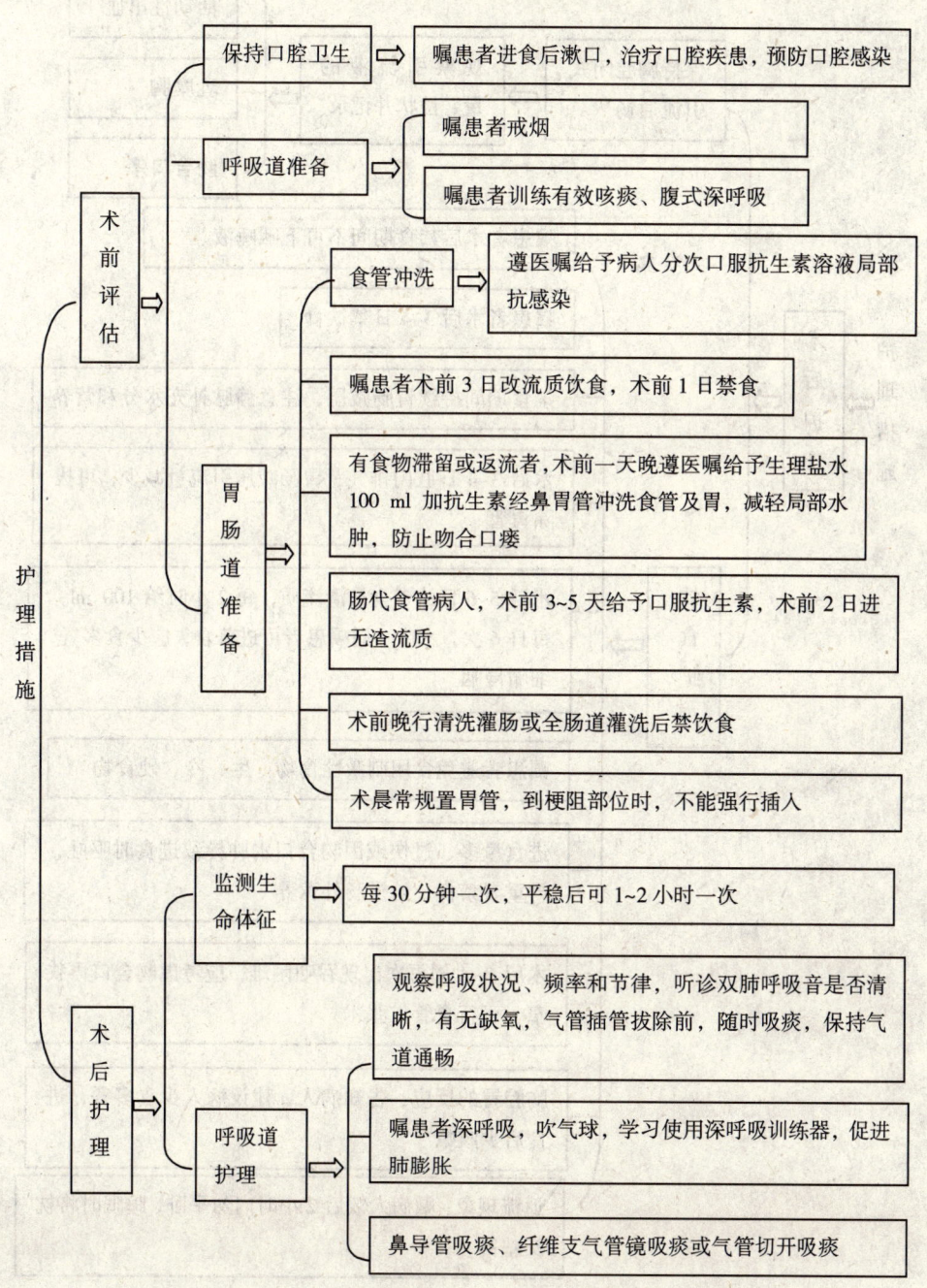

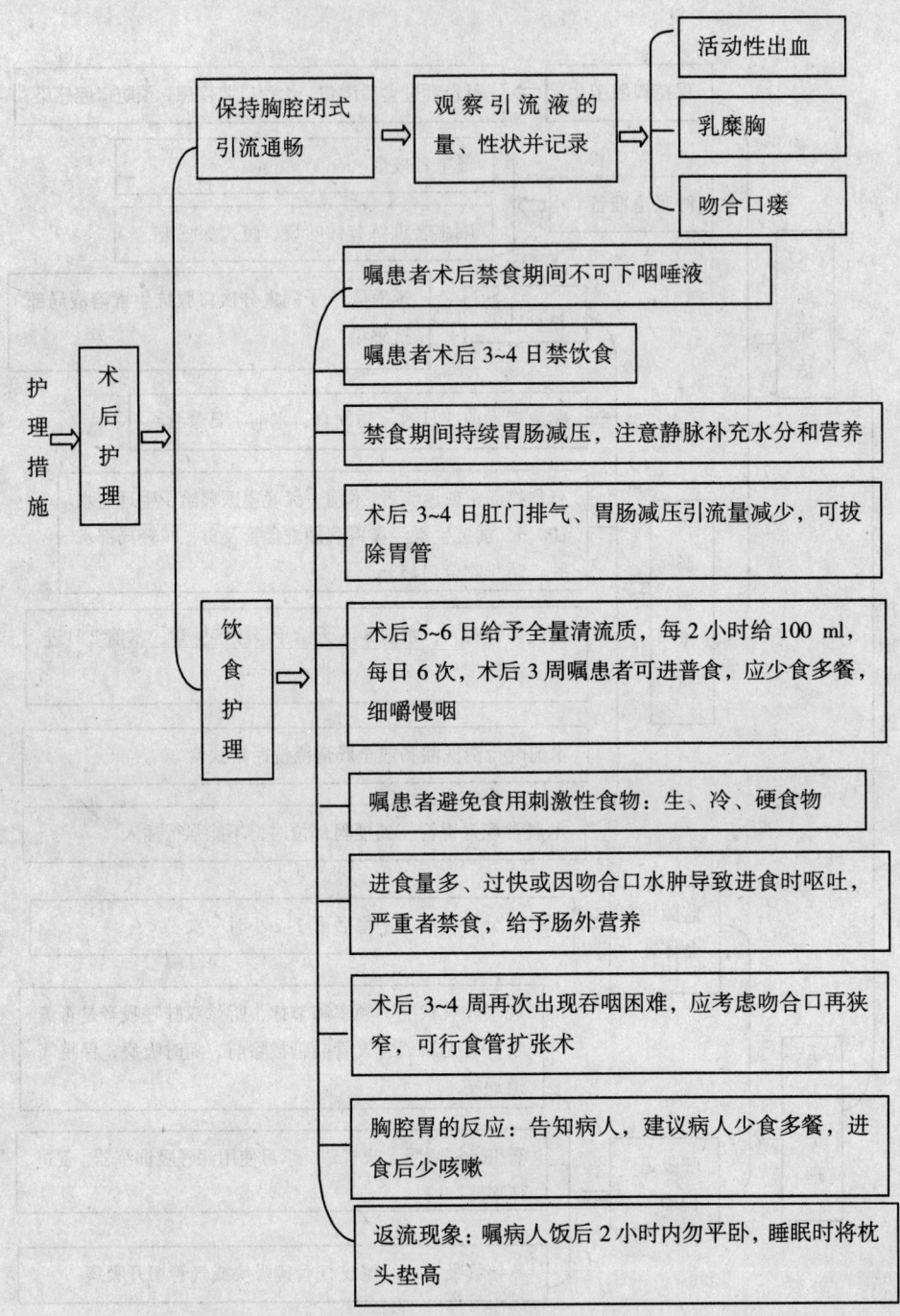

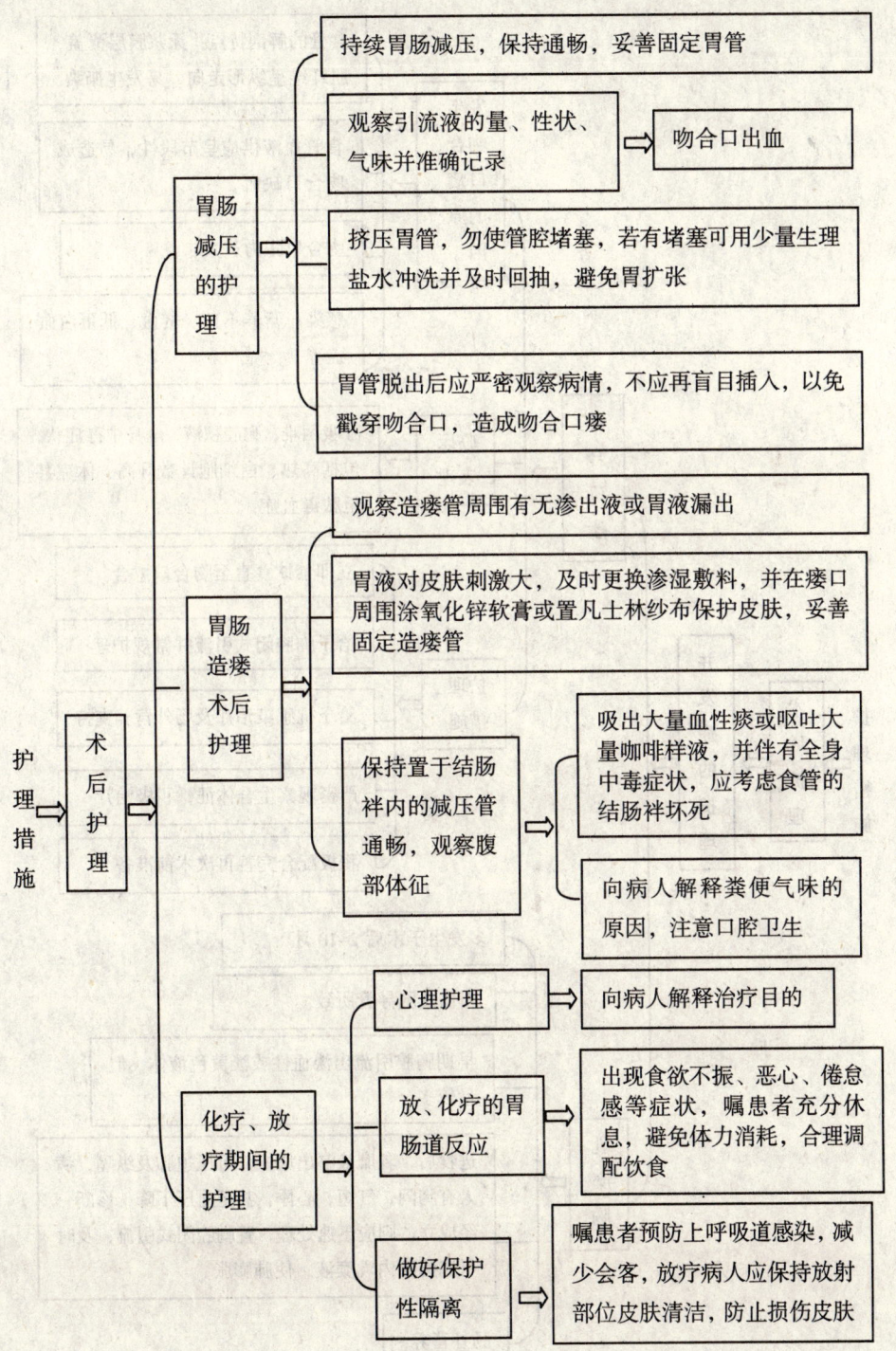

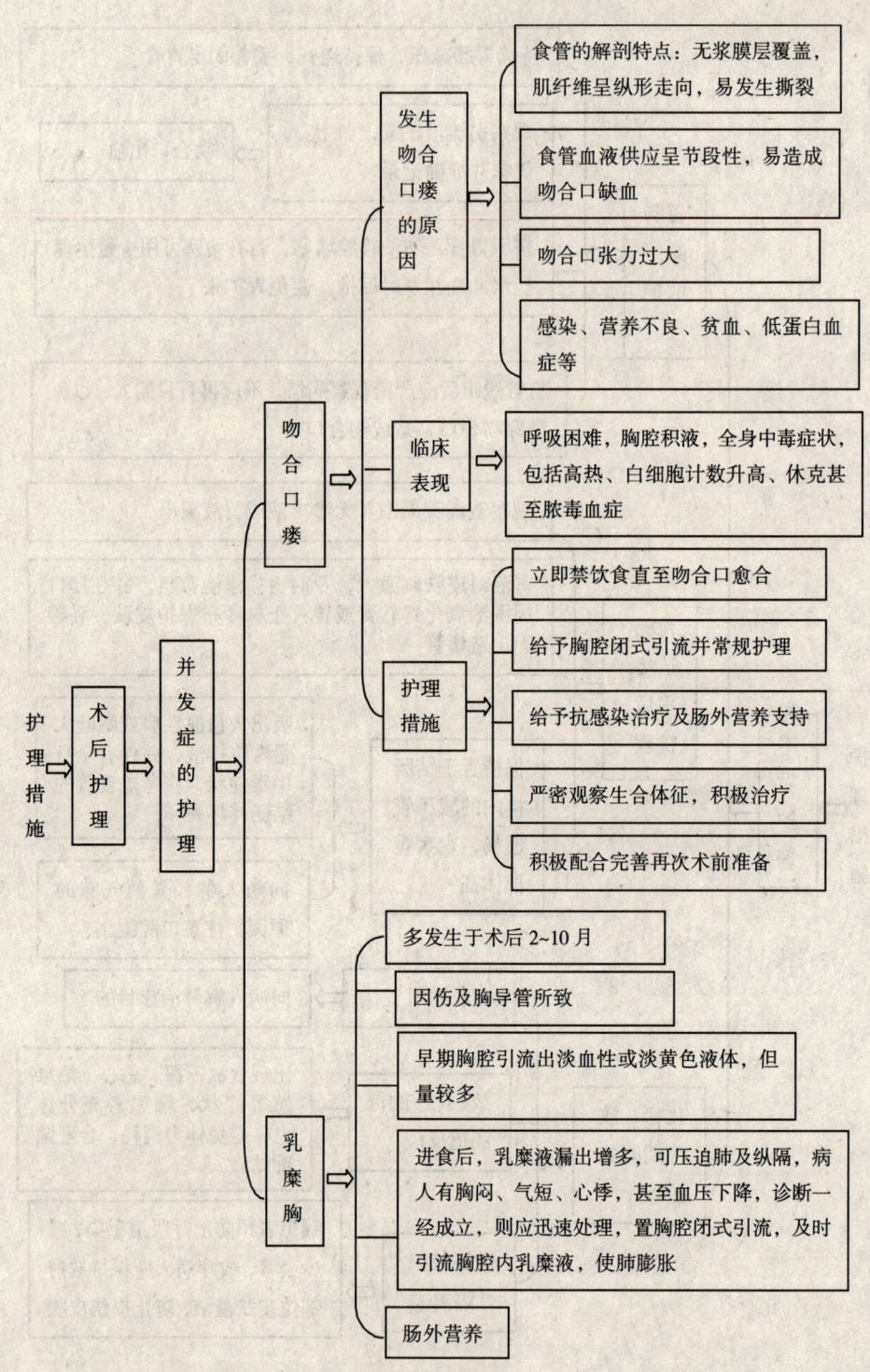

第七章 胸部疾病

【健康教育】

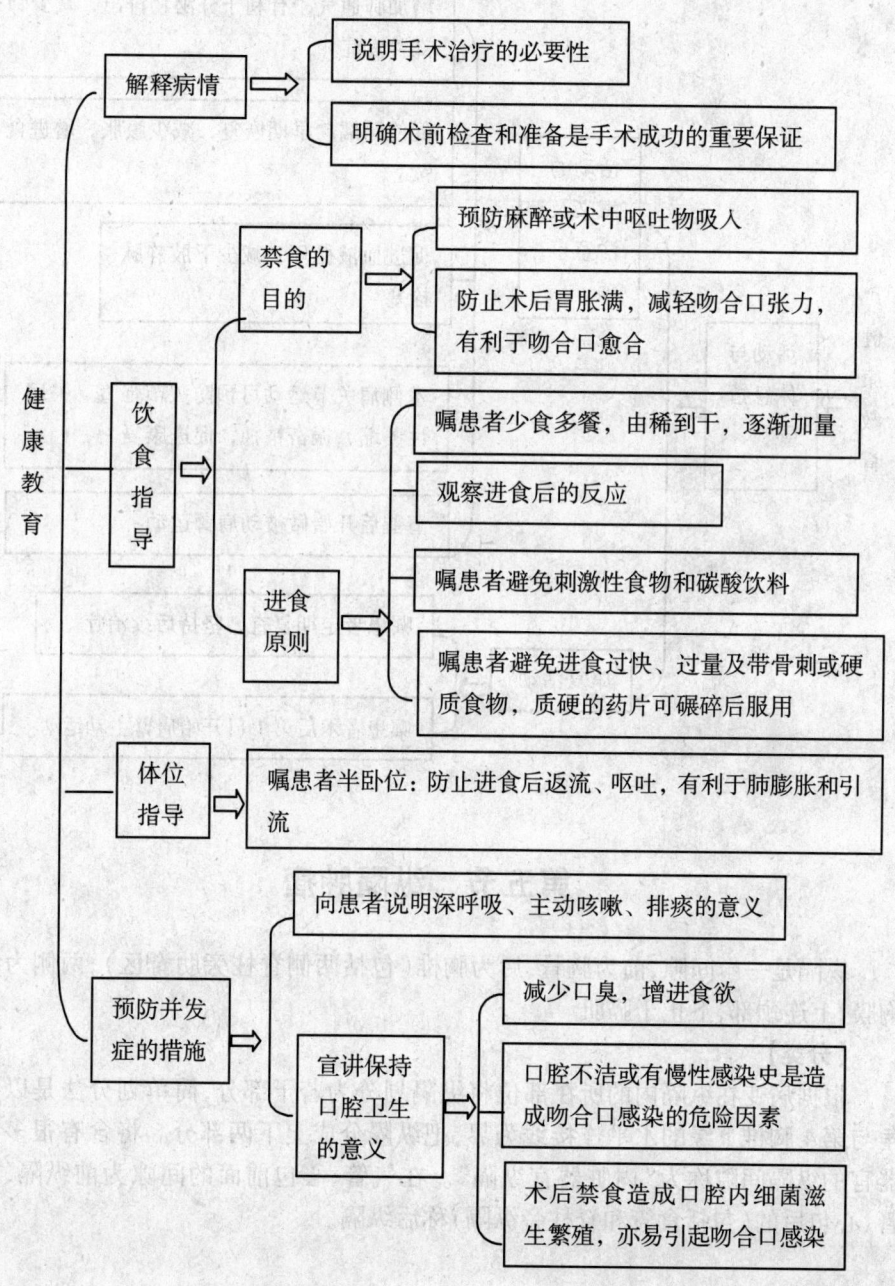

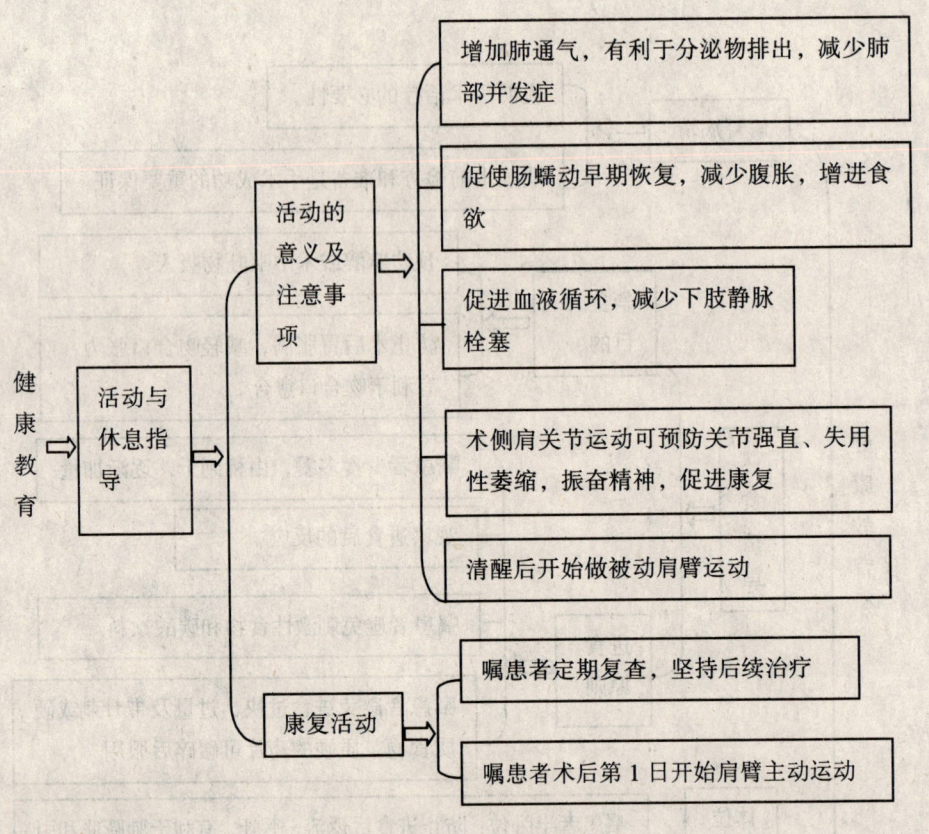

第五节　纵隔肿瘤

纵隔是一个间隙,前为胸骨,后为胸椎(包括两侧脊柱旁肋脊区),两侧为纵隔胸膜,上连颈部,下止于膈肌。

【分类】

根据病变在纵隔内的所在部位将纵隔划分为若干部分,简单划分法是以胸骨角与第 4 胸椎下缘的水平连接线为界,把纵隔分成上下两部分。将含有很多重要器官的纵隔间隙称为"内脏器官纵隔"。在气管、心包前面的间隙为前纵隔,在气管、心包后的(包括食管和脊柱旁纵隔)称后纵隔。

第七章 胸部疾病

【临床表现】

临床表现
- 一般症状 → 常见有胸痛、胸闷、刺激症状
- 压迫症状（压迫症状与肿瘤大小、部位、生长方向和速度、质地、性质有关）
  - 压迫神经系统
    - 压迫交感神经干出现 Horner 综合征
    - 压迫喉返神经出现声音嘶哑
    - 压迫臂丛神经出现上臂麻木、肩胛区疼痛及向上肢放射性疼痛
  - 刺激或压迫呼吸系统 → 引起咳嗽、呼吸困难、发绀，侵入呼吸系统可出现发热、脓痰、咯血
  - 压迫大血管
    - 压迫无名静脉 → 出现单侧上肢及颈静脉压增高
    - 压迫上腔静脉 → 出现面部及上肢肿胀、发绀，颈浅静脉怒张，前胸静脉压增高的上腔静脉综合征

【处理原则】

处理原则
- 原发性纵隔肿瘤只要无其他禁忌证，均应外科治疗
- 恶性淋巴源性肿瘤适用放射治疗
- 良性肿瘤或囊肿毫无症状均以采取手术治疗
- 恶性纵隔肿瘤已侵入邻近器官，无法切除或已有远处转移，禁忌手术，给予放射治疗或化学药物治疗

【护理流程】

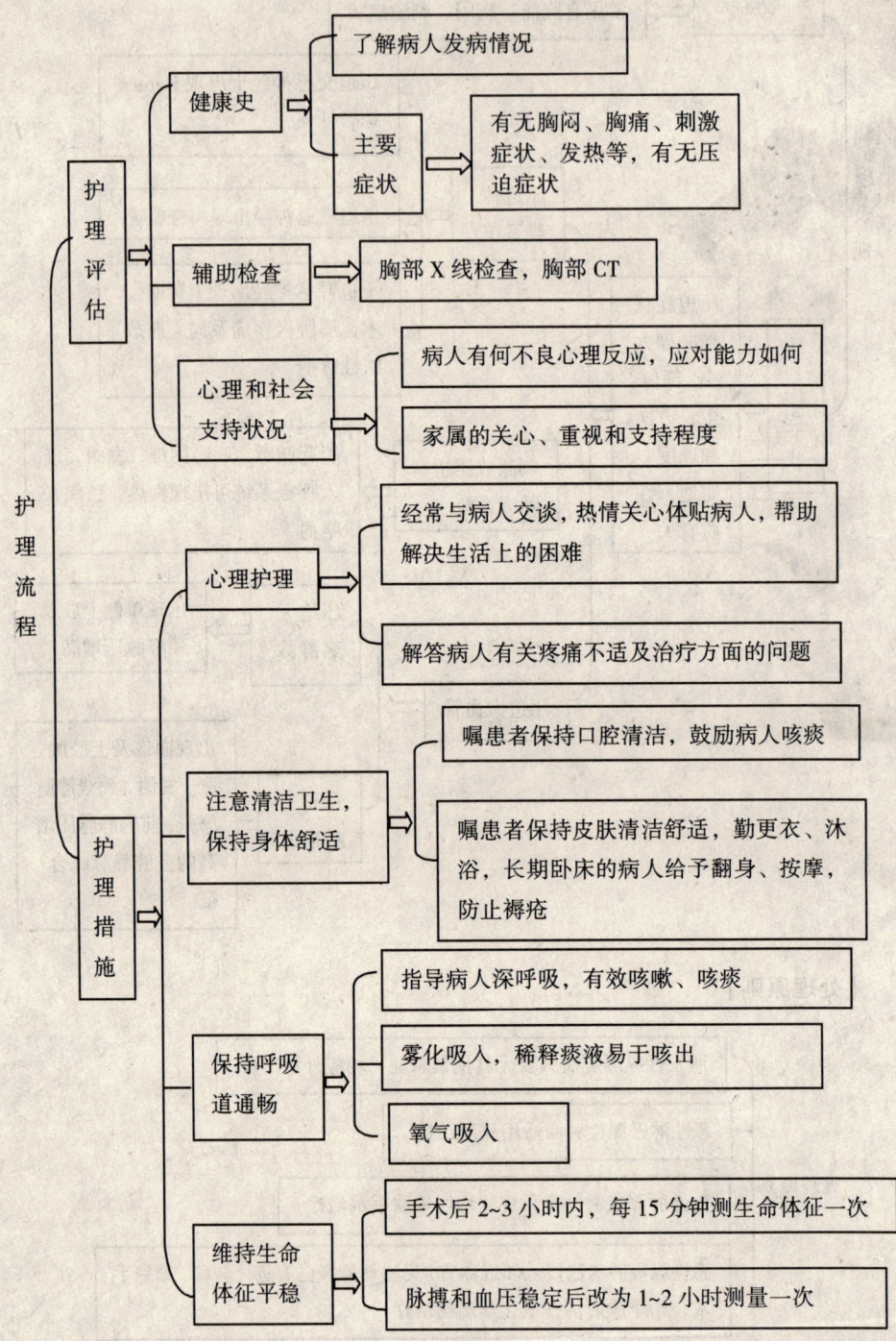

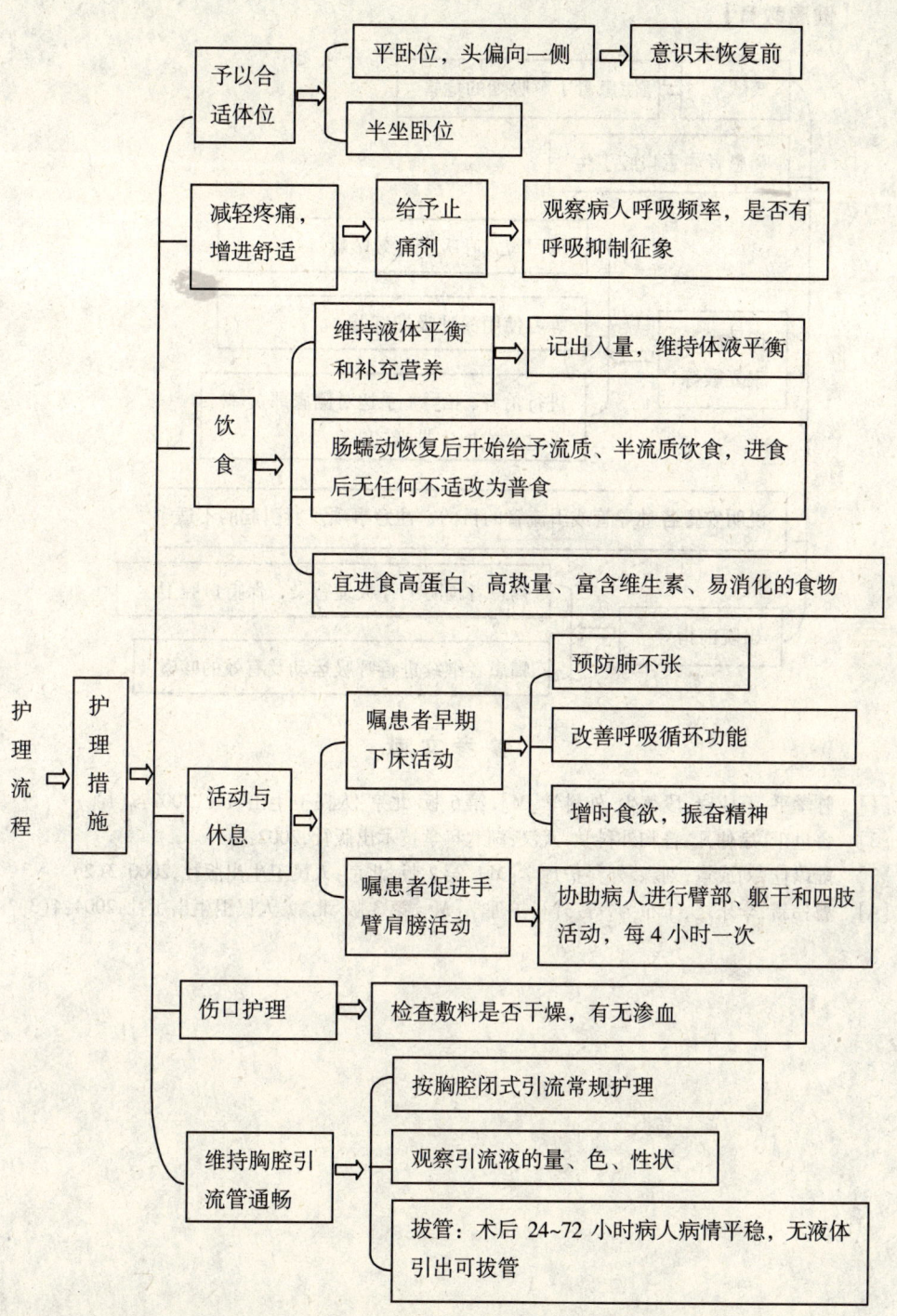

【健康教育】

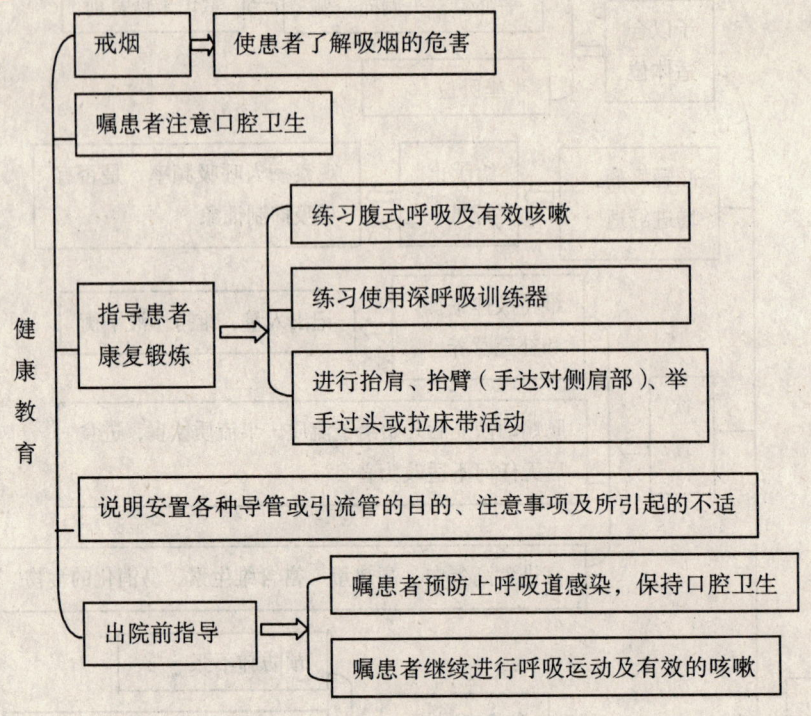

参 考 文 献

[1] 陈孝平,石应康,段德生.外科学[M].第6版.北京:人民卫生出版社,2002:2(1)
[2] 鲁世千,涂仲凡.普胸外科.武汉:湖北科学技术出版社,2002:3
[3] 陆以佳,刘成章,刘淼.外科护理学[M].第2版.北京:人民卫生出版社,2000:3(2)
[4] 曹伟新,李乐之,于布为,等.外科护理学[M].第3版.北京:人民卫生出版社,2004:4(3)

第八章 心脏疾病

第一节 二尖瓣关闭不全

二尖瓣关闭不全的原因比较复杂,风湿病曾是二尖瓣关闭不全的主要原因;近年来退行性病变(二尖瓣脱垂、腱索断裂等)在二尖瓣关闭不全的病因学中所占的地位越来越重要,在欧美国家已占首位;其他如心内膜炎、冠状动脉硬化性心脏病等,也可造成二尖瓣关闭不全。

先天性病变:主要为瓣环扩大、瓣叶裂开及缺损。另外,还有腱索和乳头肌过长使瓣叶脱垂等病变。

后天性病变:主要为风湿性病变,其特点是瓣叶增厚、钙化,边缘卷缩、硬化,使瓣叶面积缩小不能合拢。

1. 腱索和乳头肌的增粗、缩短加重了瓣叶关闭不全。
2. 冠心病引起的乳头肌功能不全或腱索断裂,使二尖瓣于收缩期脱垂于左房,引起关闭不全。
3. 其他原因导致的腱索断裂及二尖瓣扩张术造成瓣叶撕裂,使二尖瓣关闭不全。

【临床表现】

临床表现:
- 轻度多无明显症状 → 中度出现疲倦、乏力和心悸,活动后气促等症状 → 晚期可出现急性肺水肿、咯血和左心衰竭
- 心尖左下移,听诊心尖区第一心音沉闷或减弱;肺动脉瓣区第二心音亢进和分裂 → 晚期病例,可有淤血性右心衰竭体征,如颈静脉怒张、肝大、下肢浮肿等
- 心电图:轻度可正常,中度以上P波增宽,有切迹,电轴左偏,逆钟向转位,左室肥大 → 伴有肺动脉高压和右心室负荷过重者可示双心室肥大
- 超声心动图:单纯性关闭不全呈双峰或单峰型,大、小瓣口舒张早期下降速度比正常者增快 → 中度以上,则常有大、小瓣膜在收缩期分离而不能靠拢

【处理原则】

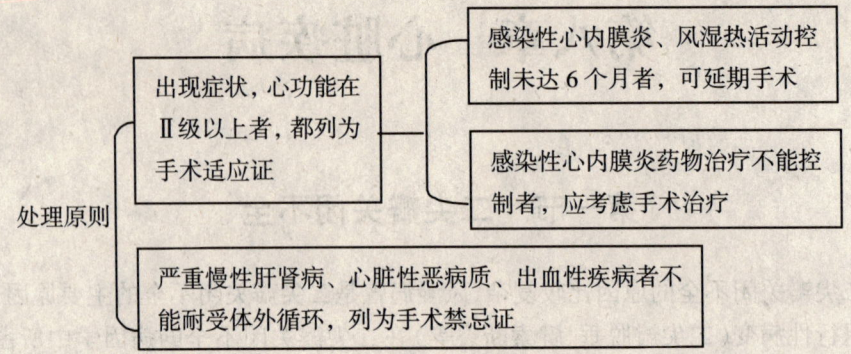

第二节 二尖瓣狭窄

后天性二尖瓣狭窄大部分是由风湿热所引起,少见的尚有感染性心内膜炎,瓣膜钙化症,心脏肿瘤,以及罕见的代谢或酶的缺陷所引起的二尖瓣狭窄。

【临床表现】

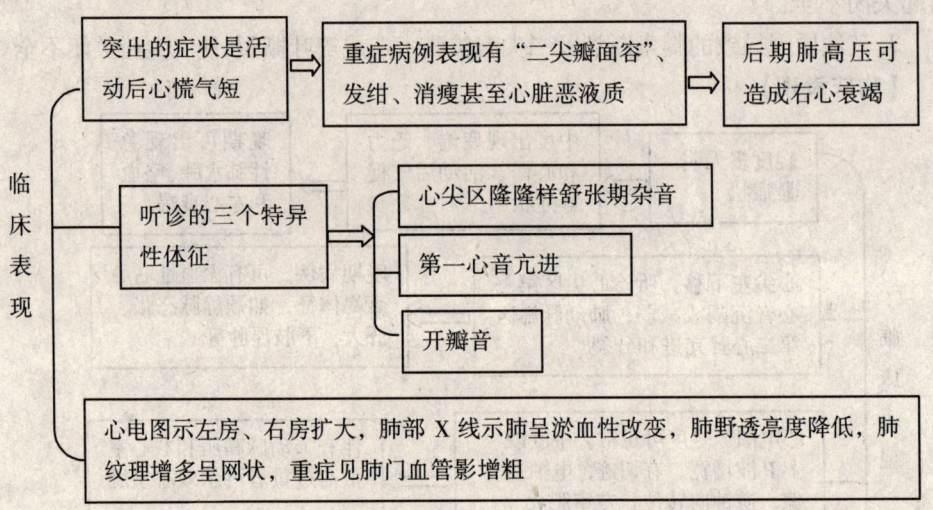

【处理原则】

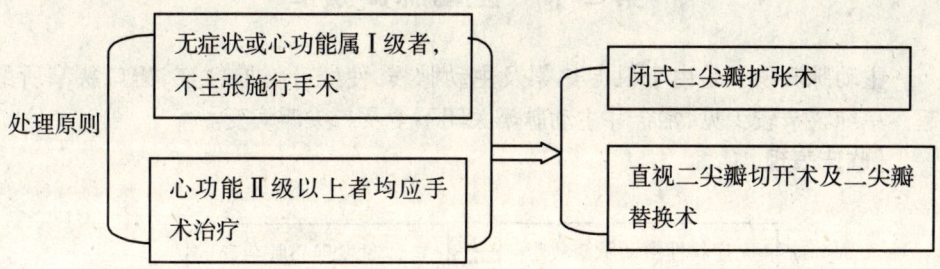

第三节 主动脉瓣关闭不全

主动脉瓣关闭不全可由风湿热、梅毒、细菌性心内膜炎、马方综合征、先天性主动脉瓣畸形、主动脉夹层动脉瘤等引起,常伴有不同程度的主动脉瓣狭窄。主动脉瓣关闭不全既可单独存在,又可合并其他瓣膜的病变。

【临床表现】

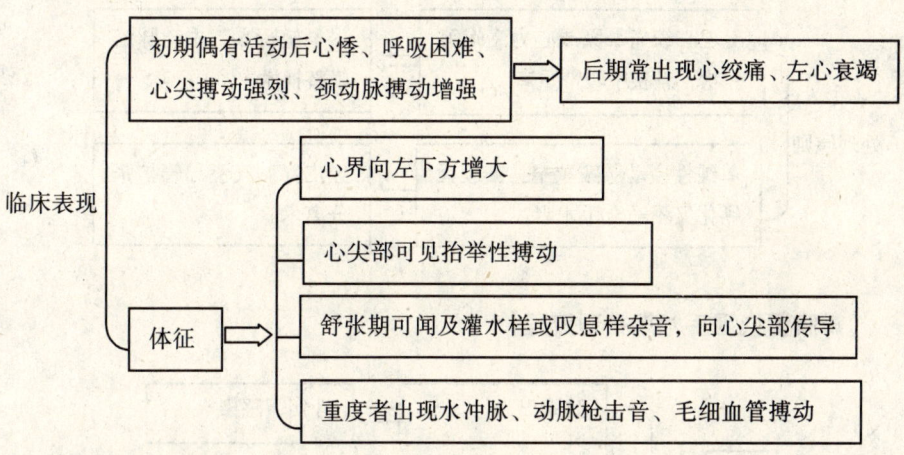

【处理原则】

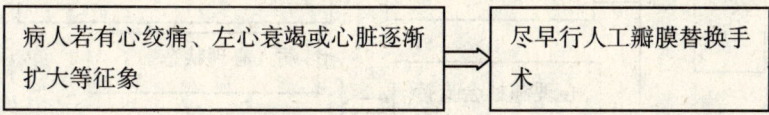

第四节 主动脉瓣狭窄

主动脉瓣狭窄是由于风湿热累及主动脉瓣,使瓣叶增厚粘连、瓣口狭窄所引起。单纯狭窄较少见,常合并主动脉瓣关闭不全及二尖瓣病变。

【临床表现】

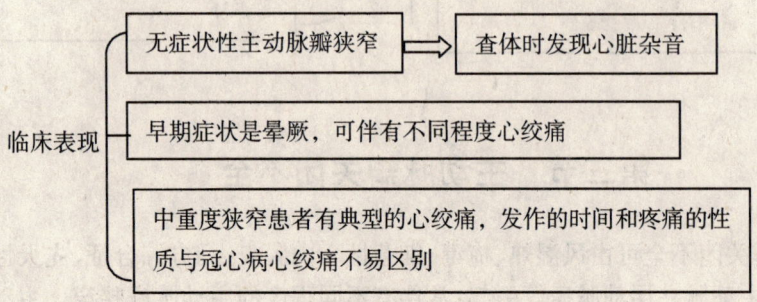

【处理原则】

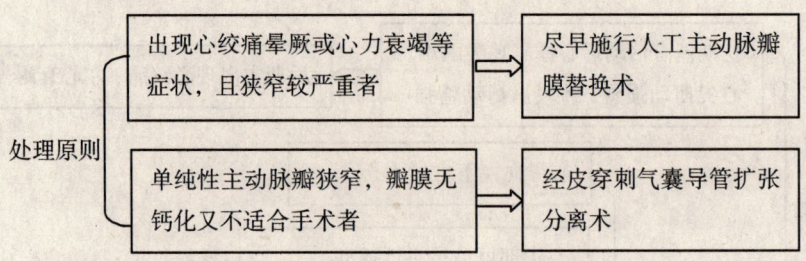

【瓣膜置换围手术期护理流程】

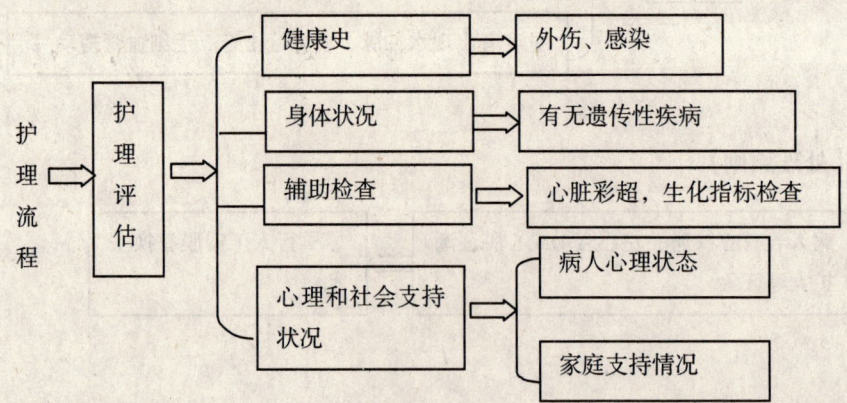

第八章 心脏疾病

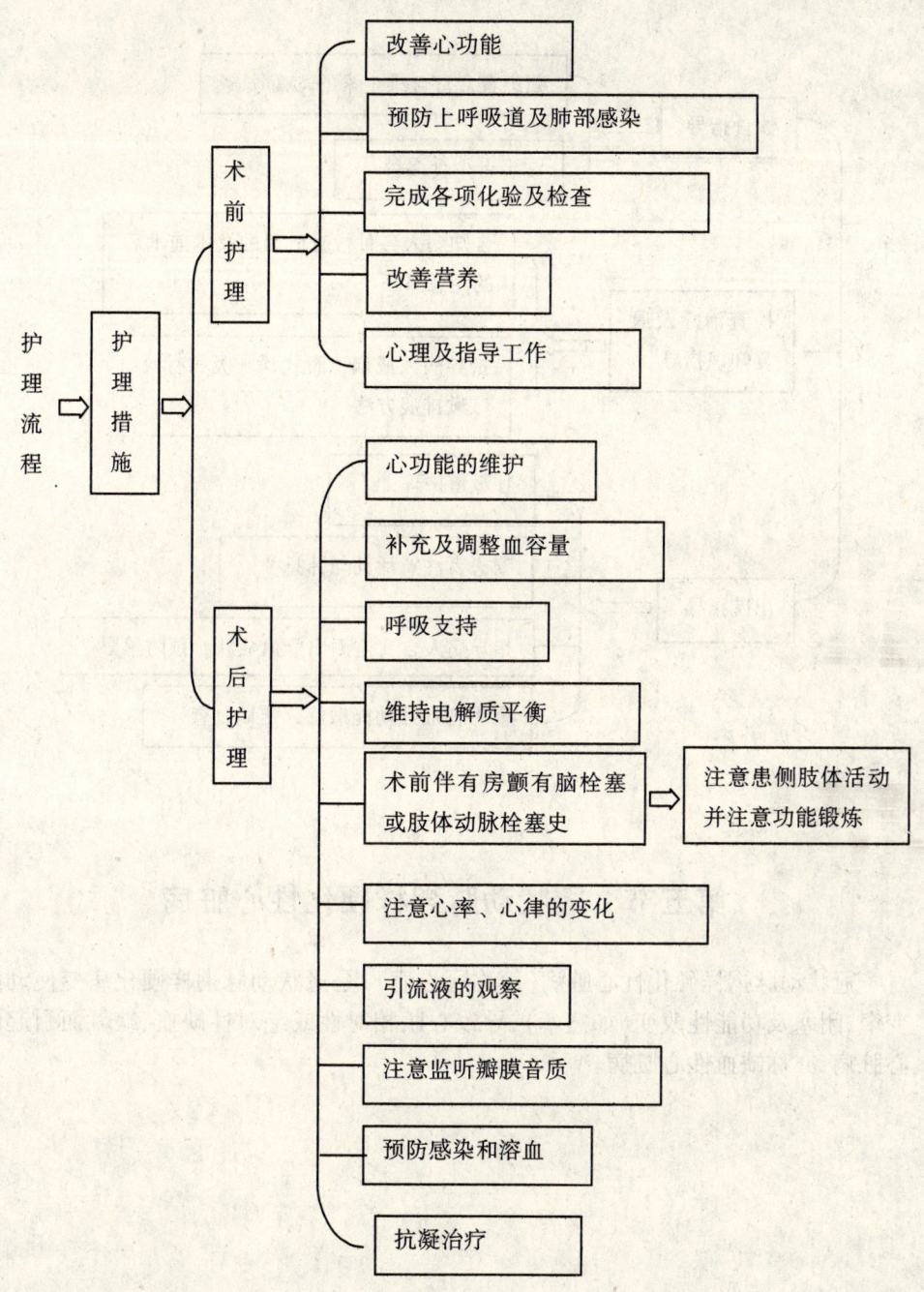

【健康教育】

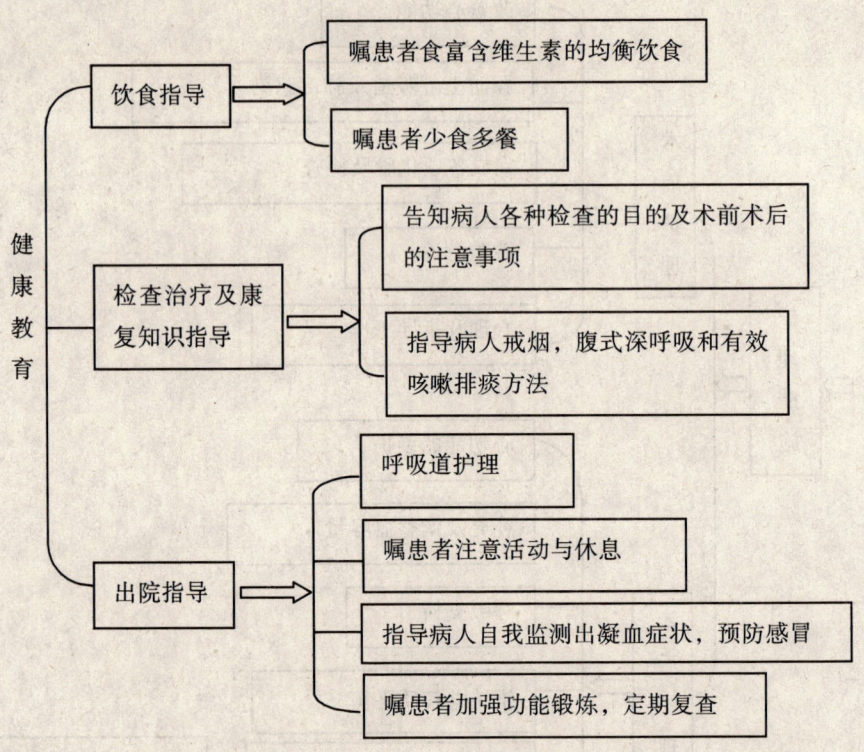

第五节　冠状动脉粥样硬化性心脏病

冠状动脉粥样硬化性心脏病(简称冠心病),是冠状动脉粥样硬化病变使动脉变窄、闭塞及功能性改变(如痉挛),导致心肌相对性或绝对性缺血、缺氧而引起的心脏病,亦称缺血性心脏病。

【临床表现】

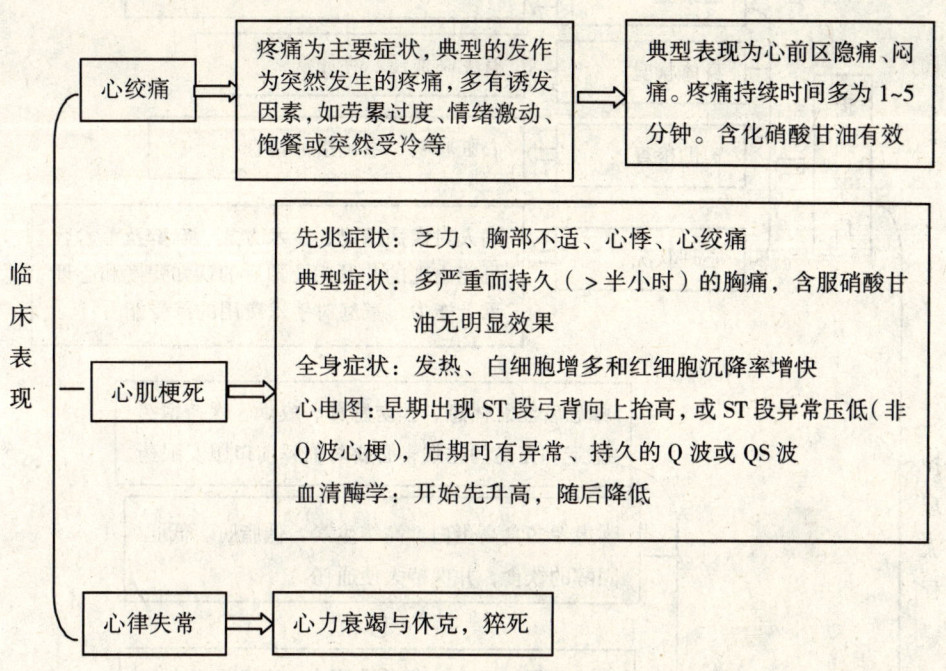

【处理原则】

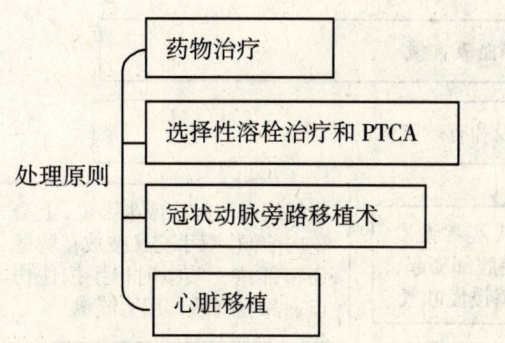

【护理流程】

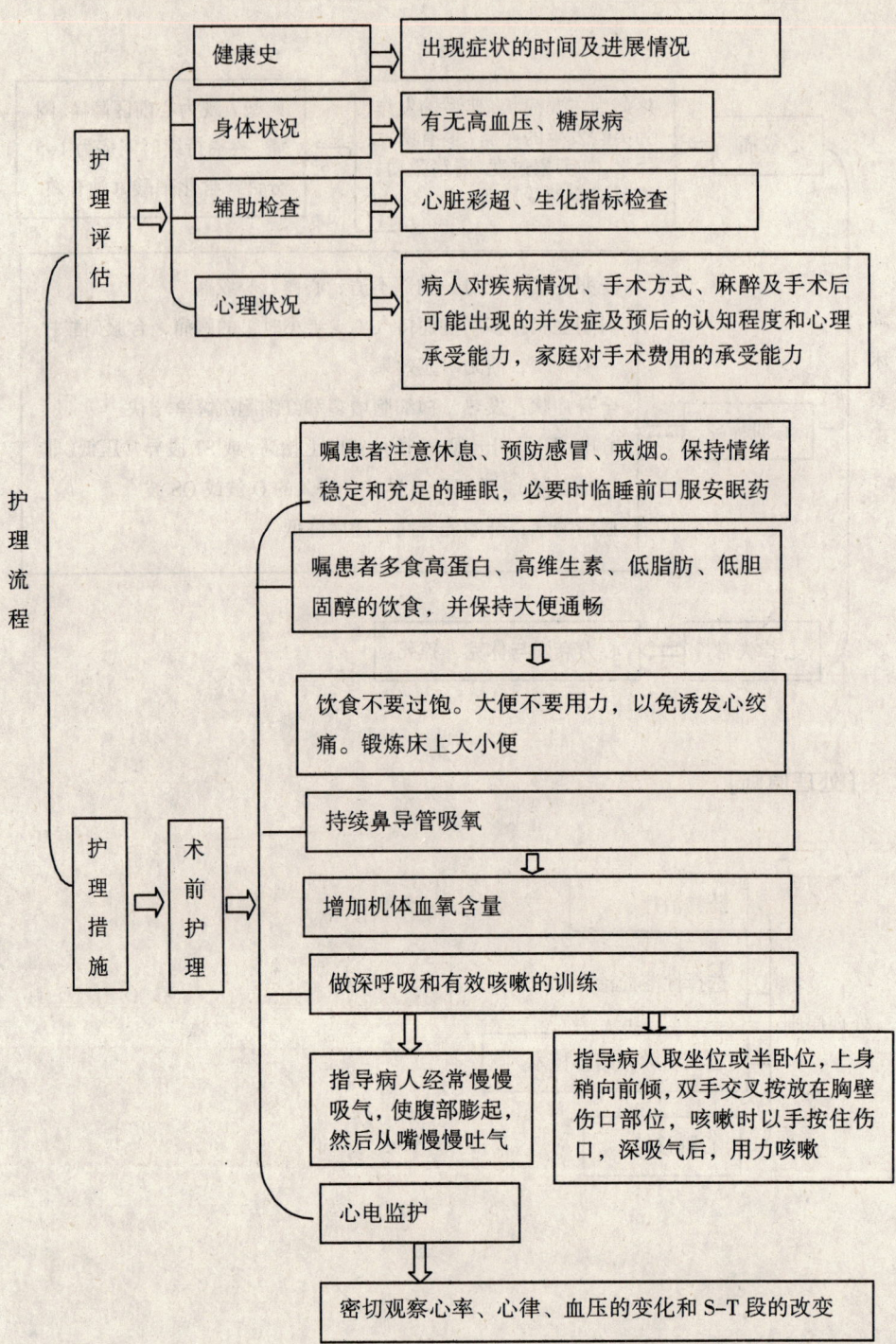

第八章 心脏疾病

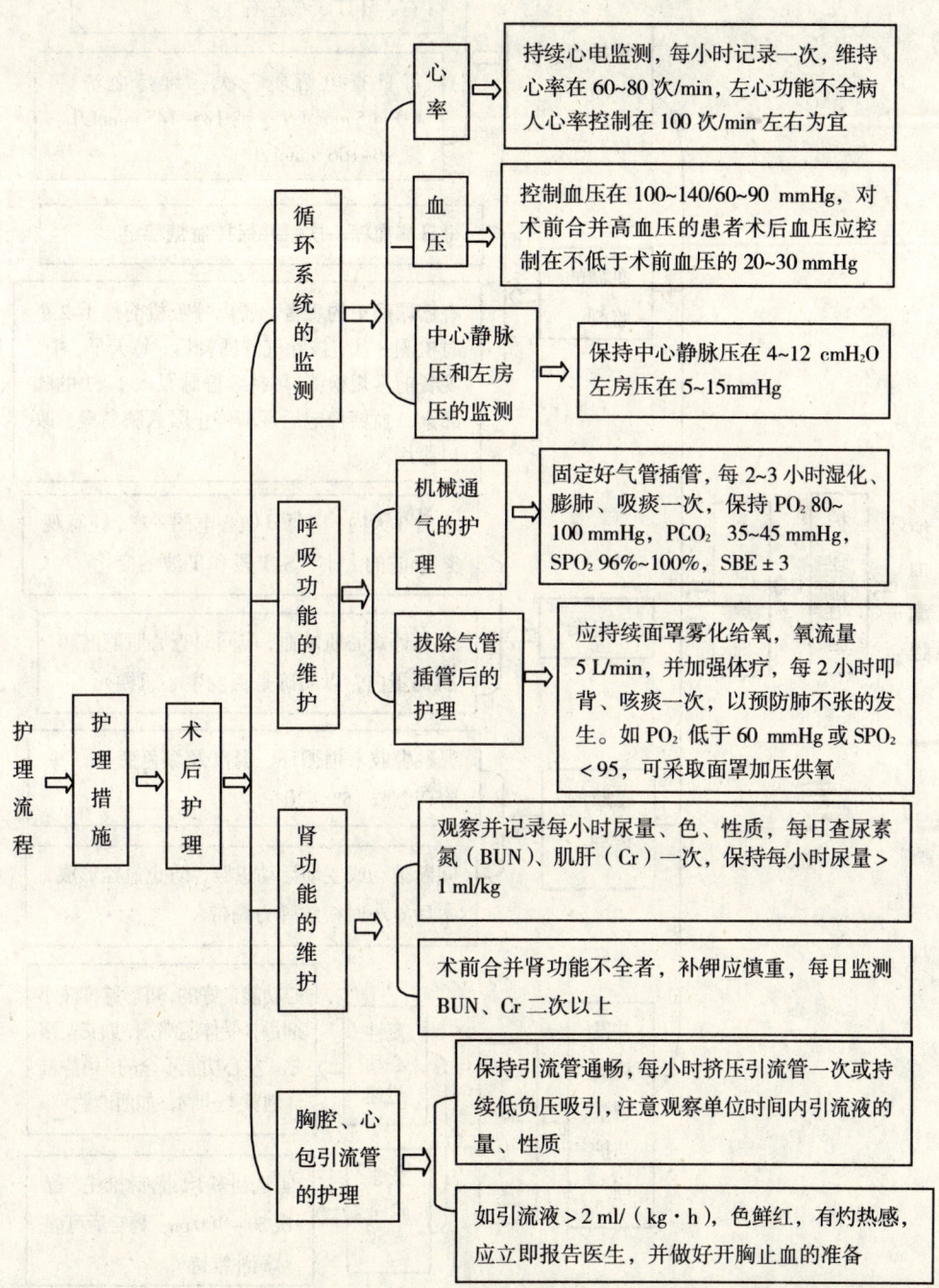

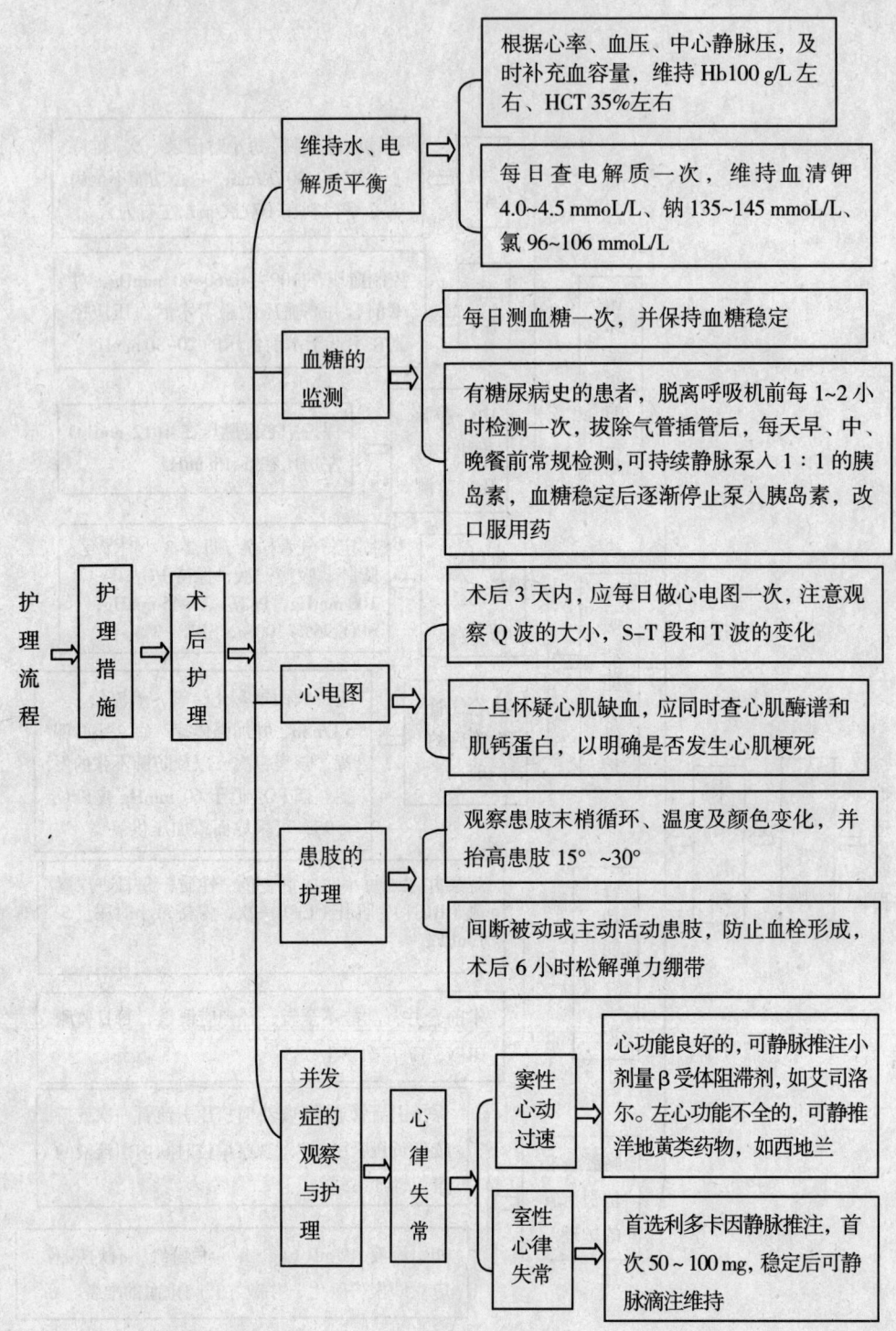

第八章 心脏疾病

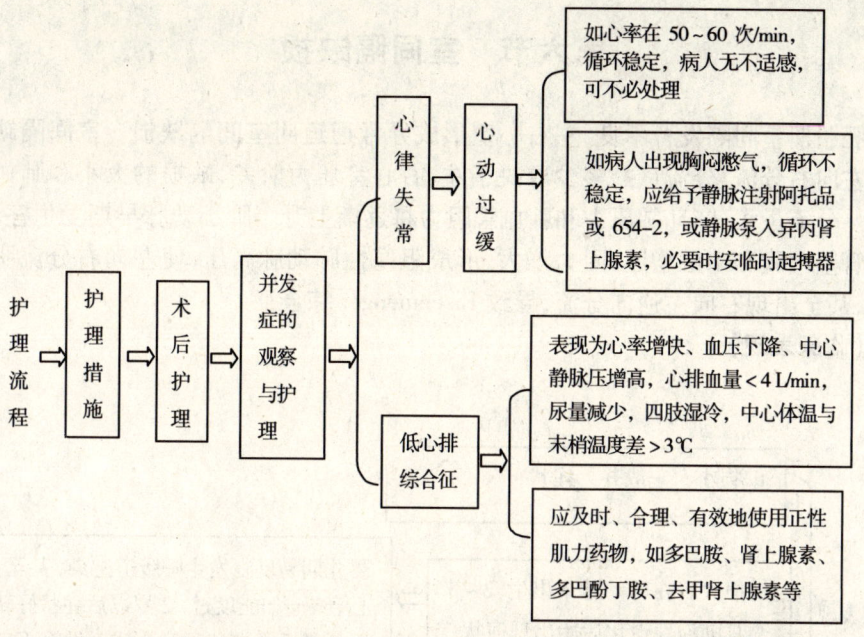

【健康教育】

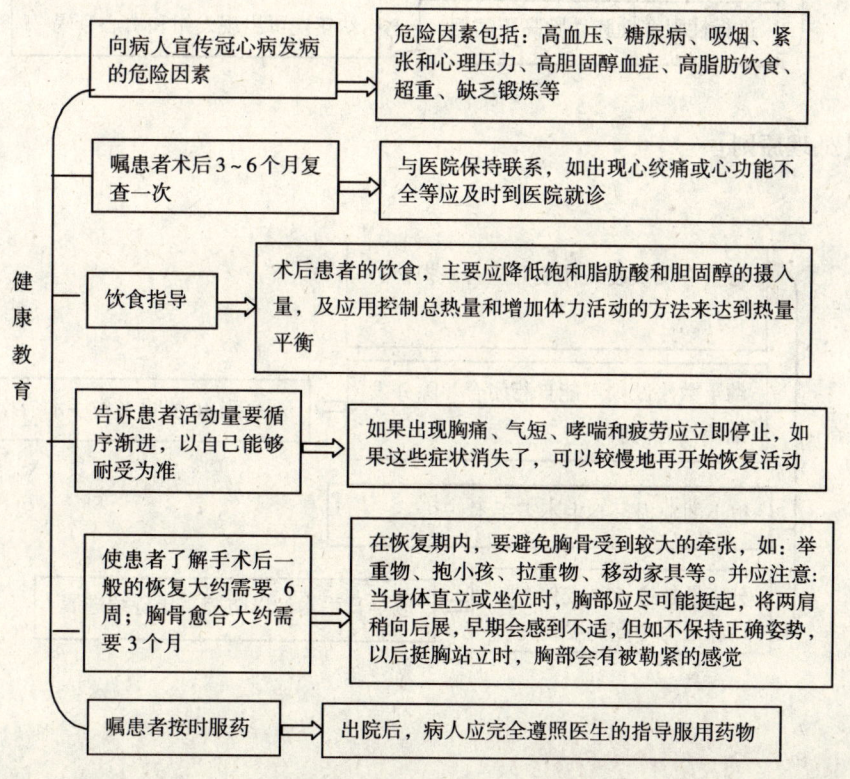

第六节 室间隔缺损

胚胎期室间隔发育不良,左右心室形成异常通道叫室间隔缺损。室间隔缺损产生左向右分流,分流量的多少取决于左、右心室压力阶差,缺损的大小和肺血管阻力。分流量大,肺动脉压力和肺血管阻力将逐渐上升。肺小动脉早期发生痉挛,继而管壁内膜和中层增厚,阻力增大,形成阻塞性肺动脉高压,使左向右分流明显减少,甚至出现右向左逆向分流,导致 Eisenmenger 综合征。

【临床表现】

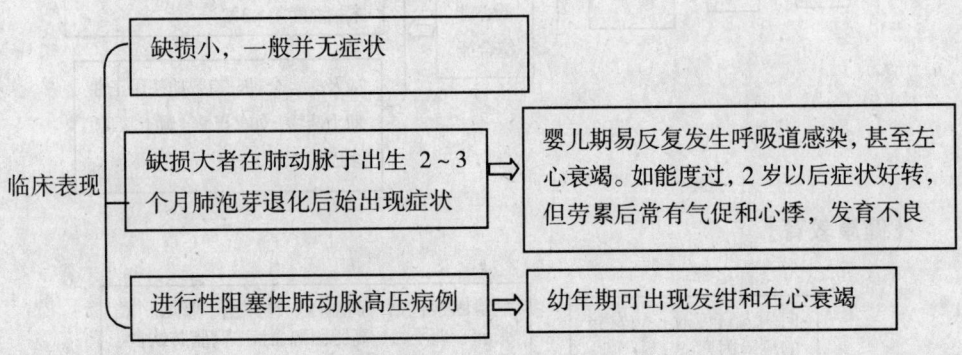

【处理原则】

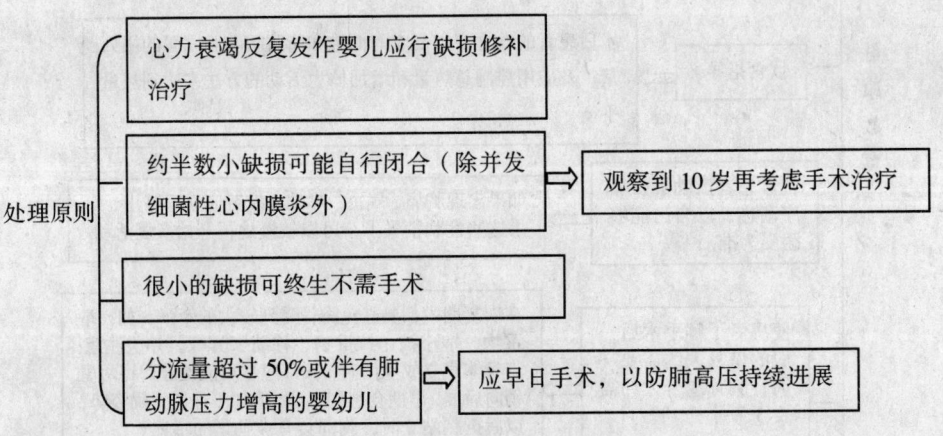

第八章 心脏疾病

【护理流程】

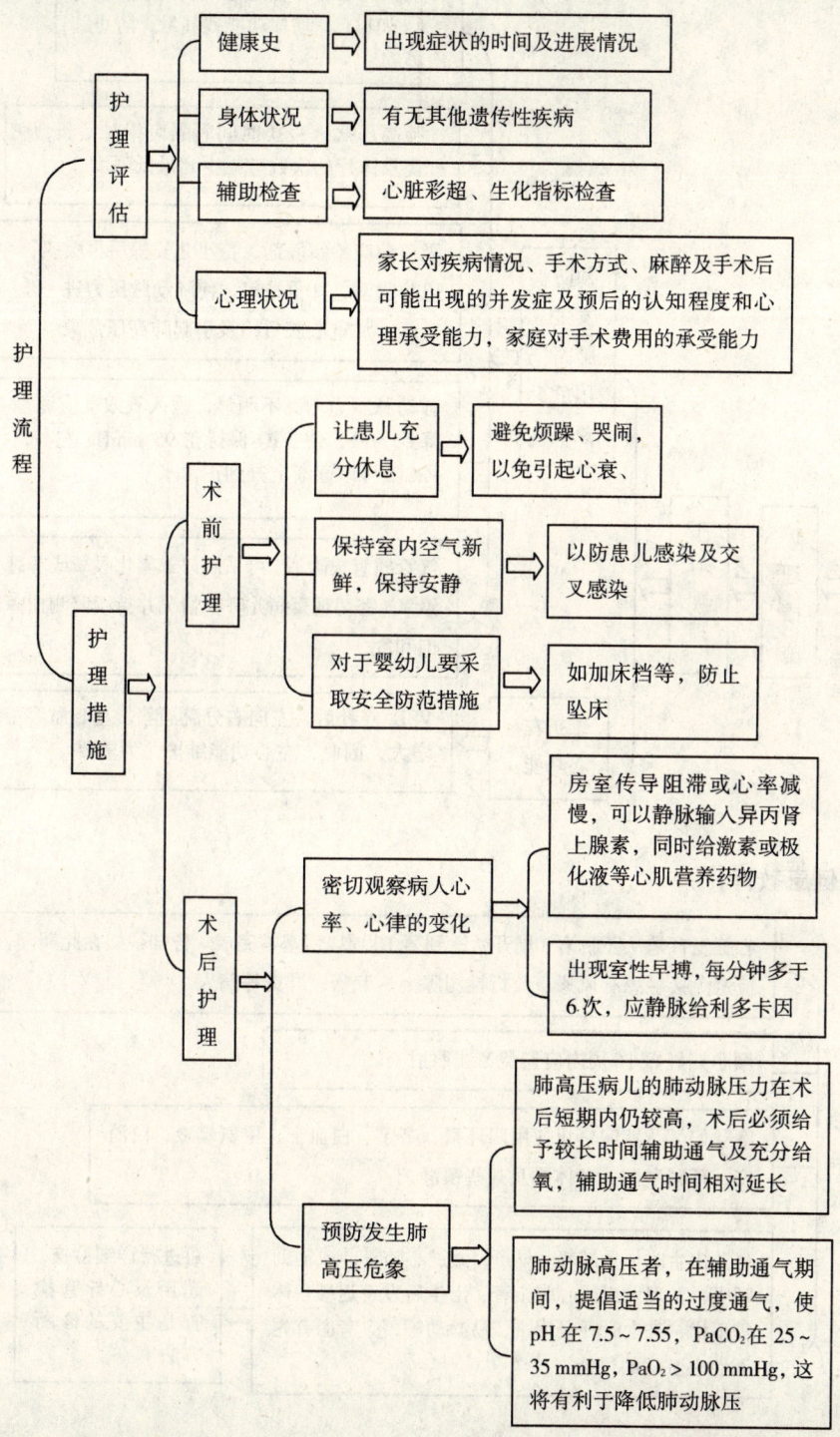

护理流程 → 护理措施 → 术后护理 →

预防发生肺高压危象:
- 肺动脉高压者,辅助通气要设置 PEEP（4 cmH$_2$O）,增加功能残气量,防止肺泡萎缩
- 肺高压病人吸痰时间间隔应相对延长,吸痰及体疗的次数应减少到最低限度
- 吸痰前应给镇静剂,待小儿安静后再吸痰,以防躁动,加重缺氧,使肺动脉压力进一步升高,加重心脏负担及引起肺高压危象
- 肺动脉压力增高不明显,吸入氧浓度应逐渐降到 50%,使 PaO$_2$ 保持在 95 mmHg 左右,PaCO$_2$ 可以逐渐上升到正常水平
- 气管插管拔除后,可采用口罩雾化吸氧或鼻塞给氧,密切观察病儿呼吸情况并持续监测血氧饱和度

维护左心功能: VSD 修补后,左向右分流消除,左心血容量增大,因此,左心功能维护尤为重要

【健康教育】

健康教育:
- 心脏发育是从胚胎第 3 周开始,到第 10 周以后基本完成。告知孕妇在此期间,应避免接触患有风疹、流行性腮腺炎、麻疹、肝炎等病人
- 嘱孕妇妊娠 16 周内应避免 X 线照射
- 嘱孕妇怀孕期间禁止使用四环素、奎宁、白血宁、甲氨蝶呤、白消安、环磷酰胺、黄体酮及某些镇静剂
- 患儿出生时体重较轻、早产、做过心肺复苏或辅助呼吸,发现发绀或心脏杂音,出生后发育迟缓、体重不增,进食时呼吸困难,易激动等,应考虑有先天性心脏病的可能 → 可进行详细检查,超声及心导管检查是主要的诊断方法

第八章 心脏疾病

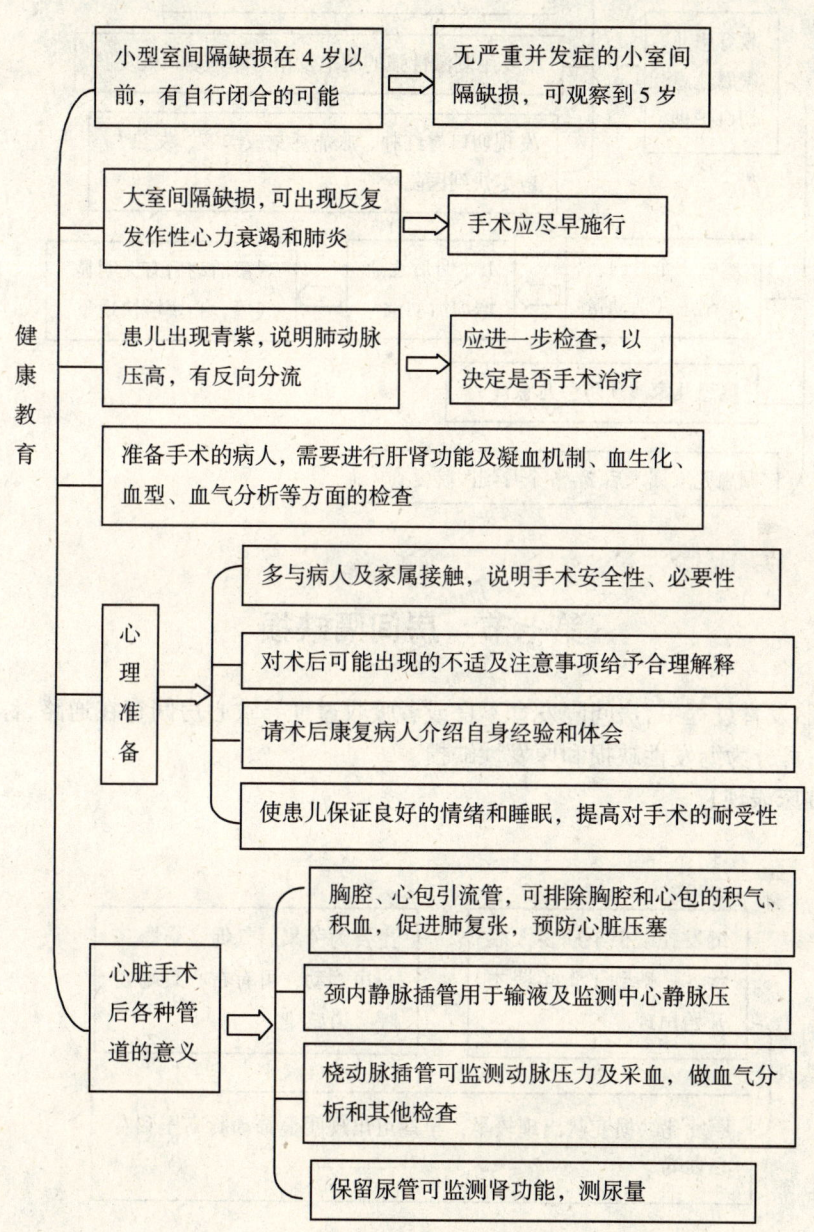

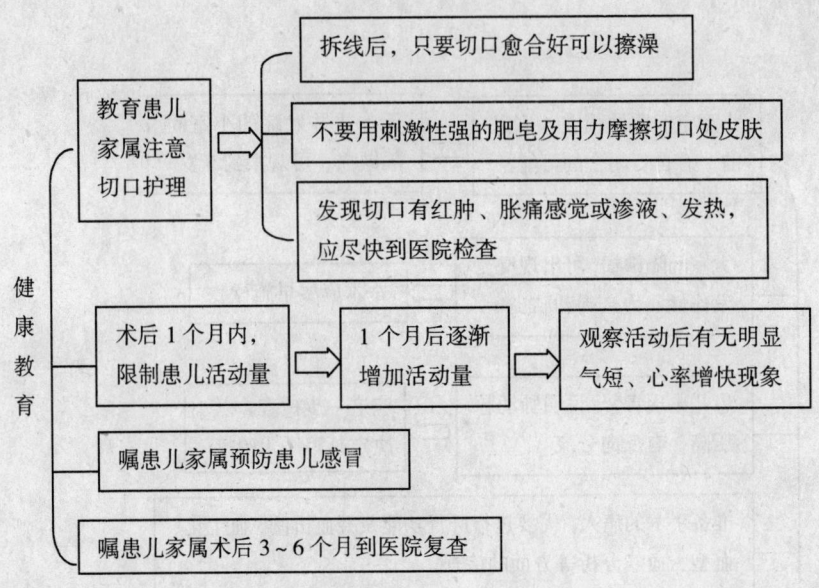

第七节 房间隔缺损

胚胎发育过程中,房间隔发育不良或者吸收过度导致心房间存在通路,称房间隔缺损;可分为继发性缺损和原发性缺损。

【临床表现】

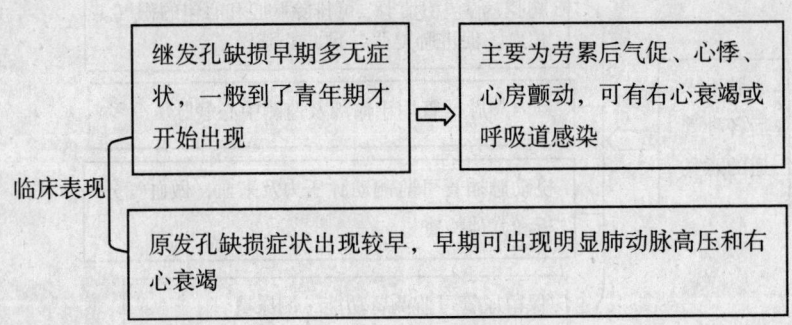

第八章 心脏疾病

【处理原则】

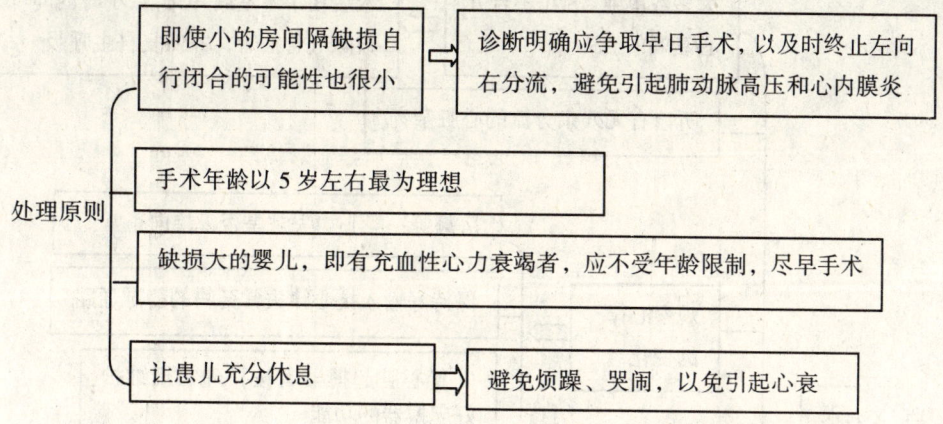

【护理流程】

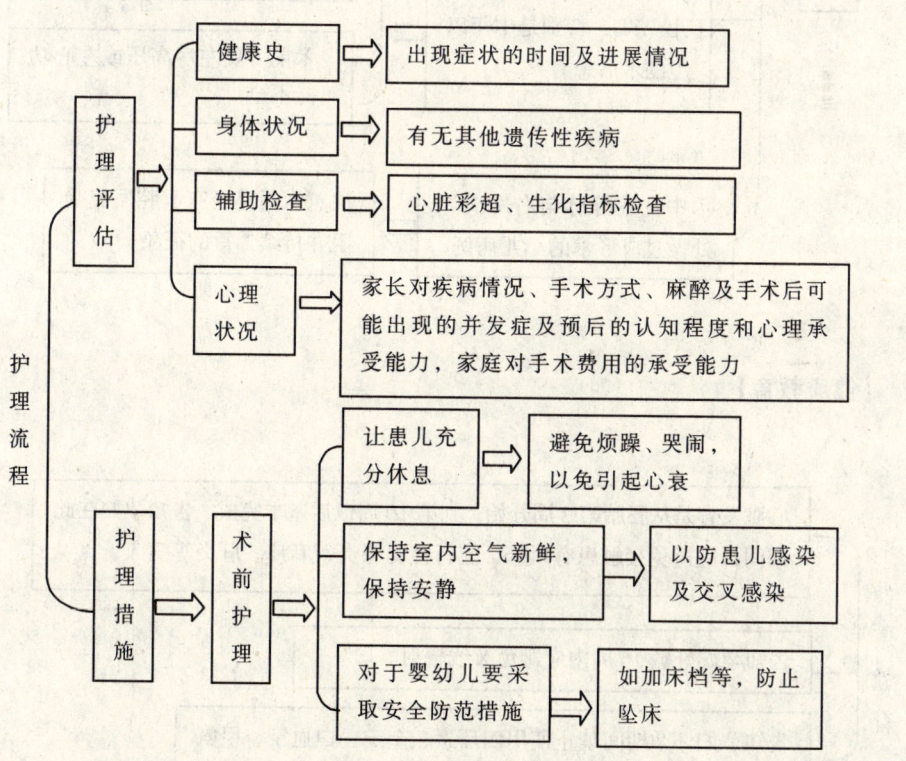

外科常见疾病护理流程与图解

```
                    ┌─ 大多数单纯ASD（不合并  ──→  术后在手术室或ICU数小时内即可
                    │   心衰竭的ASD）              拔除气管插管，并恢复自主呼吸
                    │
                    ├─ 听诊有无残余分流的心脏杂音
                    │
                    │                      ┌─ 房颤等一般心律失常是否正趋向正常
                    │                      │
          ┌─ 术后 ──┼─ 观察心律 ──────────┼─ 保持好输入抗心律失常药物的静脉通路
护理流程 ─┤  护理   │   的变化             │
          │         │                      └─ 安置心脏起搏器者按护理常规维护
          │         │                         好起搏器的功能
          │         │
          │         │                      ┌─ 术前有可疑或轻症的冠心病、
          │         ├─ 左心功能监测：大龄患 │   高血压或二尖瓣关闭不全者
          │         │   儿ASD，特别是中年以─┤
          │         │   上的术后患者        └─ 术前可疑左房高压或左心功
          │         │                         能不全
          │         │
          │         └─ 术中上腔静脉与右房交界 ──→ 注意术后是否有上腔回流受
          │            处做过成形术的小儿病例      阻并持续加重的征象
```

【健康教育】

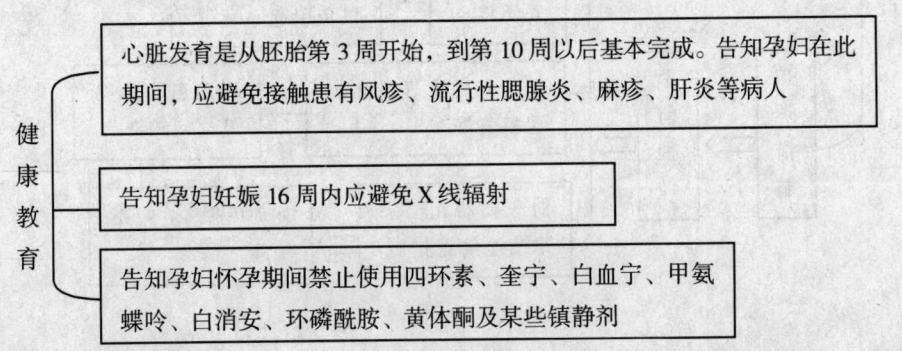

```
           ┌─ 心脏发育是从胚胎第3周开始，到第10周以后基本完成。告知孕妇在此
           │   期间，应避免接触患有风疹、流行性腮腺炎、麻疹、肝炎等病人
健康       │
教育 ──────┼─ 告知孕妇妊娠16周内应避免X线辐射
           │
           └─ 告知孕妇怀孕期间禁止使用四环素、奎宁、白血宁、甲氨
              蝶呤、白消安、环磷酰胺、黄体酮及某些镇静剂
```

第八章 心脏疾病

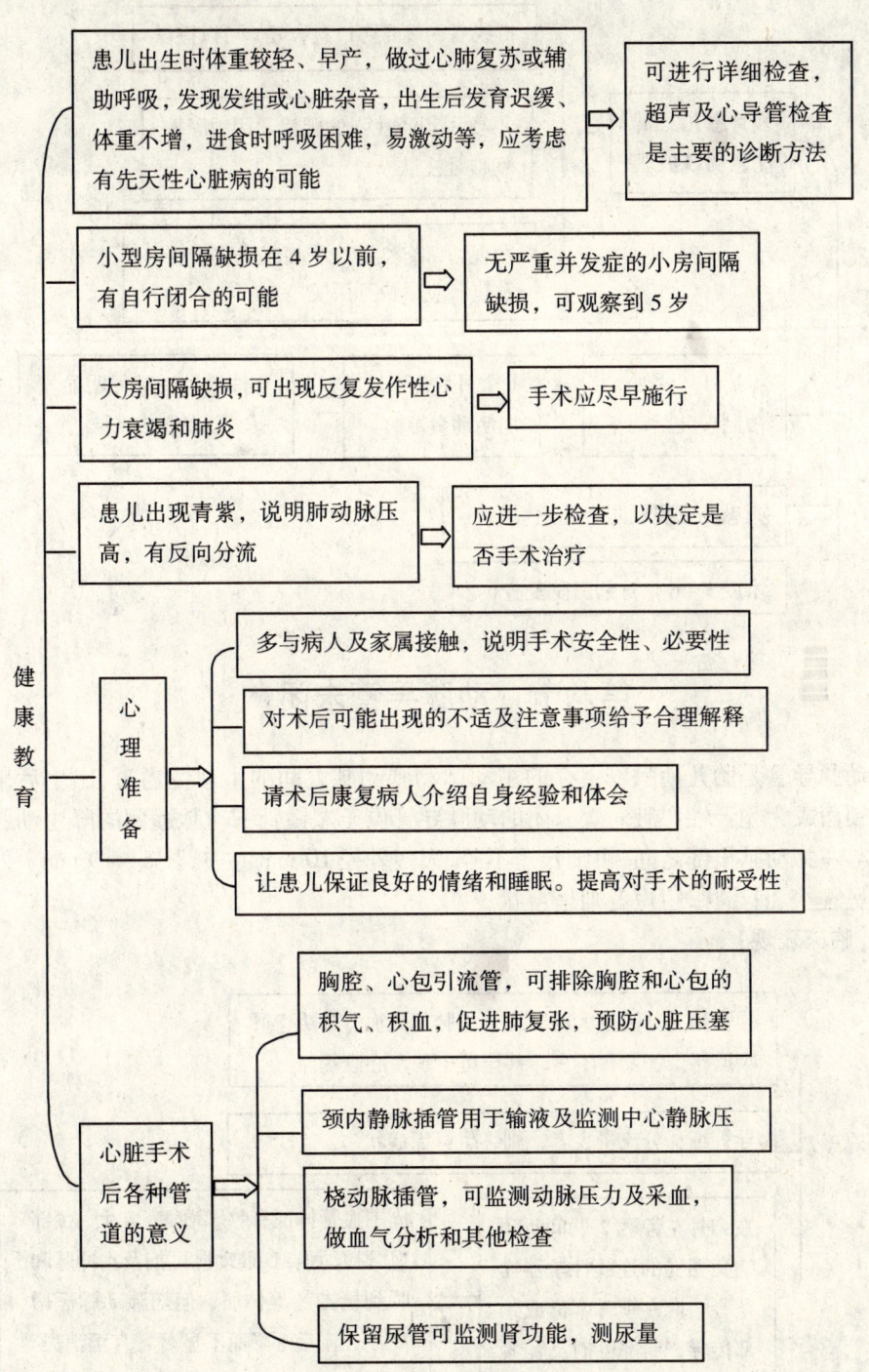

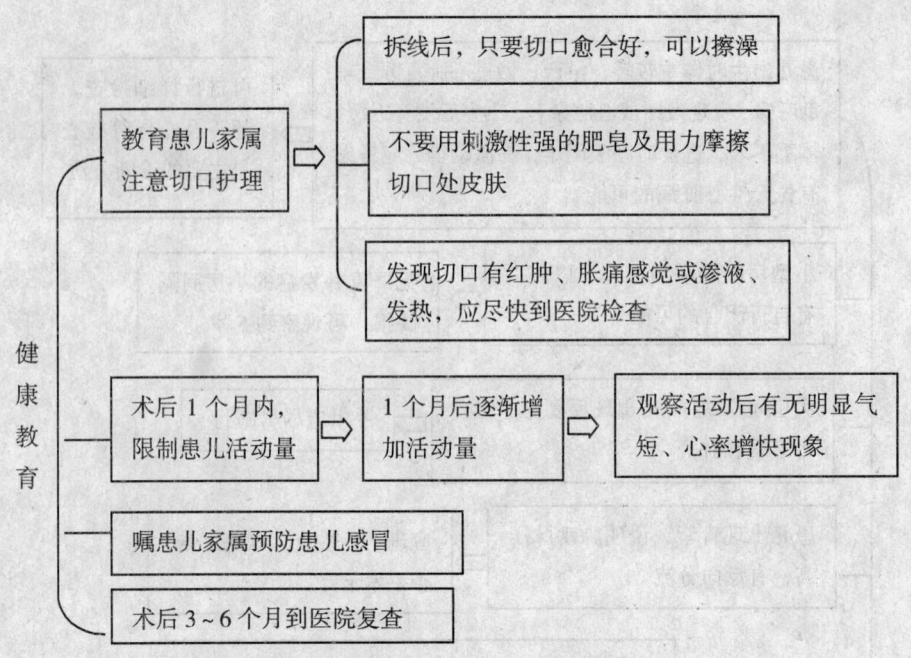

第八节 动脉导管未闭

动脉导管是胎儿期赖以生存的主动脉和肺动脉之间的生理性通道,出生后未能闭锁而成为先天性心脏病。未闭的动脉导管位于左锁骨下动脉远侧的降主动脉峡部与左肺动脉根部之间,粗细长短不等,大多外径 10 mm 左右,长 6~10 mm。外形可呈管状、漏斗状,粗短者则呈窗状。

【临床表现】

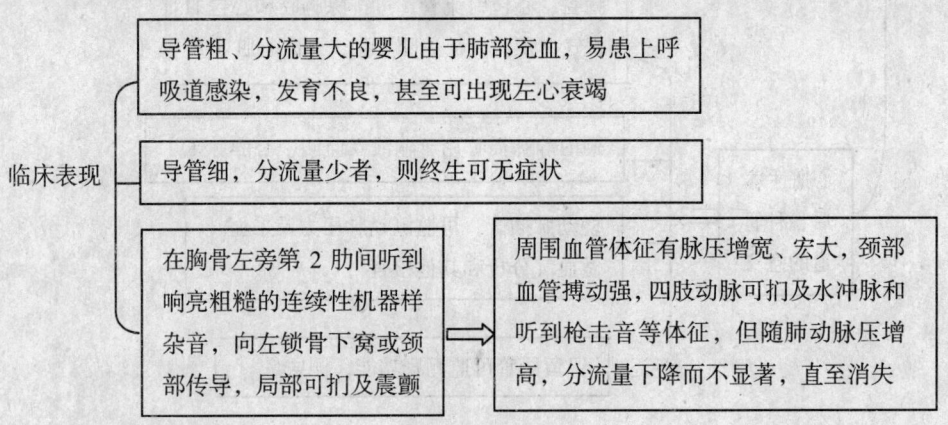

【处理原则】

- 处理原则
  - 1岁内婴儿出现充血性心力衰竭 ⇒ 积极手术治疗
  - 导管较粗，合并肺动脉高压 ⇒ 及早手术
  - 中小直径导管，无心力衰竭 ⇒ 择期手术

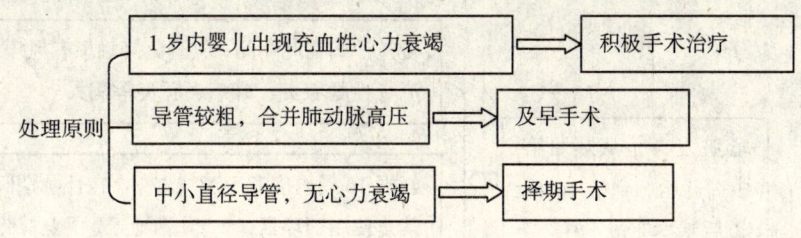

【护理流程】

- 护理流程
  - 护理评估 ⇒
    - 健康史 ⇒ 出现症状的时间及进展情况
    - 身体状况 ⇒ 有无其他遗传性疾病
    - 辅助检查 ⇒ 心脏彩超、生化指标检查
    - 心理状况 ⇒ 家长对疾病情况、手术方式、麻醉及手术后可能出现的并发症及预后的认知程度和心理承受能力，家庭对手术费用的承受能力
  - 护理措施 ⇒
    - 术前护理 ⇒
      - 让患儿充分休息 ⇒ 避免烦躁、哭闹，以免引起心衰
      - 保持室内空气新鲜，保持安静 ⇒ 以防患儿感染及交叉感染
      - 对于婴幼儿要采取安全防范措施 ⇒ 如加床档等，防止坠床
    - 术后护理 ⇒
      - 控制血压 ⇒ 以防导管再通
      - 拔除气管插管后要观察病人有无声音嘶哑 ⇒ 以判断有无喉返神经损伤
      - 防止血压过高 ⇒ 以防出现高血压脑病
      - 术后引流如出现乳糜样液体，则可判断为胸导管损伤 ⇒ 嘱病人低蛋白饮食

【健康教育】

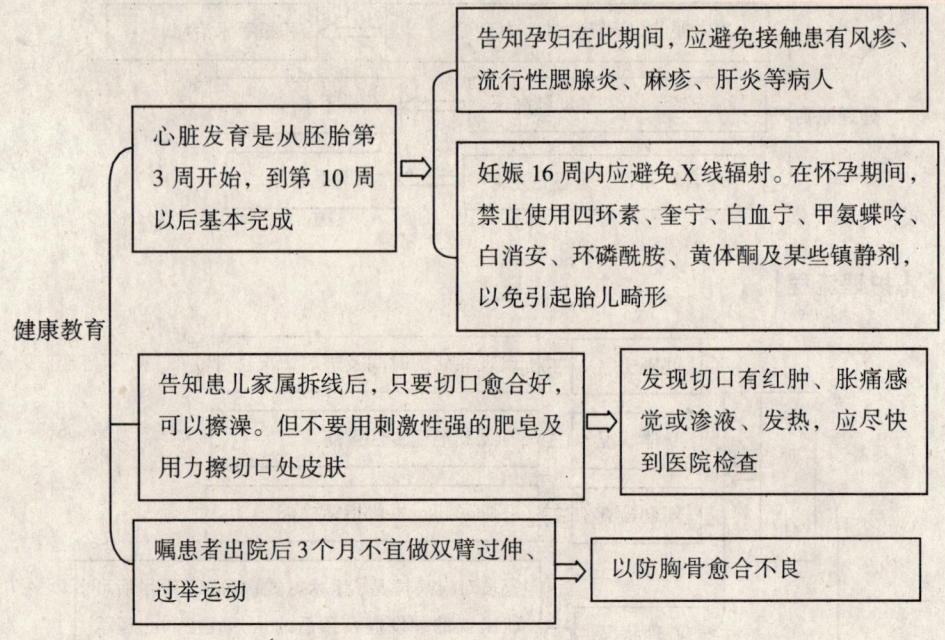

第九节　法洛四联症

法洛四联症是一种常见的发绀型先天性心脏病,占先天性心脏病的10%左右,是指肺动脉瓣口狭窄、室间隔缺损、主动脉骑跨和右心室肥大等联合心脏畸形。

【临床表现】

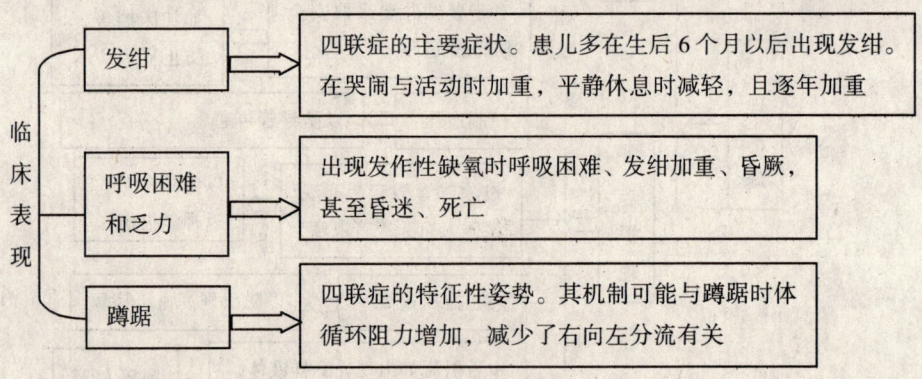

第八章 心脏疾病

临床表现

- 杵状指（趾）：四联症常见的体征。缺氧越重，杵状指（趾）越明显
- 心脏检查：胸骨左缘第2、3、4肋间有收缩期杂音。肺动脉瓣第二音减弱甚至消失。肺动脉瓣和肺动脉发育较好的四联症病人，肺动脉瓣第二音正常或略低
- 辅助检查：
  - 化验检查：红细胞增多可达 $(5\sim8)\times10^{12}/L$，血红蛋白增至 $150\sim700\ g/L$ 以上。动脉血氧饱和度下降至 $0.9\sim0.4$
  - 心电图检查：电轴右偏，右心室肥大，很少伴有劳损
  - X线检查：心影正常或稍大，肺动脉段凹陷，心尖圆钝，可呈"木靴形"。主动脉影增宽，约25%病例示右位主动脉弓，肺野清亮

【处理原则】

处理原则：
- 临床症状较轻者，可等待至5岁后施行根治术
- 婴儿期，如缺氧严重，屡发呼吸道感染或晕厥，可先行姑息性分流术过渡 ⇒ 长大些再行根治术，有条件也可进行根治术

【护理流程】

护理流程 ⇒ 护理评估：
- 健康史 ⇒ 出现症状的时间及进展情况
- 身体状况 ⇒ 有无其他遗传性疾病
- 辅助检查 ⇒ 心脏彩超，生化指标检查
- 心理状况 ⇒ 家长对疾病情况、手术方式、麻醉及手术后可能出现的并发症及预后的认知程度和心理承受能力，家庭对手术费用的承受能力

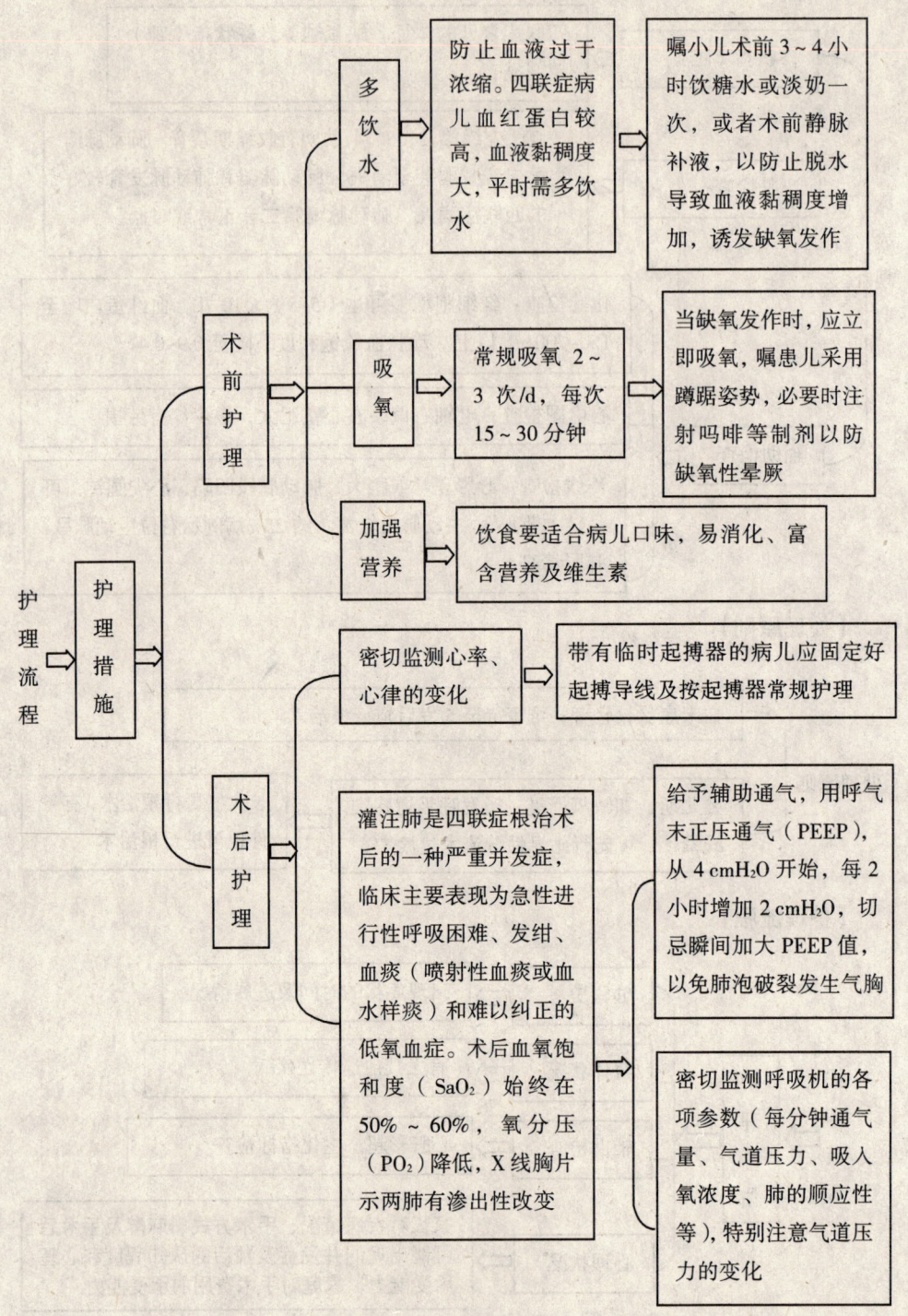

第八章 心脏疾病

```
护理流程 → 护理措施 → 术后护理
```

术后护理分支：

- 灌注肺是四联症根治术后的一种严重并发症，临床主要表现为急性进行性呼吸困难、发绀、血痰（喷射性血痰或血水样痰）和难以纠正的低氧血症。术后血氧饱和度（SaO_2）始终在 50%~60%，氧分压（PO_2）降低，X线胸片示两肺有渗出性改变
  - → 保持呼吸道通畅，及时吸出呼吸道分泌物。吸痰次数不要过频，设法在吸痰过程中使病儿充分镇静，防止躁动
  - → 严格限制入量，经常监测胶体渗透压，在术后急性渗出期，根据血浆胶体渗透压的变化，按医嘱及时补充血浆及白蛋白

- 观察胸腔引流的量及性质。术后应每小时记录引流液的量及性质，如发现血性引流量 >4 ml/（kg·h），应想到可能发生急性出血或心脏压塞；如胸腔引流突然中止，可能血块堵塞引流管，对这种现象应引起高度重视，并向医生报告及做好二次开胸等急症手术的准备
  - → 病儿术前低氧血症，侧支循环丰富以及术中抗凝及血液稀释等，均可导致术后出血

循环功能的维护：

- 重症四联症跨环补片或心功能差者，常应用多巴胺及多巴酚丁胺，但在维护心功能的同时，还要注意调整血容量，千万不要只注意血容量的补充，而忽略了心功能的维护，边调整输入药物溶液的速度，边补充容量，使病人的动脉压、中心静脉压维持在一个最佳状态。还要观察用药的效果

- 定时测定血浆胶体渗透压，并维持在 17~20 mmHg。术中使用超滤的患儿，术后应适当补充晶体液，以降低血液的黏稠度

【健康教育】

健康教育
- 因红细胞增多，血黏稠度增高，血流变慢，易引起栓塞。因此，当腹泻、呕吐、高热时，应及时补液，以防止脱水。有贫血时，给予铁剂治疗，以防缺氧发作
- 若患儿缺氧发作，应立即给予吸氧、镇静、取屈膝位。遵医嘱给普萘洛尔(心得安)0.1～0.2 mg/kg静脉推注，心得安可以解除右室流出道痉挛
- 心脏手术后各种管道的意义：胸腔、心包引流管，可排除胸腔和心包的积气、积血，促进肺复张，预防心脏压塞。颈内静脉插管用于输液及监测中心静脉压。桡动脉插管可监测动脉压力及采血、做血气分析和其他检查。保留尿管可监测肾功能，测尿量
- 切口护理：告知患儿家属拆线后，只要切口愈合好可以擦澡。但不要用刺激性强的肥皂及用力摩擦切口处皮肤。发现切口有红肿、胀痛感觉或渗液、发热，应尽快到医院检查

第十节　慢性缩窄性心包炎

慢性缩窄性心包炎，是由心包炎症引起的心包纤维及蛋白渗出，导致心包增厚，限制心室舒张及压迫心脏，表现为以心脏舒张功能障碍为主的心功能不全。

【临床表现】

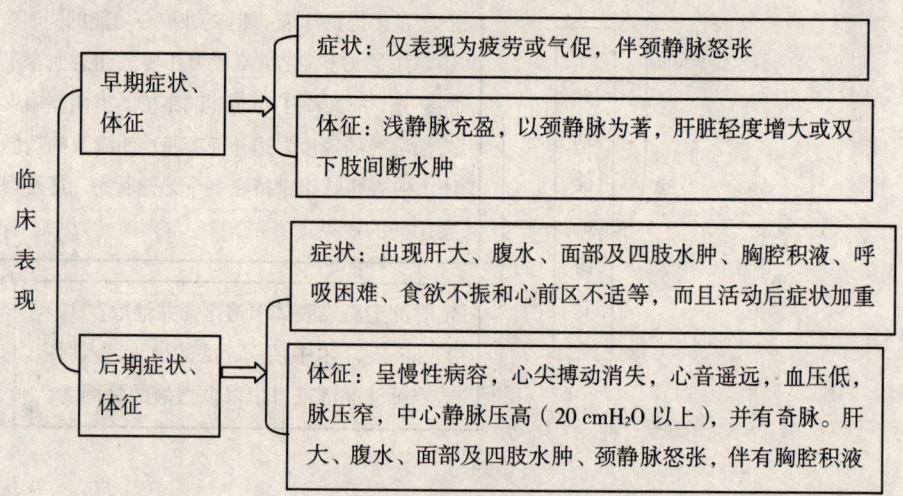

临床表现
- 早期症状、体征
  - 症状：仅表现为疲劳或气促，伴颈静脉怒张
  - 体征：浅静脉充盈，以颈静脉为著，肝脏轻度增大或双下肢间断水肿
- 后期症状、体征
  - 症状：出现肝大、腹水、面部及四肢水肿、胸腔积液、呼吸困难、食欲不振和心前区不适等，而且活动后症状加重
  - 体征：呈慢性病容，心尖搏动消失，心音遥远，血压低，脉压窄，中心静脉压高（20 cmH₂O以上），并有奇脉。肝大、腹水、面部及四肢水肿、颈静脉怒张，伴有胸腔积液

【处理原则】

处理原则
一般处理
结核性或化脓性感染的患者
进行正规的抗结核药物或抗生素治疗
纠正贫血或低蛋白血症
加强营养，给予高蛋白低盐饮食，输血或血浆
减轻水肿及胸腹水
利尿或胸腹腔穿刺
纠正酸碱平衡失调
及时补充电解质
手术治疗
心包剥离术

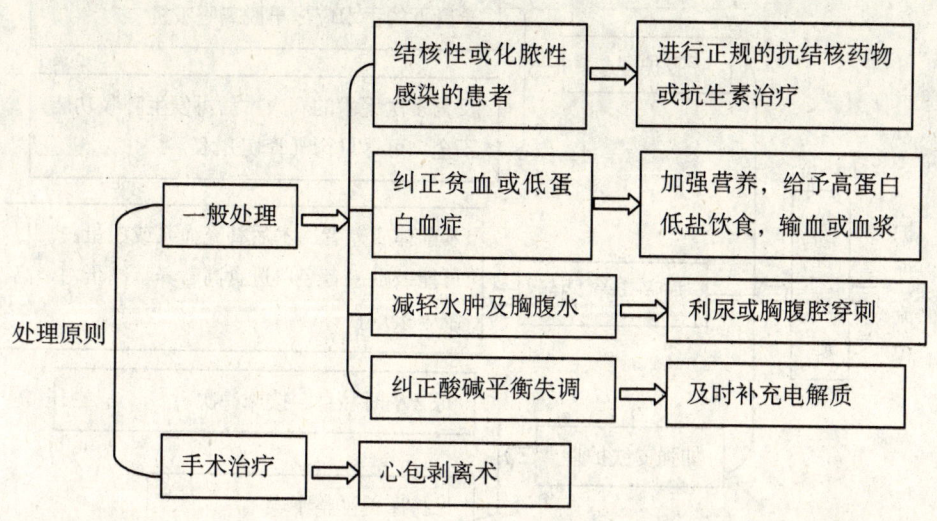

【护理流程】

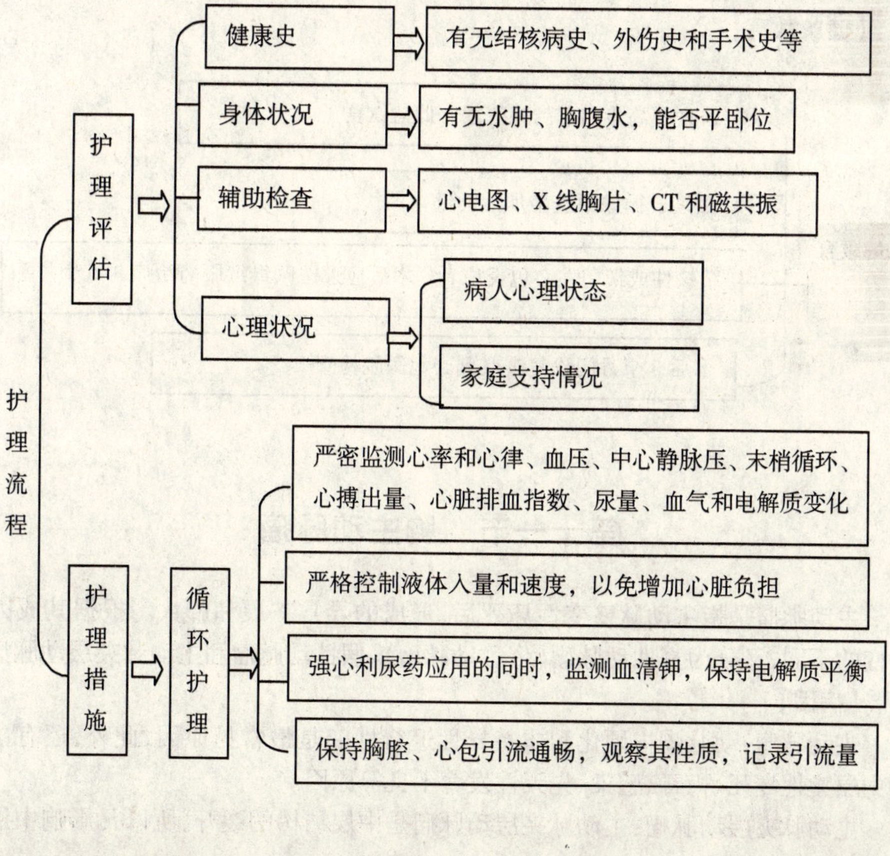

护理流程
护理评估
健康史
有无结核病史、外伤史和手术史等
身体状况
有无水肿、胸腹水，能否平卧位
辅助检查
心电图、X 线胸片、CT 和磁共振
心理状况
病人心理状态
家庭支持情况
护理措施
循环护理
严密监测心率和心律、血压、中心静脉压、末梢循环、心搏出量、心脏排血指数、尿量、血气和电解质变化
严格控制液体入量和速度，以免增加心脏负担
强心利尿药应用的同时，监测血清钾，保持电解质平衡
保持胸腔、心包引流通畅，观察其性质，记录引流量

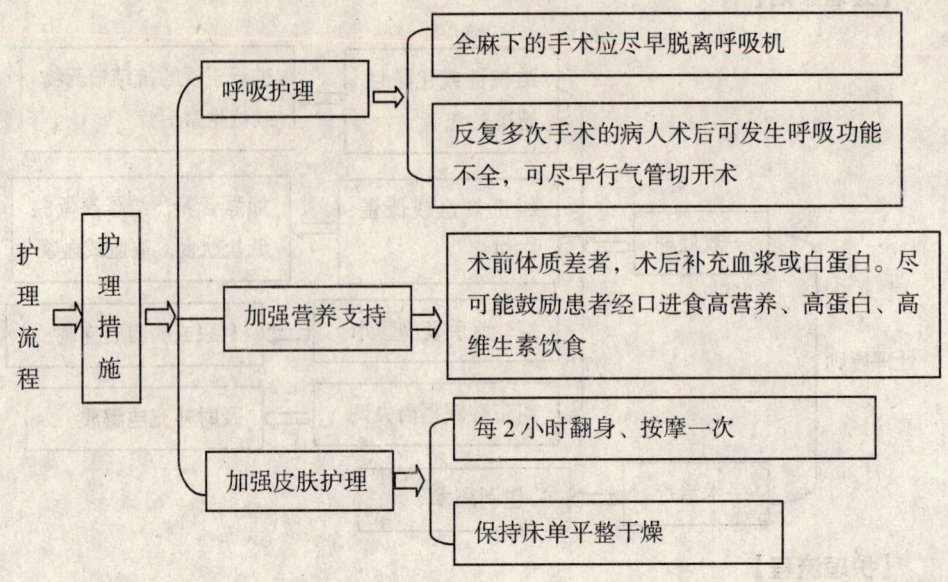

【健康教育】

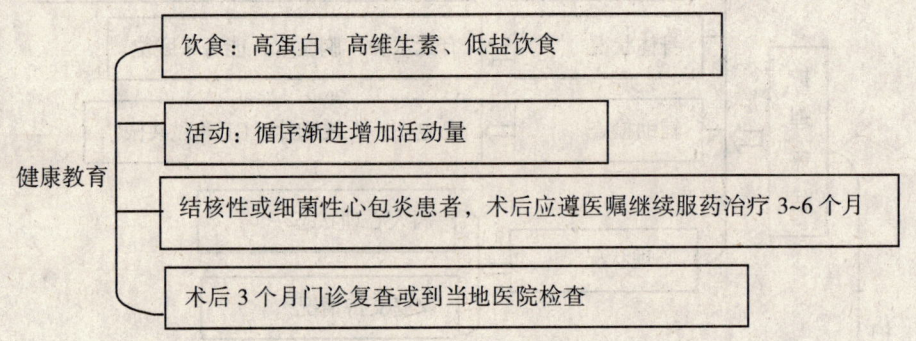

第十一节　胸主动脉瘤

主动脉瘤是指主动脉壁变性坏死后,形成的异常扩展和膨大。根据其成因和病变的不同,又分为真性动脉瘤(俗称动脉瘤)、假性动脉瘤和主动脉夹层动脉瘤。

【病因】

主动脉瘤:动脉粥样硬化和非特异性退行性变是最常见原因,此外,还有主动脉中层囊性坏死、梅毒、感染、先天性发育不良等原因。

主动脉夹层动脉瘤:主动脉夹层动脉瘤是中层结构的裂开,所以凡影响中层完

整性的因素均可导致中层裂开,这些因素概括为:

1. 遗传性疾病,特别是结缔组织异常的疾病,如马方综合征。
2. 先天性心血管畸形。
3. 特发性主动脉中层退行性变。
4. 高血压。
5. 怀孕。
6. 钝器伤。
7. 主动脉粥样硬化,主动脉的炎症反应和感染。
8. 吸毒等。

假性动脉瘤:

1. 医源性的主动脉壁损伤,如冠状动脉造影过程中动脉壁局部穿破并发血肿,形成假性动脉瘤。
2. 外伤。
3. 感染。
4. 主动脉壁的退行性变。

【临床表现】

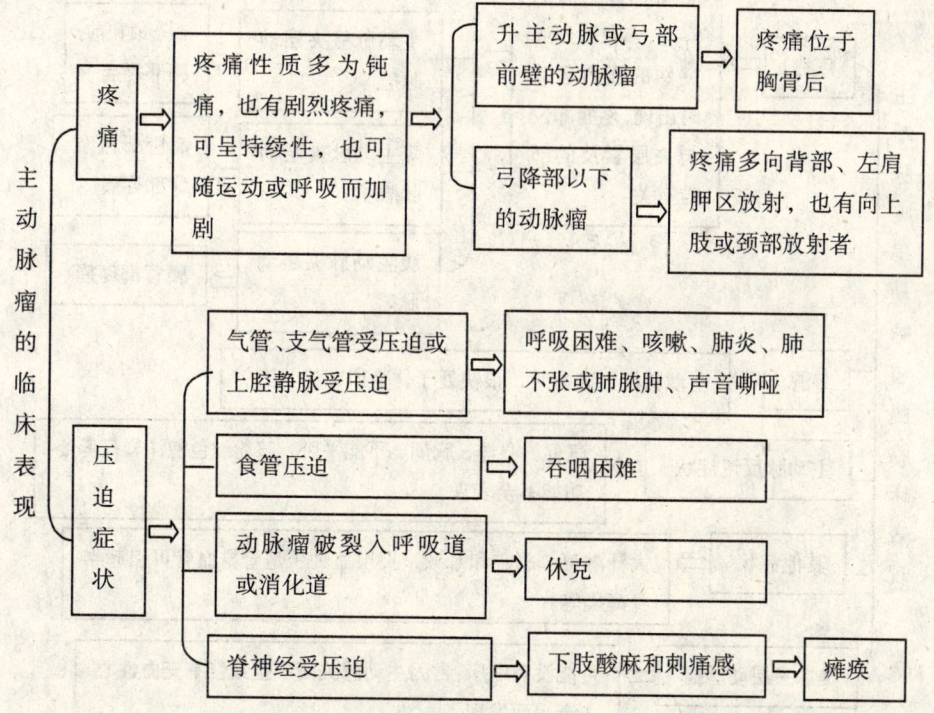

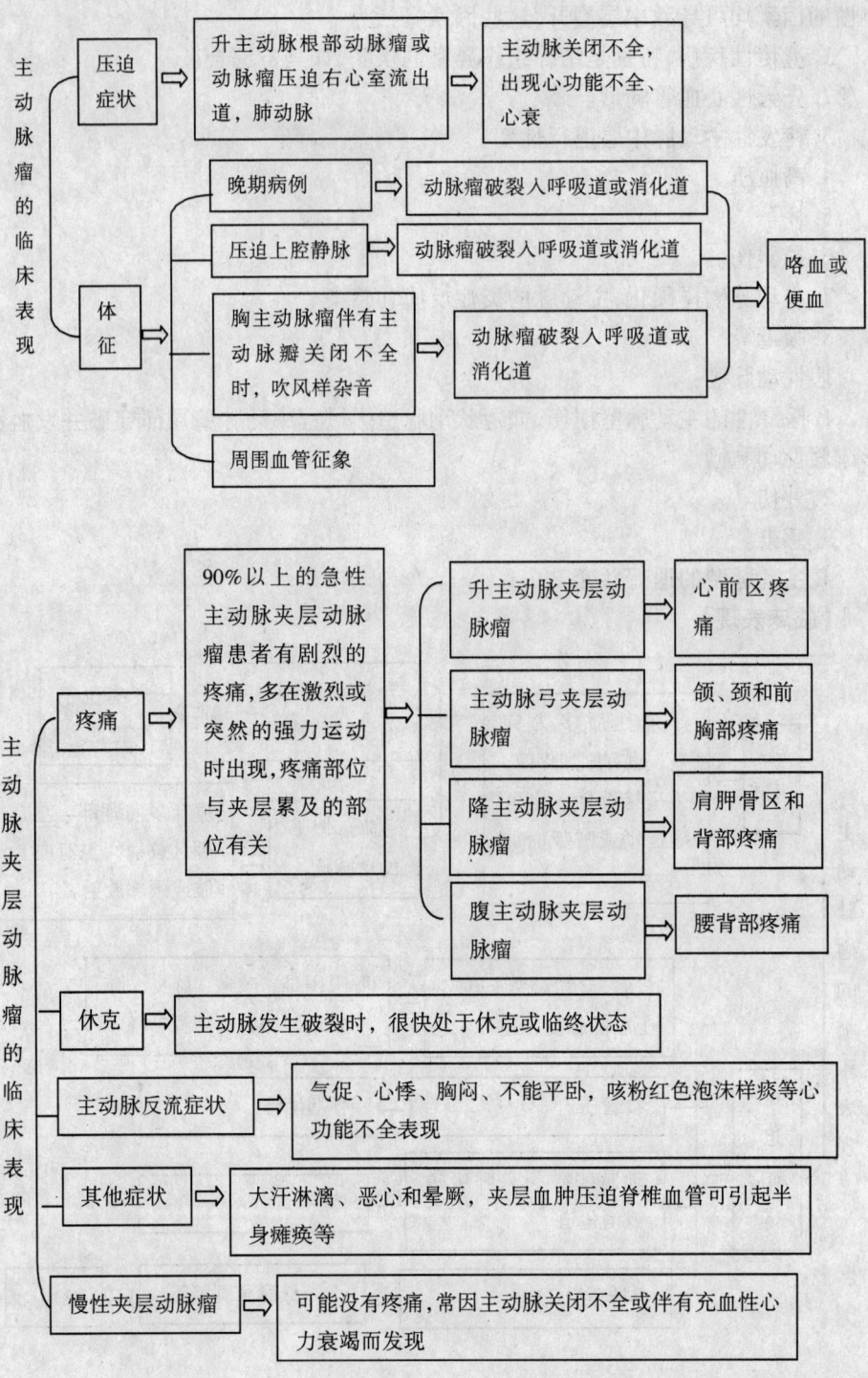

第八章 心脏疾病

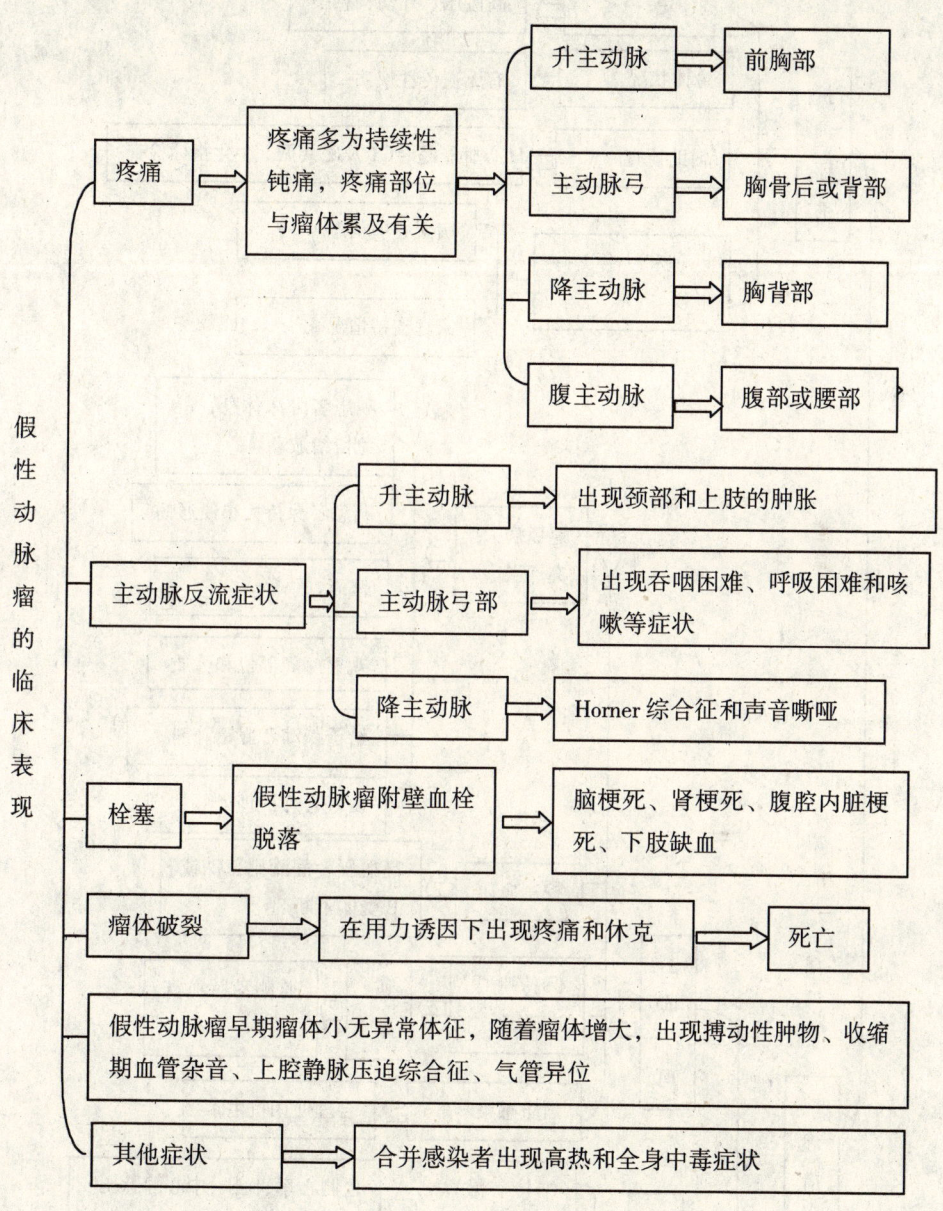

【护理流程】

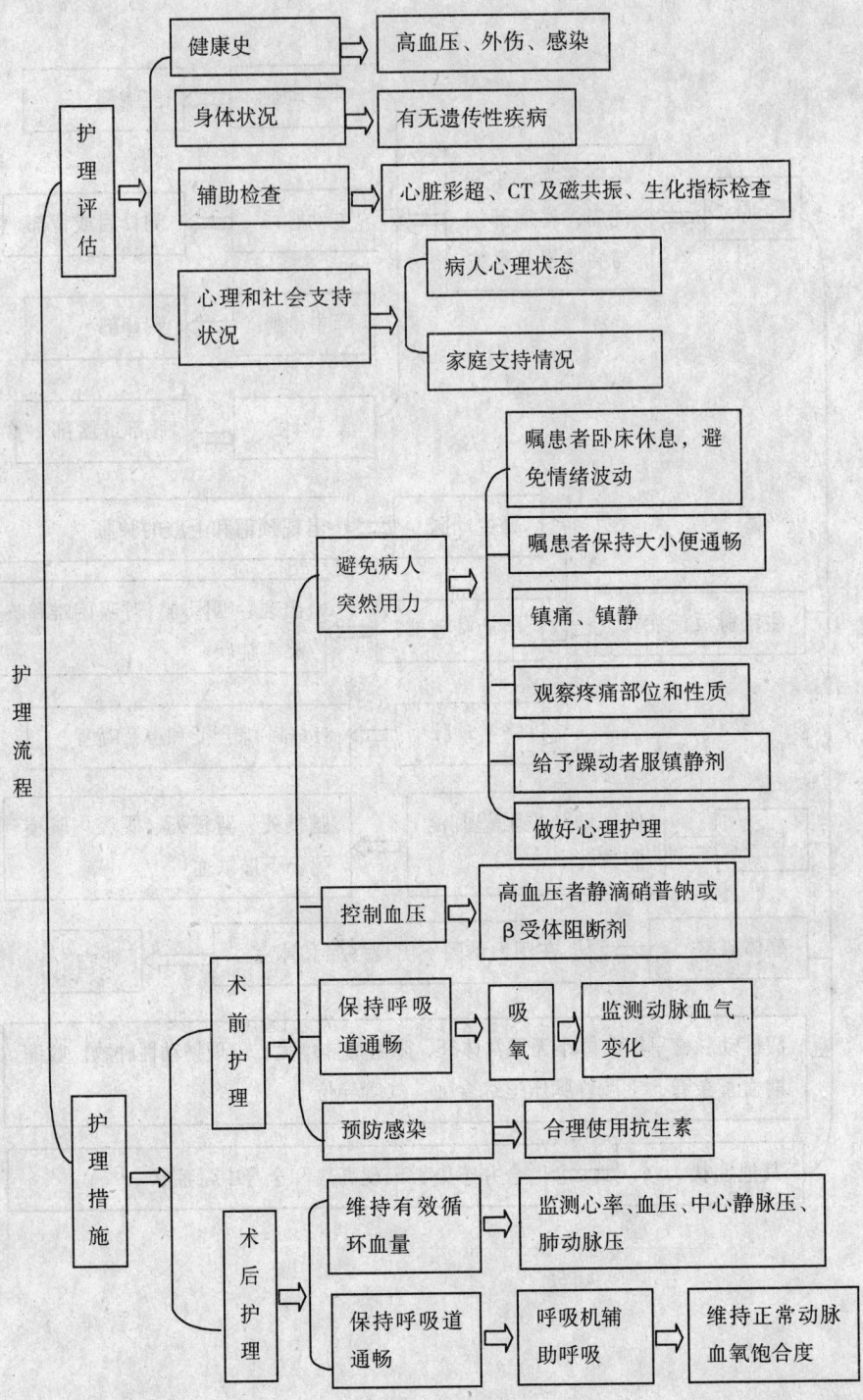

第八章 心脏疾病

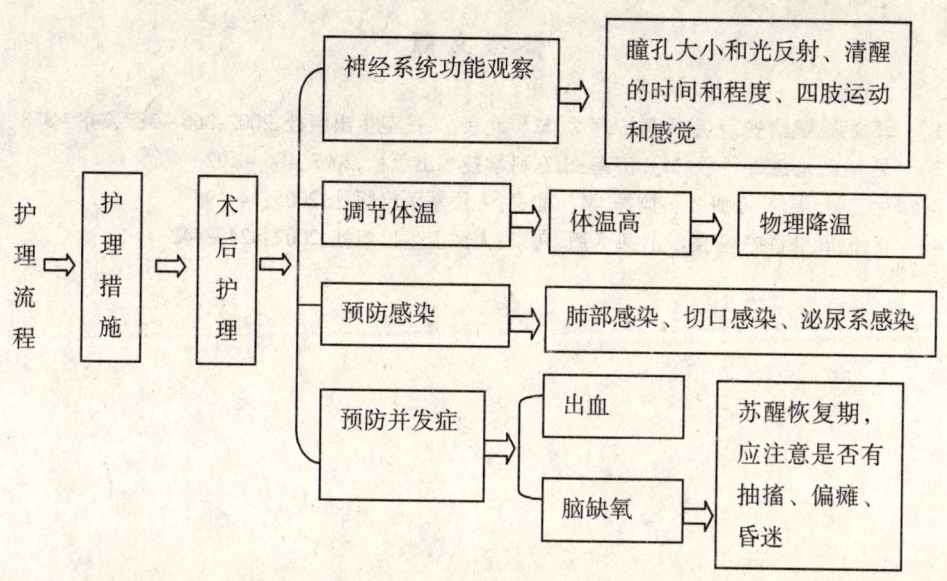

【健康教育】

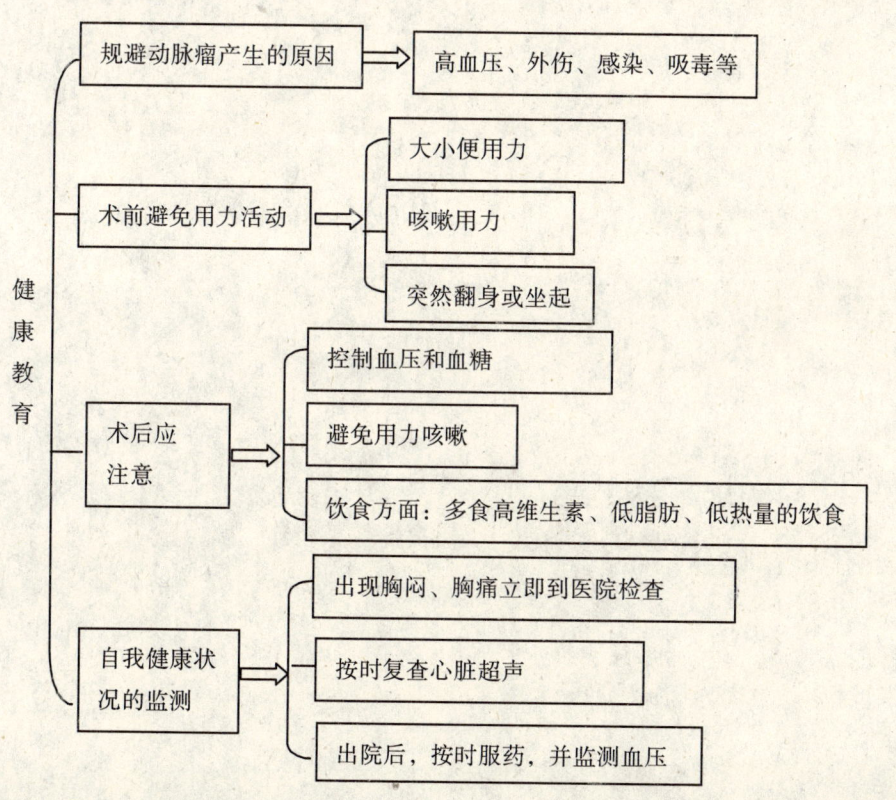

— 181 —

参 考 文 献

[1] 郭加强,吴清玉.心脏外科护理学[M].北京:人民卫生出版社,2002:366-387,748-878
[2] 吴清玉.心脏外科学[M].济南:山东科学技术出版社,2003:186-192
[3] 徐宏耀,吴信.心脏外科监护[M].北京:人民军医出版社,2005:14-96
[4] 曹伟新.外科护理学[M].第3版.北京:人民卫生出版社,2002:424-442

第九章 泌尿和男性生殖系统疾病

第一节 良性前列腺增生

良性前列腺增生(以下简称前列腺增生),是老年男性常见疾病,除了前列腺增大的静力性因素外,膀胱出口的动力性变化、年龄增长导致的逼尿肌退行性变、梗阻引起的膀胱神经病变等都与前列腺症状密切相关。

【病因】

指膀胱充盈时病人企图控制排尿,但仍出现自然或继发的逼尿肌收缩,表现为尿频、尿急或尿失禁。

国内外学者对前列腺增生发病机制的研究已历数十年,但确切病因仍未阐明,近年来的研究进展主要有以下几个方面:激素与睾丸内非雄性激素物质的作用;细胞凋亡;间质-上皮细胞相互作用;生长因子的作用。

【临床表现】

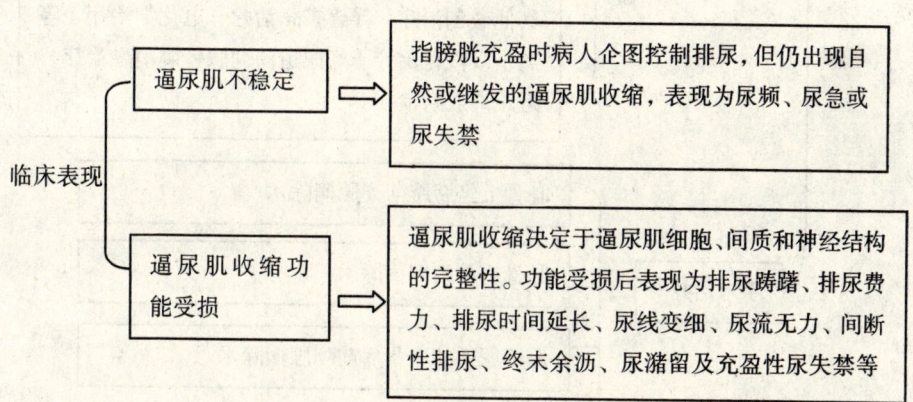

【处理原则】

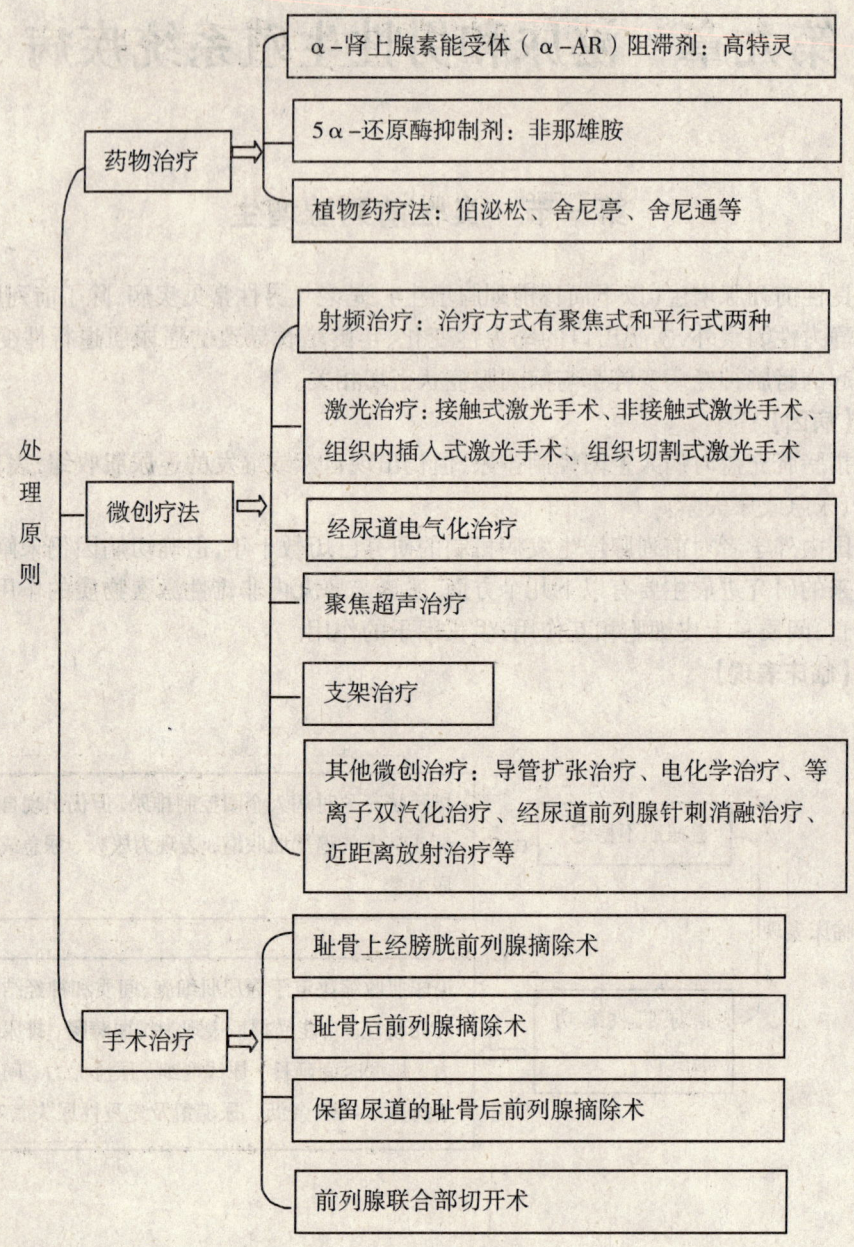

【护理流程】

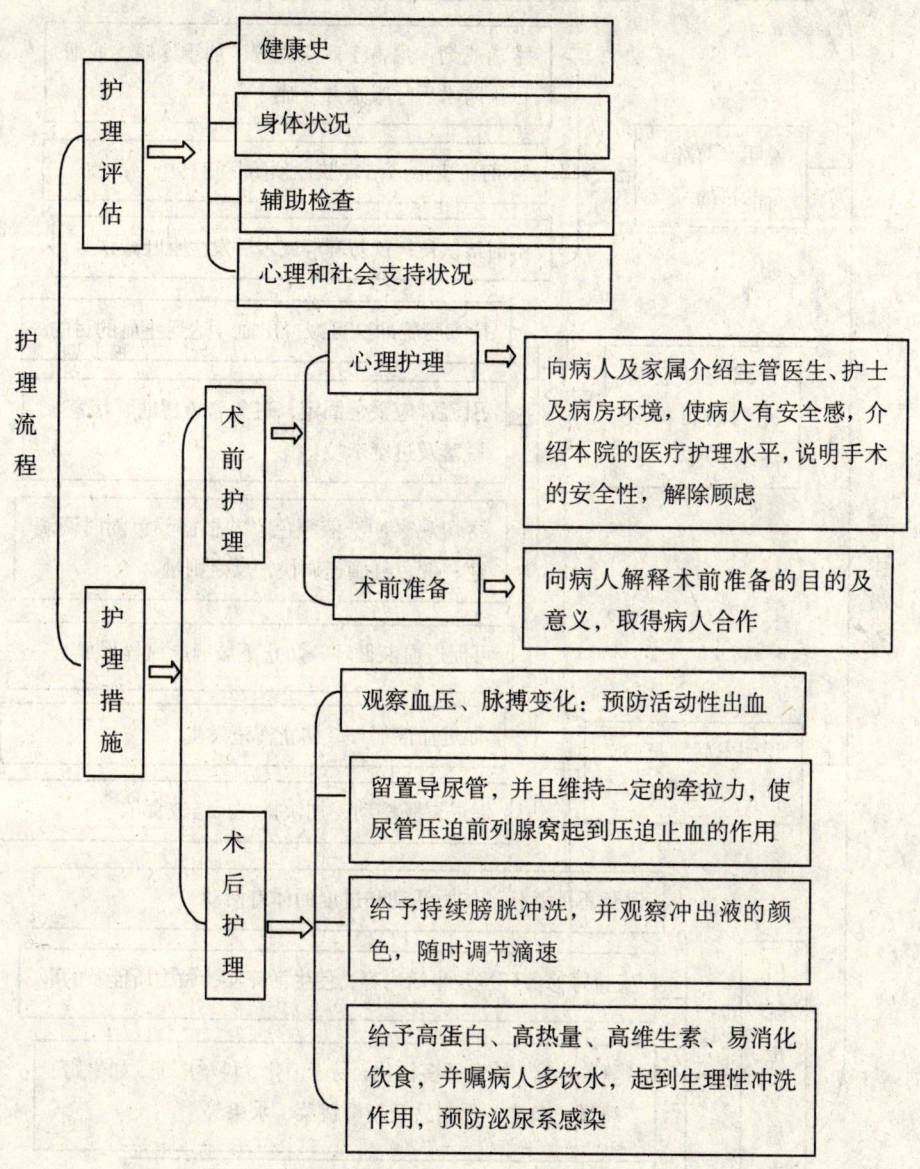

【健康教育】

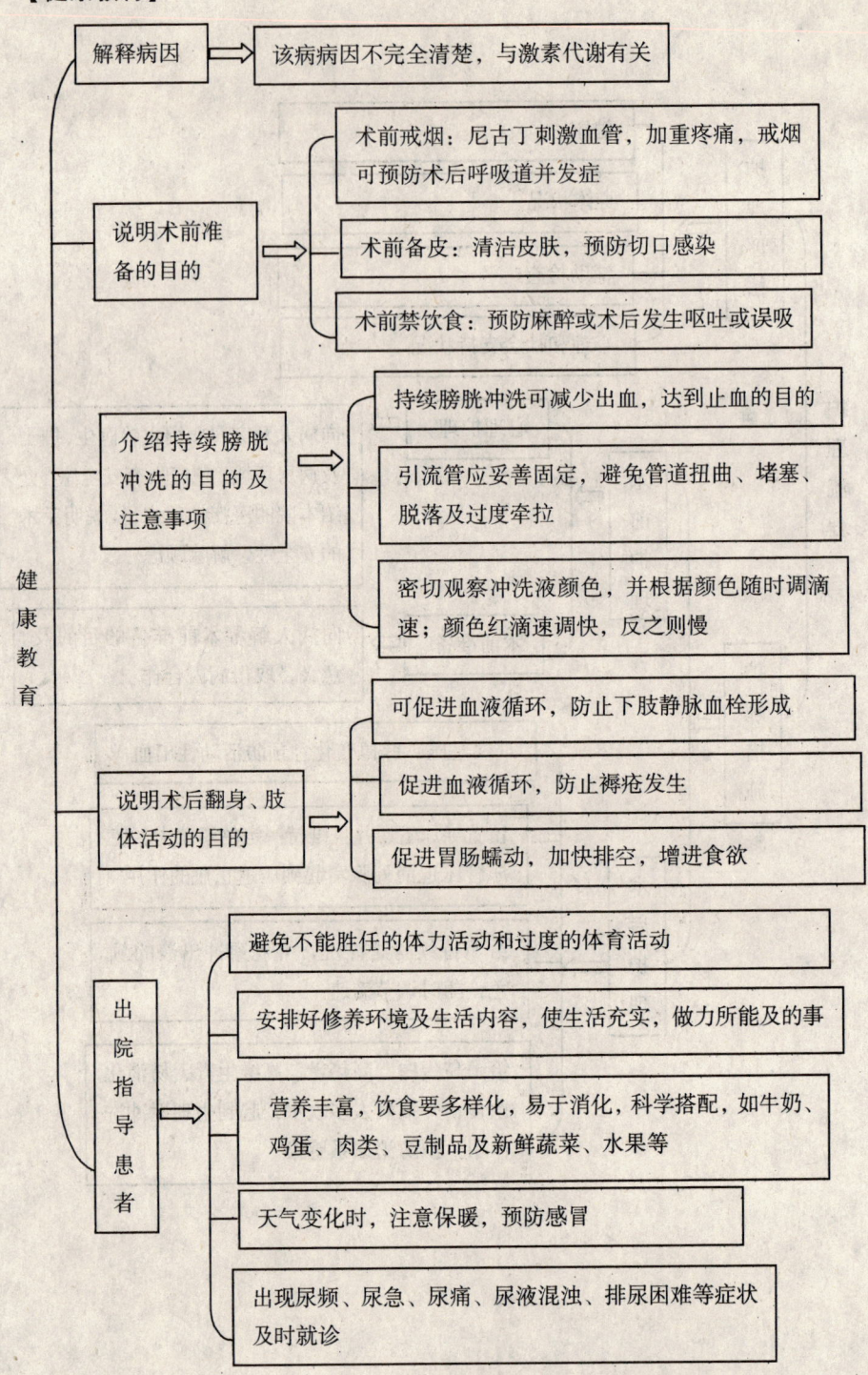

第二节　男性泌尿生殖系统畸形

男性泌尿生殖系统畸形是指泌尿生殖系统脏器有别于正常解剖结构的一种先天性改变。

【病因】

泌尿系统畸形多由于先天发育不良造成。

【临床表现】

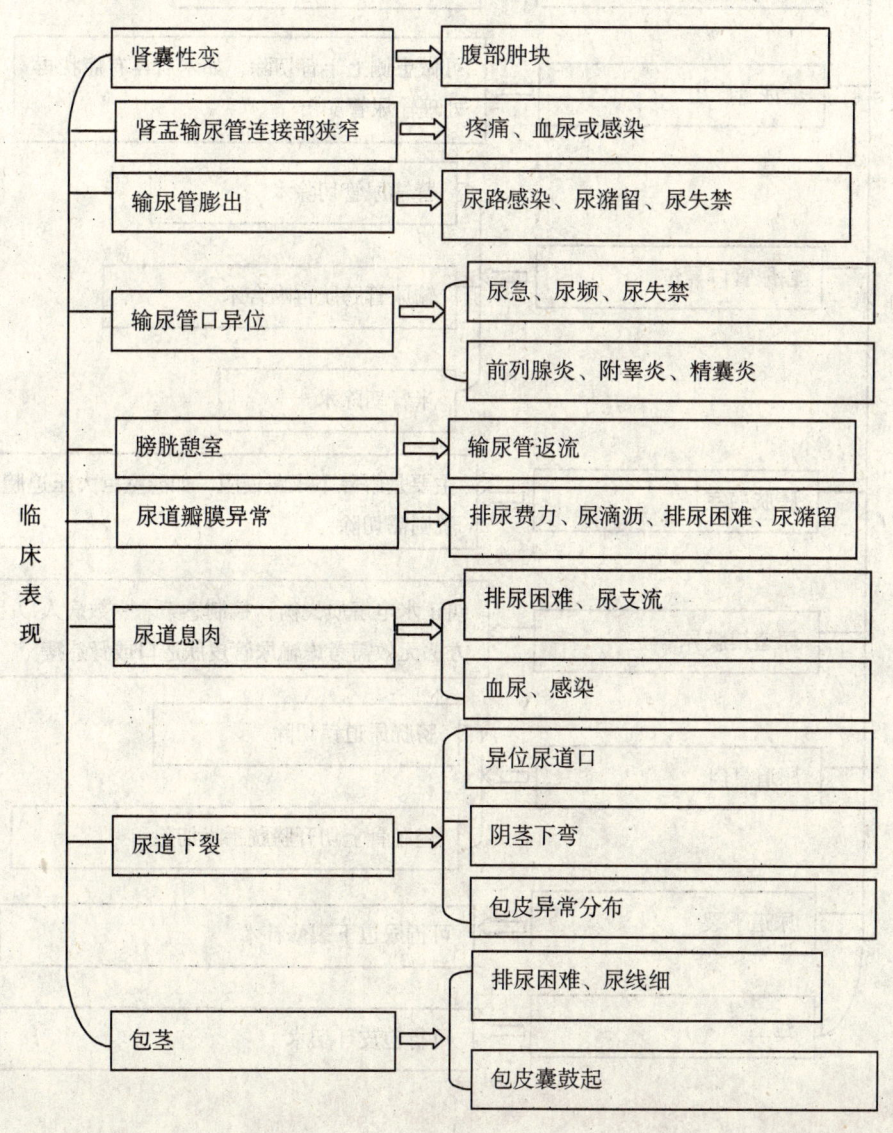

【处理原则】

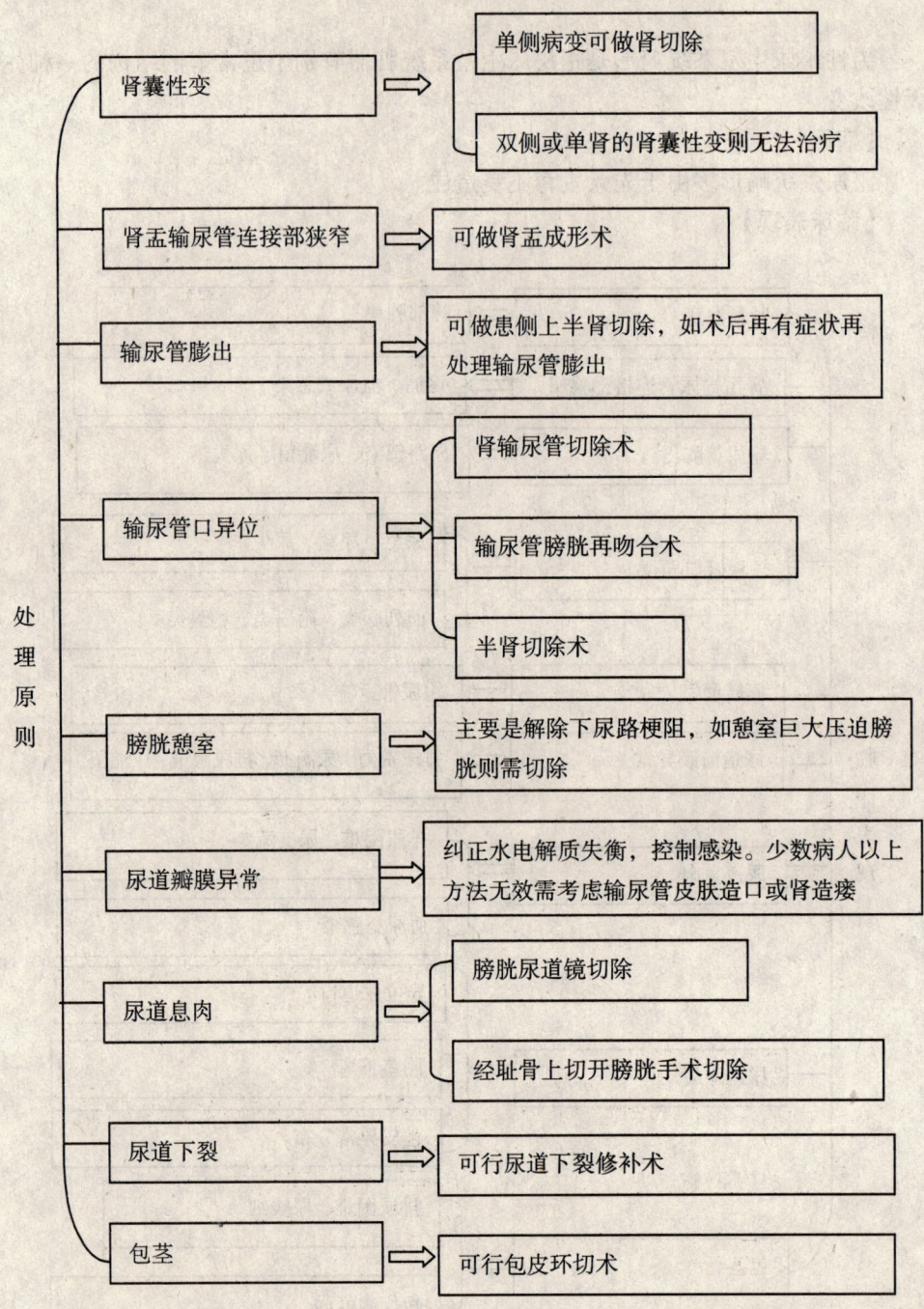

第九章 泌尿和男性生殖系统疾病

【护理流程】

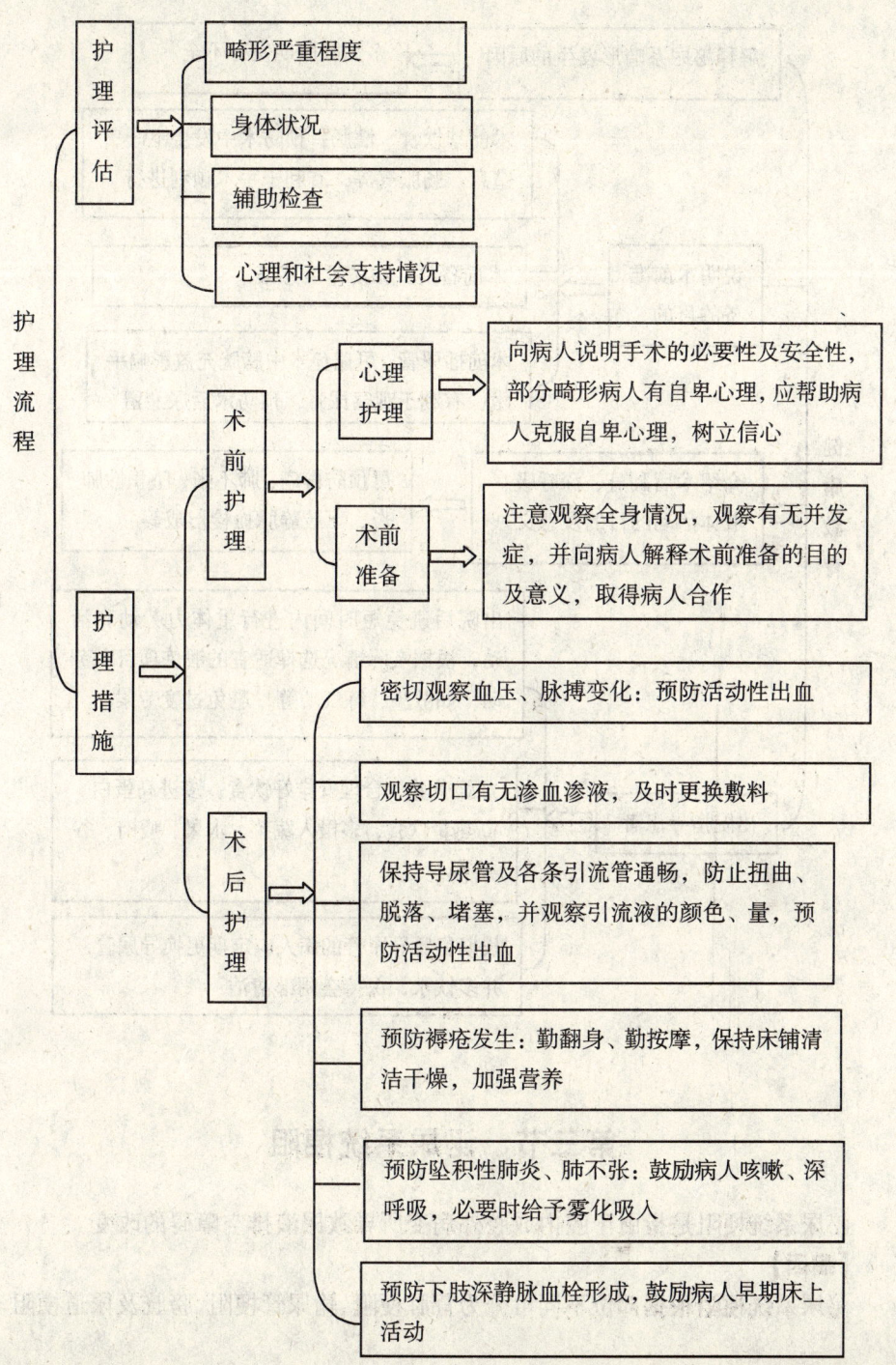

【健康教育】

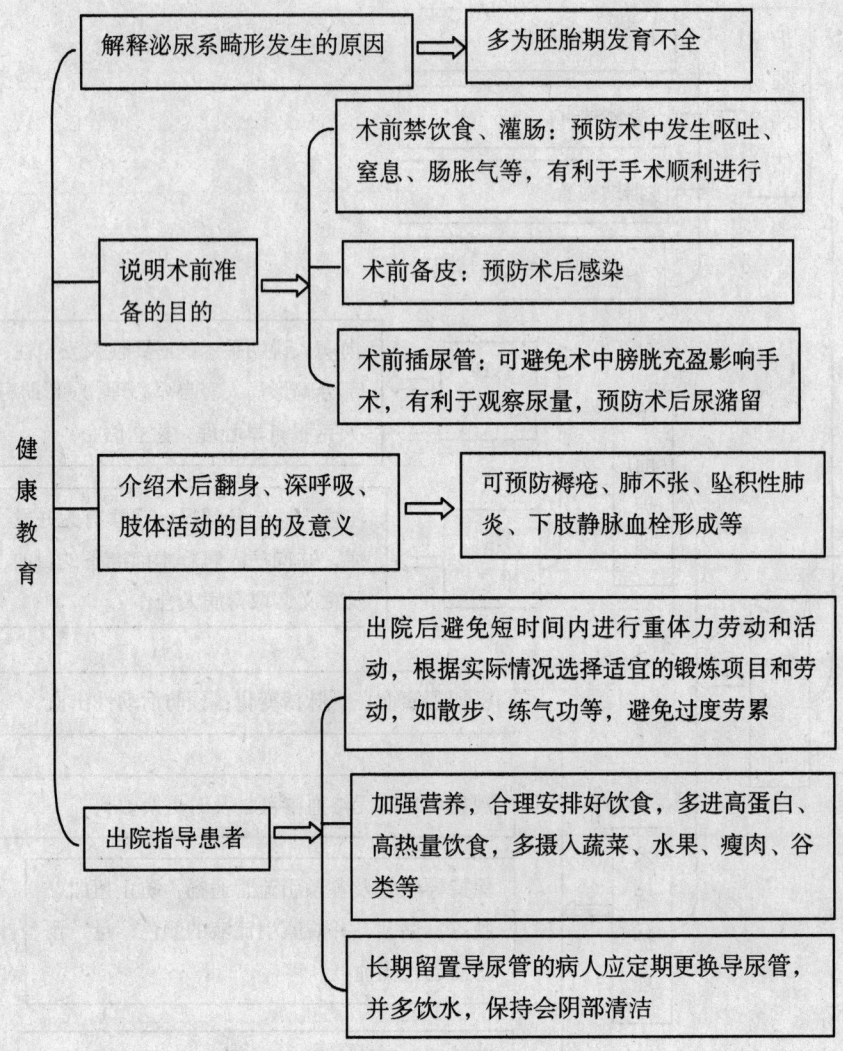

第三节 泌尿系统梗阻

泌尿系统梗阻是指由于腔内或腔外病变所导致尿液排空障碍的改变。
【病因】
泌尿系统梗阻根据部位不同可分为肾脏梗阻、输尿管梗阻、膀胱及尿道梗阻。

【临床表现】

临床表现
肾、输尿管梗阻
腰痛不适、腹部肿块、肾积水
膀胱、尿道梗阻
尿频、尿急、尿失禁

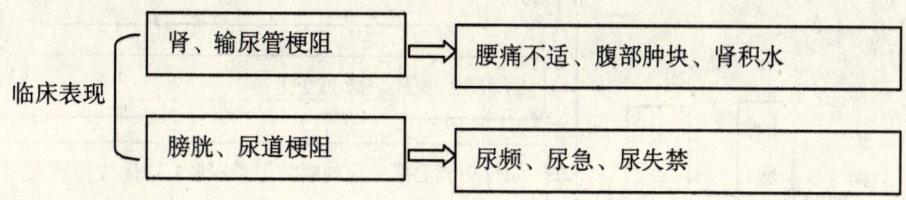

【处理原则】

治疗比较复杂,应结合具体情况,具体安排。

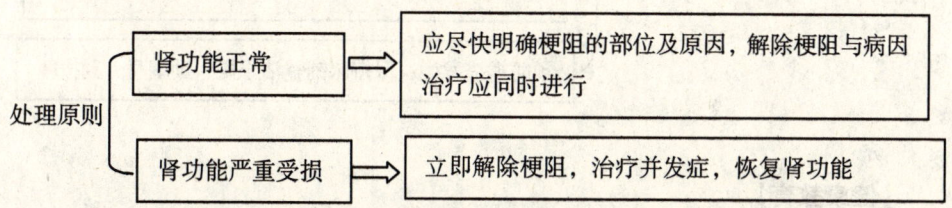

处理原则
肾功能正常
应尽快明确梗阻的部位及原因，解除梗阻与病因治疗应同时进行
肾功能严重受损
立即解除梗阻，治疗并发症，恢复肾功能

【护理流程】

护理流程
护理评估
健康史
身体状况
辅助检查
心理和社会支持情况
引起梗阻的原因
护理措施
术前护理
心理护理
向病人解释治疗的必要性，使病人配合
病因治疗
积极配合医生找出病因，根据病因选择治疗方案
术前准备
向病人解释术前准备的目的及意义，取得病人合作，观察有无并发症，并积极改善肾功能

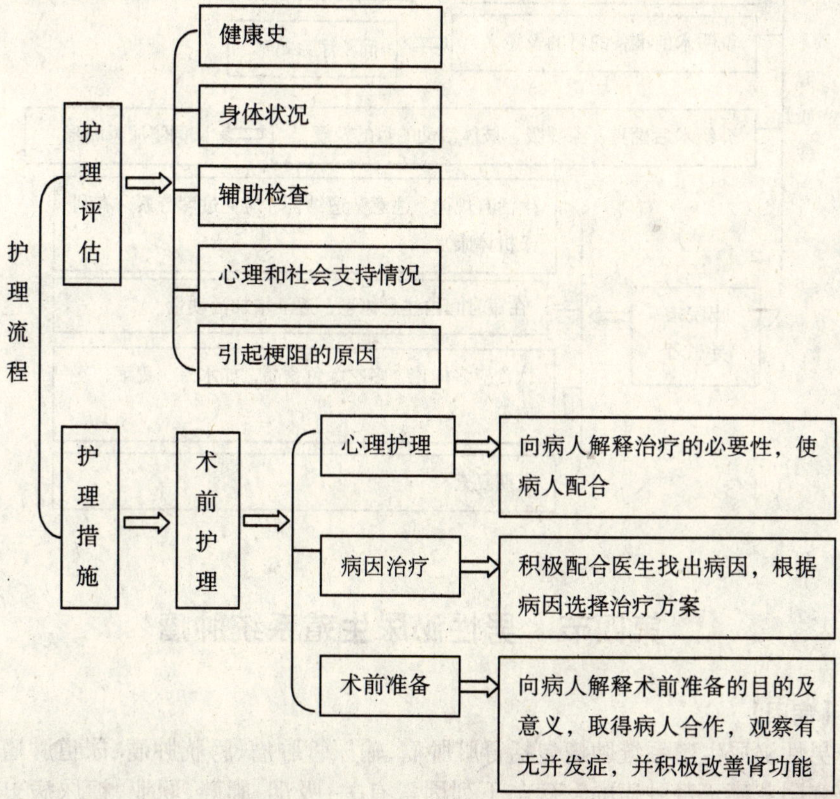

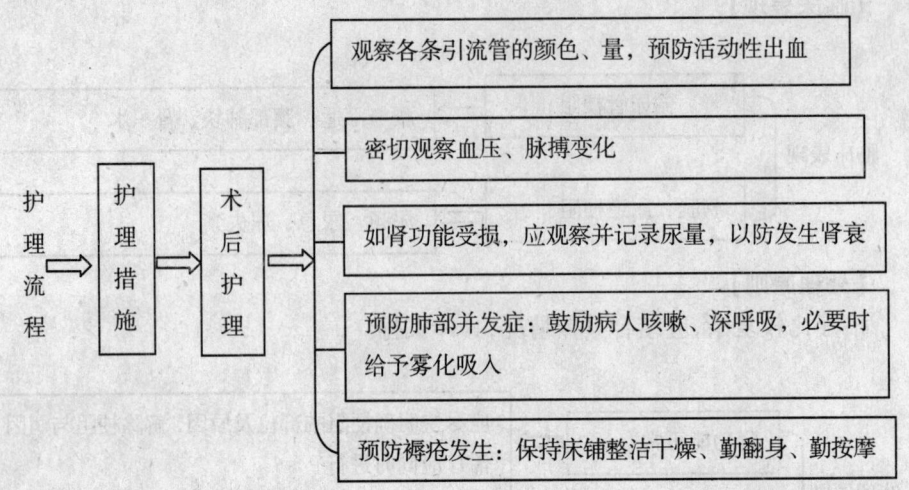

【健康教育】

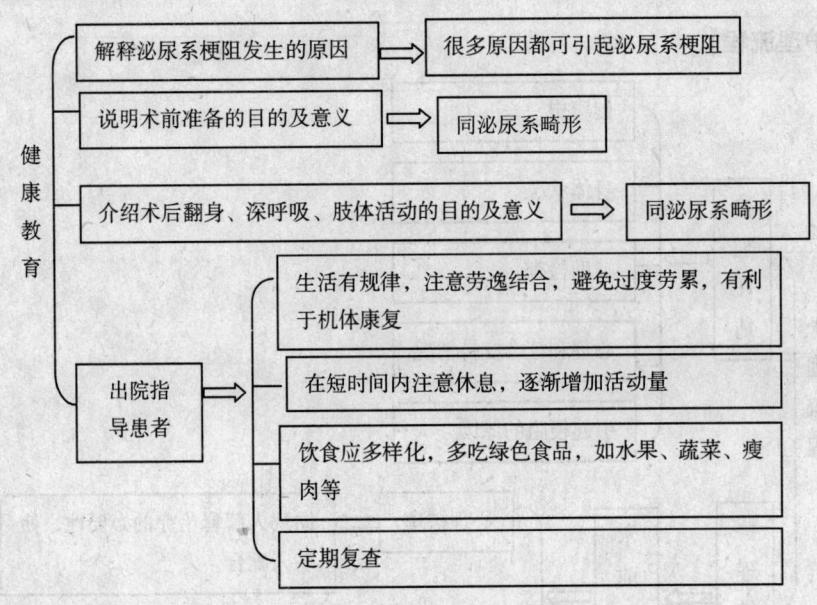

第四节 男性泌尿生殖系统肿瘤

【病因】

男性泌尿生殖系统肿瘤包括肾脏肿瘤、输尿管肿瘤、膀胱肿瘤、尿道肿瘤、前列腺癌和阴茎癌。肾肿瘤的发病与下列因素有关：吸烟、肥胖、职业、糖尿病史、高血压史、输血史等;输尿管及膀胱肿瘤的发病与下列因素有关:遗传、职业、吸烟、饮食等;尿道炎、尿道狭窄和反复的尿道扩张可能成为尿道肿瘤的诱因;前列腺癌的发病与内分泌异常有密切关系;阴茎癌的发病与包茎有密切关系。

【临床表现】

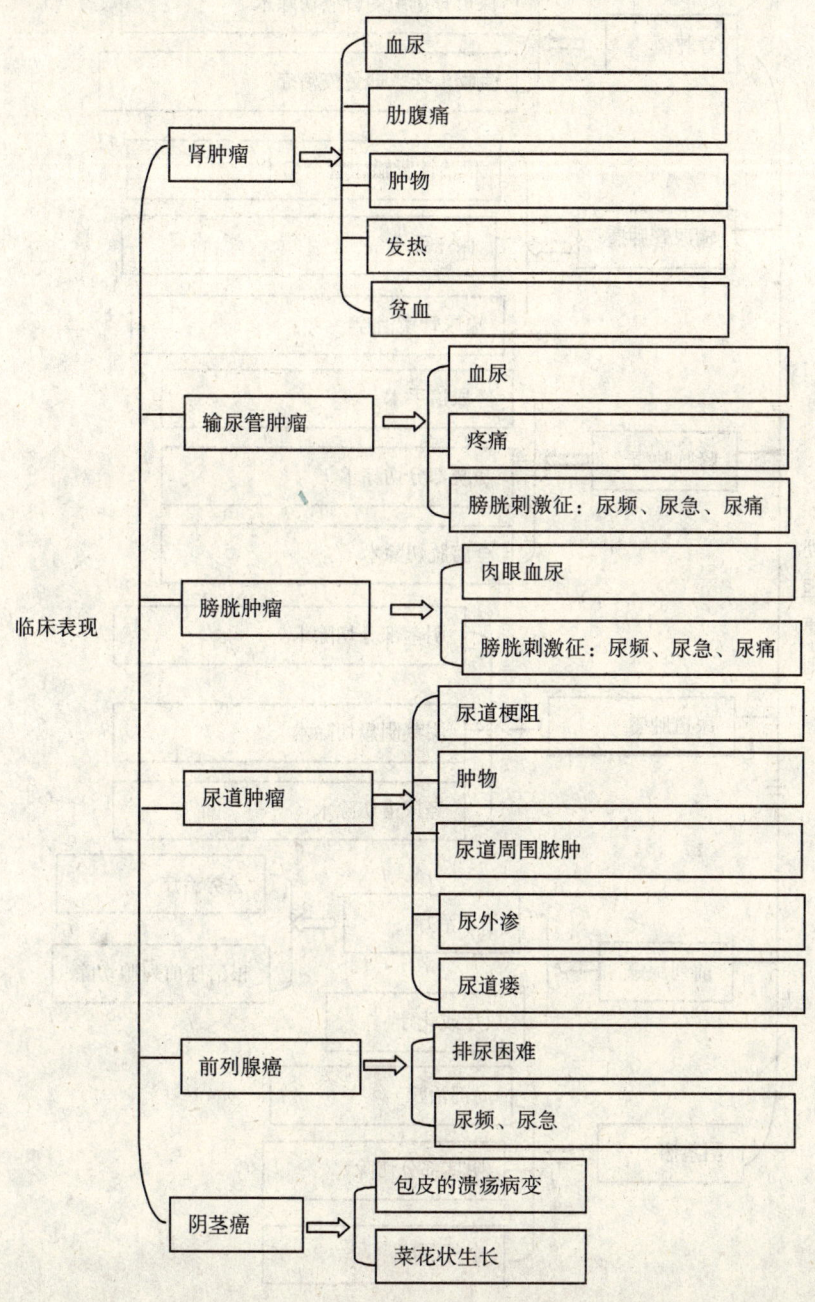

【处理原则】

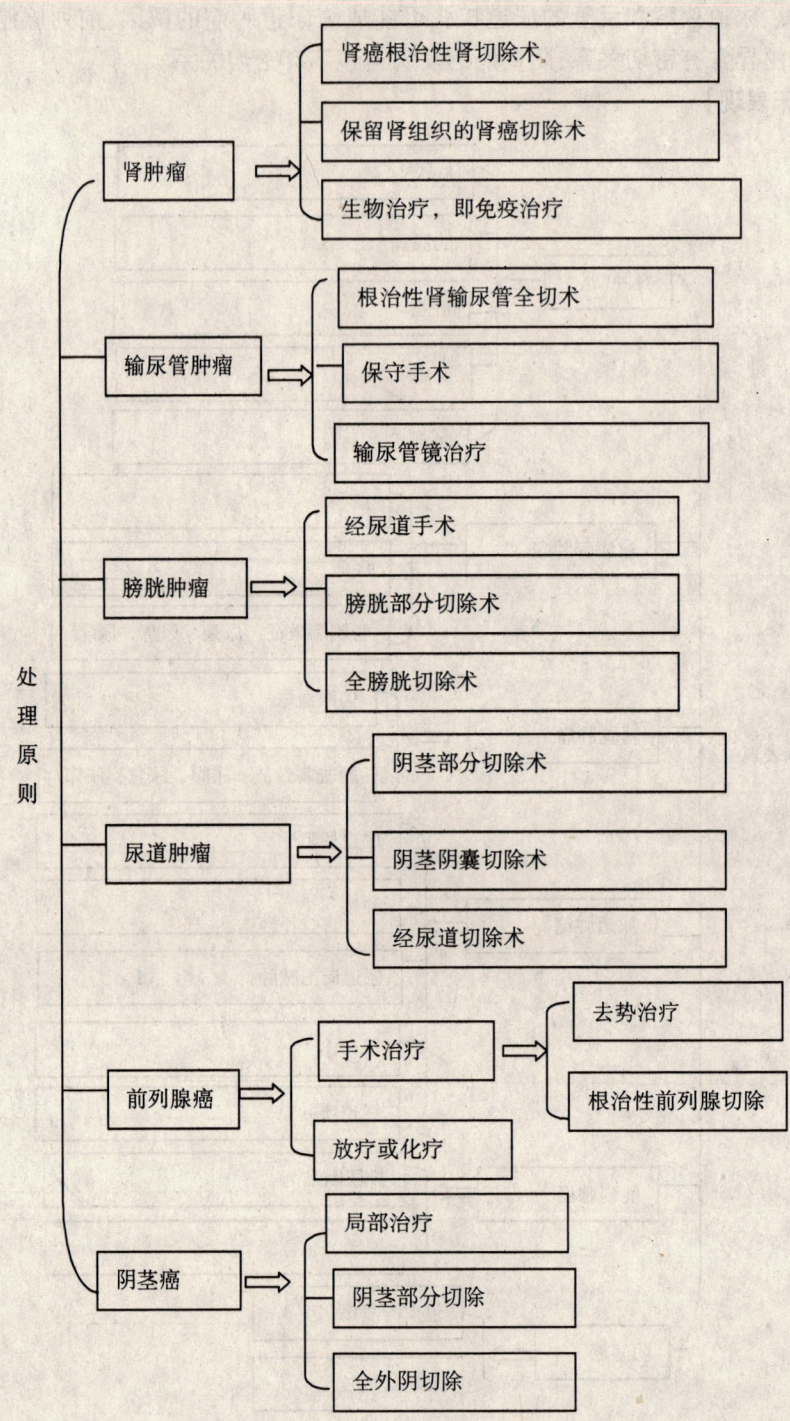

【护理流程】

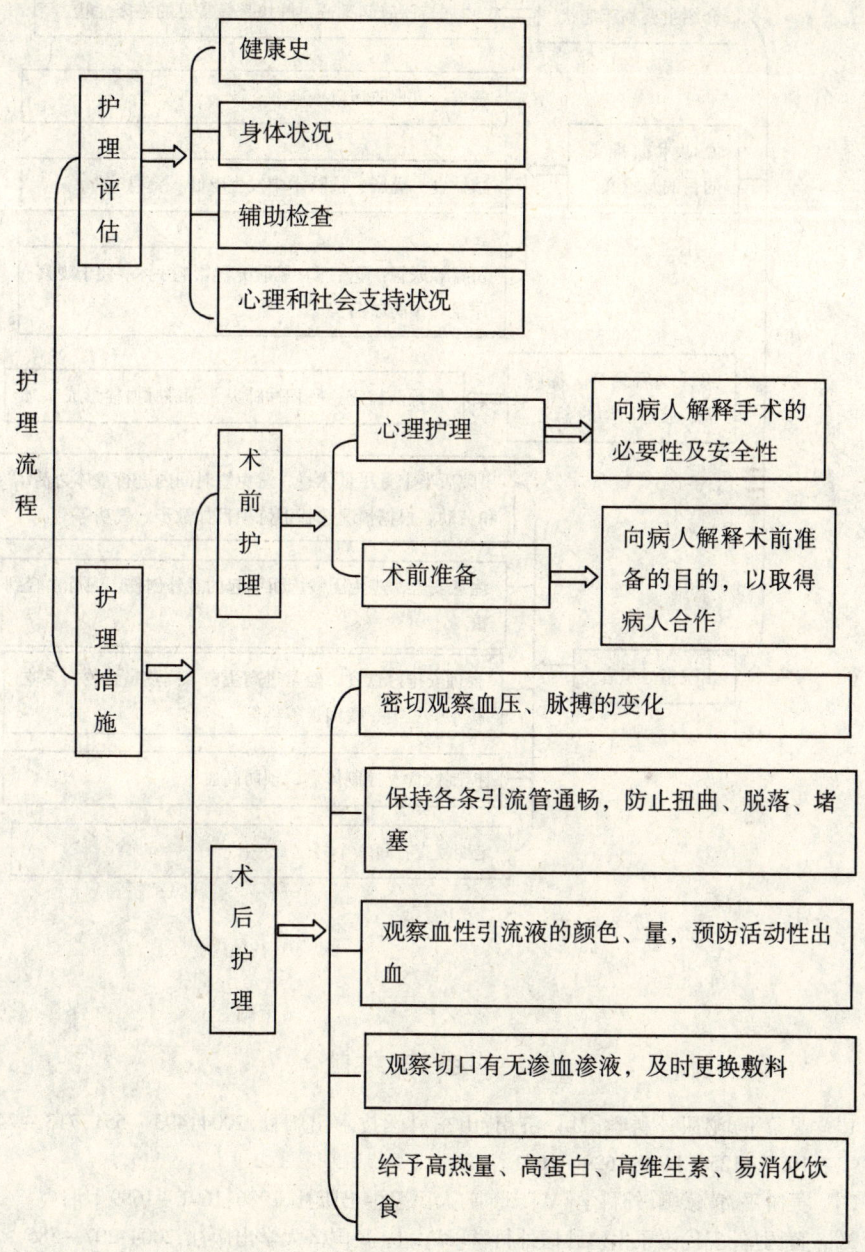

【健康教育】

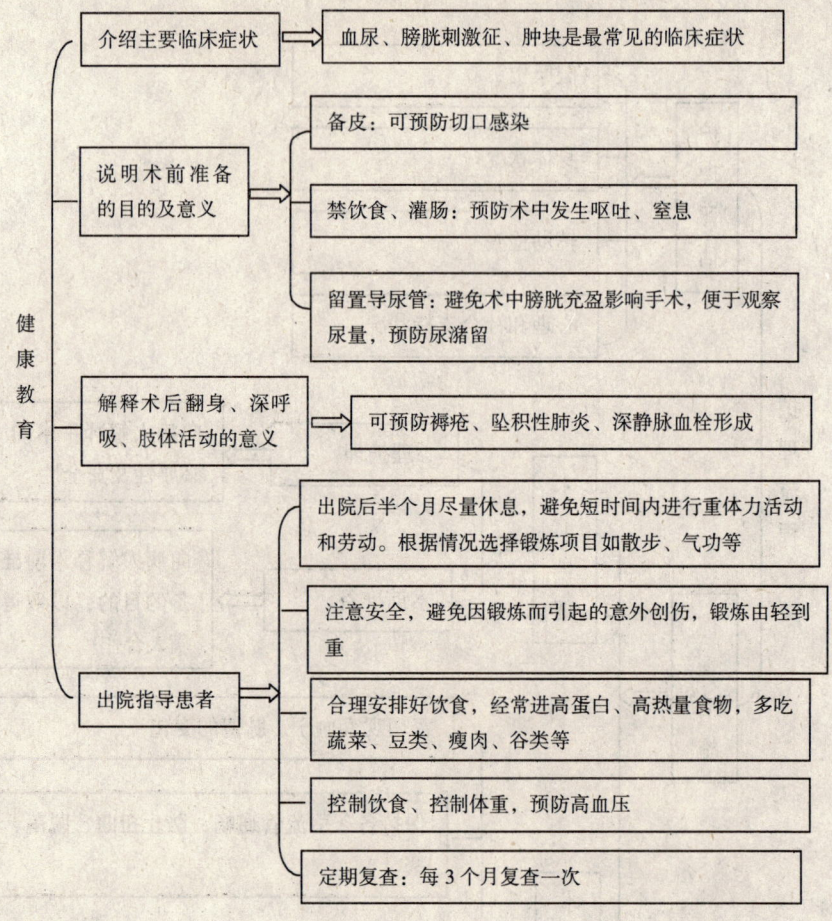

参 考 文 献

[1] 吴阶平.泌尿外科学[M].济南:山东科学技术出版社,2004:493 - 551,713 - 743,859 - 1057,1125 - 1199,1629 - 1691
[2] 吴阶平,黄家驷.外科学[M].北京:人民卫生出版社,1986:1601 - 1689
[3] 黄国华.现代泌尿生殖肿瘤外科学[M].上海:同济大学出版社,2004:207 - 585
[4] 于兰贞.简明现代临床医学(护理卷)[M].济南:济南出版社,2001:251 - 262,263 - 281
[5] 吴在德.外科学[M].第 6 版.北京:人民卫生出版社,2003:701 - 708,712 - 715

第十章 骨外科疾病

第一节 上肢骨、关节损伤

一、锁骨骨折

锁骨骨折多为间接暴力引起，也可由直接暴力引起。锁骨发生开放性骨折的机会较少。

【病因与分类】

受直接或间接暴力引起，好发于青少年。常见的受伤机制是侧方摔倒，肩部着地，力传导至肩部发生扇形骨折。也可因为手肘部着地发生横行骨折。胸上方捶击锁骨可致粉碎性骨折。骨折可发生在锁骨外端，可合并肩锁关节脱位。

【临床表现】

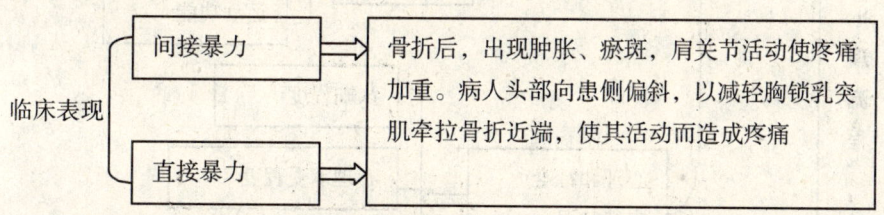

【处理原则】

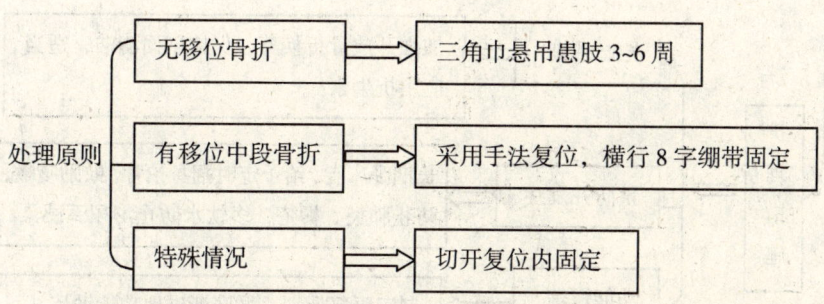

【护理流程】

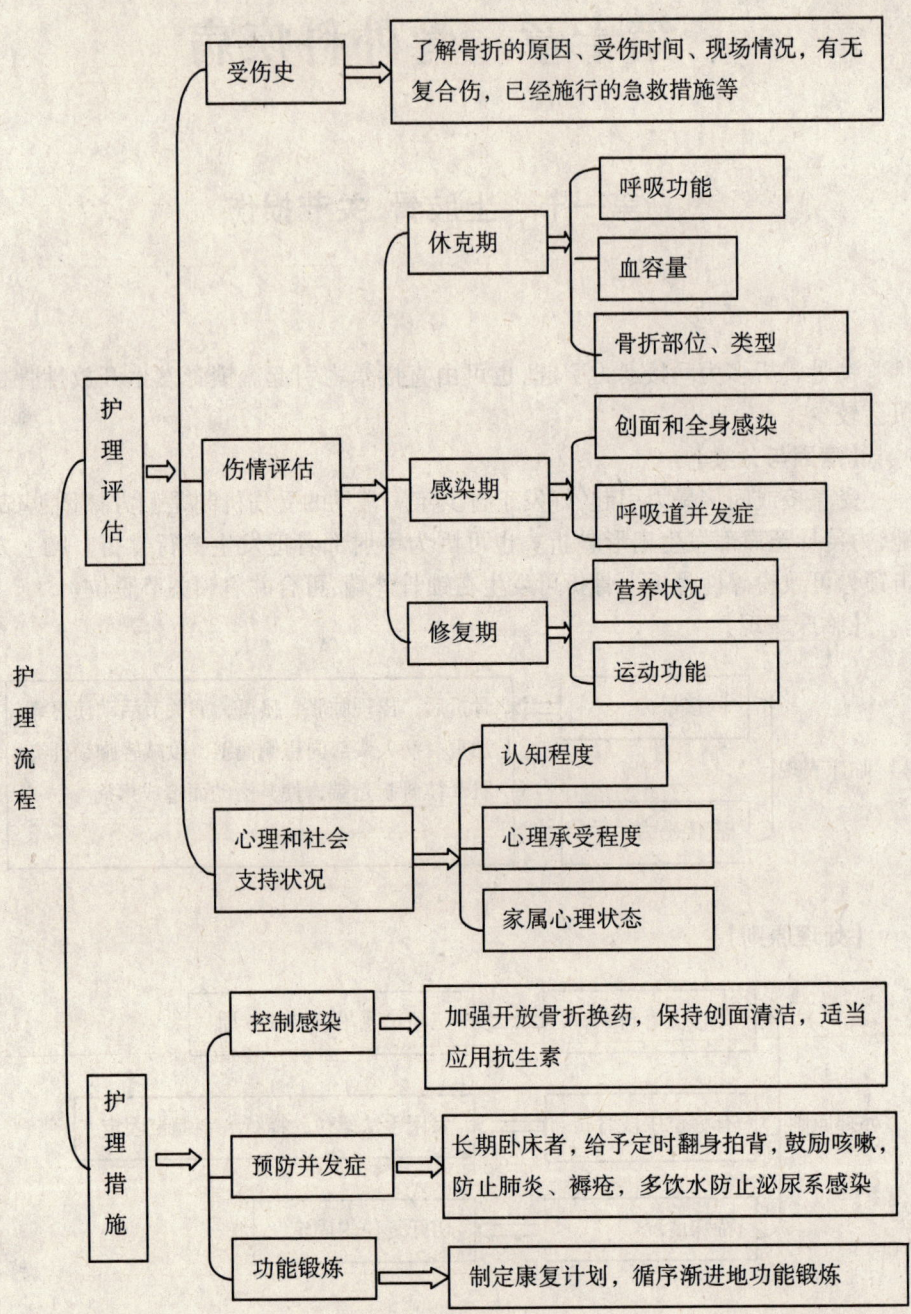

【健康教育】

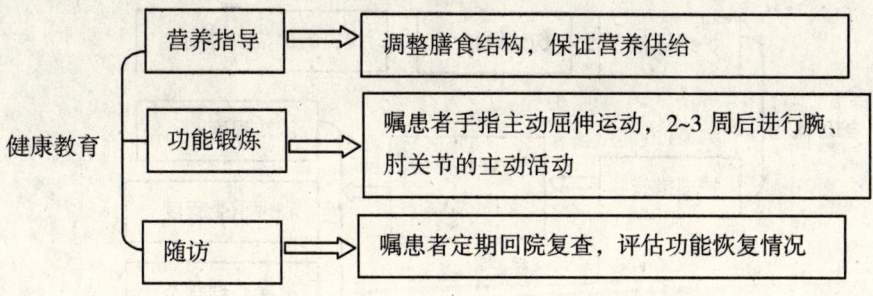

二、肩锁关节脱位

肩锁关节脱位十分常见。多见于年轻人的运动创伤。

【病因与分类】

病因有直接与间接暴力所致两种,以直接暴力多见。肩峰受到打击,使肩峰与肩胛骨下沉,结果使肩锁关节的韧带结构破裂。可分为三型。

【临床表现】

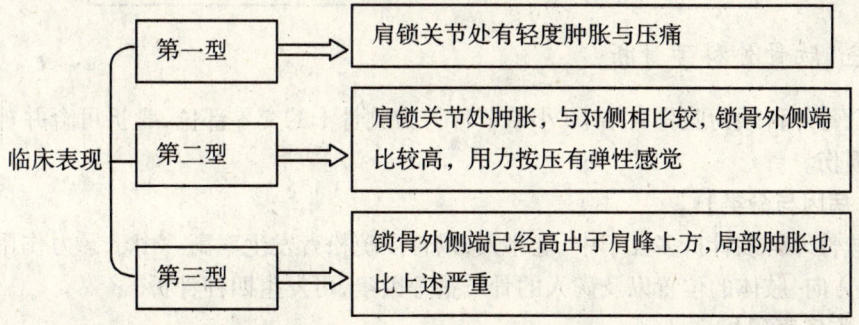

【处理原则】

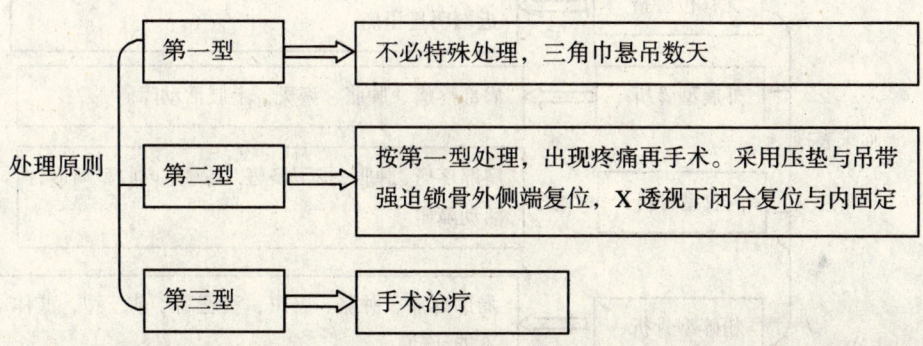

【护理流程】

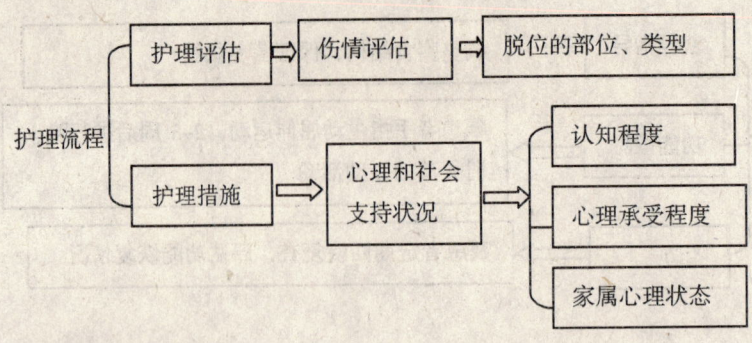

【健康教育】

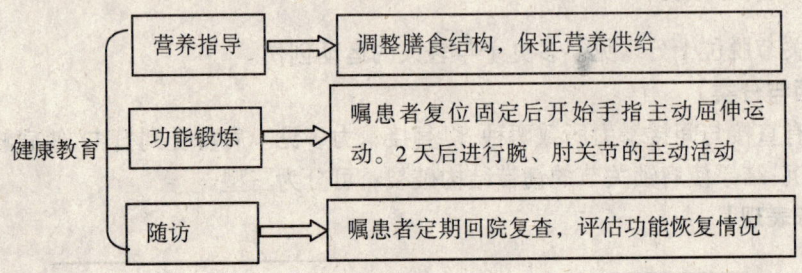

三、肱骨外科颈骨折

肱骨外科颈为肱骨大结节、小结节移行为肱骨干的交界部位,骨折可合并神经血管损伤。

【病因与分类】

肱骨外科颈骨折多发于中、老年人,以骨质疏松者发生率高。由于暴力作用的大小、方向、肢体的位置以及病人的骨质量等因素,可发生四种骨折。

【临床表现】

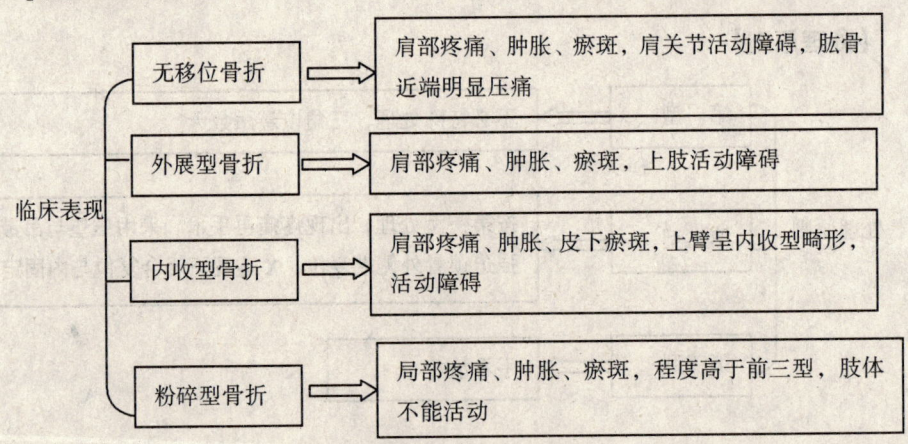

第十章 骨外科疾病

【处理原则】

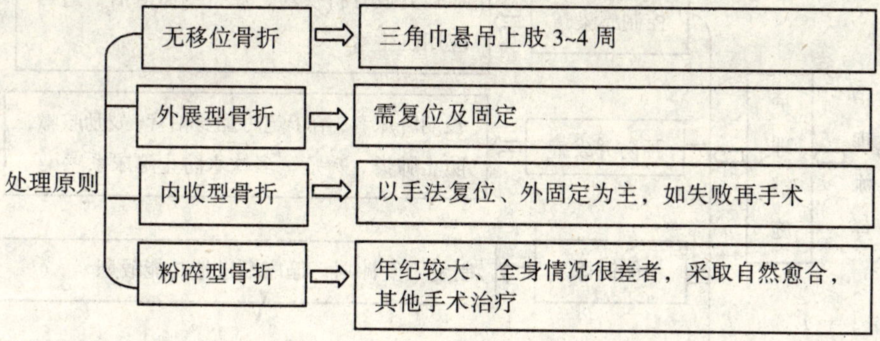

处理原则
- 无移位骨折 ⇒ 三角巾悬吊上肢 3~4 周
- 外展型骨折 ⇒ 需复位及固定
- 内收型骨折 ⇒ 以手法复位、外固定为主，如失败再手术
- 粉碎型骨折 ⇒ 年纪较大、全身情况很差者，采取自然愈合，其他手术治疗

【护理流程】

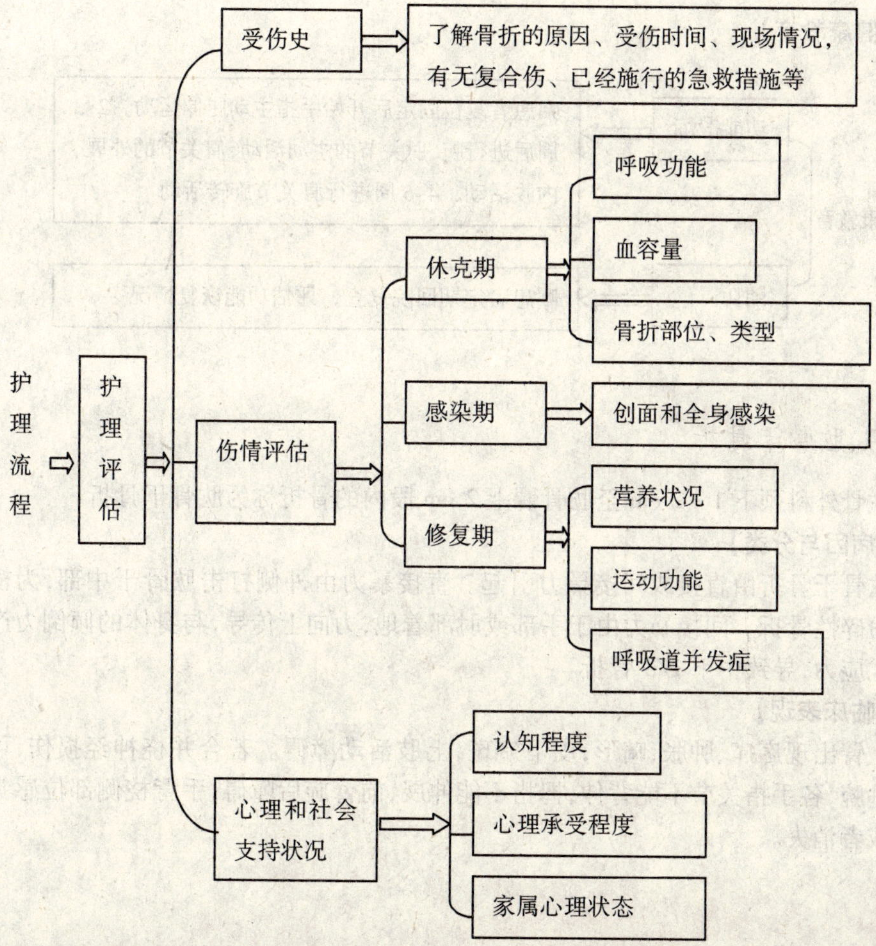

护理流程 ⇒ 护理评估 ⇒
- 受伤史 ⇒ 了解骨折的原因、受伤时间、现场情况，有无复合伤、已经施行的急救措施等
- 伤情评估
  - 休克期
    - 呼吸功能
    - 血容量
    - 骨折部位、类型
  - 感染期 ⇒ 创面和全身感染
  - 修复期
    - 营养状况
    - 运动功能
    - 呼吸道并发症
- 心理和社会支持状况
  - 认知程度
  - 心理承受程度
  - 家属心理状态

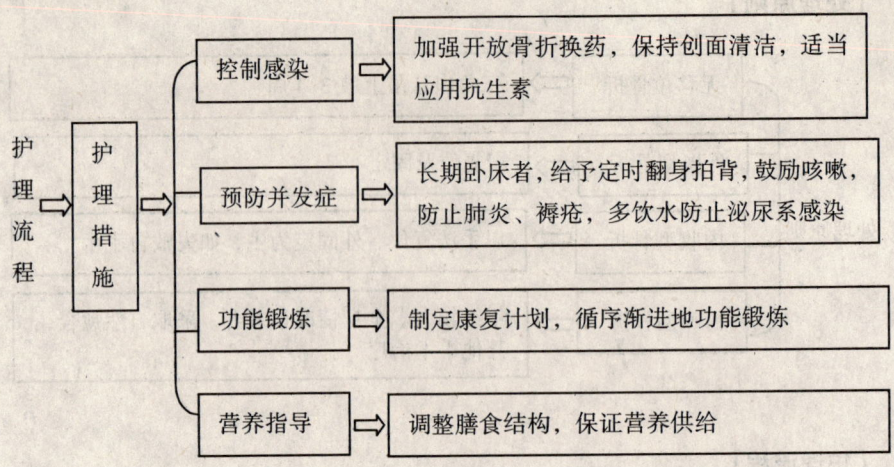

【健康教育】

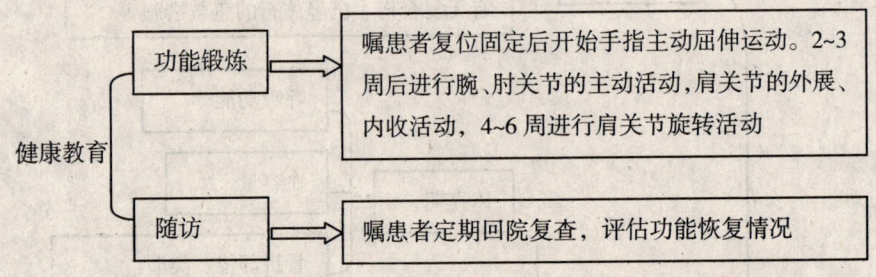

四、肱骨干骨折

肱骨外科颈下1~2 cm至肱骨髁上2 cm段内的骨折称为肱骨干骨折。

【病因与分类】

肱骨干骨折由直接或间接暴力引起。直接暴力由外侧打击肱骨干中部,为横行或粉碎性骨折。间接暴力由于手部或肘部着地,力向上传导,与身体的倾倒力产生剪式应力,导致中下1/3骨折。

【临床表现】

上臂出现疼痛、肿胀、畸形,皮下瘀斑,上肢活动障碍。若合并桡神经损伤,可出现垂腕,各手指关节不能背伸,拇指不能伸展,前臂旋后障碍,手背桡侧部位感觉减退或者消失。

第十章 骨外科疾病

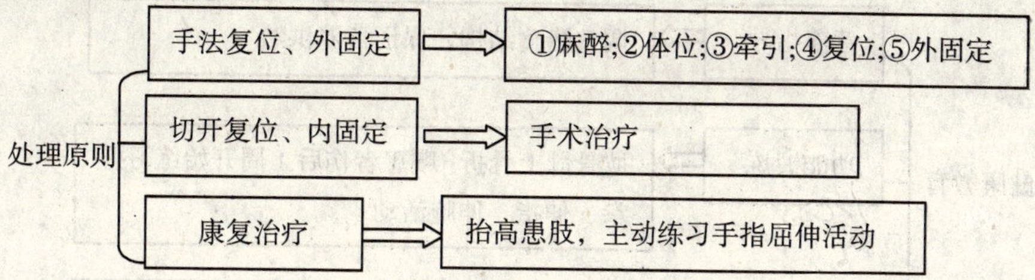

【处理原则】

```
                  ┌─ 手法复位、外固定 ──→ ①麻醉;②体位;③牵引;④复位;⑤外固定
处理原则 ─────────┤
                  ├─ 切开复位、内固定 ──→ 手术治疗
                  └─ 康复治疗 ──────────→ 抬高患肢,主动练习手指屈伸活动
```

【护理流程】

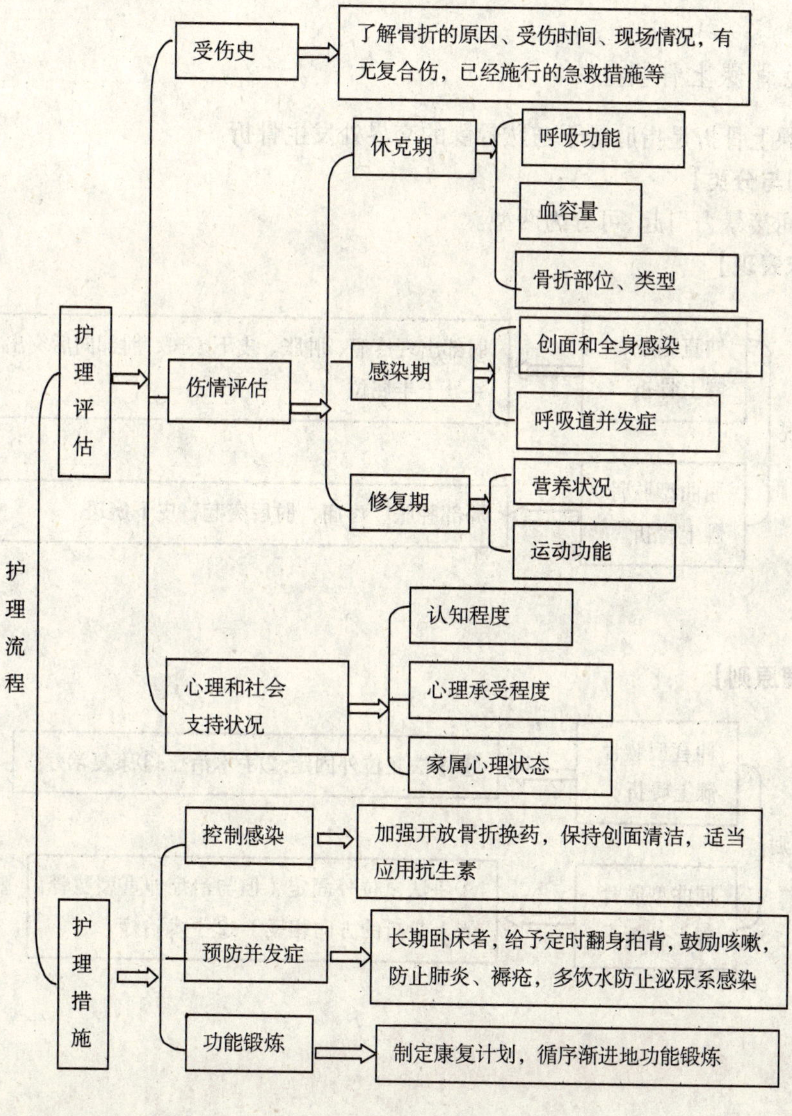

```
          ┌─ 受伤史 ──→ 了解骨折的原因、受伤时间、现场情况,有
          │            无复合伤,已经施行的急救措施等
          │
          │                  ┌─ 休克期 ──┬─ 呼吸功能
          │                  │            ├─ 血容量
          │                  │            └─ 骨折部位、类型
          ├─ 护理评估 ─伤情评估┤
          │                  ├─ 感染期 ──┬─ 创面和全身感染
          │                  │            └─ 呼吸道并发症
护理流程 ─┤                  │
          │                  └─ 修复期 ──┬─ 营养状况
          │                               └─ 运动功能
          │
          │                              ┌─ 认知程度
          │         ─心理和社会支持状况 ──┼─ 心理承受程度
          │                              └─ 家属心理状态
          │
          │                  ┌─ 控制感染 ──→ 加强开放骨折换药,保持创面清洁,适当
          │                  │                应用抗生素
          └─ 护理措施 ───────┤
                             ├─ 预防并发症 →  长期卧床者,给予定时翻身拍背,鼓励咳嗽,
                             │                防止肺炎、褥疮,多饮水防止泌尿系感染
                             └─ 功能锻炼 ──→ 制定康复计划,循序渐进地功能锻炼
```

【健康教育】

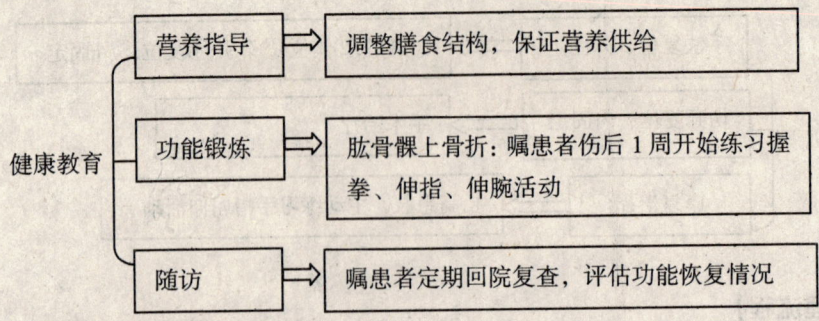

五、肱骨髁上骨折

肱骨髁上骨折是指肱骨干与肱骨髁的交界处发生骨折。

【病因与分类】

多为间接暴力引起,可分为两型。

【临床表现】

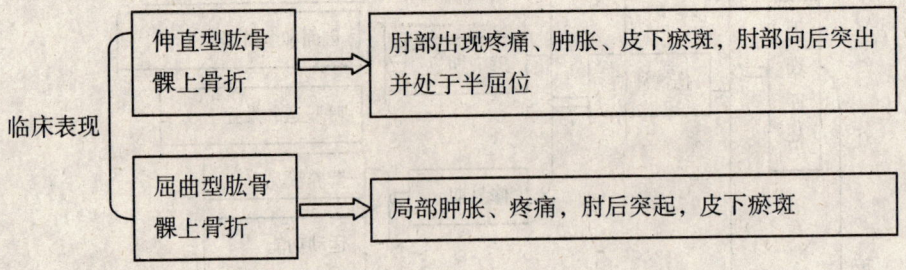

【处理原则】

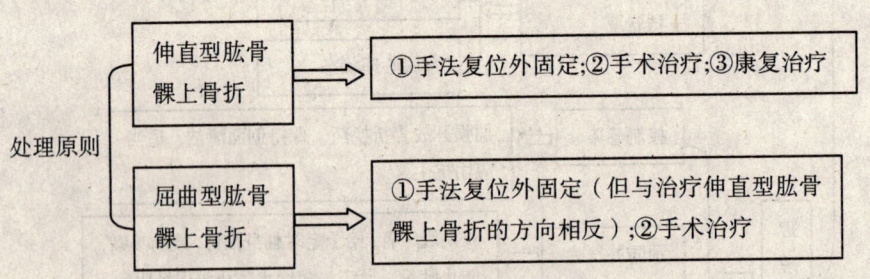

第十章 骨外科疾病

【护理流程】

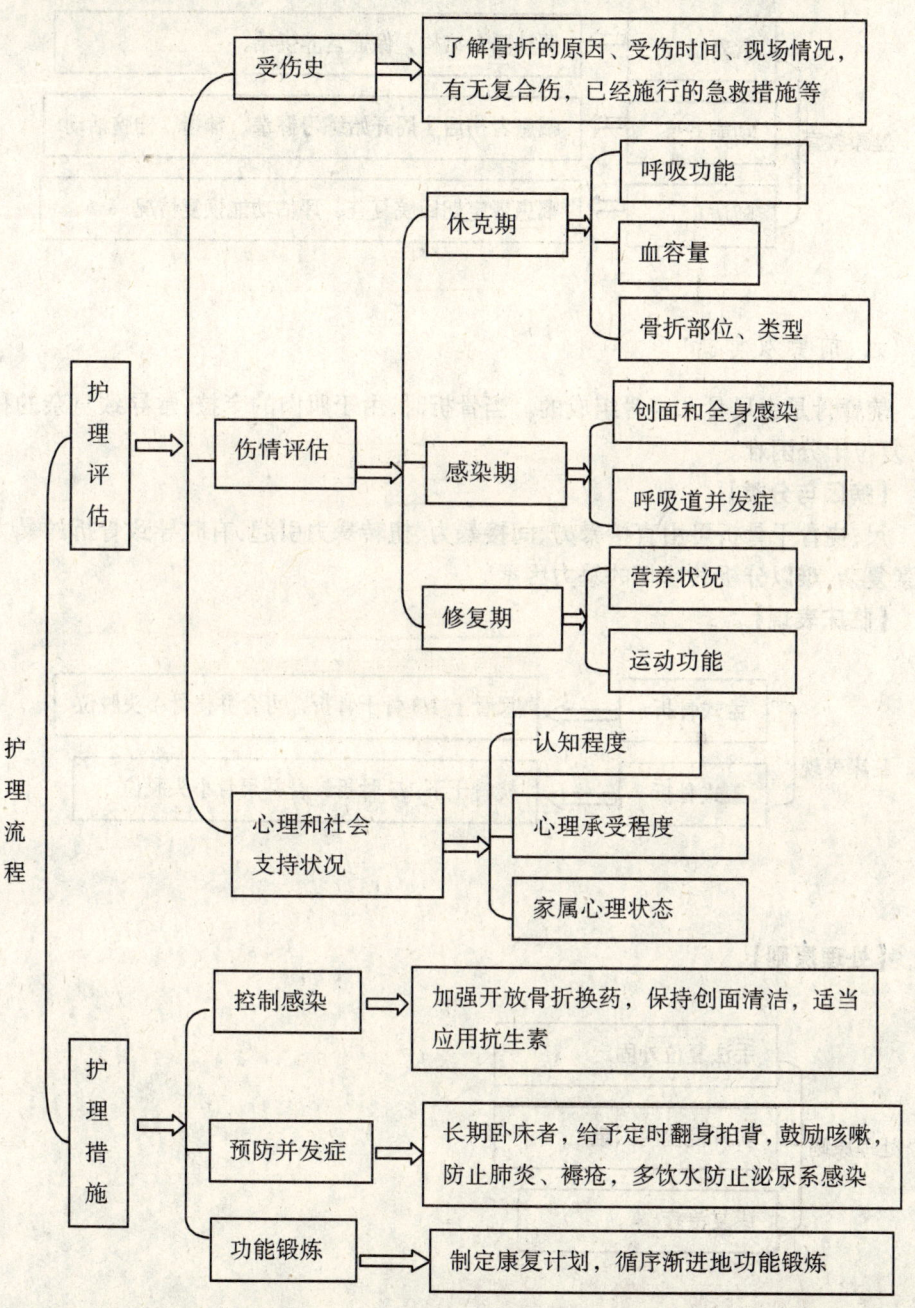

【健康教育】

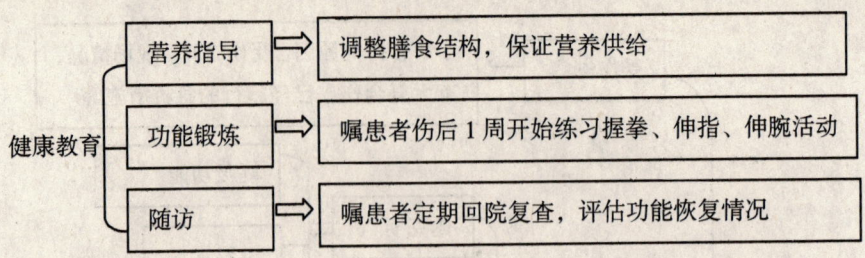

六、前臂双骨折

前臂骨是由尺骨和桡骨组成的。当骨折时,由于肌肉的牵拉,常导致复杂的移位,复位十分困难。

【病因与分类】

尺、桡骨干骨折可由直接暴力、间接暴力、扭转暴力引起,有时导致骨折的暴力因素复杂,难以分析其确切的暴力因素。

【临床表现】

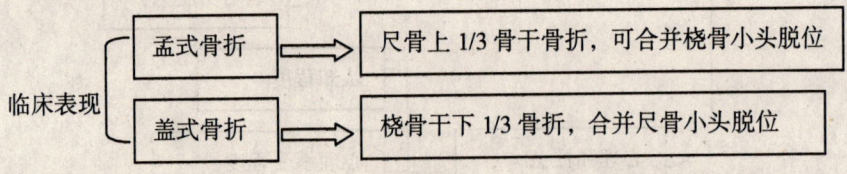

【处理原则】

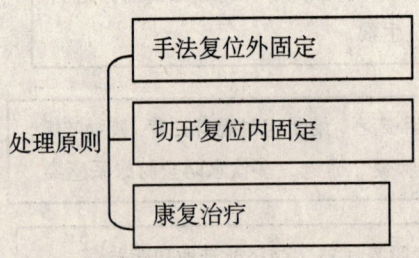

【护理流程】

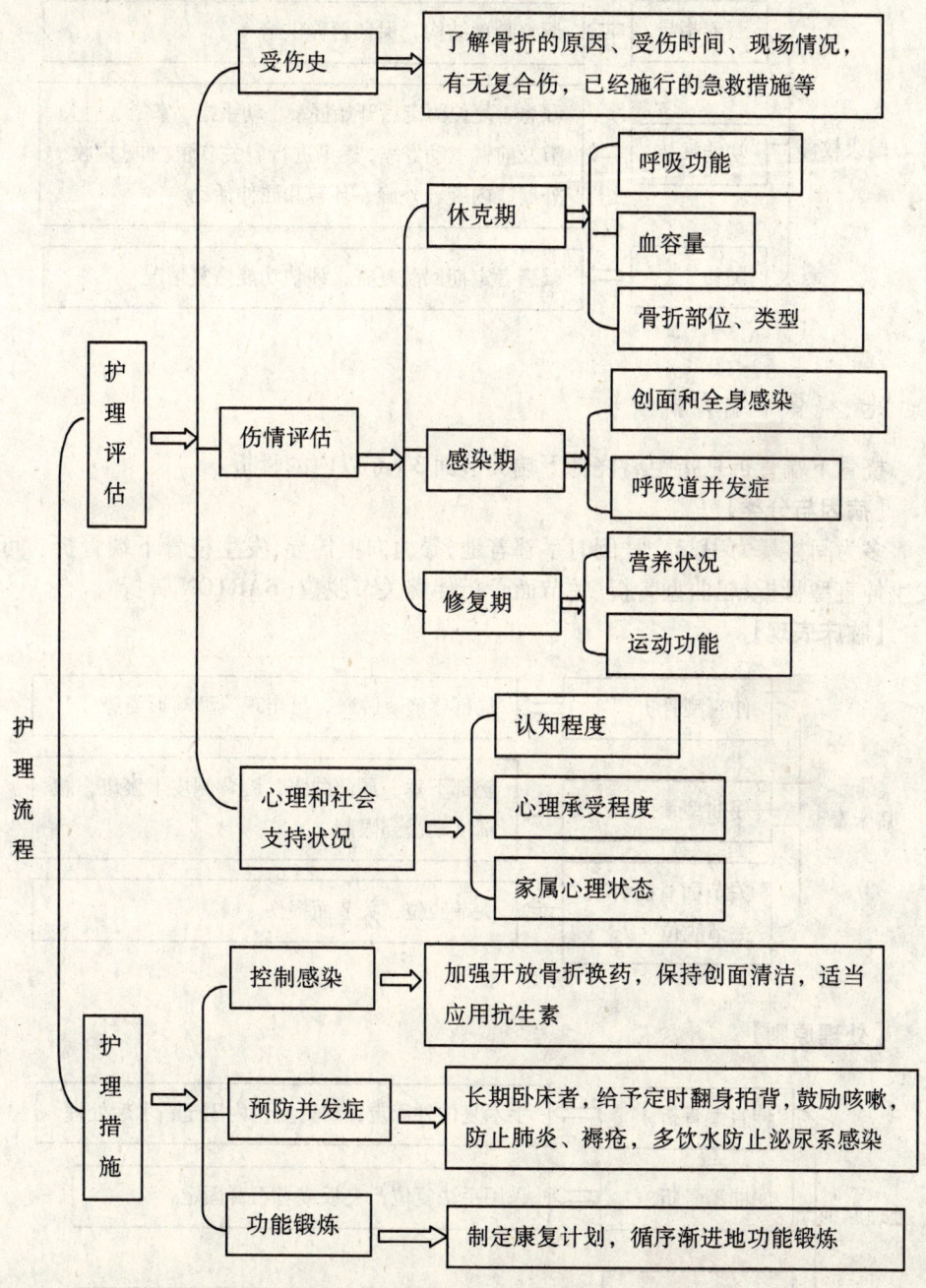

【健康教育】

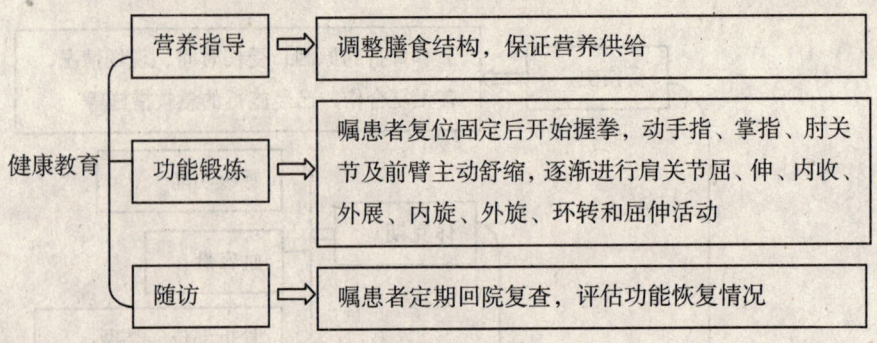

七、桡骨下端骨折

桡骨下端骨折是指距离桡骨下端关节面 3 cm 以内的骨折。

【病因与分类】

多为间接暴力引起。跌倒时手部着地,暴力向上传导,发生桡骨下端骨折。可发生伸直型骨折、屈曲型骨折、关节面骨折伴腕关节脱位(BARTON 骨折)。

【临床表现】

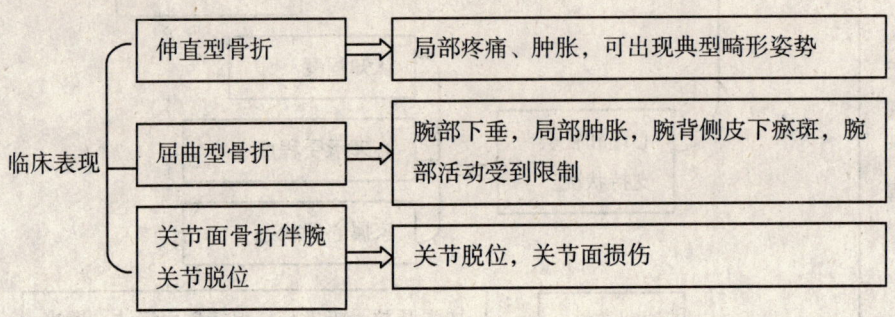

【处理原则】

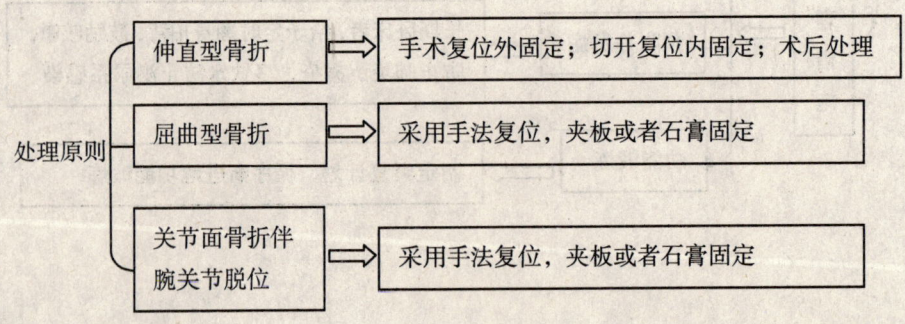

【护理措施】

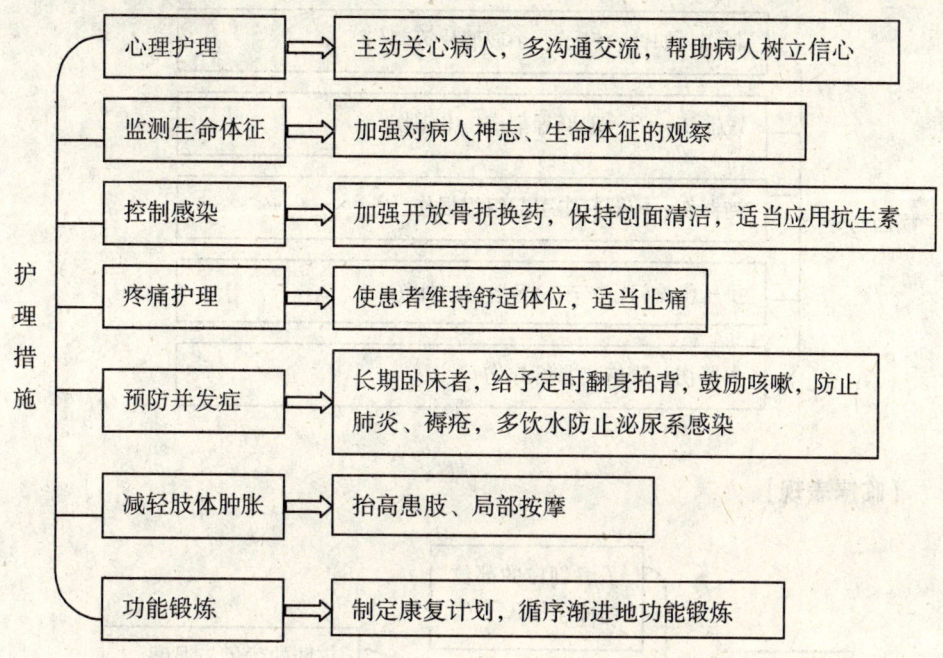

【健康教育】

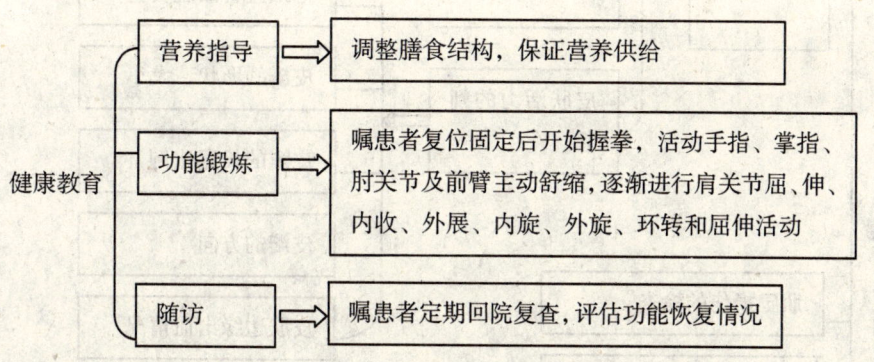

八、手外伤及断肢(指)再植

(一)手外伤

手部创伤及其修复所涉及的范围广,十分复杂,手外科已成为一门独立的学科。

【病因与分类】

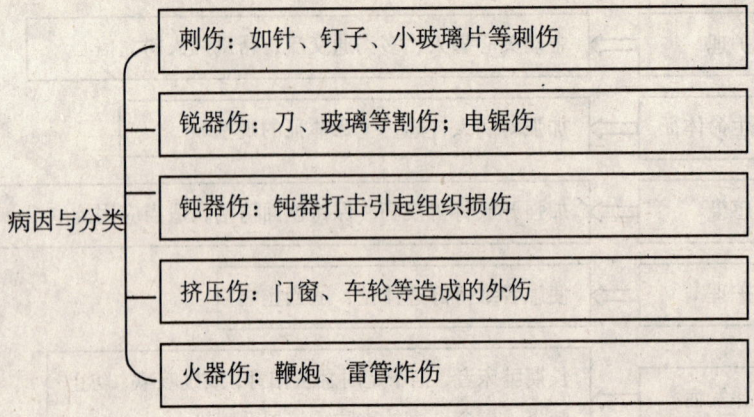

【临床表现】

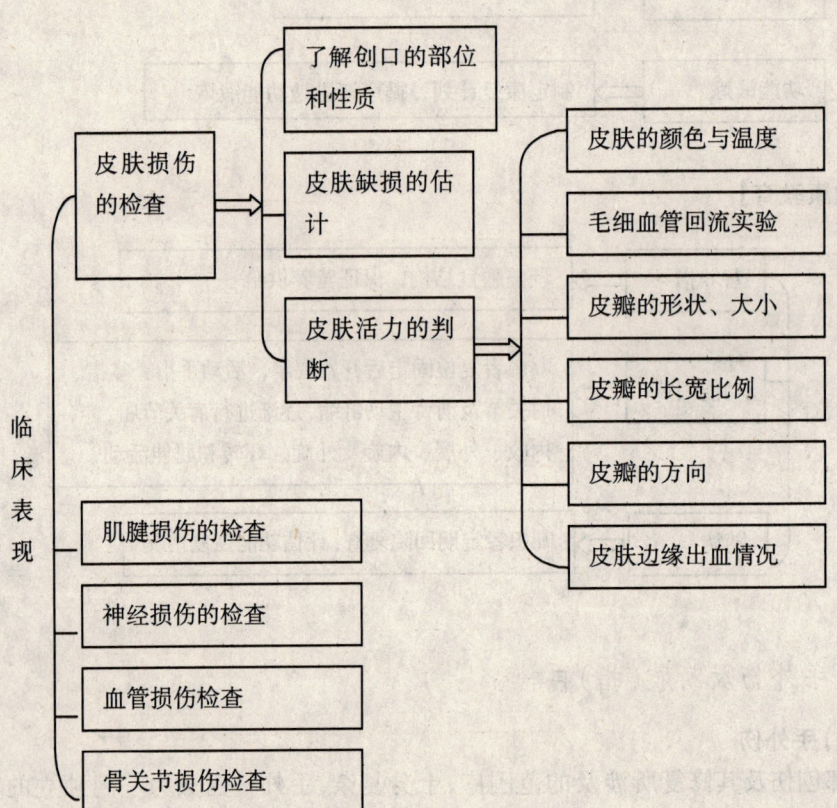

【处理原则】

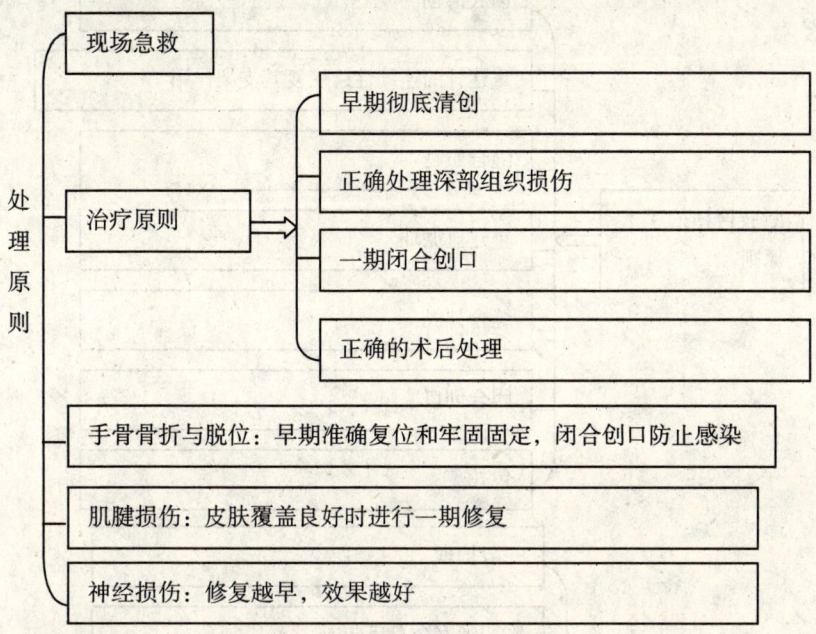

(二)断肢(指)再植
【处理原则】

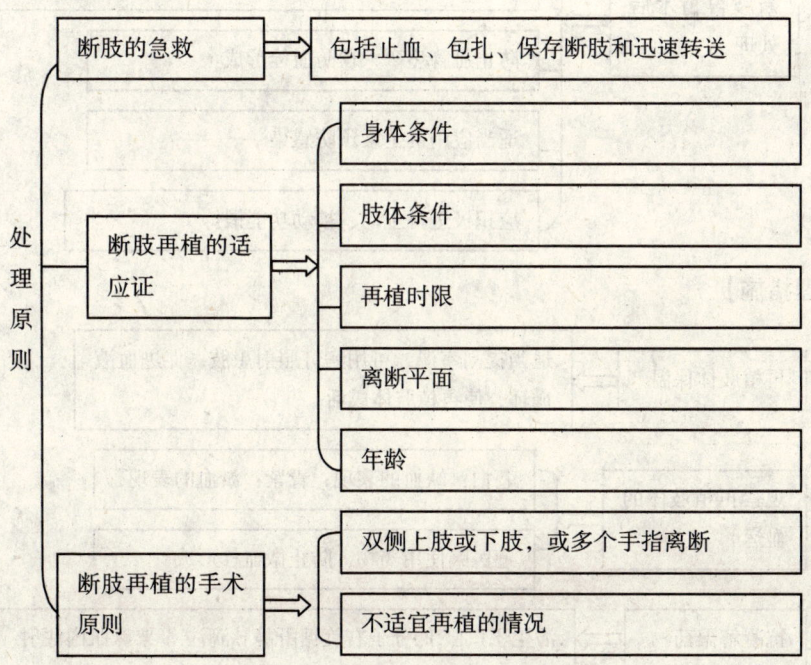

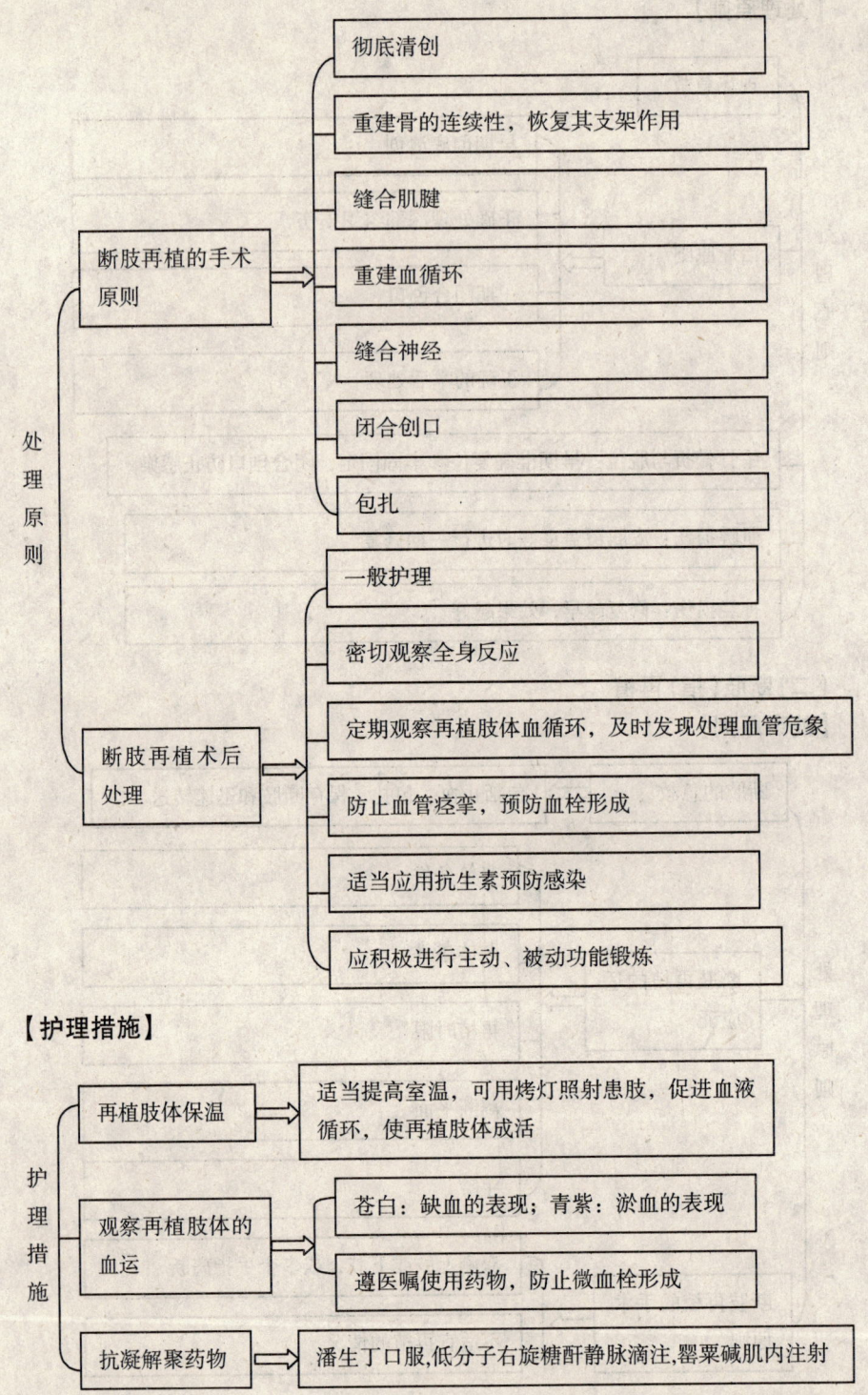

【护理措施】

【健康教育】

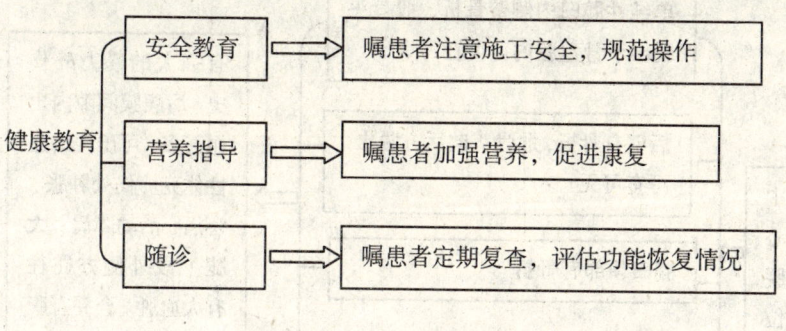

第二节 下肢骨、关节损伤

一、髋关节脱位

构成髋关节的髋臼与股骨头两者形态上紧密结合,是一种典型杵臼关节,周围又有坚强的韧带与强壮的肌群,所以只有强大的暴力才会引起髋关节脱位。

【病因与分类】

髋关节脱位由强大的暴力才会引起,在车祸中,暴力往往是高速和高能量的,为此多发性创伤并不少见。髋关节脱位按股骨头脱位后的方向可分为前、后(五种型)和中心脱位(四种型),以后脱位最为常见。

【临床表现】

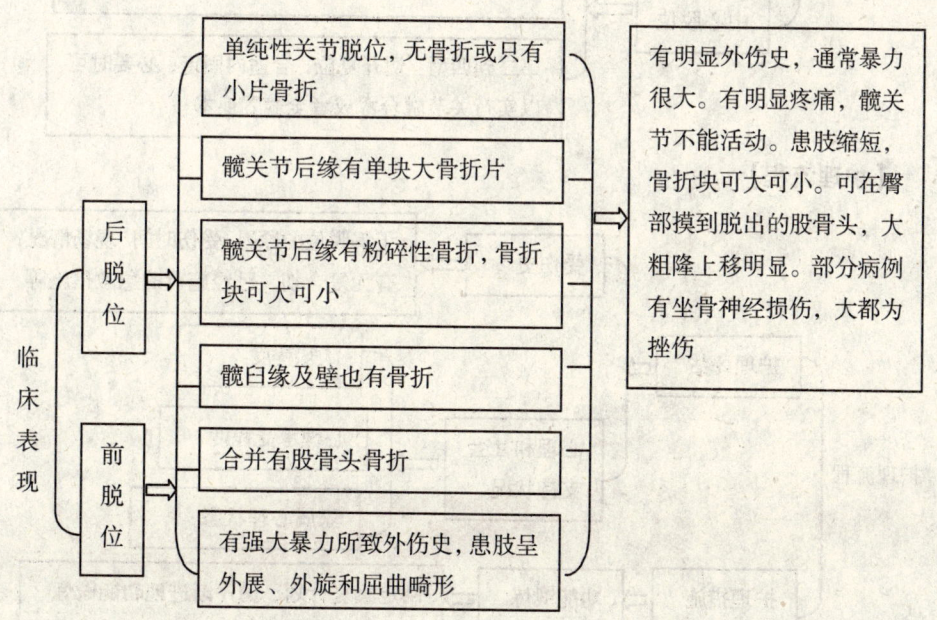

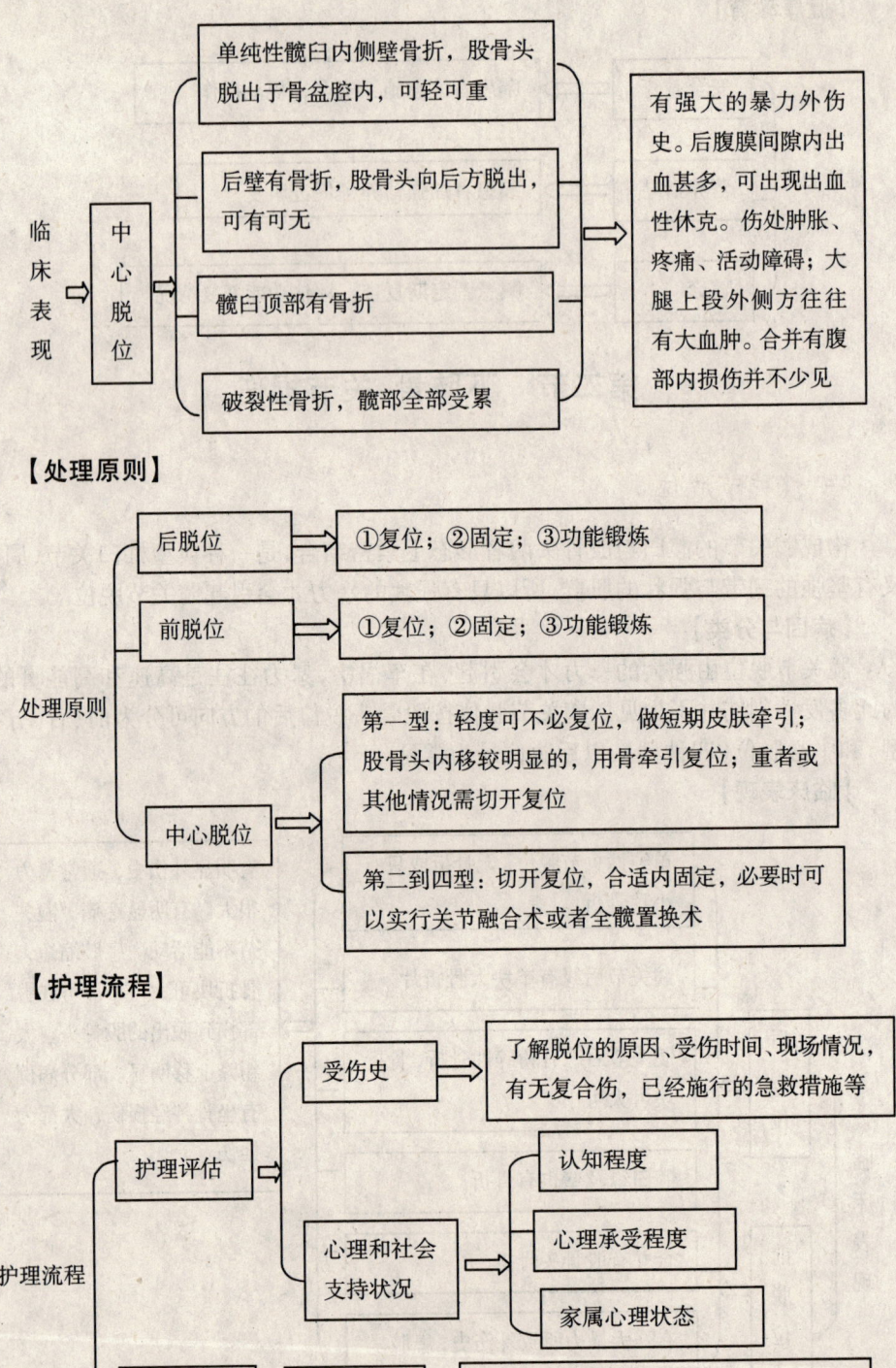

【处理原则】

【护理流程】

【健康教育】

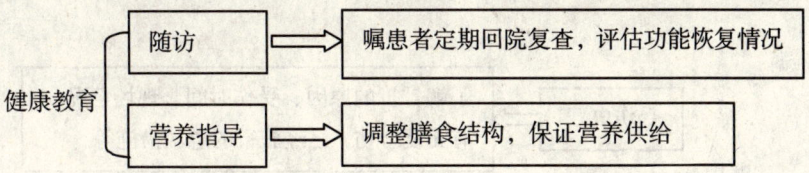

二、股骨颈骨折

股骨头、颈与髋臼共同构成髋关节,是躯干与下肢的重要连接装置及承重结构。

【病因与分类】

股骨颈骨折多数情况下是在走路滑倒时,身体发生扭转倒地,间接暴力引起的。按折线部位分类,可分为:①股骨头下骨折;②经股骨颈骨折;③股骨颈基底骨折。

按 X 线表现分类,可分为:①内收骨折;②外展骨折。

按移位程度分类,可分为:①不完全骨折;②完全骨折。

【临床表现】

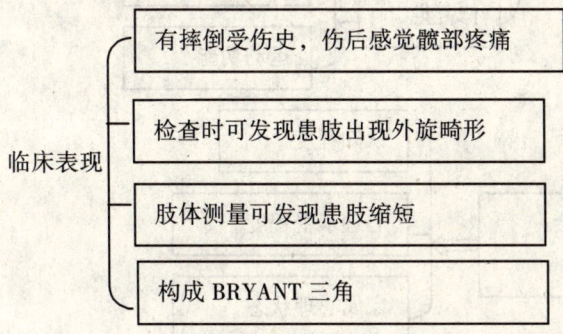

【处理原则】

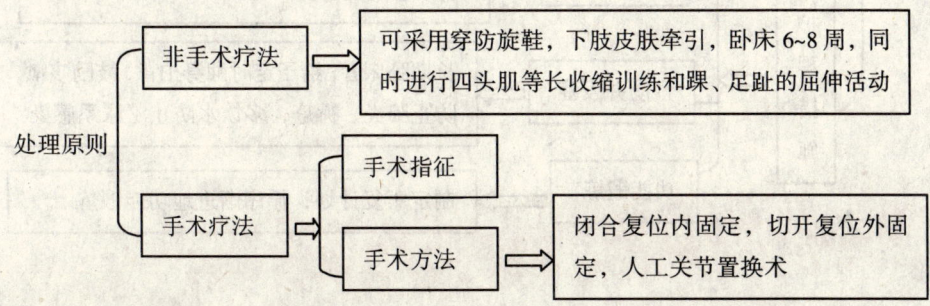

【护理流程】

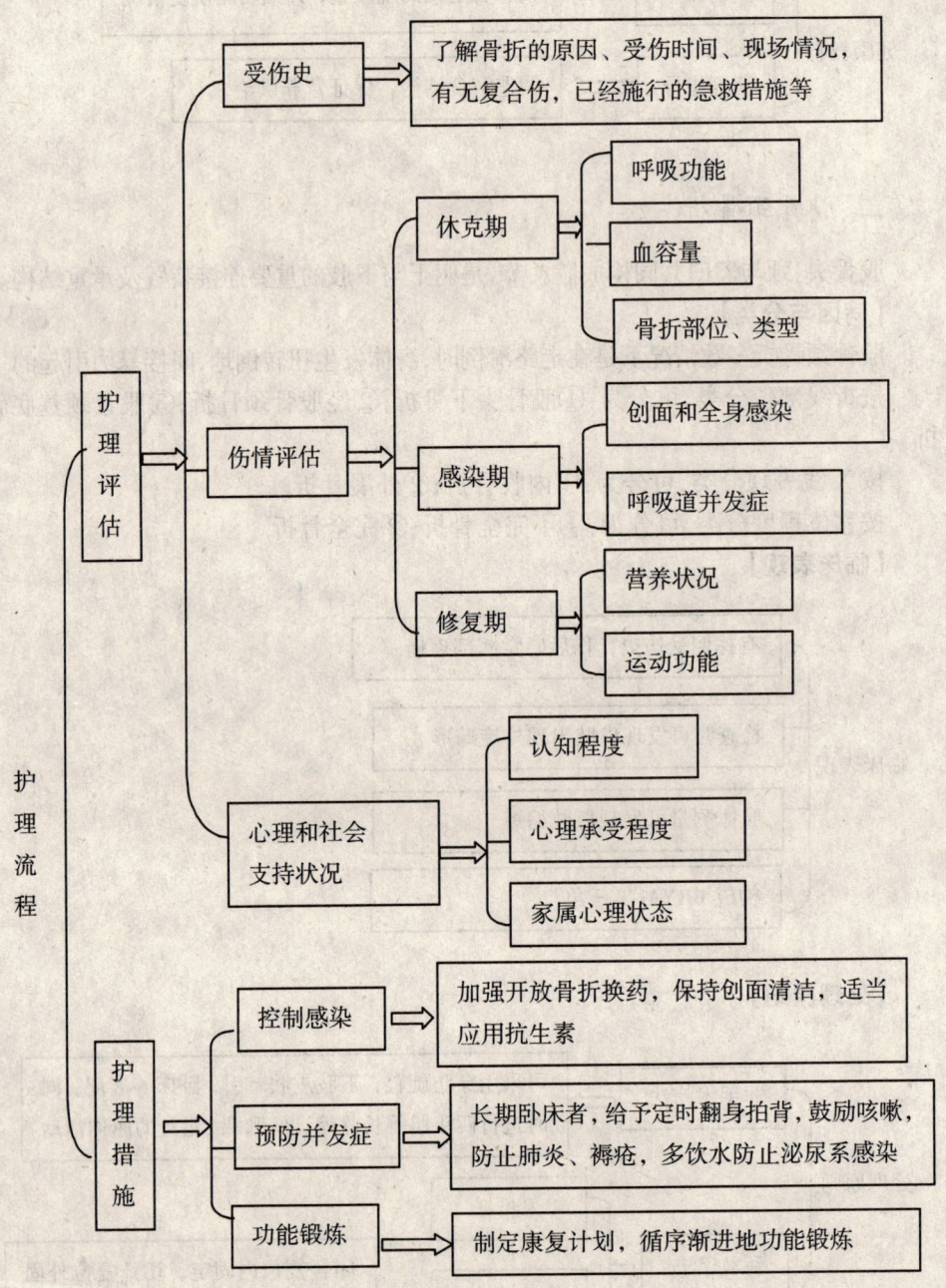

【健康教育】

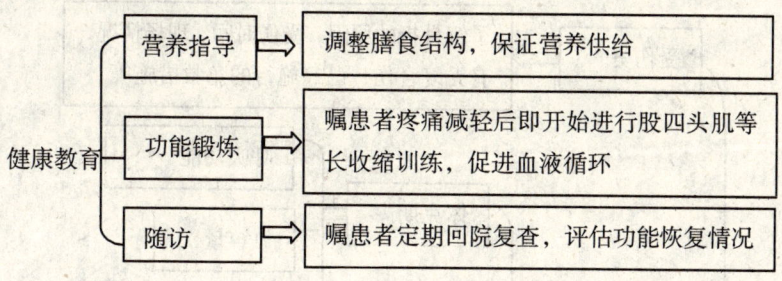

三、股骨转子间骨折

股骨上段上外侧为大转子,下内侧为小转子。转子间处于股骨干与股骨颈的交界处,是承受剪式应力最大的部位。

【病因与分类】

转子间骨折可因直接或间接暴力引起。在跌倒时,身体发生旋转,在股骨外展或内收位着地;或跌倒时,大转子直接撞击,均可发生转子间骨折。可分为五种类型。

【临床表现】

受伤后,转子区出现疼痛、肿胀、瘀斑,下肢不能活动,转子间压痛,下肢外展畸形明显,可达90°,有轴向叩击痛,测量可发现下肢短缩。X线片可发现骨折类型和移位情况。

【处理原则】

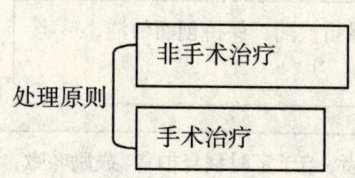

【护理流程】

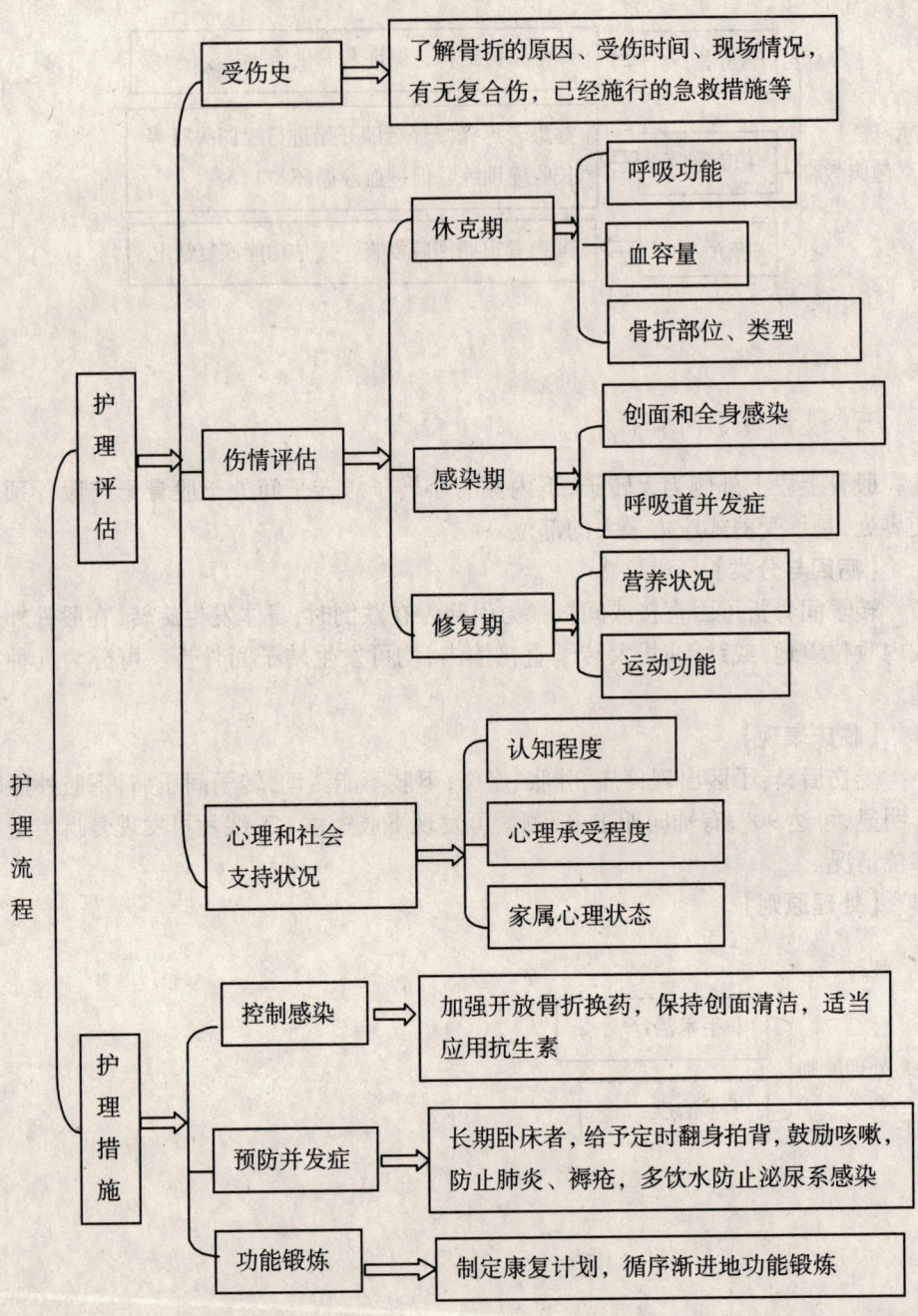

【健康教育】

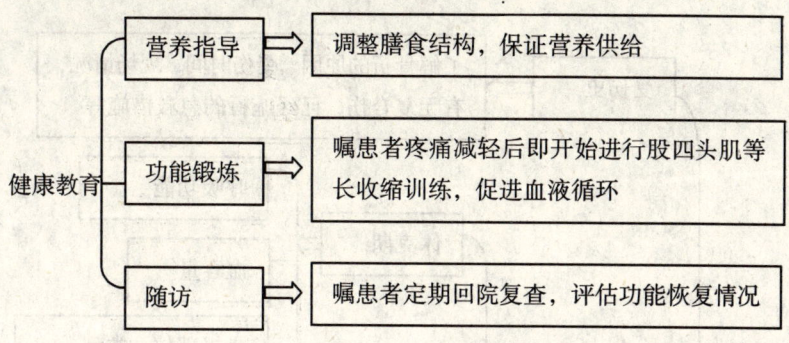

四、股骨干骨折

股骨干骨折是指转子下股骨髁上这一段的骨折。

【病因与分类】

重物直接打击、车轮碾压、火器性损伤等直接暴力作用于股骨,容易引起股骨干的横行或粉碎性骨折。可分为上 1/3、中 1/3 和下 1/3 骨折。

【临床表现】

【处理原则】

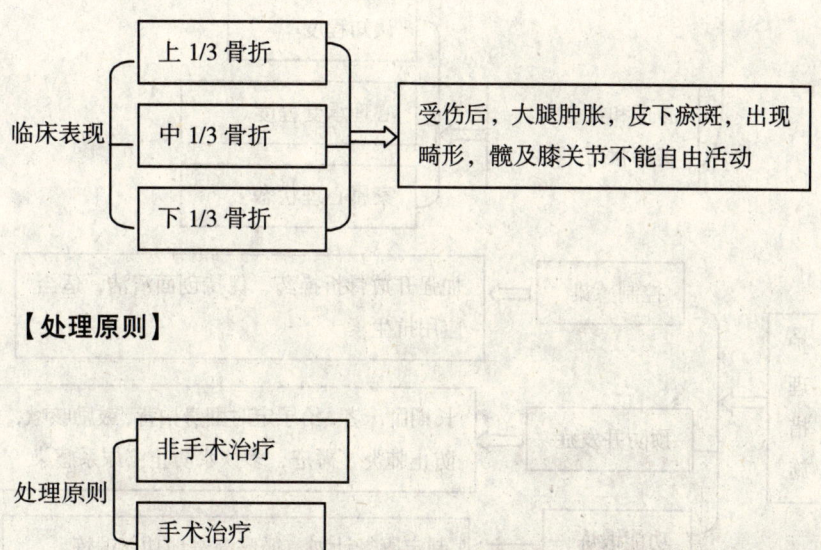

【护理流程】

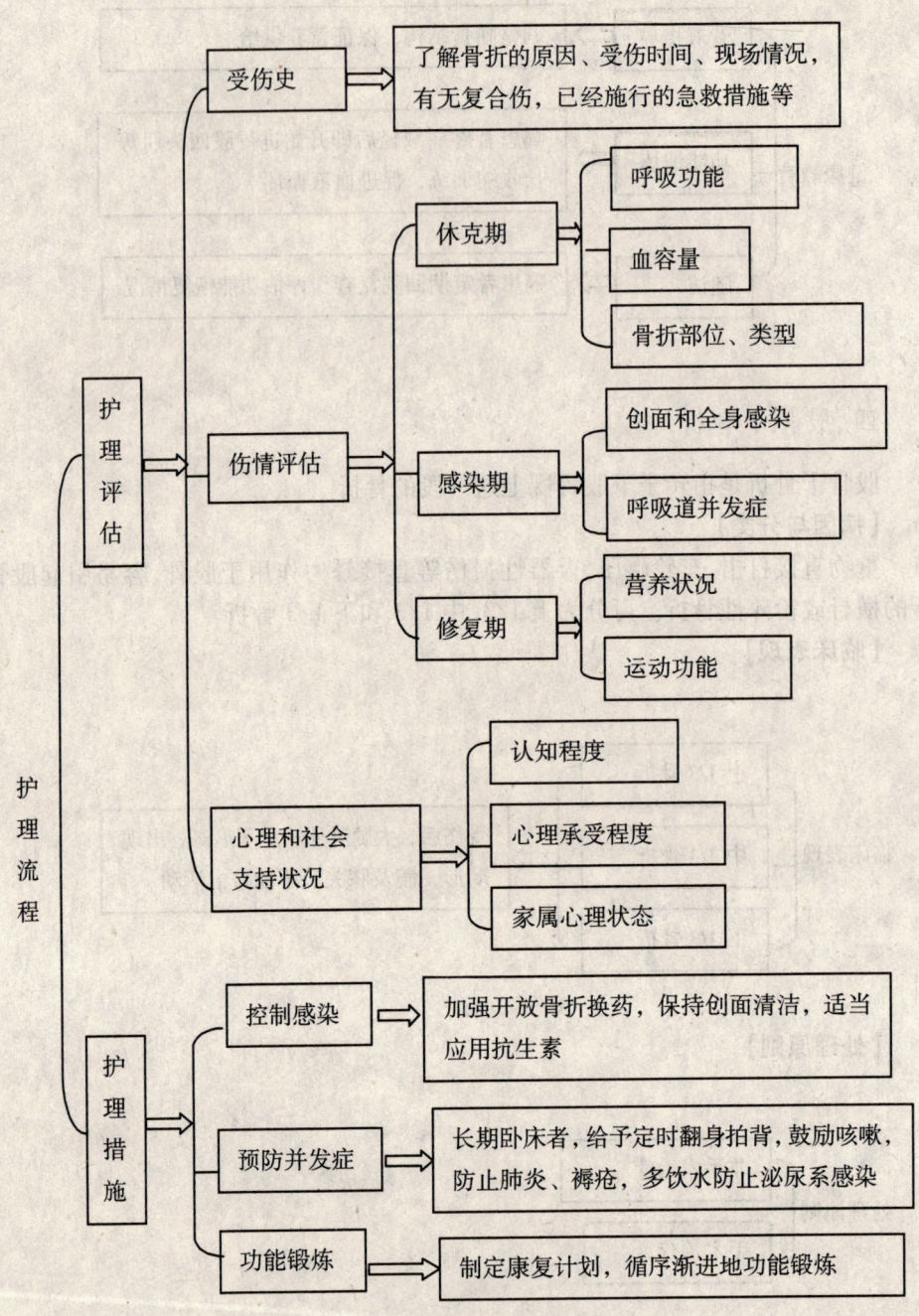

【健康教育】

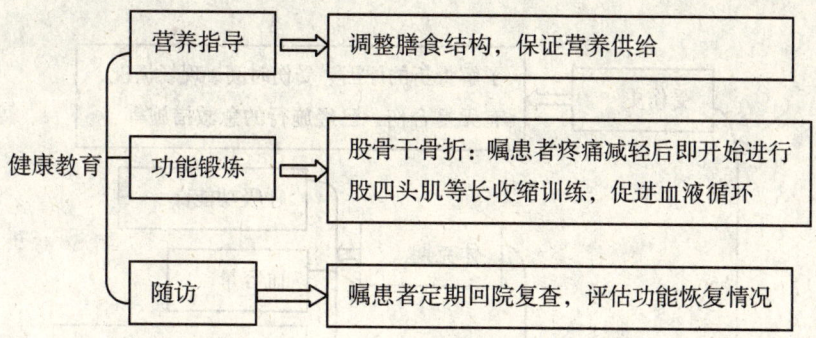

五、髌骨脱位

【病因与分类】

髌骨脱位分外伤性脱位与习惯性脱位两种。外伤性脱位是暴力直接作用于正常髌骨的结果,习惯性脱位是先天异常或外伤性脱位没有及时处理的后果。

【临床表现】

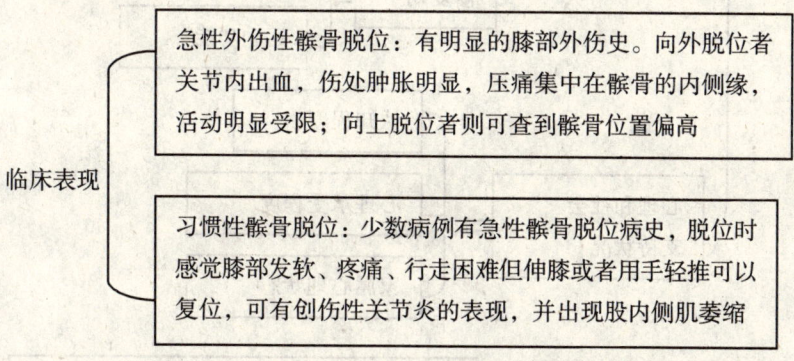

【处理原则】

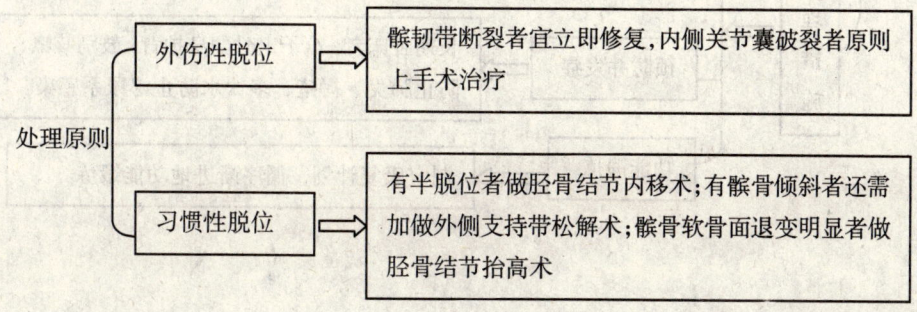

【护理流程】

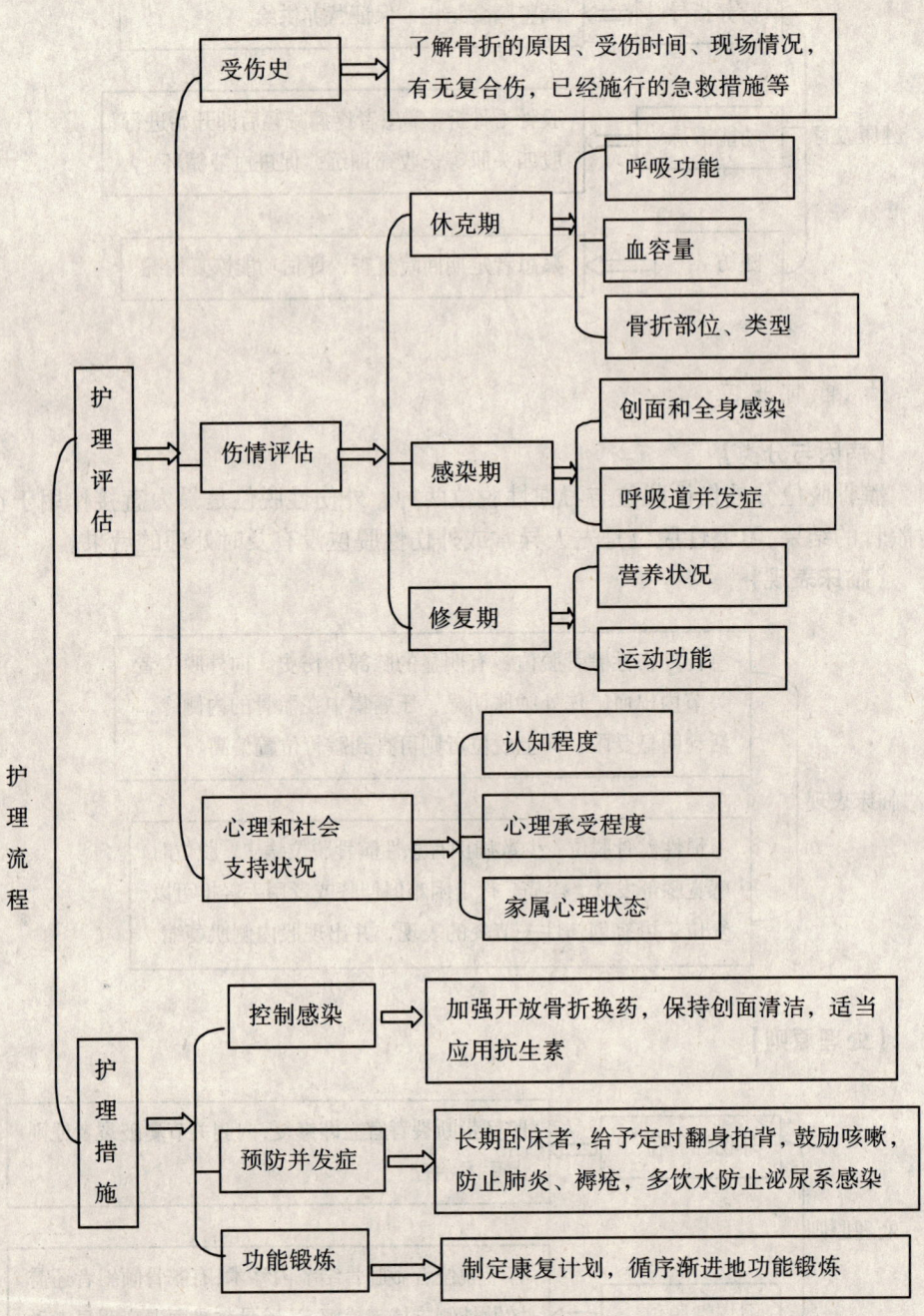

【健康教育】

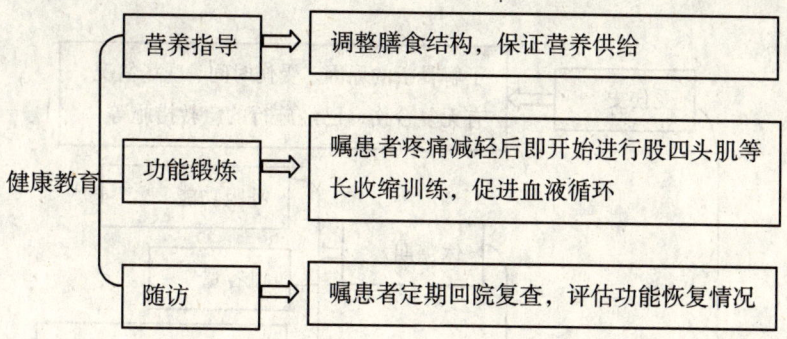

六、髌骨骨折

髌骨是人体最大的籽骨。因此,髌骨骨折应该尽可能恢复其完整性。

【病因与分类】

暴力直接作用于髌骨发生骨折。直接暴力常致髌骨粉碎性骨折;肌肉牵拉暴力常致髌骨横行骨折。骨折可发生在髌骨的上极、中份、下极。

【临床表现】

受伤后,膝前方肿胀、瘀斑,膝关节不能活动,可出现浮髌试验阳性。X线拍片可明确骨折部位。

【处理原则】

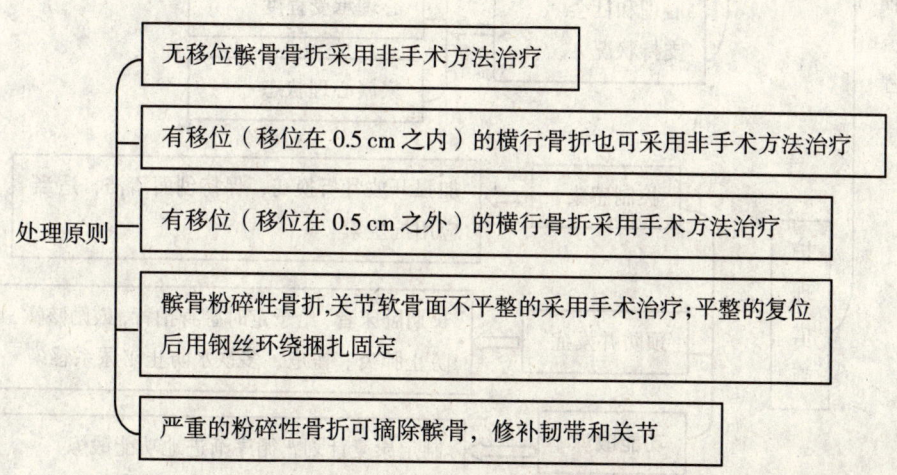

【护理流程】

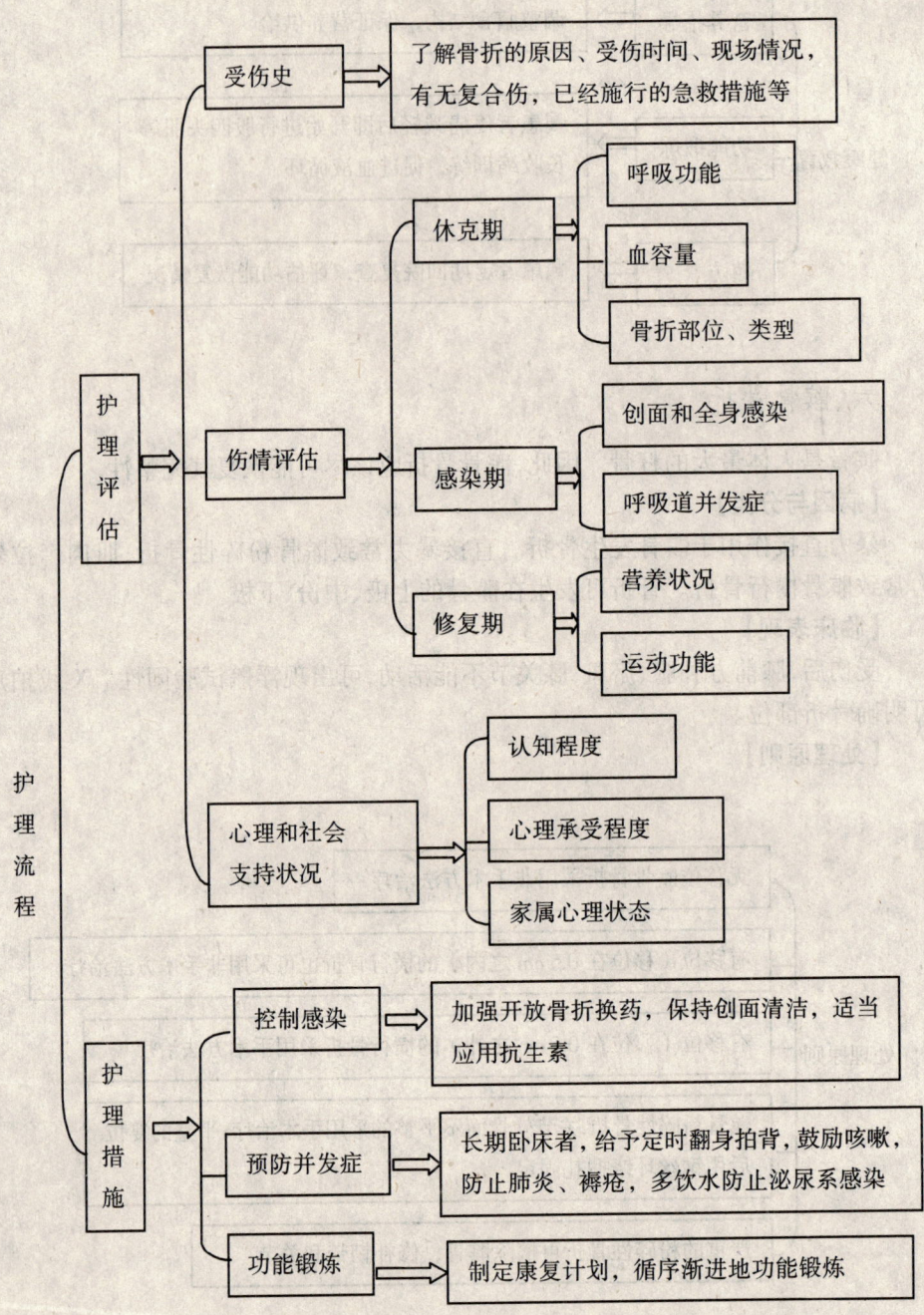

【健康教育】

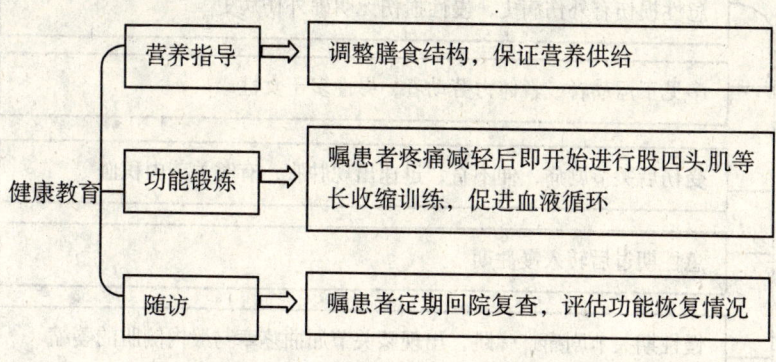

七、膝关节半月板损伤

半月板是一种月牙状纤维软骨,填充于股骨与胫骨关节间隙内,因半月板血供差,破裂后愈合能力很差。

【病因与分类】

研磨力量是产生半月板破裂的主要原因。半月板损伤有四个因素:膝半屈,膝内收或外展,重力挤压,旋转力量。

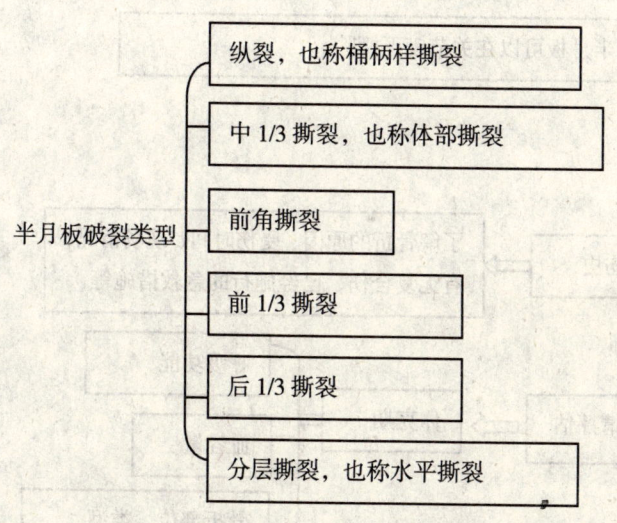

【临床表现】

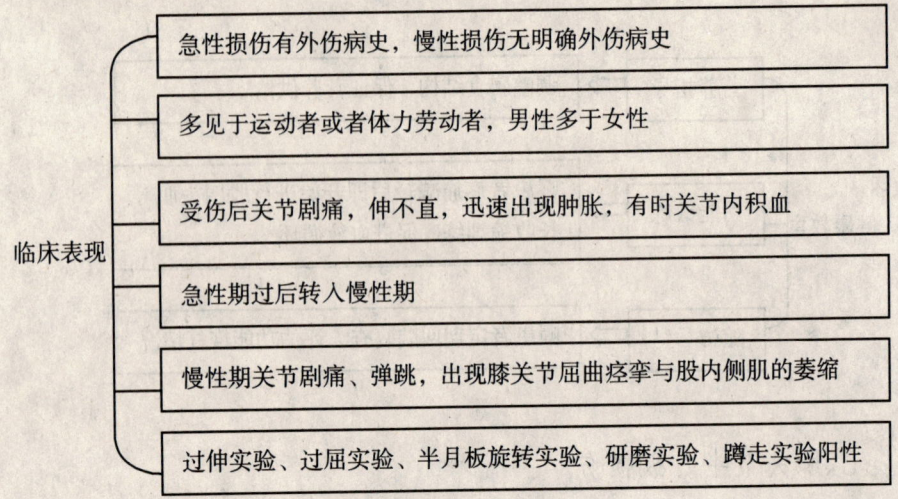

【处理原则】

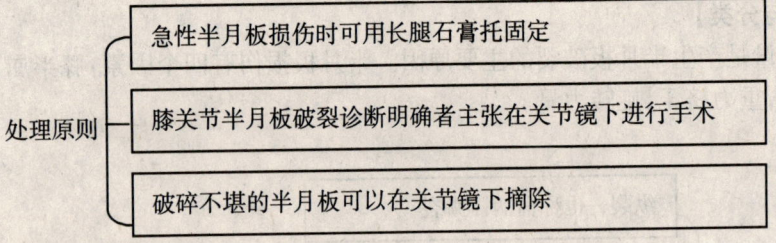

【护理流程】

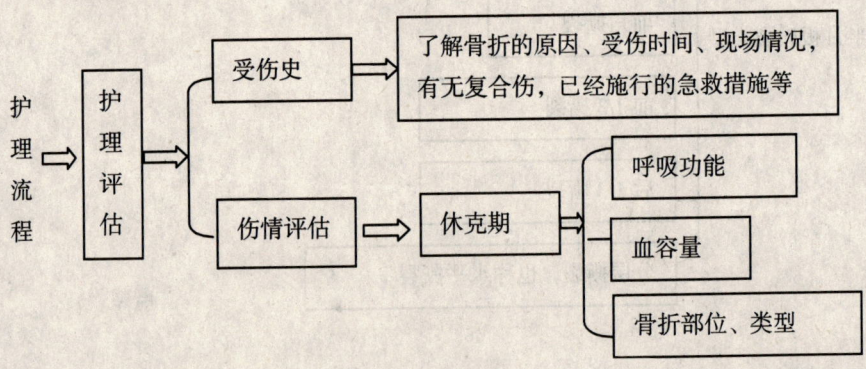

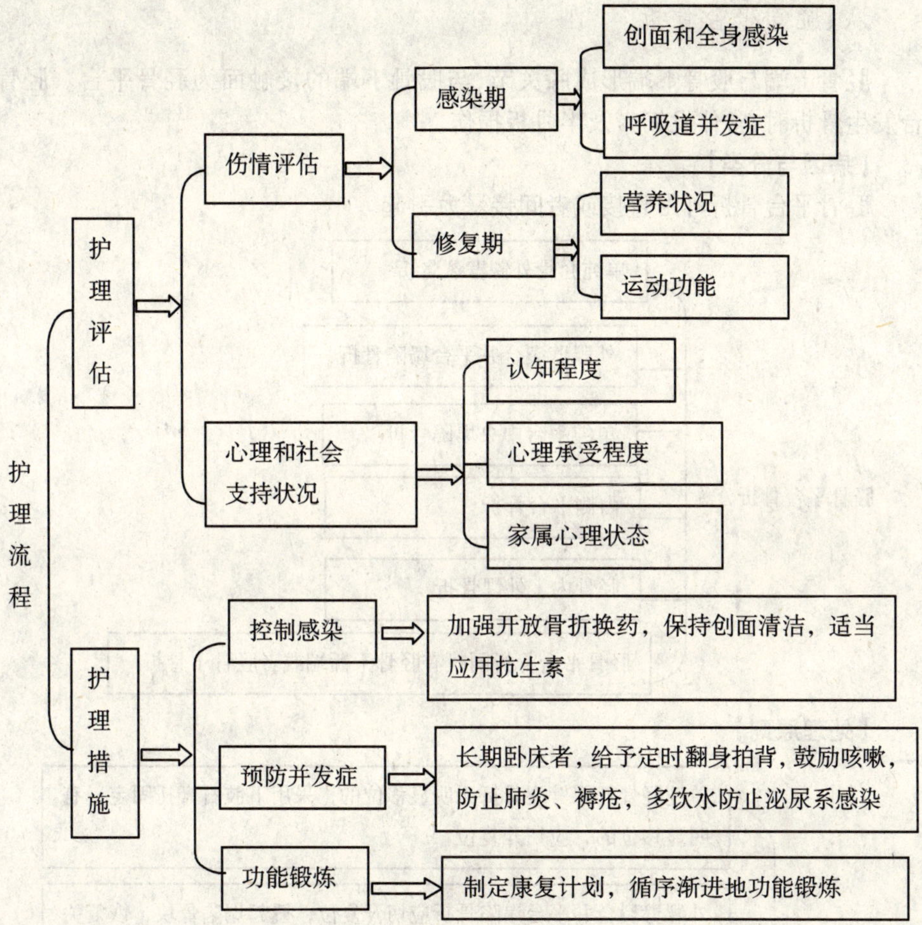

```
                                            ┌─ 创面和全身感染
                              ┌─ 感染期 ─┤
                              │            └─ 呼吸道并发症
                  ┌─ 伤情评估 ─┤
                  │            │            ┌─ 营养状况
         ┌─ 护理评估 ─┤         └─ 修复期 ─┤
         │        │                         └─ 运动功能
         │        │                         ┌─ 认知程度
         │        └─ 心理和社会支持状况 ─┼─ 心理承受程度
护理流程 ─┤                                └─ 家属心理状态
         │
         │        ┌─ 控制感染 ──→ 加强开放骨折换药，保持创面清洁，适当应用抗生素
         │        │
         └─ 护理措施 ┼─ 预防并发症 ──→ 长期卧床者，给予定时翻身拍背，鼓励咳嗽，防止肺炎、褥疮，多饮水防止泌尿系感染
                  │
                  └─ 功能锻炼 ──→ 制定康复计划，循序渐进地功能锻炼
```

【健康教育】

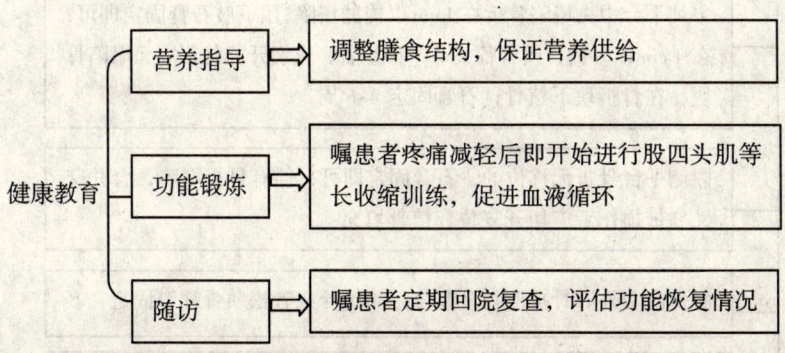

```
             ┌─ 营养指导 ──→ 调整膳食结构，保证营养供给
             │
健康教育 ────┼─ 功能锻炼 ──→ 嘱患者疼痛减轻后即开始进行股四头肌等长收缩训练，促进血液循环
             │
             └─ 随访 ──→ 嘱患者定期回院复查，评估功能恢复情况
```

八、胫骨平台骨折

胫骨上端与股骨下端形成膝关节,与股骨下端的接触面为胫骨平台。胫骨平台发生骨折时,常伴发韧带及半月板损伤。

【病因与分类】

胫骨平台骨折可由直接或者间接暴力引起。

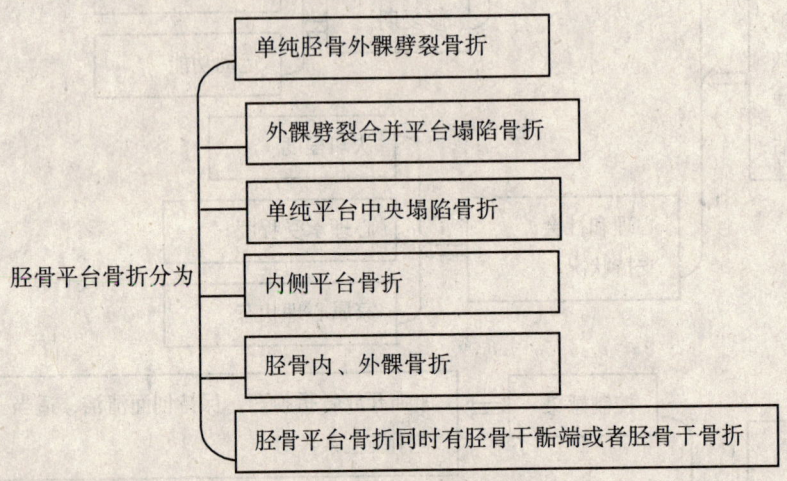

胫骨平台骨折分为:
- 单纯胫骨外髁劈裂骨折
- 外髁劈裂合并平台塌陷骨折
- 单纯平台中央塌陷骨折
- 内侧平台骨折
- 胫骨内、外髁骨折
- 胫骨平台骨折同时有胫骨干骺端或者胫骨干骨折

【处理原则】

处理原则:
- 单纯胫骨外髁劈裂骨折无明显移位的,采用下肢石膏托固定,有明显移位的,应切开复位
- 外髁劈裂合并平台塌陷骨折应切开复位,撬起塌陷骨块,恢复关节平滑,同时植骨,用松质骨螺钉固定
- 单纯平台中央塌陷骨折在1 cm以内的塌陷,用下肢石膏固定即可;在1 cm以外的,或有膝关节不稳定者,应切开复位,撬起塌陷骨块,在骨折块下植骨,石膏固定4~6周
- 内侧平台骨折无移位的,石膏固定即可;伴有骨折塌陷,合并交叉韧带损伤者应切开复位,植骨填充
- 胫骨内、外髁骨折应切开复位,用螺栓或者松质骨螺钉固定
- 胫骨平台骨折同时有胫骨干骺端或者胫骨干骨折应手术

【护理流程】

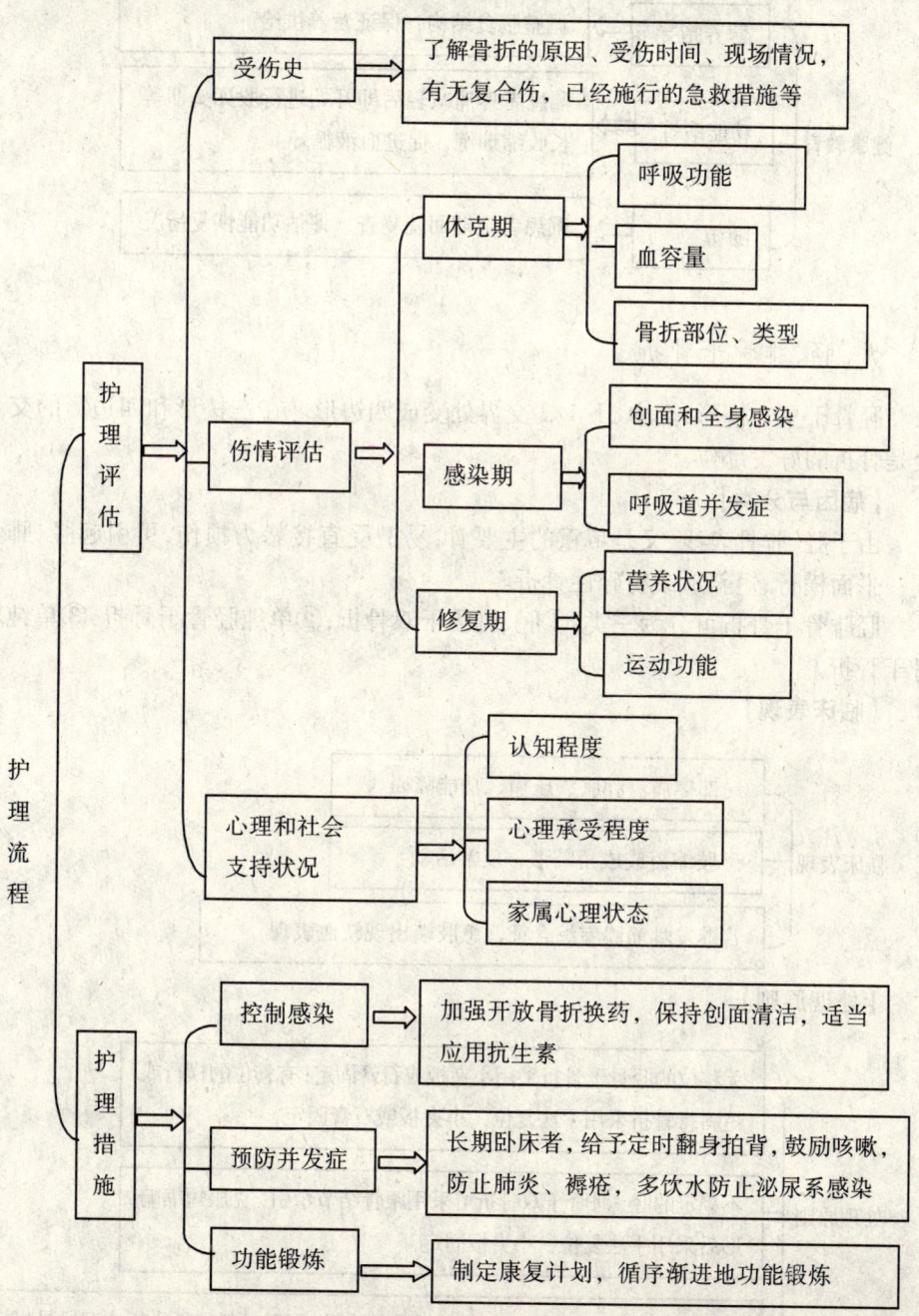

【健康教育】

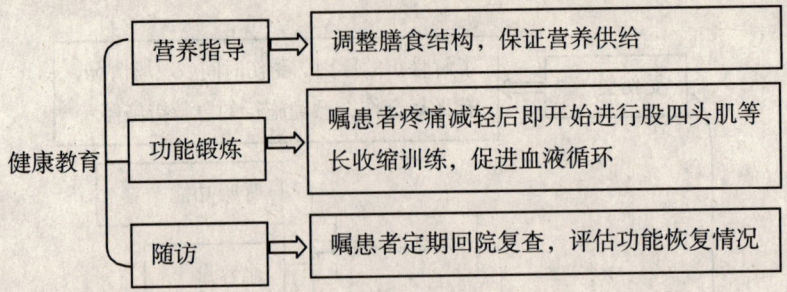

九、胫、腓骨干骨折

胫骨干呈三棱形,至中、下 1/3 交界处变成四边形。在三棱形和四边形的交界处是骨折的好发部位。

【病因与分类】

由于胫、腓骨表浅,又是负重的主要骨,易遭受直接暴力损伤,可引起胫、腓骨同一平面横行、短斜形或粉碎性骨折。

胫腓骨干骨折可分为三类:①胫、腓骨干双骨折;②单纯胫骨干骨折;③单纯腓骨干骨折。

【临床表现】

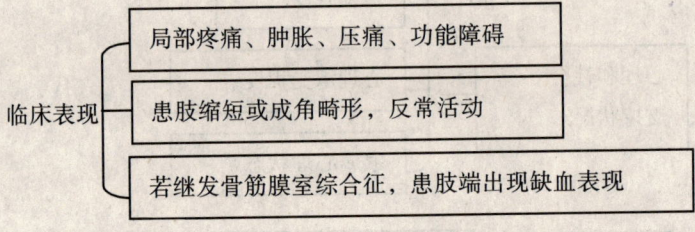

【处理原则】

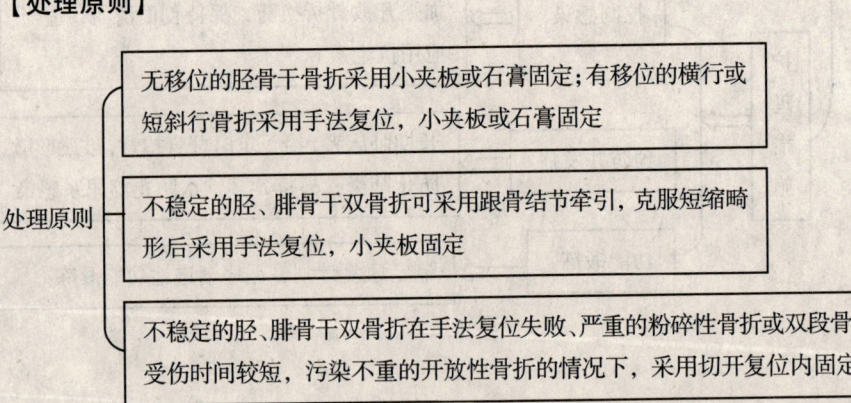

处理原则 ┬ 单纯胫骨干骨折用石膏固定即可
      └ 单纯腓骨干骨折若不伴有胫、腓上、下关节分离，不需特殊治疗

【护理流程】

护理流程
├─ 护理评估
│   ├─ 受伤史 → 了解骨折的原因、受伤时间、现场情况，有无复合伤，已经施行的急救措施等
│   ├─ 伤情评估
│   │   ├─ 休克期 ┬ 呼吸功能
│   │   │   ├ 血容量
│   │   │   └ 骨折部位、类型
│   │   ├─ 感染期 ┬ 创面和全身感染
│   │   │   └ 呼吸道并发症
│   │   └─ 修复期 ┬ 营养状况
│   │   └ 运动功能
│   └─ 心理和社会支持状况 ┬ 认知程度
│   ├ 心理承受程度
│   └ 家属心理状态
└─ 护理措施
    ├─ 控制感染 → 加强开放骨折换药，保持创面清洁，适当应用抗生素
    ├─ 预防并发症 → 长期卧床者，给予定时翻身拍背，鼓励咳嗽，防止肺炎、褥疮，多饮水防止泌尿系感染
    └─ 功能锻炼 → 制定康复计划，循序渐进地功能锻炼

【健康教育】

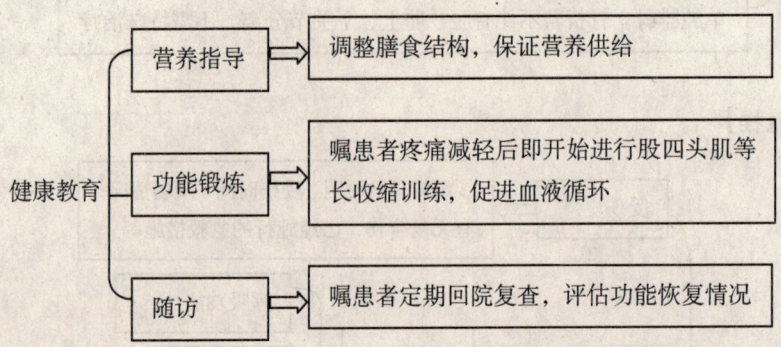

十、踝骨骨折

踝关节由胫骨远端、腓骨远端和距骨构成。

【病因与分类】

踝骨骨折多由间接暴力引起。分为三型：1型为内翻内收型；2型分为外翻外展型和内翻外旋型；3型为外翻外旋型。

【临床表现】

受伤后局部肿胀明显，出现瘀斑、内翻或者外翻畸形、活动障碍。

【处理原则】

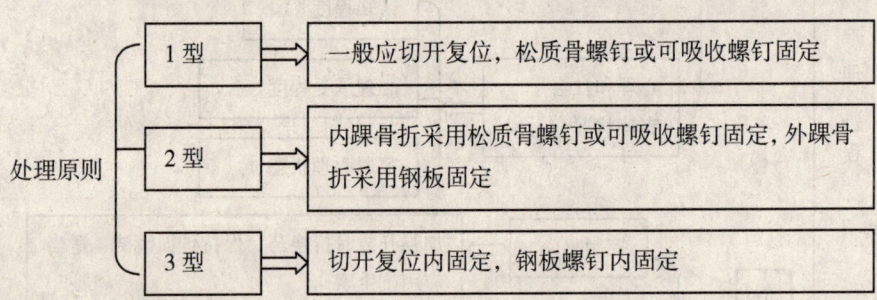

【护理流程】

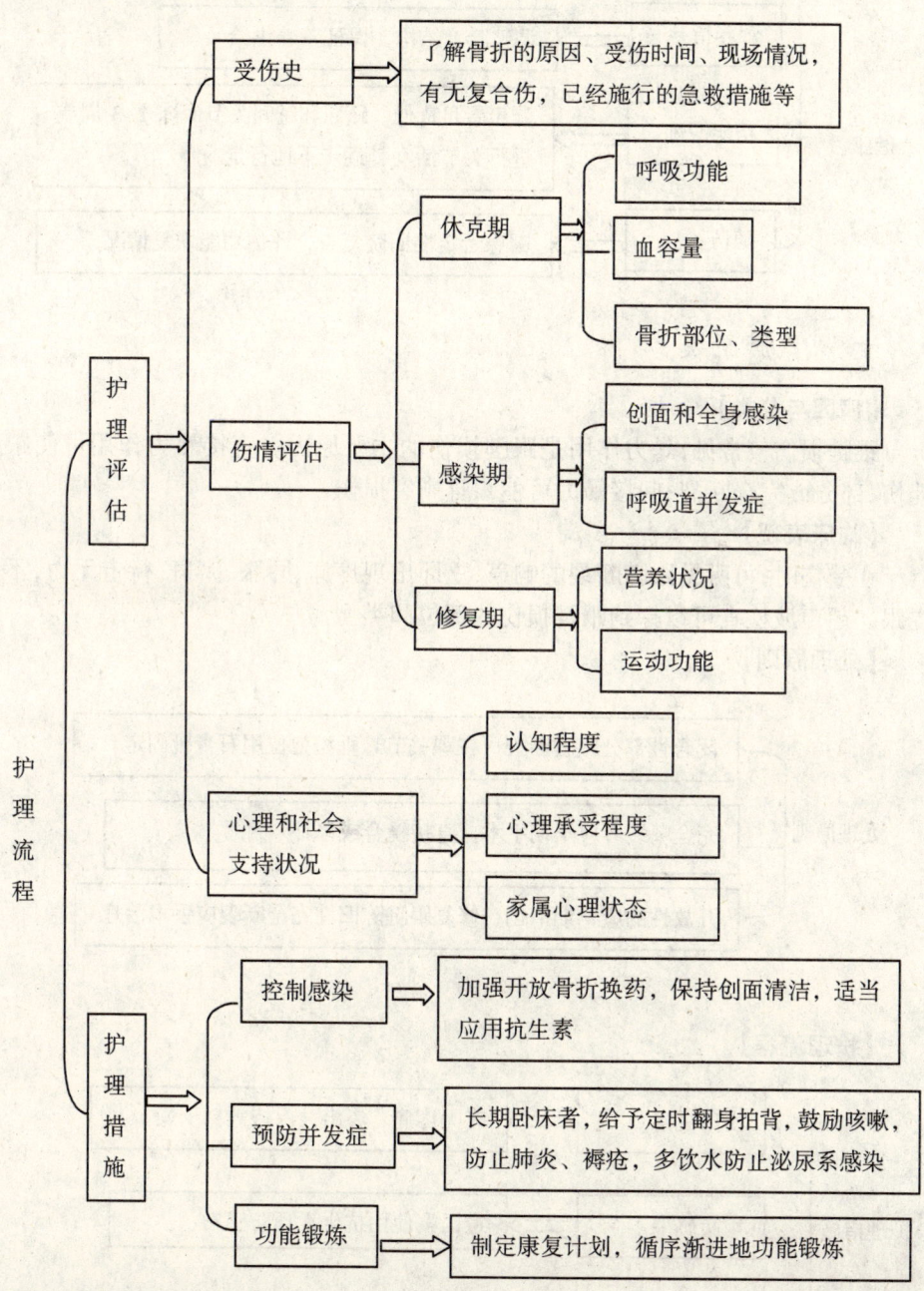

【健康教育】

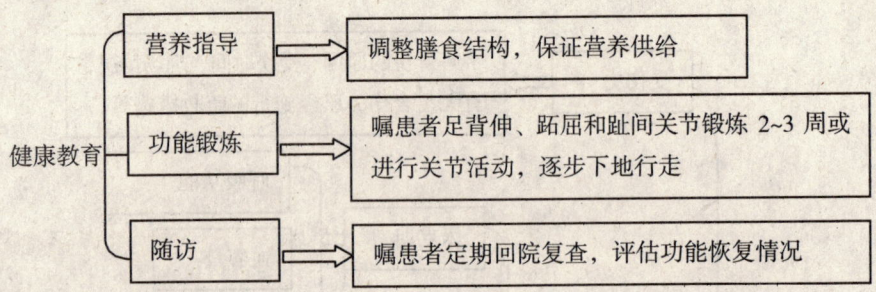

十一、跟腱断裂

【病因与分类】

跟腱损伤较常见,暴力作用是跟腱损伤的主要原因。直接暴力作用可使跟腱挫伤、部分或完全断裂;间接暴力可使跟腱撕裂损伤。

【临床表现】

在受伤时,可听见跟腱断裂的响声,立即出现疼痛、肿胀、瘀斑,行走无力,不能提跟。超声波检查可以探到跟腱损伤的部位和类型。

【处理原则】

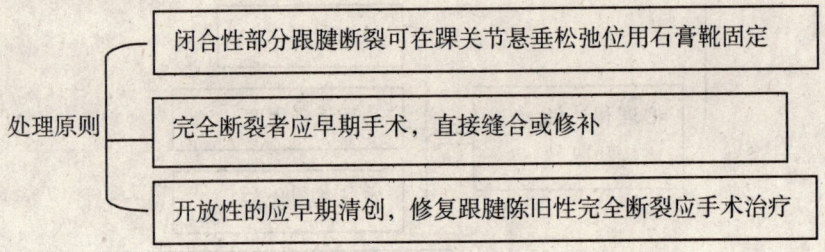

【护理流程】

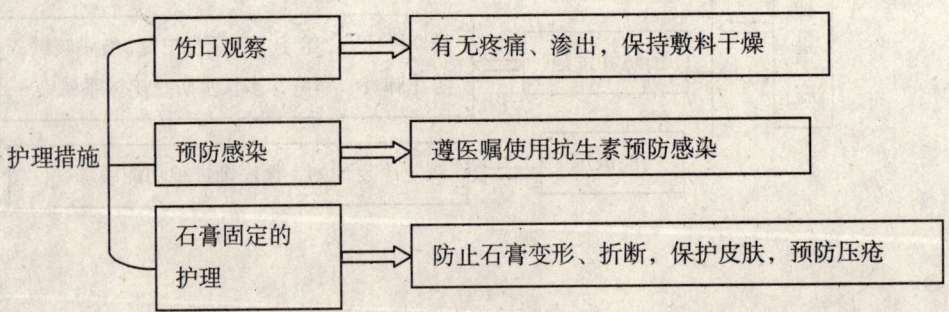

【健康教育】

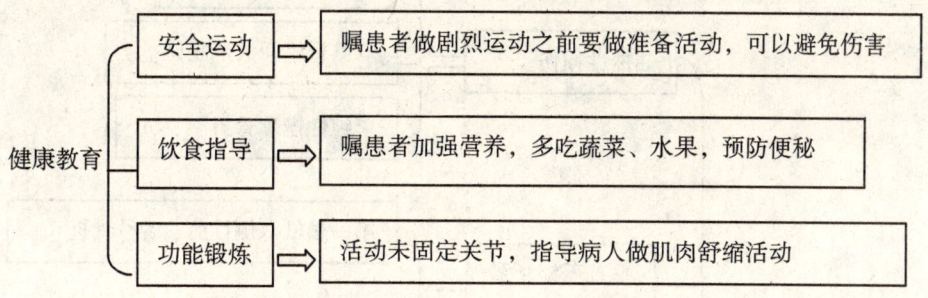

第三节 脊柱和骨盆骨折

一、脊柱骨折

脊柱骨折十分常见,其中胸腰段脊柱骨折最多见。可以将整个脊柱分为前、中、后三柱,中柱和后柱包裹了脊髓和马尾神经。

【病因与分类】

暴力是引起骨折的主要原因。可分为胸腰椎骨折和颈椎骨折两大类。

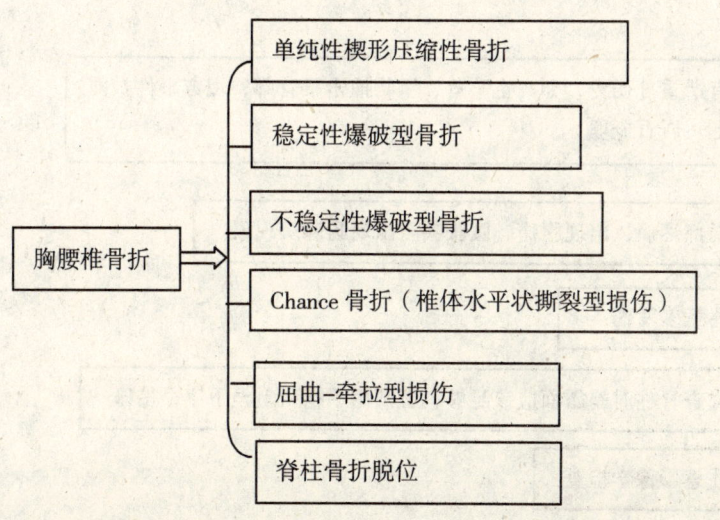

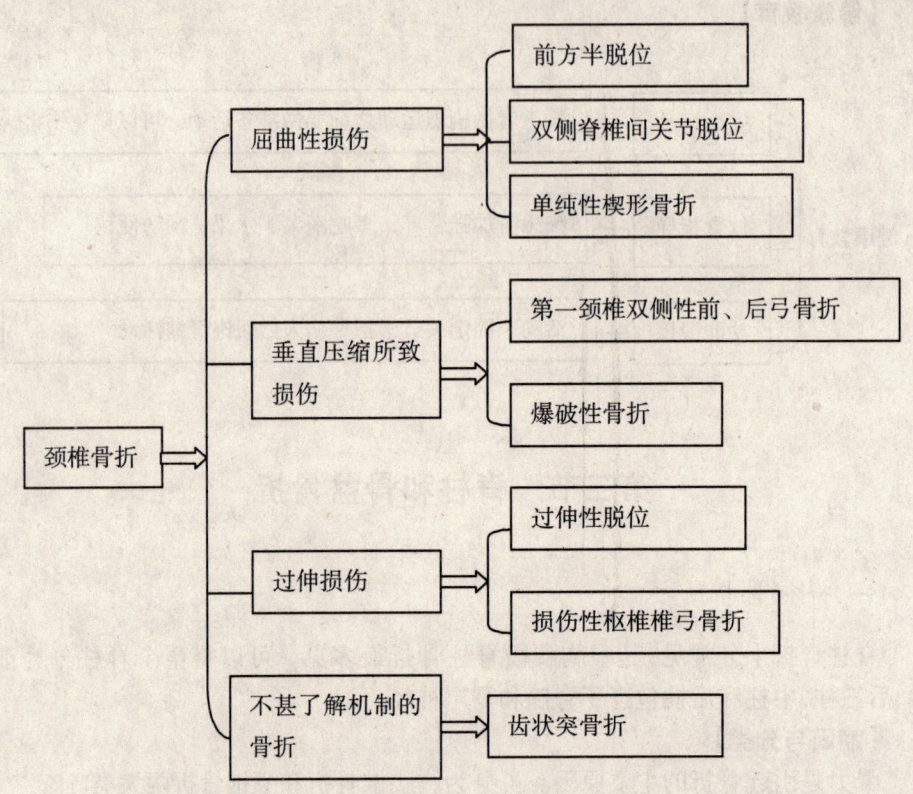

【临床表现】

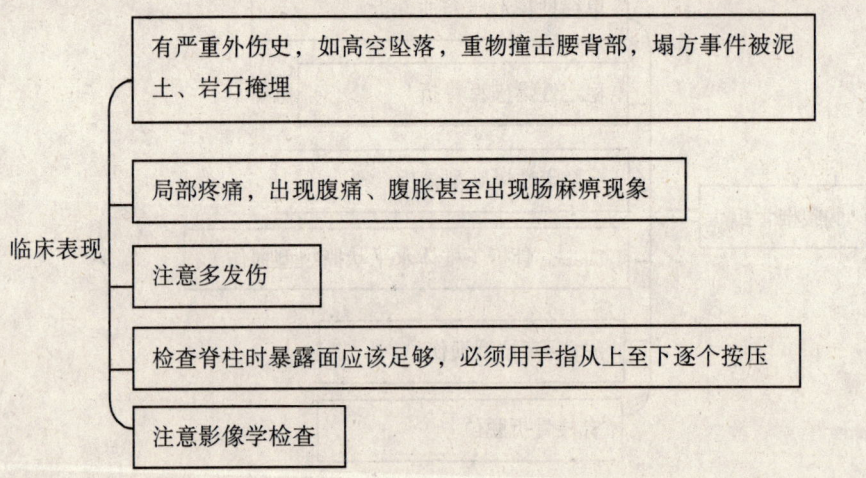

第十章 骨外科疾病

【处理原则】

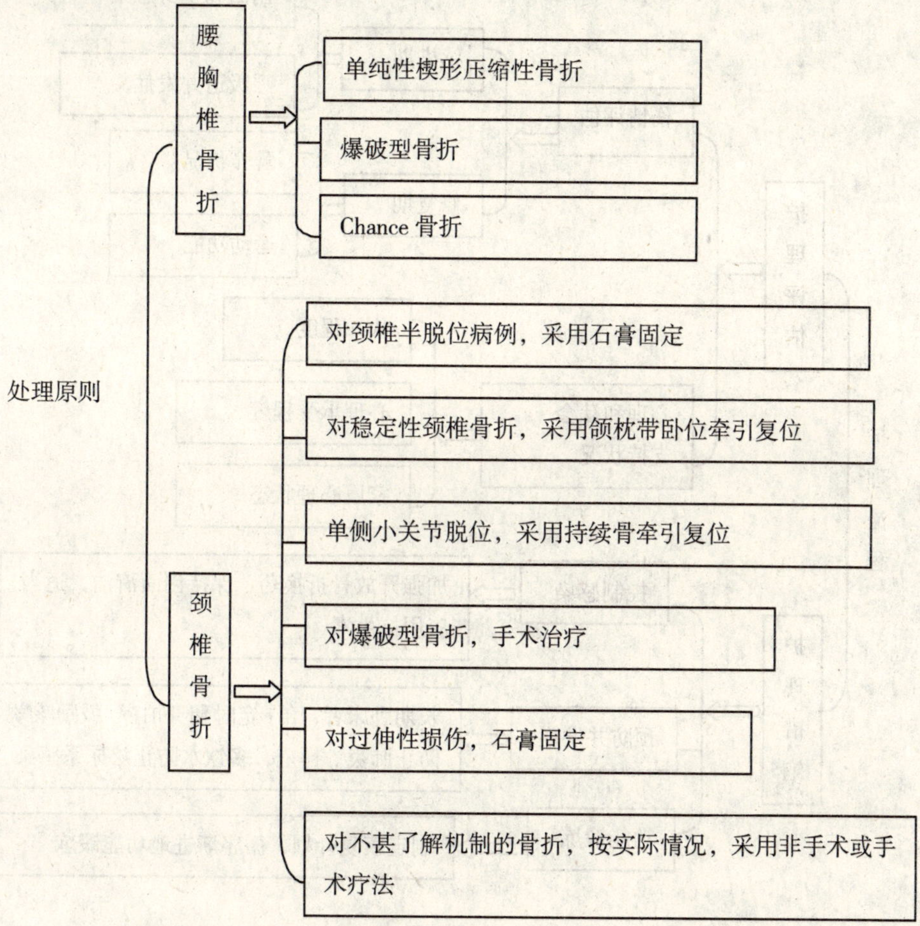

处理原则
- 腰胸椎骨折
  - 单纯性楔形压缩性骨折
  - 爆破型骨折
  - Chance 骨折
- 颈椎骨折
  - 对颈椎半脱位病例，采用石膏固定
  - 对稳定性颈椎骨折，采用颔枕带卧位牵引复位
  - 单侧小关节脱位，采用持续骨牵引复位
  - 对爆破型骨折，手术治疗
  - 对过伸性损伤，石膏固定
  - 对不甚了解机制的骨折，按实际情况，采用非手术或手术疗法

【护理流程】

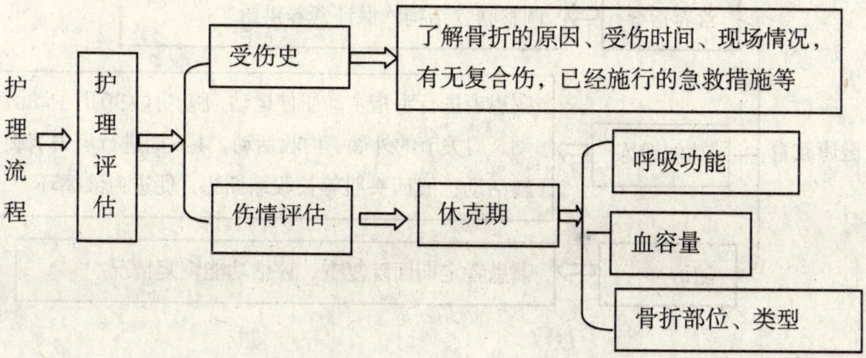

护理流程 → 护理评估
- 受伤史：了解骨折的原因、受伤时间、现场情况，有无复合伤，已经施行的急救措施等
- 伤情评估 → 休克期
  - 呼吸功能
  - 血容量
  - 骨折部位、类型

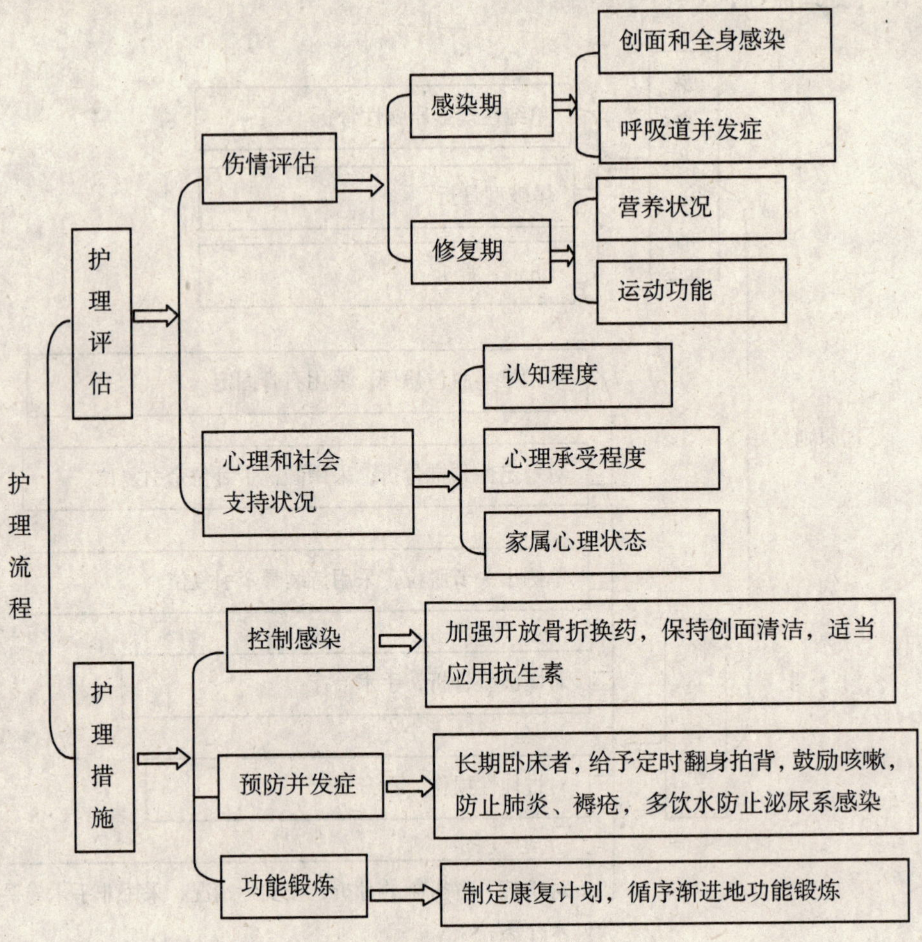

护理流程
├─ 护理评估
│   ├─ 伤情评估
│   │   ├─ 感染期
│   │   │   ├─ 创面和全身感染
│   │   │   └─ 呼吸道并发症
│   │   └─ 修复期
│   │   ├─ 营养状况
│   │   └─ 运动功能
│   └─ 心理和社会支持状况
│   ├─ 认知程度
│   ├─ 心理承受程度
│   └─ 家属心理状态
└─ 护理措施
    ├─ 控制感染 → 加强开放骨折换药，保持创面清洁，适当应用抗生素
    ├─ 预防并发症 → 长期卧床者，给予定时翻身拍背，鼓励咳嗽，防止肺炎、褥疮，多饮水防止泌尿系感染
    └─ 功能锻炼 → 制定康复计划，循序渐进地功能锻炼

【健康教育】

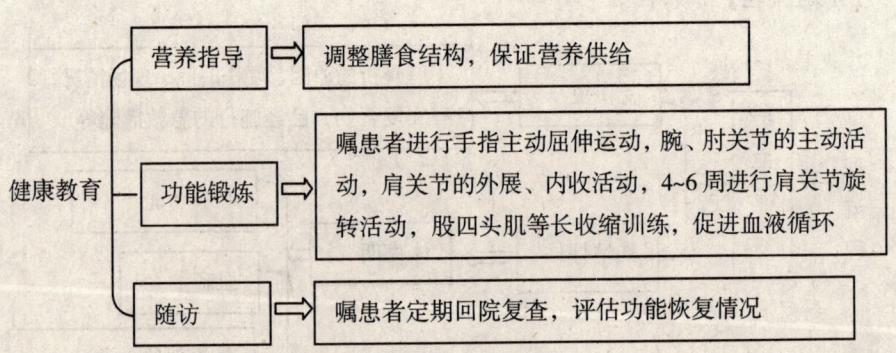

健康教育
├─ 营养指导 → 调整膳食结构，保证营养供给
├─ 功能锻炼 → 嘱患者进行手指主动屈伸运动，腕、肘关节的主动活动，肩关节的外展、内收活动，4~6周进行肩关节旋转活动，股四头肌等长收缩训练，促进血液循环
└─ 随访 → 嘱患者定期回院复查，评估功能恢复情况

二、脊髓损伤

脊髓损伤是脊柱损伤的严重并发症,可导致截瘫、"四瘫"。

【病因与分类】

按损伤的部位和严重程度可分为:

1. 脊髓震荡。
2. 脊髓挫伤和出血。
3. 脊髓断裂。
4. 脊髓受压。
5. 马尾神经损伤。

【临床表现】

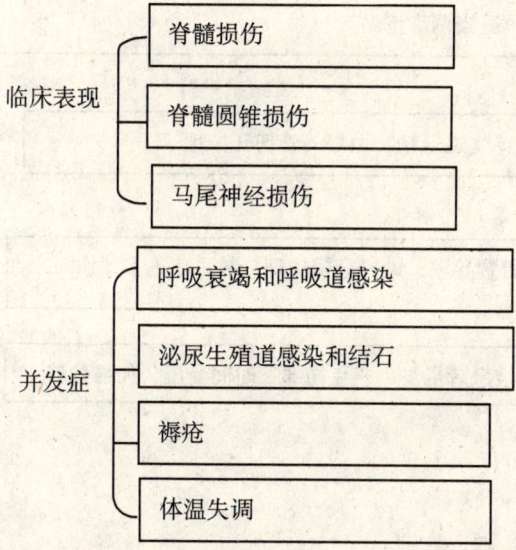

【处理原则】

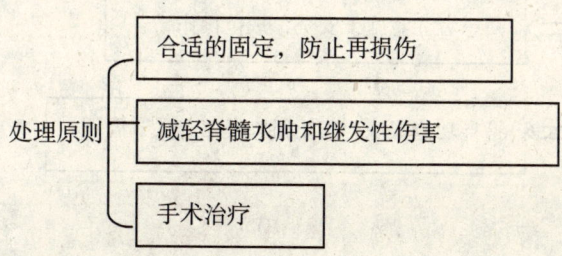

【护理措施】

护理措施		
心理护理	⇨	患者心理矛盾突出，情绪波动，应加强对病人的心理支持，维护病人自尊
生活护理	⇨	尽量满足病人的各种需求
预防呼吸道并发症	⇨	鼓励病人深呼吸、用力咳嗽，痰液黏稠可雾化吸入
体温异常的护理	⇨	高热：物理降温，动态观察体温变化；低温：注意保暖，适当调高室温
气管切开的护理	⇨	保持气道通畅，做好气管切开护理
预防泌尿系统并发症	⇨	留置导尿，做好会阴护理，鼓励病人多饮水
预防压疮	⇨	勤给患者翻身，避免局部长时间受压，加强营养

【健康教育】

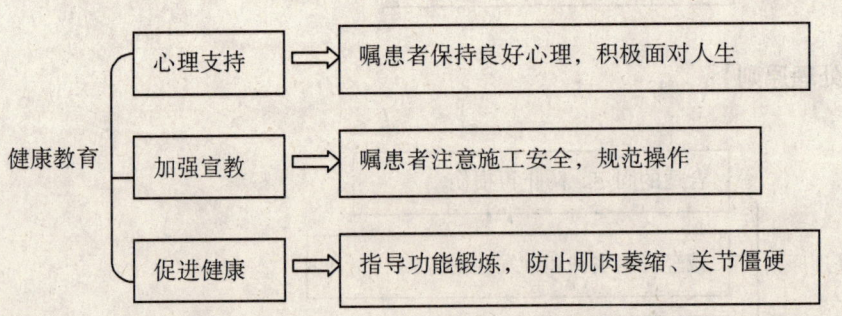

健康教育		
心理支持	⇨	嘱患者保持良好心理，积极面对人生
加强宣教	⇨	嘱患者注意施工安全，规范操作
促进健康	⇨	指导功能锻炼，防止肌肉萎缩、关节僵硬

三、骨盆骨折

骨盆保护着盆腔内脏器,骨盆骨折后对盆腔内脏器不会产生重度损伤。

【病因与分类】

(一)按骨折位置与数量分可分为：

1. 骨盆边缘撕脱性骨折；
2. 骶尾骨骨折；
3. 骨盆环单处骨折；
4. 骨盆环双处骨折伴骨盆变形。

(二)按暴力的方向分可分为：

1. 暴力来自侧方的骨折(LC 骨折)；
2. 暴力来自前方的骨折(APC 骨折)；
3. 暴力来自垂直方向的剪力(VS 骨折)；
4. 暴力来自混合方向的骨折(CM 骨折)。

【临床表现】

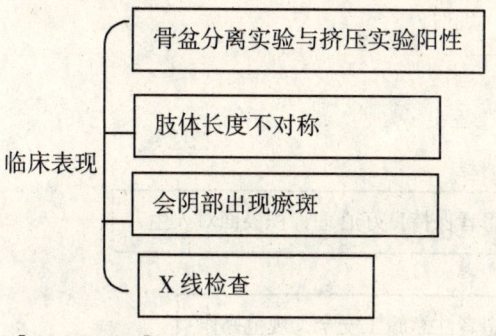

【处理原则】

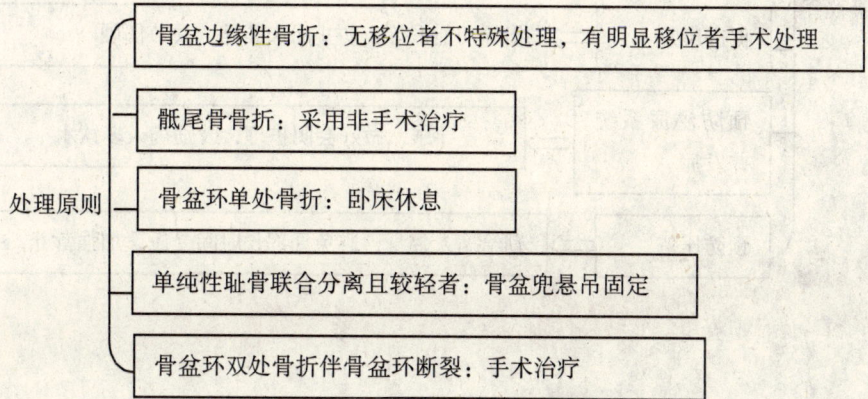

【护理措施】

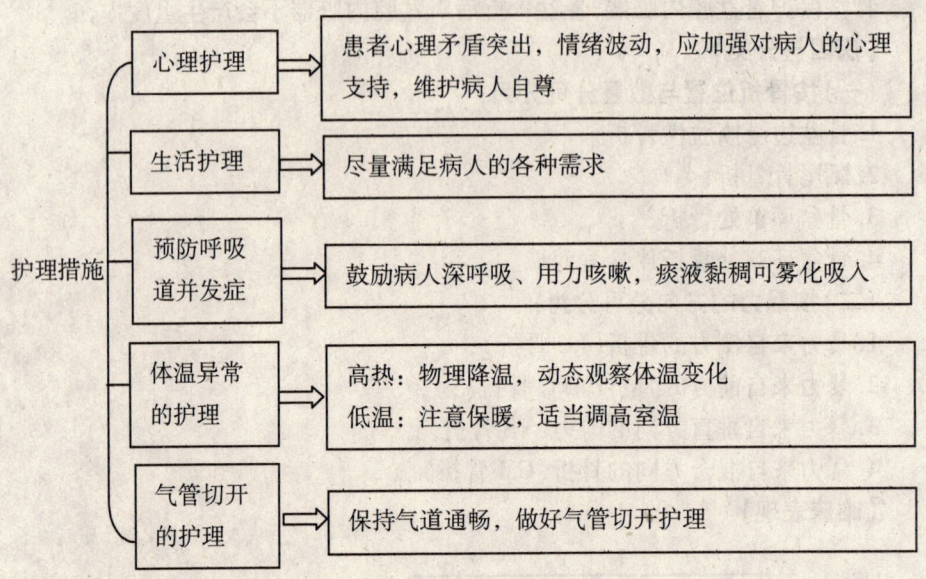

【健康教育】

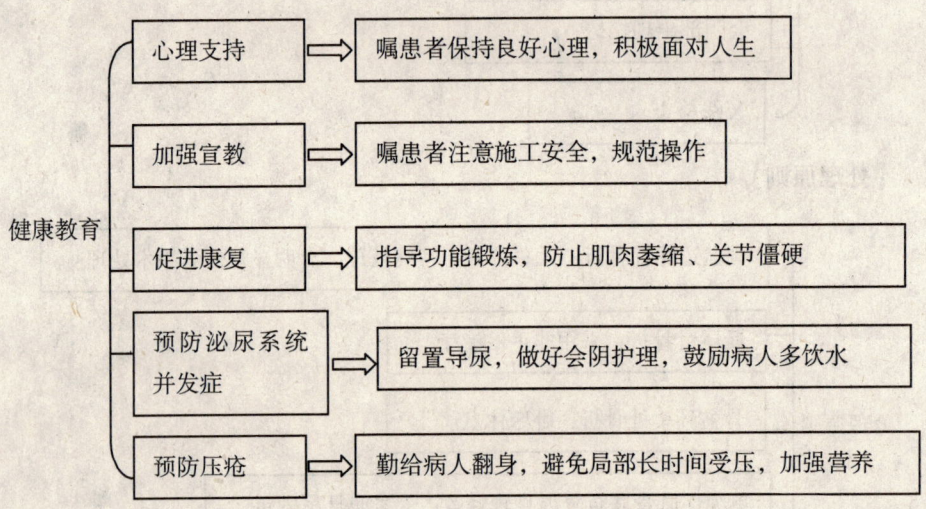

第四节 周围神经损伤

一、上肢神经损伤

上肢神经来自臂丛,由第5、6、7、8颈神经和第1胸神经前支组成。

【病因与分类】

可分为:

1. 臂丛神经损伤;
2. 正中神经损伤;
3. 尺神经损伤;
4. 桡神经损伤。

【临床表现】

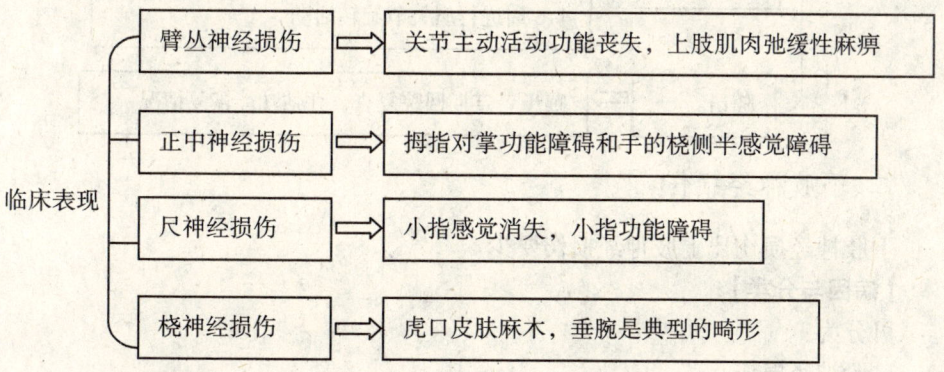

【处理原则】

尽可能早地恢复神经的连续性。

【护理流程】

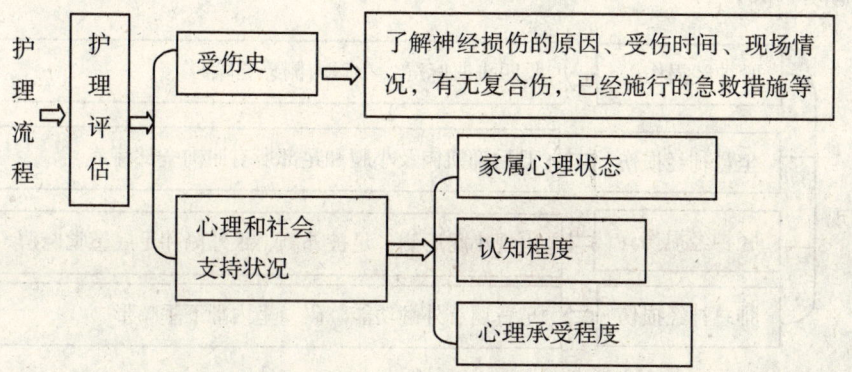

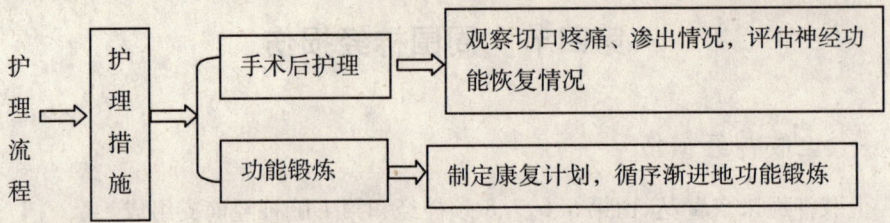

【健康教育】

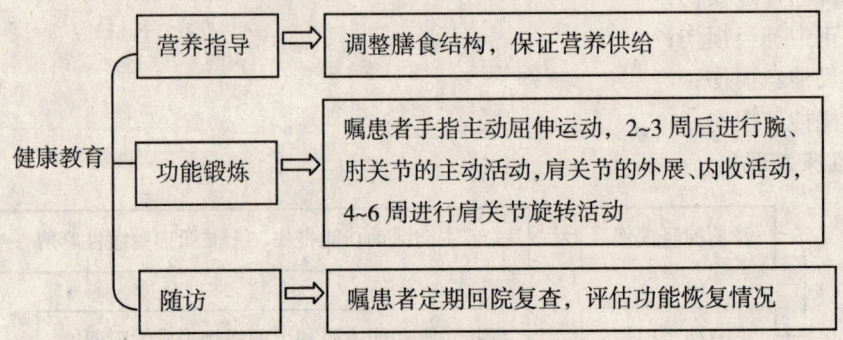

二、下肢神经损伤

下肢神经损伤比上肢神经损伤要少。

【病因与分类】

可分为：

1. 股神经损伤；
2. 坐骨神经损伤；
3. 胫神经损伤；
4. 腓总神经损伤。

【临床表现】

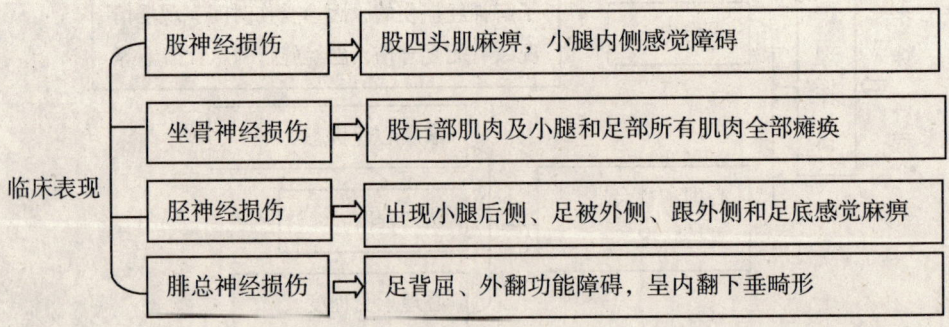

【处理原则】
尽可能早地恢复神经的连续性。

【护理流程】

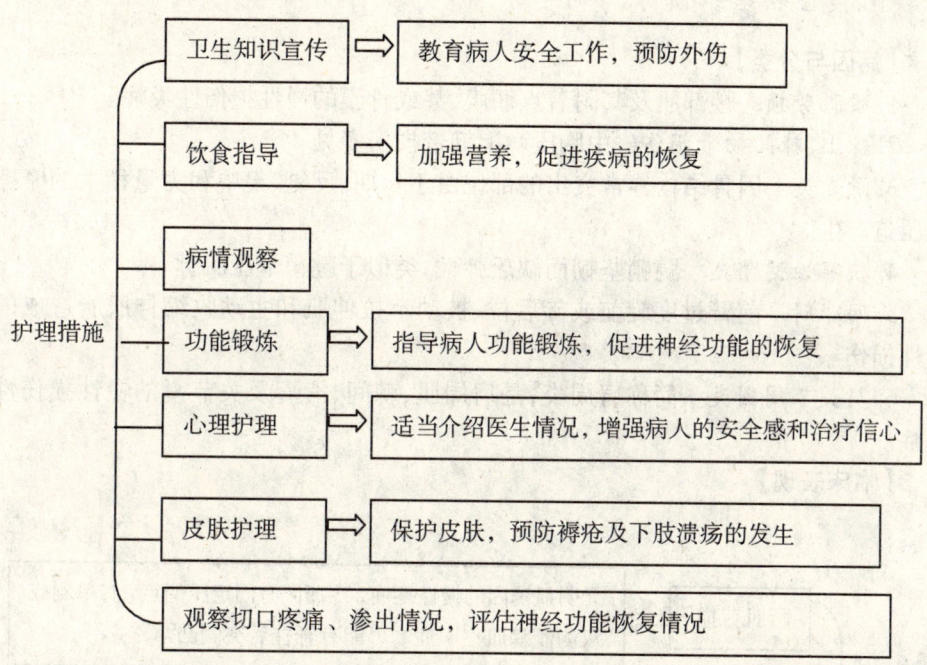

【健康教育】

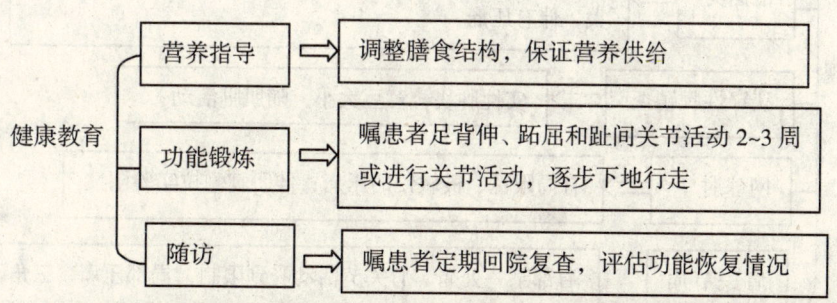

第五节 运动系统慢性损伤

一、慢性软组织损伤

【病因与分类】

1. 腰肌劳损 腰部肌及其附着点筋膜,甚或骨膜的慢性损伤性炎症。
2. 棘上、棘间韧带损伤 中胸段棘上韧带损伤多见。
3. 滑囊炎 因骨结构异常突出的部位由于长期、反复、集中和力量稍大的摩擦和压迫产生。
4. 狭窄性腱鞘炎 腱鞘坚韧而缺乏弹性,类似于腱鞘卡压肌腱。
5. 网球肘 前臂过度旋前或旋后位、被动牵拉伸肌和主动收缩伸肌所造成的慢性损伤。
6. 肩关节周围炎 简称肩周炎,是肩周肌、棘间、滑囊及关节囊的慢性损伤性炎症。

【临床表现】

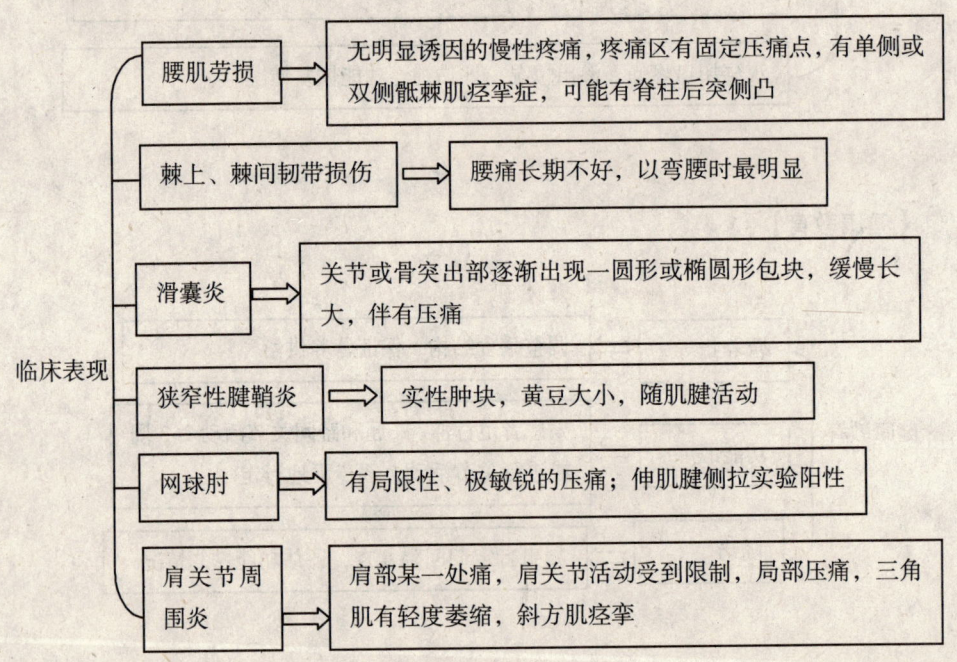

【处理原则】

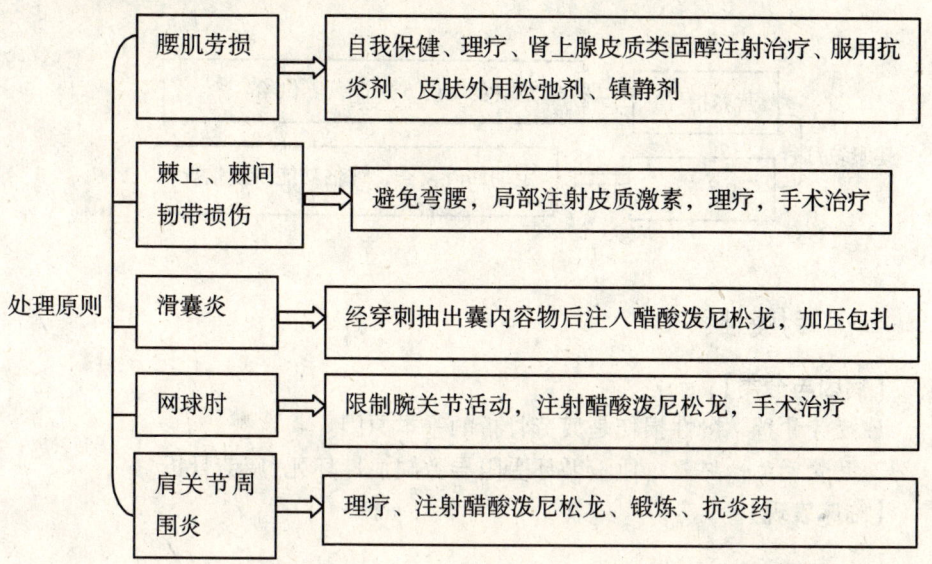

【护理流程】

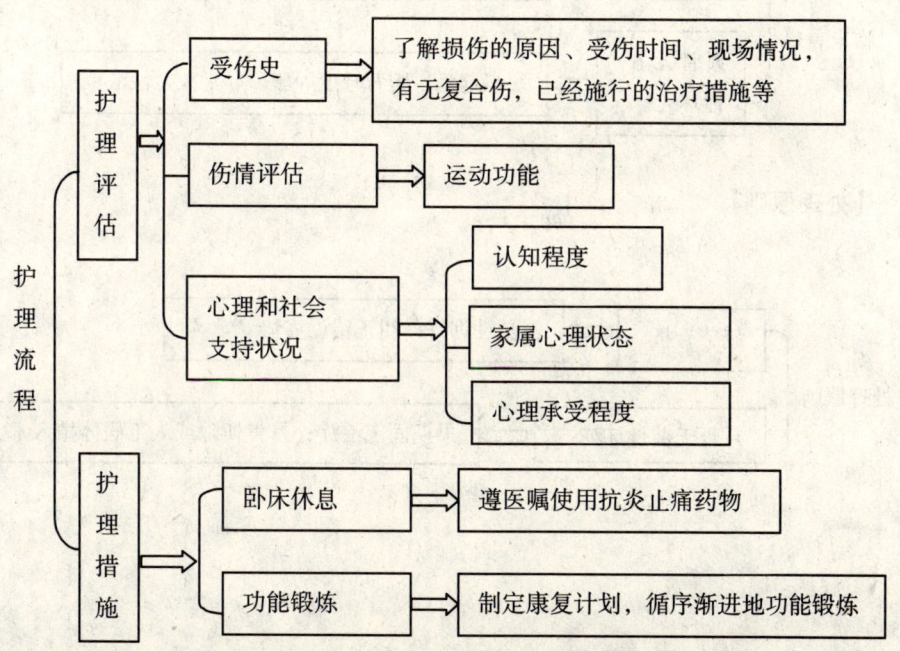

【健康教育】

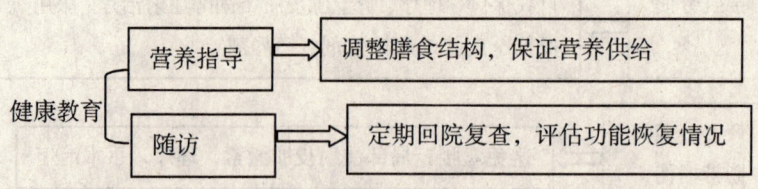

二、骨的慢性损伤

【病因与分类】
1. 疲劳骨折　慢性损伤是疲劳骨折的基本原因。
2. 月骨无菌性坏死　血液循环受阻导致缺血性坏死,疲劳骨折。

【临床表现】

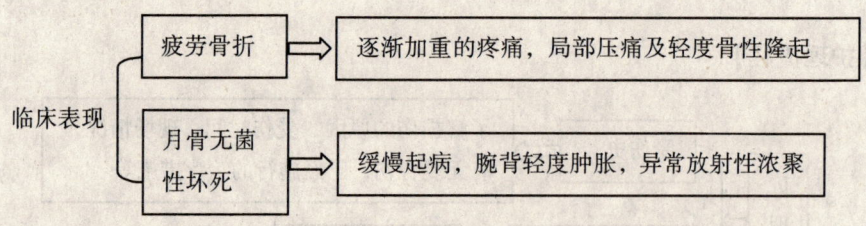

【处理原则】

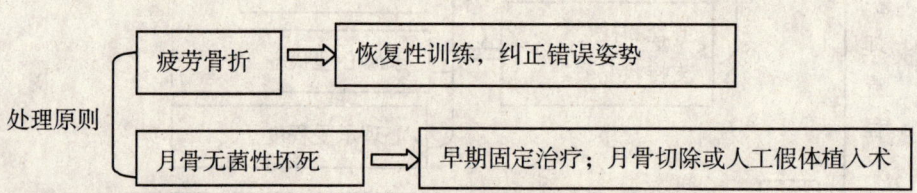

【护理流程】

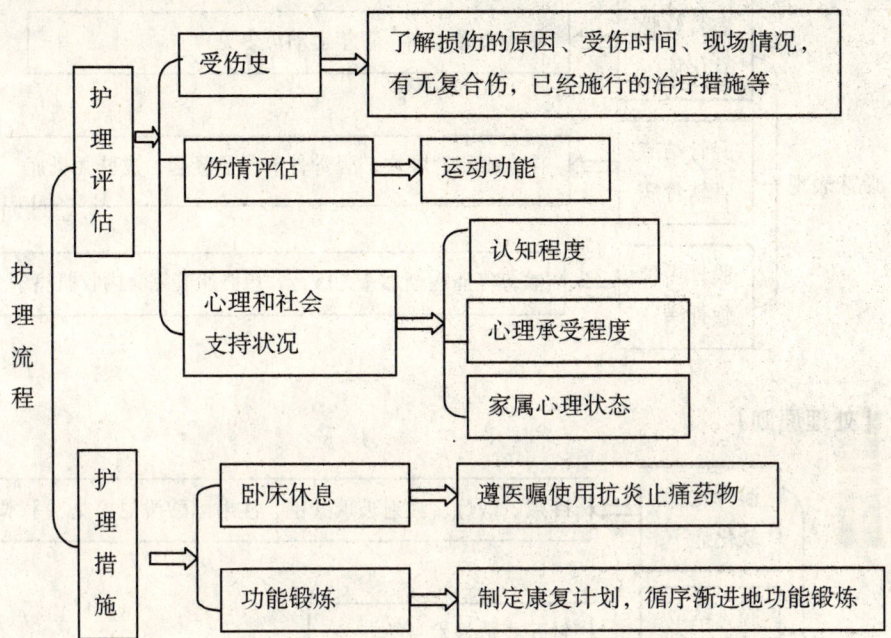

【健康教育】

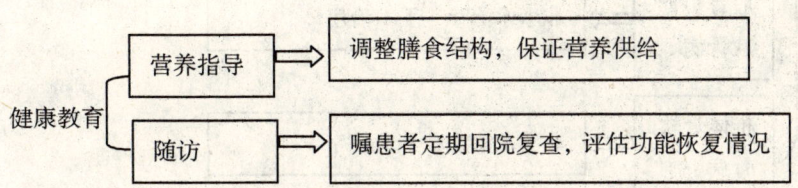

三、软骨的慢性损伤

【病因与分类】
包括骨骺软骨和关节软骨的慢性损伤。
1. 髌骨软骨软化症 先天原因、后天原因。
2. 胫骨结节骨软骨病 运动中缺乏正确指导。
3. 股骨头骨软骨病 多数学者认为慢性损伤是病因。
4. 椎体骨软骨病 略。

【临床表现】

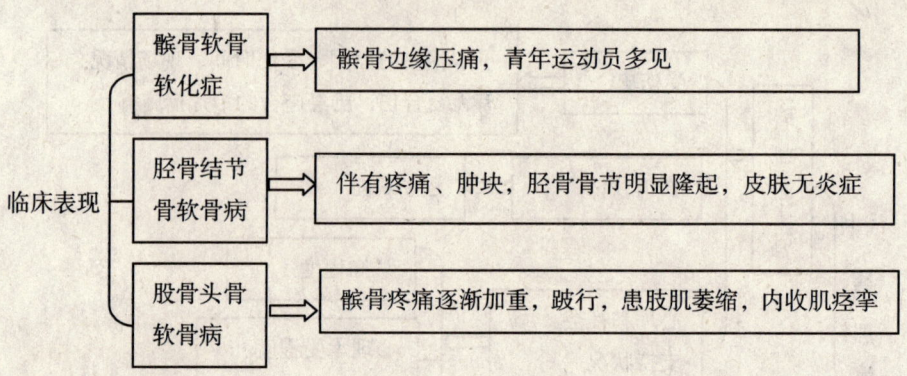

【处理原则】

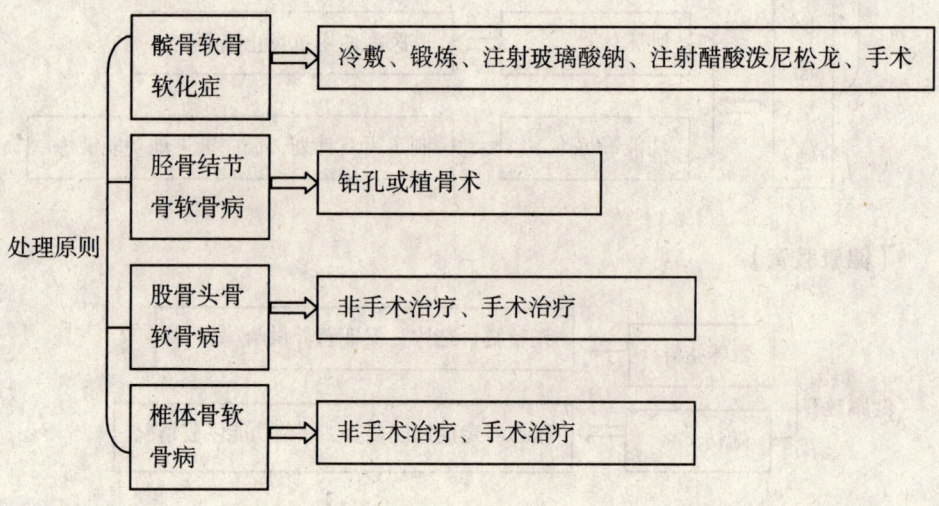

【护理流程】

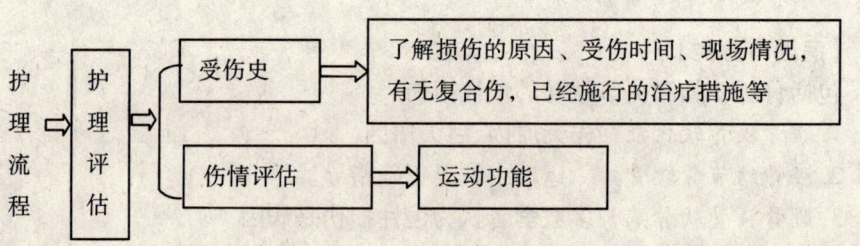

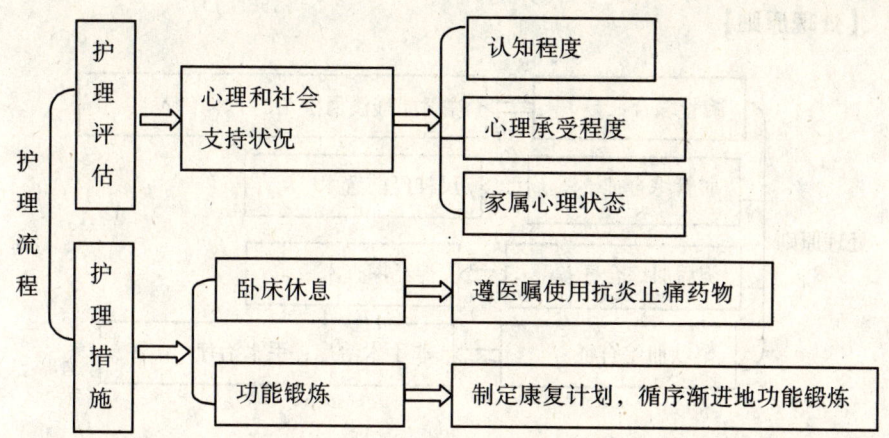

【健康教育】

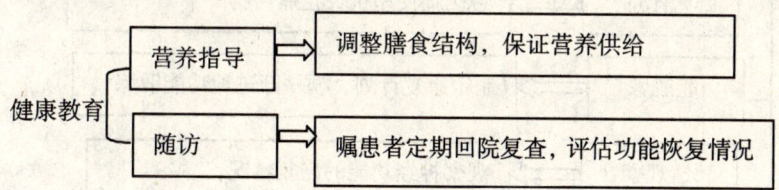

四、周围神经卡压综合征

【病因与分类】
1. 腕管综合征 外源性压迫,管腔本身变小,腔内容物增多、体积变大。
2. 肘管综合征 肘外翻、尺神经半脱位、肱骨外上髁骨折、创伤性骨化。
3. 旋后肌综合征 疲劳过度导致慢性创伤性炎症。
4. 梨状肌综合征 臀部外伤、注射药物不慎、髋臼后上部骨折移位。

【临床表现】

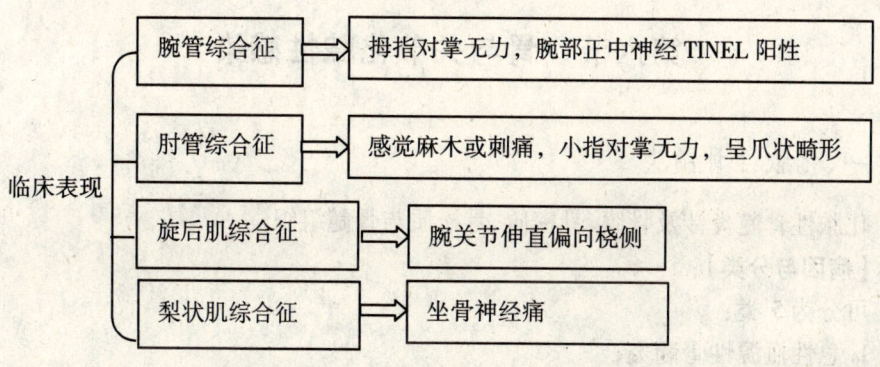

【处理原则】

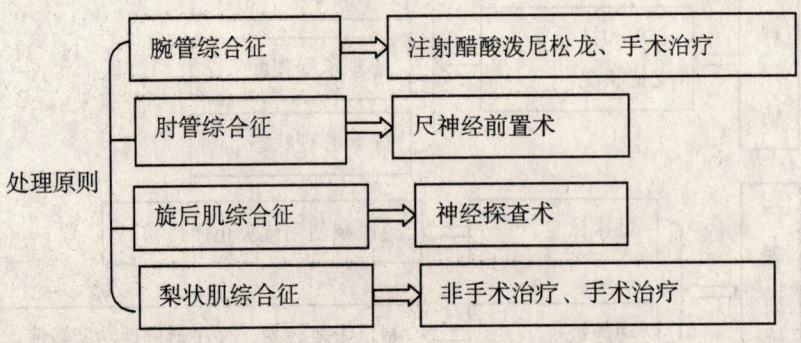

【护理措施】

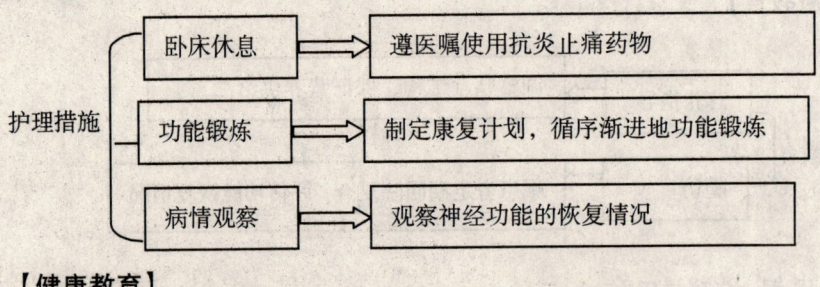

【健康教育】

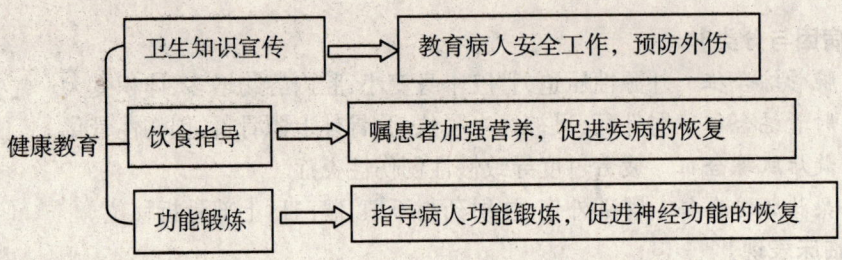

第六节 骨与关节化脓性感染

一、化脓性骨髓炎

化脓性骨髓炎涉及骨膜、骨密质、骨松质与骨髓组织。
【病因与分类】
可分为5类：
1. 急性血源性骨髓炎；

2. 慢性血源性骨髓炎；
3. 局限性骨囊肿；
4. 硬化性骨髓炎；
5. 创伤后骨髓炎。

【临床表现】

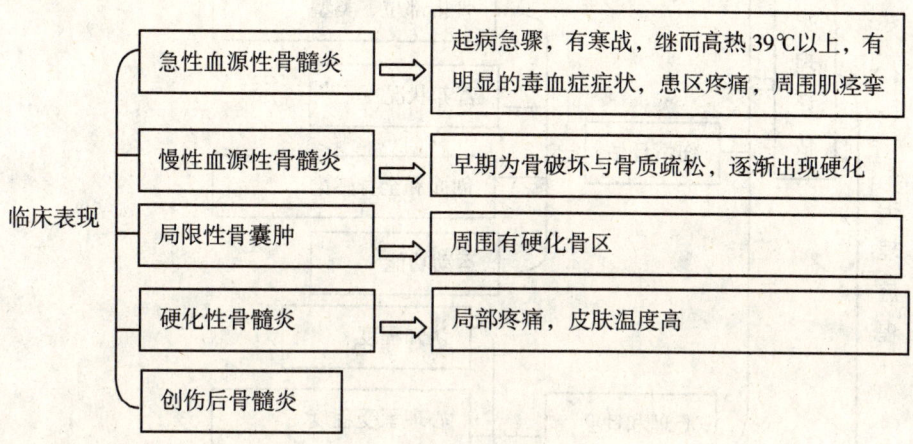

【处理原则】

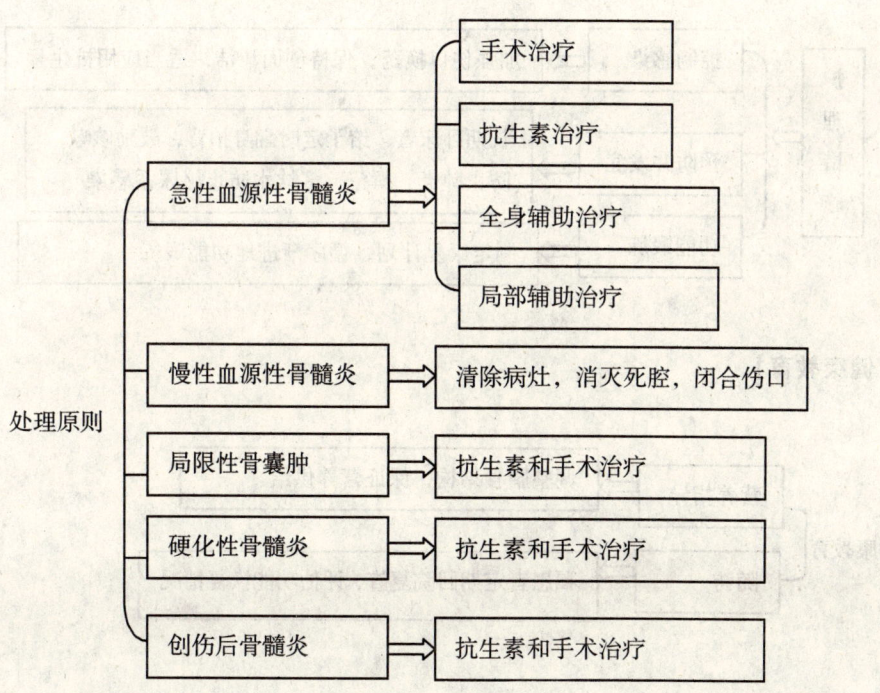

【护理流程】

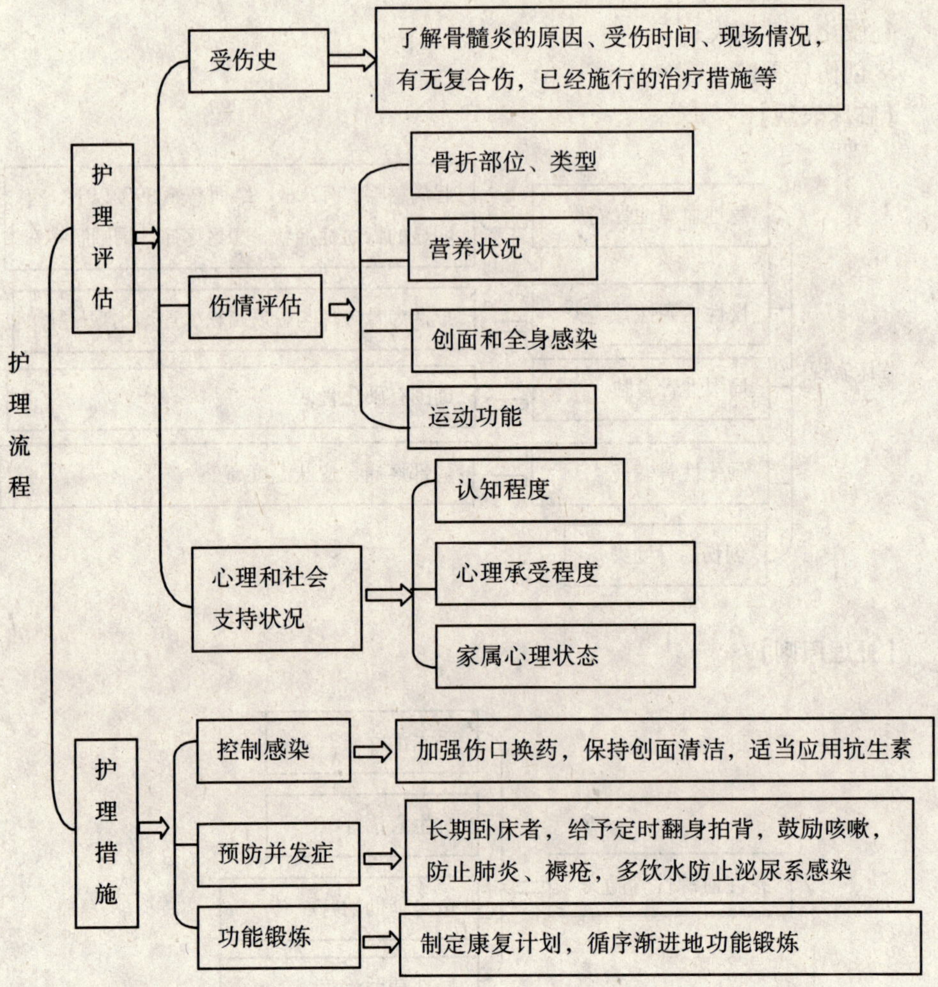

```
护理流程
├─ 护理评估
│   ├─ 受伤史 → 了解骨髓炎的原因、受伤时间、现场情况,有无复合伤,已经施行的治疗措施等
│   ├─ 伤情评估 →
│   │   ├─ 骨折部位、类型
│   │   ├─ 营养状况
│   │   ├─ 创面和全身感染
│   │   └─ 运动功能
│   └─ 心理和社会支持状况 →
│       ├─ 认知程度
│       ├─ 心理承受程度
│       └─ 家属心理状态
└─ 护理措施
    ├─ 控制感染 → 加强伤口换药,保持创面清洁,适当应用抗生素
    ├─ 预防并发症 → 长期卧床者,给予定时翻身拍背,鼓励咳嗽,防止肺炎、褥疮,多饮水防止泌尿系感染
    └─ 功能锻炼 → 制定康复计划,循序渐进地功能锻炼
```

【健康教育】

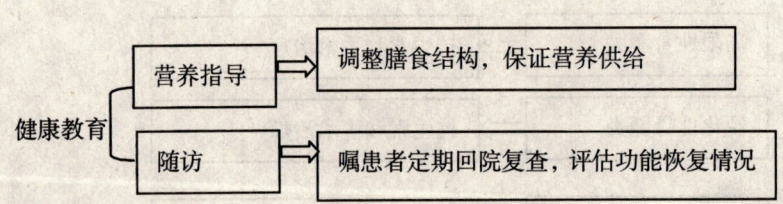

```
健康教育
├─ 营养指导 → 调整膳食结构,保证营养供给
└─ 随访 → 嘱患者定期回院复查,评估功能恢复情况
```

二、化脓性关节炎

化脓性关节炎为关节内化脓性感染。

【病因与分类】

细菌进入关节内的途径有:
1. 血源性传播。
2. 化脓性病灶直接进入。
3. 开放性关节损伤发生感染。
4. 医源性。

【临床表现】

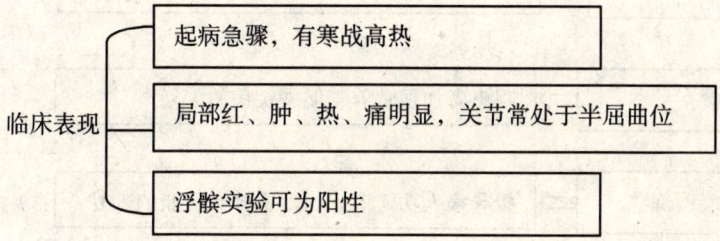

【处理原则】

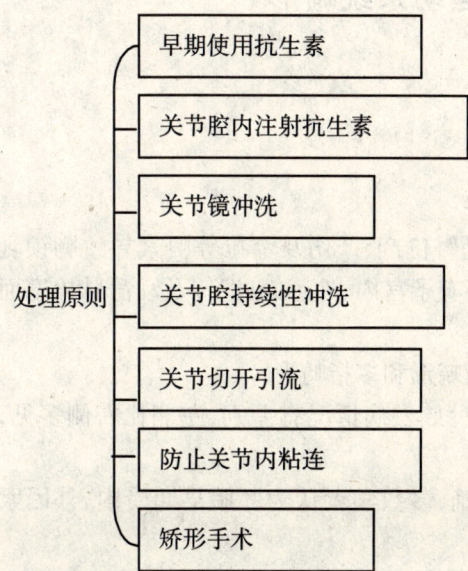

【护理流程】

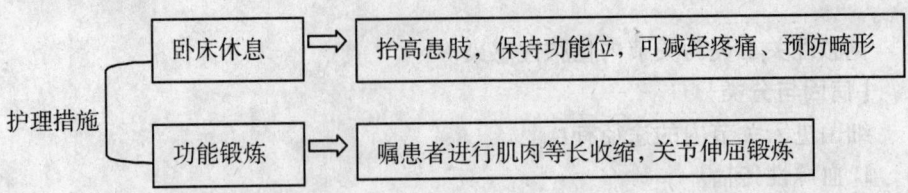

【健康教育】

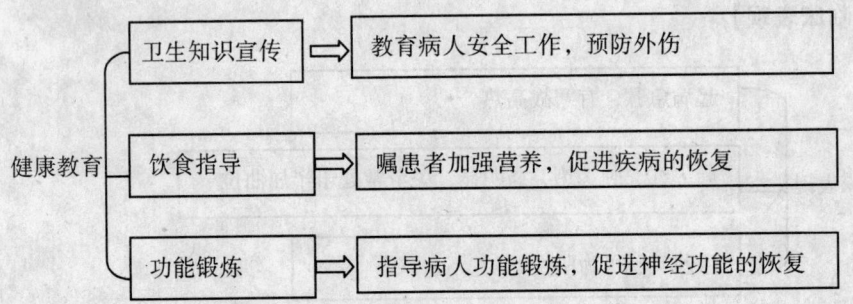

第七节　运动系统畸形

一、先天性畸形

【病因与分类】

分为4类：

1. 先天性肌斜颈　多数学者认为是臀位产、产伤及牵拉等因素导致胸锁乳突肌损伤出血、血肿机化，挛缩而形成。还有子宫内、外感染，遗传及动静脉栓塞而导致肌坏死。

2. 先天性并指多指畸形　分为并指畸形和多指畸形。

3. 先天性髋关节脱位　不同地区、种族发病情况有差别，左侧比右侧多见，双侧者较少。

4. 先天性马蹄内翻足　病因不明确，多数学者认为胚胎早期受内、外因素影响。

第十章 骨外科疾病

【临床表现】

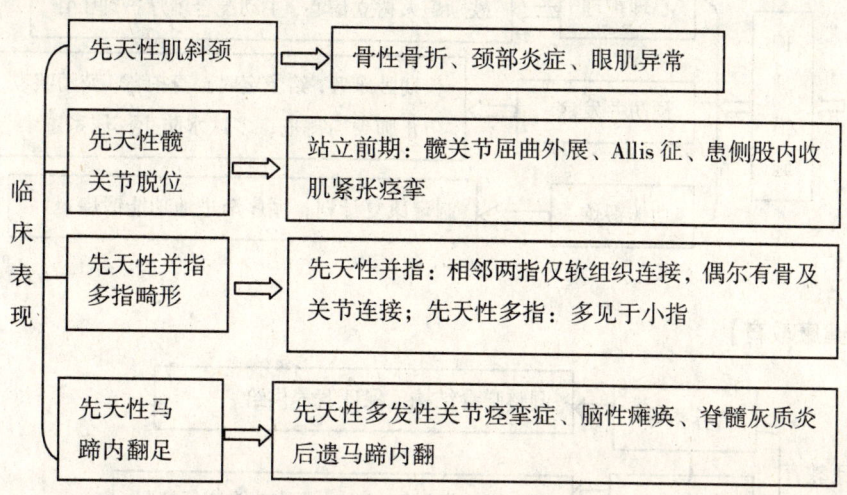

【处理原则】

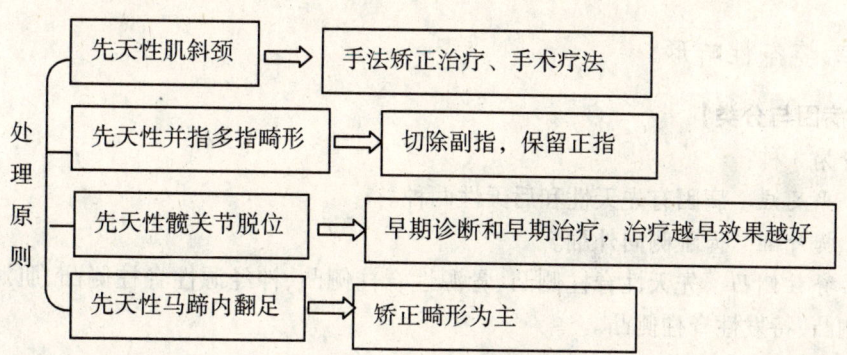

【护理流程】

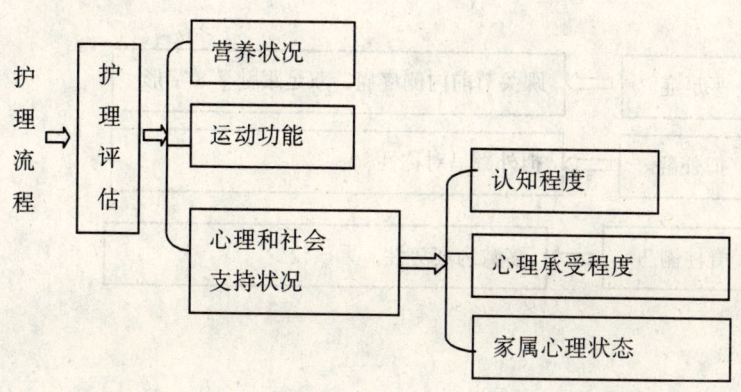

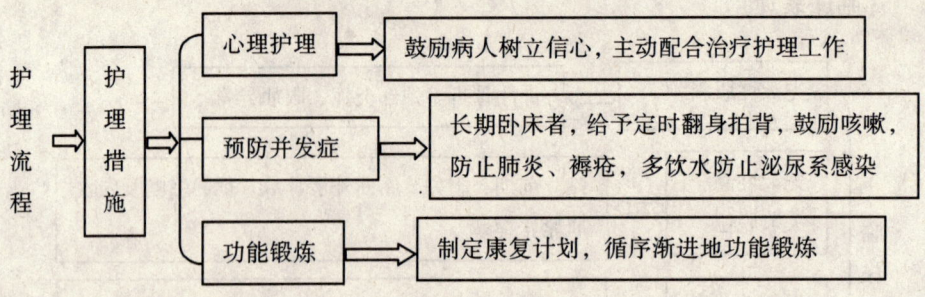

【健康教育】

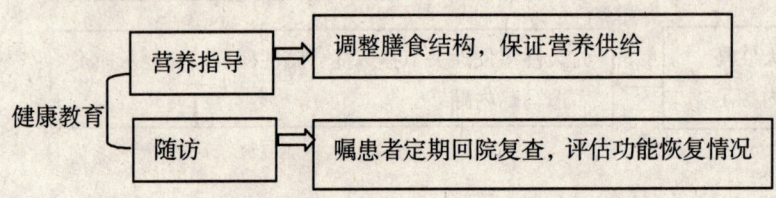

二、姿态性畸形

【病因与分类】

分为3种：

1. 平足症　病因有先天性和后天性两种。
2. 拇外翻　拇趾侧向外翻。
3. 脊柱侧凸　先天性脊柱侧凸、骨源性脊柱侧凸、神经源性脊柱侧凸、肌源性脊柱侧凸、特发性脊柱侧凸。

【临床表现】

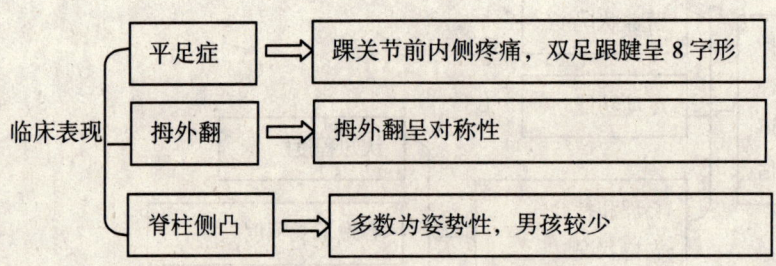

第十章 骨外科疾病

【处理原则】

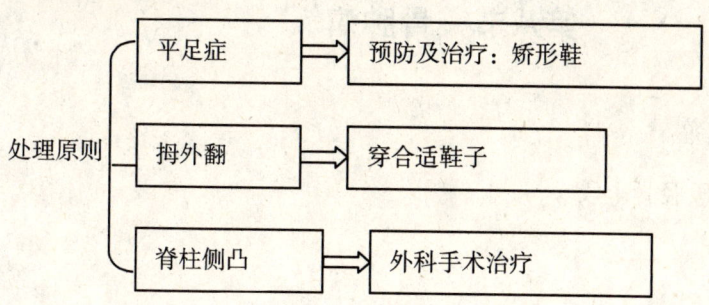

【护理流程】

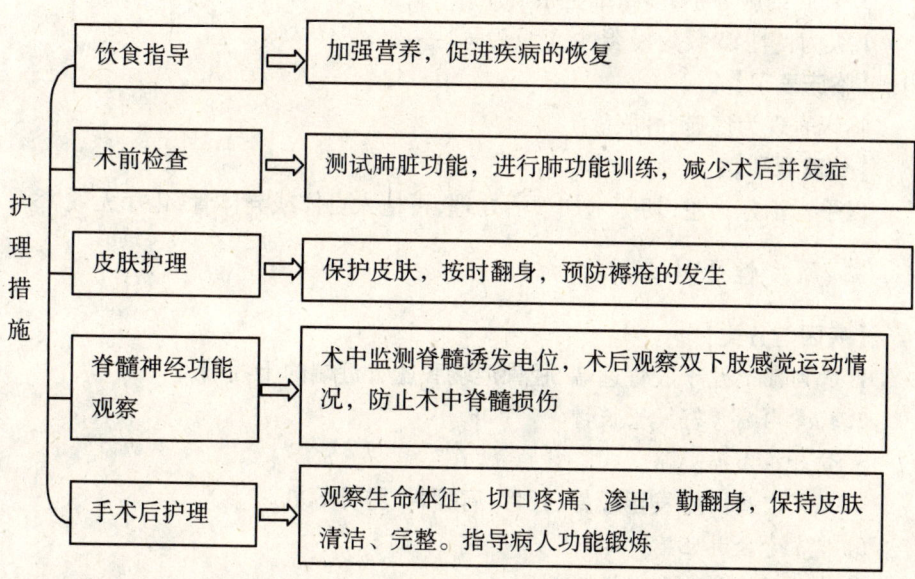

【健康教育】

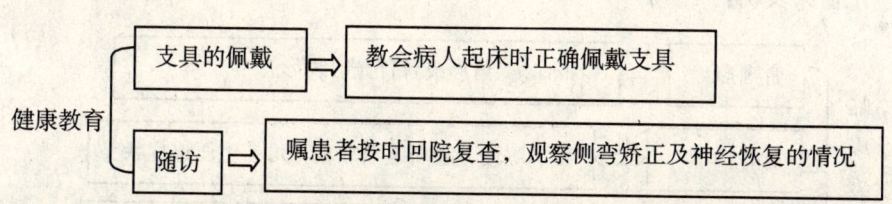

第八节 骨肿瘤

一、骨巨细胞瘤

多发于股骨下段胫骨上段。

【病因与分类】

可分为3级:
1. 基质细胞疏松,核分裂少,多核巨细胞多。
2. 基质细胞多而密集,核分裂较多,多核巨细胞减少。
3. 基质细胞为主,多核细胞很少。

1级为良性,2级为侵袭性,3级为恶性。

【临床表现】

临床表现为疼痛、肿胀。

【处理原则】

以手术治疗为主,切除术加灭活处理,再植入自体或异体骨,化疗无效。

二、原发性恶性骨肿瘤

【病因与分类】

1. 骨肉瘤 发于股骨远端、胫骨近端和肱骨近端的干骺端。
2. 软骨肉瘤 好发于长骨。
3. 骨纤维肉瘤 略。
4. 尤文肉瘤 好发于股骨、胫骨、肩胛骨、腓骨等处。
5. 非霍奇金淋巴瘤 略。
6. 骨髓瘤 也称多发性骨髓瘤。
7. 脊索瘤 略。

【临床表现】

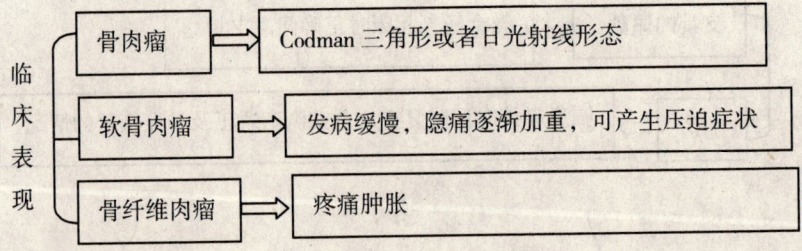

第十章 骨外科疾病

临床表现:
- 尤文肉瘤 → 局部疼痛、肿胀
- 非霍奇金淋巴瘤 → 疼痛和肿块，常发生病理性骨折
- 骨髓瘤 → 疼痛和肿块，晚期出现压迫症状
- 脊索瘤 → 疼痛

【处理原则】

处理原则:
- 骨肉瘤 → 对放疗极为敏感
- 软骨肉瘤 → 与骨肉瘤相同，对放疗不敏感
- 骨纤维肉瘤 → 根治性局部切除，对放疗、化疗不敏感
- 尤文肉瘤 → 术前大剂量化疗，手术后也要大剂量化疗
- 非霍奇金淋巴瘤 → 放、化疗为主，手术为辅助
- 骨髓瘤 → 放、化疗为主
- 脊索瘤 → 手术治疗为主

【护理流程】

护理流程 → 护理评估:
- 营养状况
- 运动功能
- 心理和社会支持状况 →
  - 认知程度
  - 心理承受程度
  - 家属心理状态

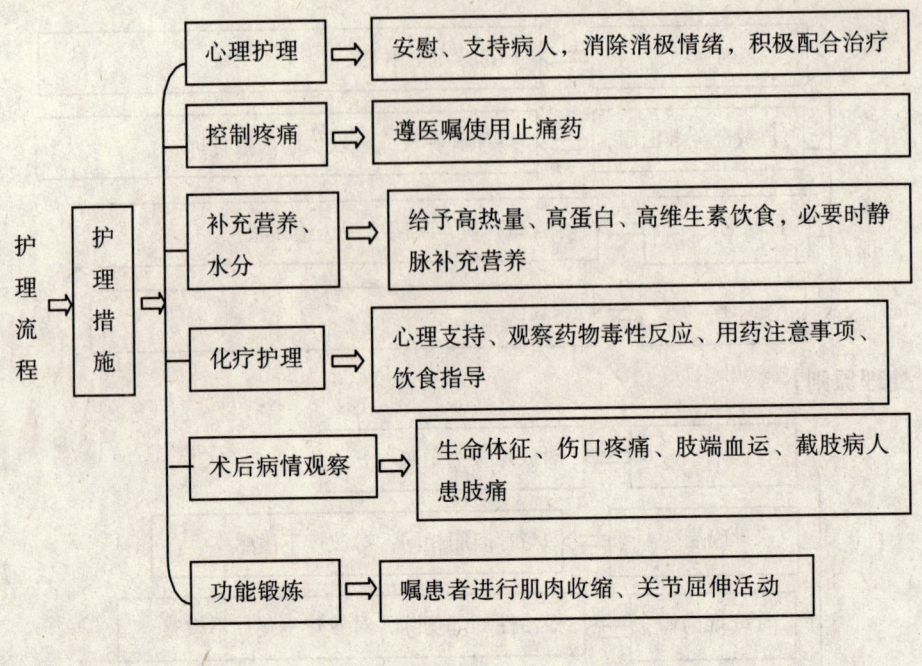

【健康教育】

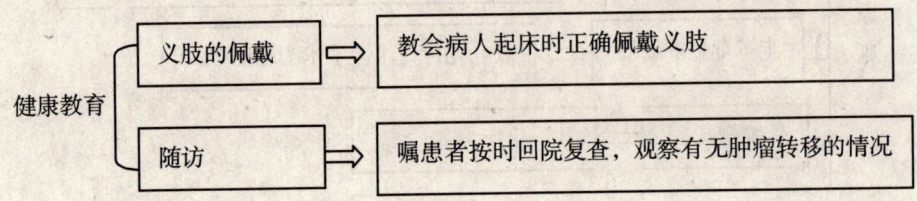

参 考 文 献

[1] 吕式瑗. 创伤骨科护理学[M]. 北京:人民卫生出版社,1992:5－183
[2] 杜克,王守志. 骨科护理学[M]. 北京:人民卫生出版社,1995:503－506
[3] 吕厚山. 现代临床医学丛书:人工关节外科学[M]. 北京:科学出版社,1998
[4] 崔焱. 护理基础[M]. 北京:人民卫生出版社,2000:277
[5] 胡有谷. 腰椎间盘突出症[M]. 第3版. 北京:人民卫生出版社,2004:670－677
[6] 鲍爱琴. Ventro Fix系统固定治疗腰椎骨折病人的护理[J]. 护理学杂志,2004;19(12):90

第十一章 烧伤及整形外科疾病

第一节 不同部位烧伤病人的护理

烧伤泛指各种热力、光源、化学腐蚀剂、放射线等因素所致,始于皮肤、由表及里的一种损伤。通常烧伤多指单纯因热力如火焰、热液、热蒸汽、热金属物体等所致的组织损伤。

【病因及分类】

按烧伤的不同原因分为热力烧伤、化学烧伤、电烧伤。

热力烧伤是最常见的原因,占各种原因的85%~90%。包括火焰、热液、蒸汽所致的烫伤。

化学烧伤包括酸烧伤如硫酸、硝酸、盐酸等;碱烧伤如氢氧化钠、氨水、生石灰等。

电烧伤包括电弧烧伤及电接触烧伤。前者为高压放电产生的高温电弧所导致的热力烧伤。电接触烧伤是当人体与电源接触时,电能转化为热能,造成体表及深层组织的损伤。

【临床表现】

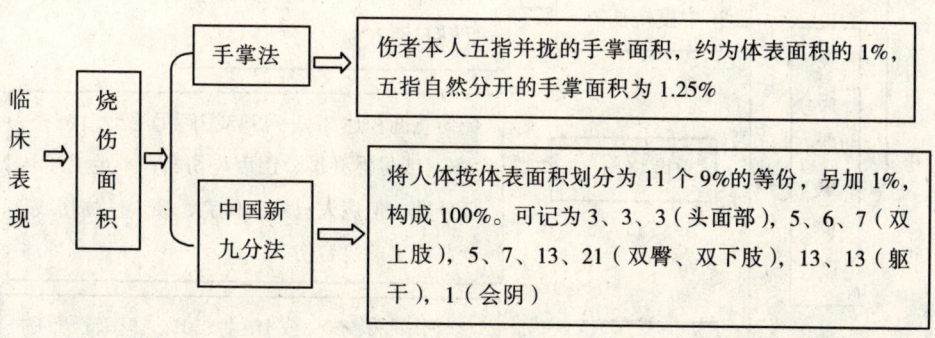

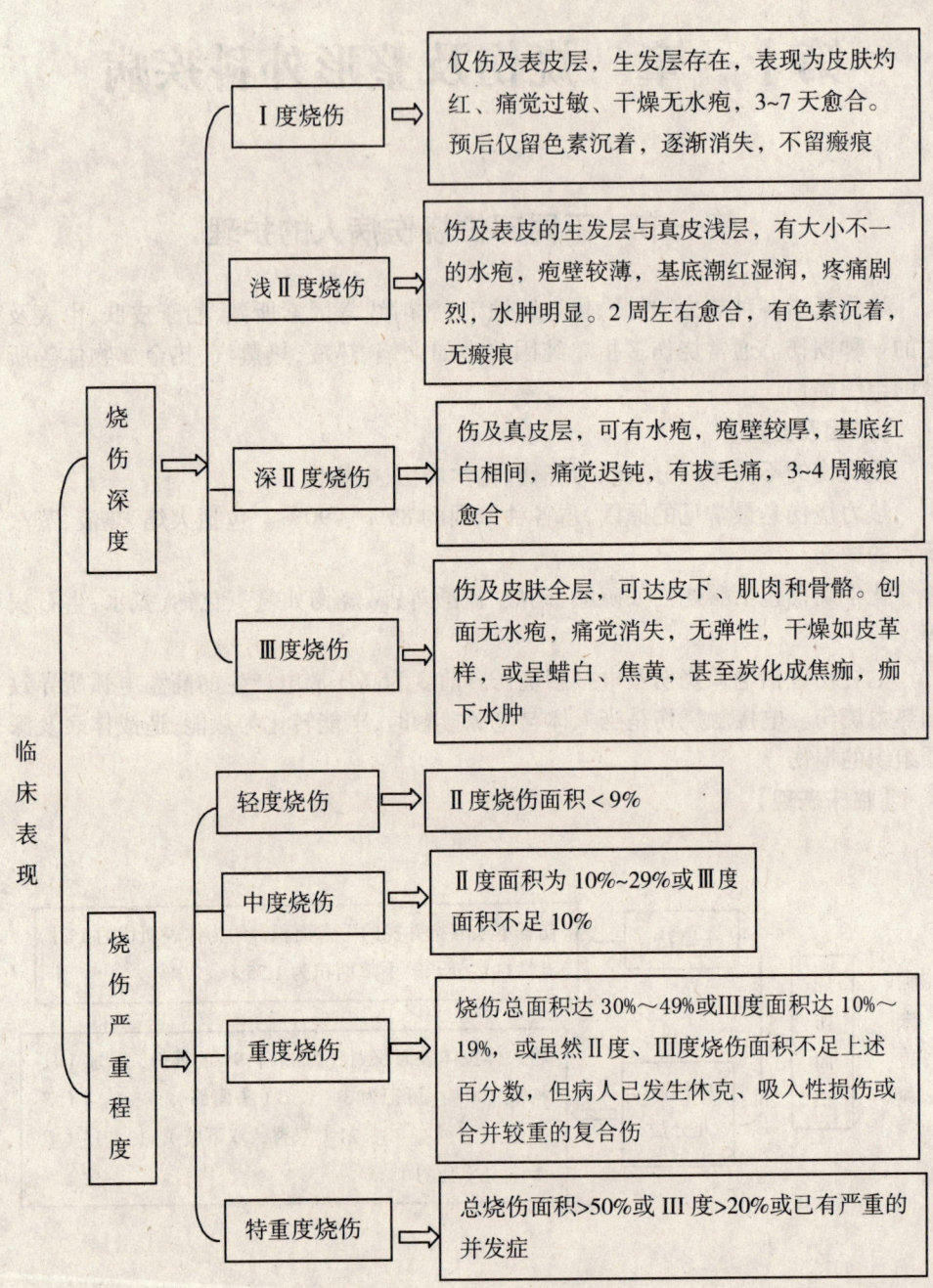

第十一章 烧伤及整形外科疾病

【处理原则】

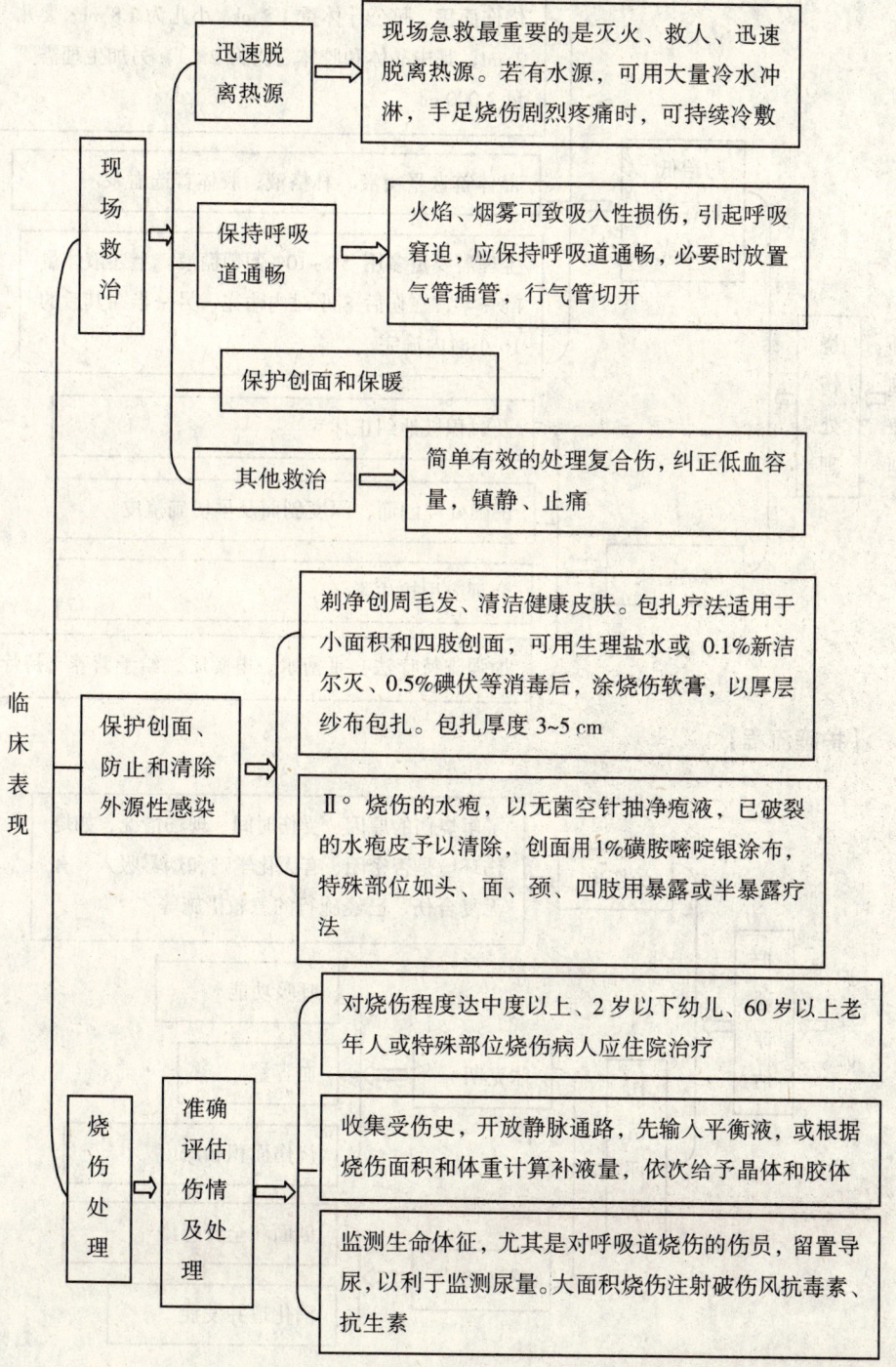

处理原则 → 烧伤处理
- 防治低血容量性休克
  - 主要为液体疗法：第一个24小时补液量为：每1%烧伤面积、每公斤体重1.5 ml，小儿为1.8 ml、婴儿2 ml，其中晶体和胶体之比为2∶1，另加生理需要量2 000 ml
  - 晶体首选平衡液、林格液；胶体首选血浆
  - 生理需要量多用5%~10%葡萄糖液。上述液体量的一半，在伤后8小时内输完，另一半在其后的16小时内输完
- 防治感染
  - 及时积极地纠正休克
  - 正确处理创面，深度创面及早切痂植皮
  - 合理应用抗生素
  - 加强支持疗法，平衡水、电解质，给予营养支持疗

【护理流程】

护理流程 → 护理评估
- 受伤史：了解烧伤的原因、受伤时间、现场情况，如烧伤环境是否密闭、有无化学剂和烟雾吸入、有无复合伤、已经施行的急救措施等
- 伤情评估
  - 休克期
    - 呼吸功能
    - 血容量
    - 烧伤面积和深度
  - 感染期
    - 创面和全身感染
    - 消化道并发症

— 266 —

第十一章 烧伤及整形外科疾病

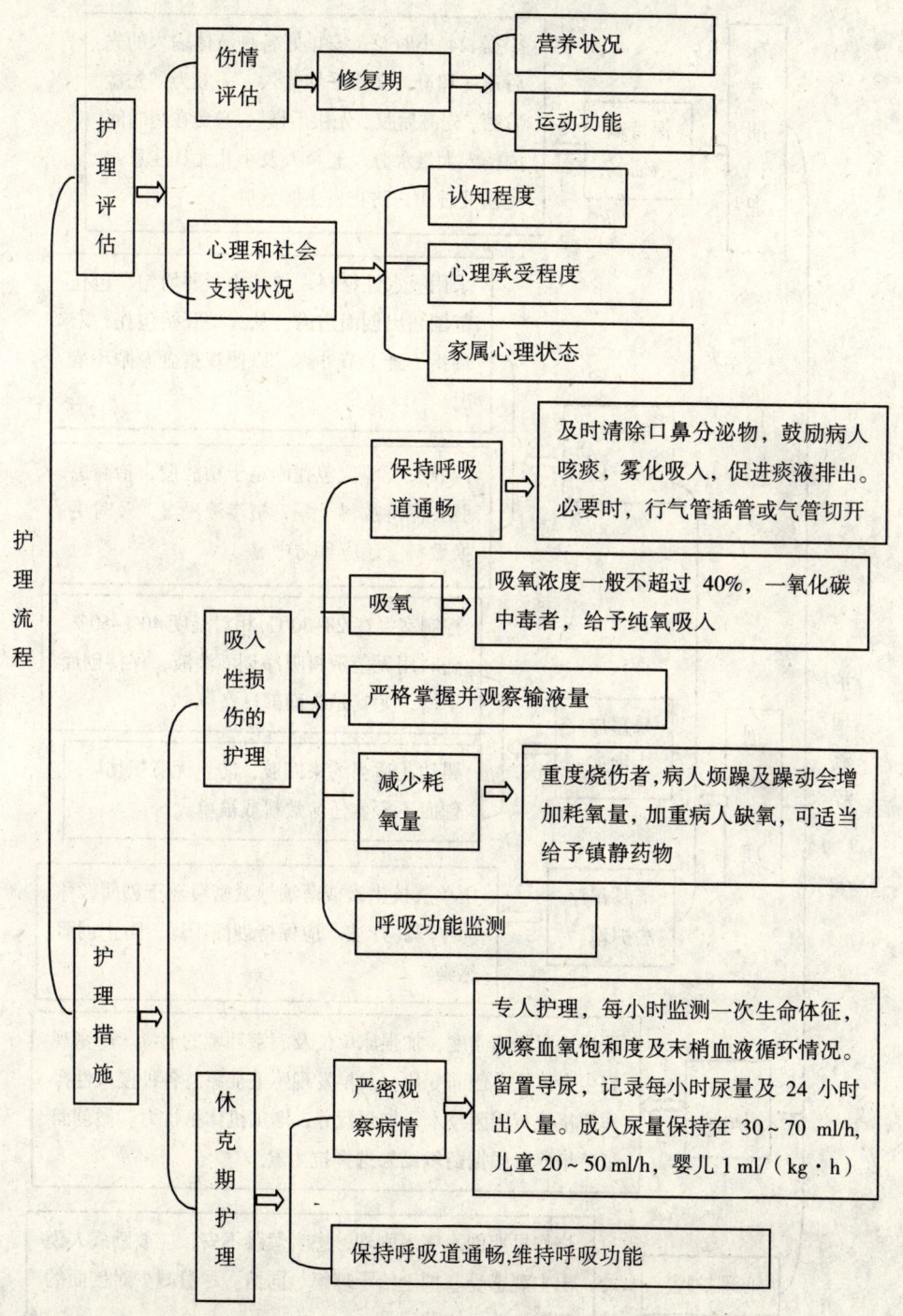

护理流程

休克期护理 → 保持输液通畅：根据 24 小时总量安排好各种液体输入的先后速度和量，交替平均输入，一般为"先盐后糖、先晶后胶、先快后慢"，避免在短时间内输入大量水分。老年人及小儿尤其注意避免输液过快，防止发生肺水肿

创面护理

- **包扎疗法护理**：
  - 采用吸水性材料，包扎松紧要均匀。包扎范围超出创面边沿。从远端开始包扎，末端指（趾）节外露，以便观察血液循环情况
  - 四肢关节部位包扎固定于功能位，抬高患肢。保持敷料干燥，被渗液浸湿，及时更换敷料。还应预防中暑

- **暴露疗法护理**：
  - 控制室温在 28~30℃，相对湿度 40%~50%。随时用无菌敷料吸净创面渗液，保持创面干燥，尤其是头面部
  - 婴幼儿适当约束四肢，防止无意抓伤。创面不覆盖任何敷料或被单

- **半暴露疗法护理**：用单层抗生素或薄油纱紧密覆盖于创面，称为半暴露疗法。应保持创面干燥，防止创面感染

感染护理：严格消毒隔离制度，加强床单位及病室环境的消毒。严密观察生命体征及创面变化，及早发现感染征象。各种侵入性操作严格执行无菌技术。加强营养，增加机体抵抗力。做创面细菌培养，根据药敏结果选择抗生素

心理护理：烧伤早期创面疼痛剧烈，患者烦躁不安，应鼓励病人说出主观感受。护士给予理解、同情。尽量减少对创面的刺激。关心体贴病人

第十一章 烧伤及整形外科疾病

【健康教育】

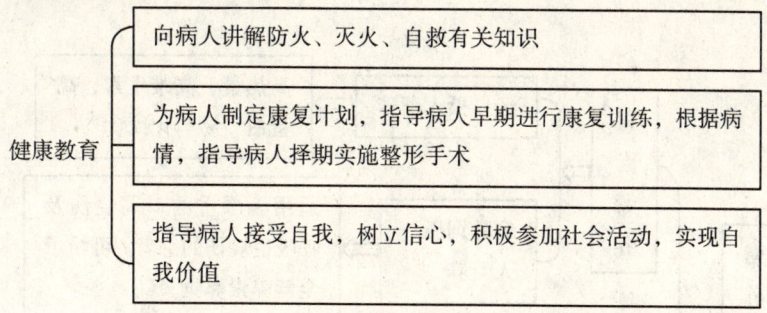

第二节 烧伤病人的营养与康复

烧伤病人的营养需要量与烧伤严重程度成正比,烧伤越严重,病人的营养需要量越大。烧伤面积达40%以上时,营养供应为正常人的1.5~2倍。重度烧伤病人,由于伤后存在超高代谢,机体的营养储备大量消耗,可在短时期内出现营养不良,免疫力降低,易发生创面感染,甚至发生败血症。因此营养支持作为治疗的组成部分,应给予高度重视。

【烧伤病人的营养】

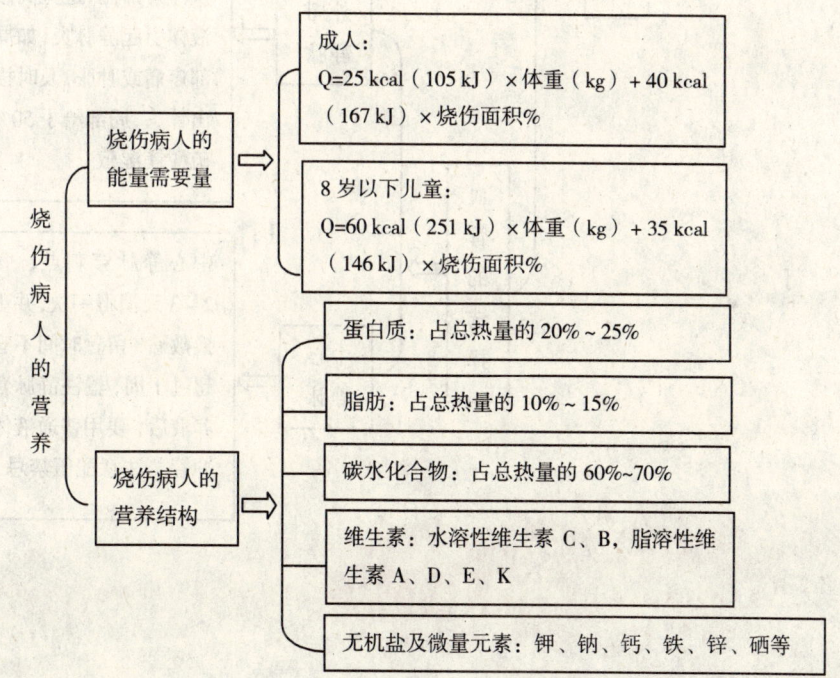

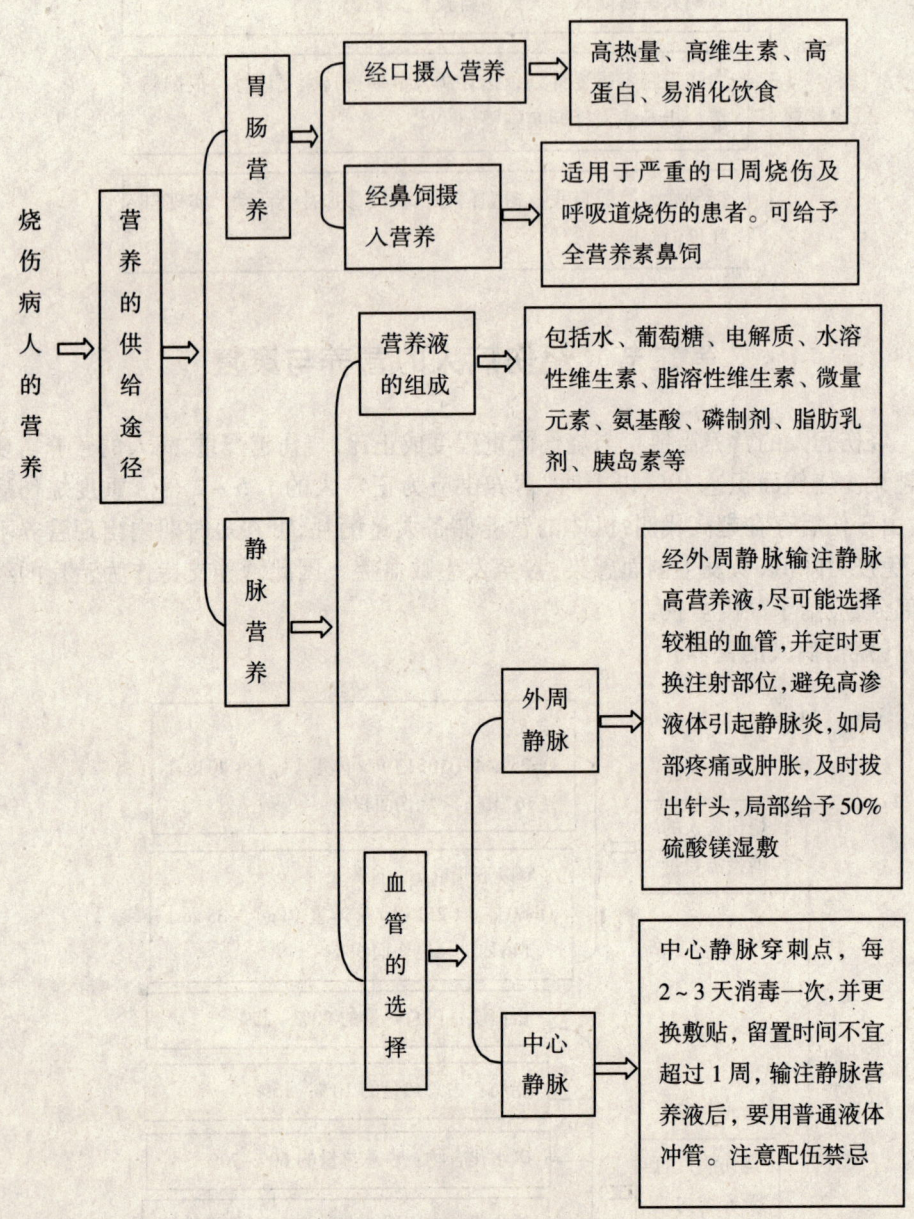

【烧伤病人的康复】

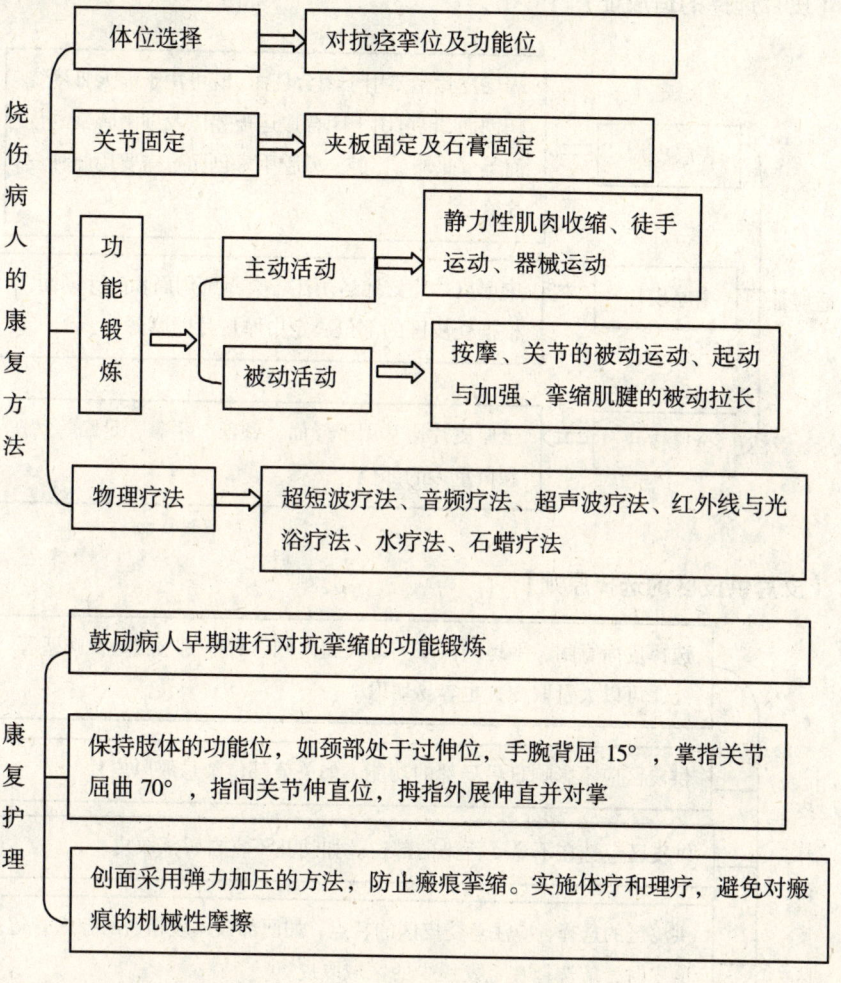

第三节 皮片与皮瓣移植术

在皮肤软组织缺损的修复中,游离皮片移植与皮瓣移植是两种最常选用的方法。

一、皮片及供皮区的选择

皮片是指一块单纯皮肤,或不含皮下脂肪组织的皮肤。由身体某一部位取皮片移植于另一部位,称为皮片移植术。供皮的部位称为供皮区,受皮的部位称为受皮区。

临床常用的皮片分为表层皮片、中厚皮片和全厚皮片三类。
【皮片选择的适应证】

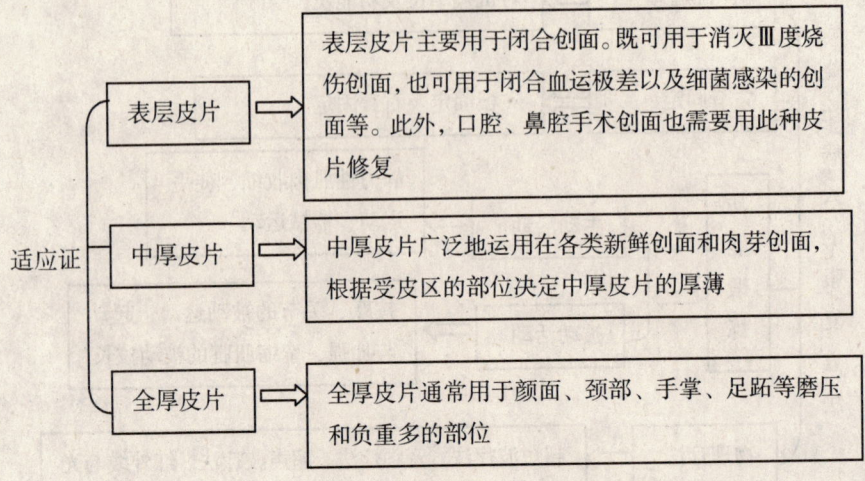

【皮片供皮区的选择原则】

- 选择皮面宽阔、平坦的区域。如大腿内侧、后外侧，腹壁及胸壁等处，可以大量取皮，也容易切取
- 供皮区应不影响日后局部的功能。如关节部位禁忌取厚皮片
- 供皮区应选在不易受污染的部位。如幼儿不宜自臀部取皮
- 供皮区的选择，应注意受皮区的特点，如面部或体表相通的腔穴管道植皮时，应选择在毛发稀少的区域取皮
- 颜面植皮还应注意选择色泽相近的皮片，需要皮片小者可取自耳后部或锁骨上窝，需要皮片大者可取自上臂内侧或侧胸壁部
- 供皮区的包扎应不影响受皮区的血运。如肢体远端植皮时，供皮区尽量不选在同侧的近端，以免绷带压迫，造成远端充血，影响皮片成活
- 供皮区应尽量选择在隐蔽的区域

二、皮瓣移植的适应证及选择

皮瓣是由具有血液供应的皮肤及其附着的皮下组织所组成,皮瓣在形成过程中必须有一部分与本体相连,此相连的部分称为蒂部。蒂部是皮瓣转移后的血供来源,又具有多种形式,如皮肤皮下蒂、肌肉血管蒂、血管蒂等。

皮瓣的血液供应与营养在早期完全依赖蒂部,皮瓣转移到受区,与受区创面重新建立血液循环后,才完成皮瓣转移的全过程。

【皮瓣移植的适应证】

适应证
- 有骨、关节、肌腱、大血管、神经干等组织裸露的创面,且无法利用周围皮肤直接缝合覆盖时,应先选用皮瓣修复
- 虽无深部组织缺损外露,但为了获得皮肤色泽质地优良的外形效果,或为了获得满意的功能效果,也可选用皮瓣
- 器官再造,包括唇、眼、脸、耳、眉毛、阴茎、阴道、拇指均需以皮瓣为基础,再配合支撑组织的移植
- 面颊、鼻、上腭等部位的洞穿性缺损,除制作衬里外,亦常需要有丰富血供的皮瓣覆盖
- 慢性溃疡,可以通过皮瓣输送血液供应,营养局部,此需选用皮瓣移植修复

【供皮瓣区与皮瓣类型的选择】

皮瓣从供区转移至受区到完全成活,依赖于血管蒂的供养。在头面颈部血管丰富的区域,皮瓣长宽比例为(3.0:1)~(3.5:1),躯干或四肢部为2:1,小腿下段血供较差的部位为(1:1)~(1.5:1)。皮瓣的血液供应是皮瓣形成与转移后存活的基础,因此应尽量选用以血供丰富的轴型血管供血的皮瓣。为使创面与组织缺损的修复取得最佳治疗效果,在已提供的多种皮瓣中作出最佳选择是极为重要的,选择的原则大致有以下几点:

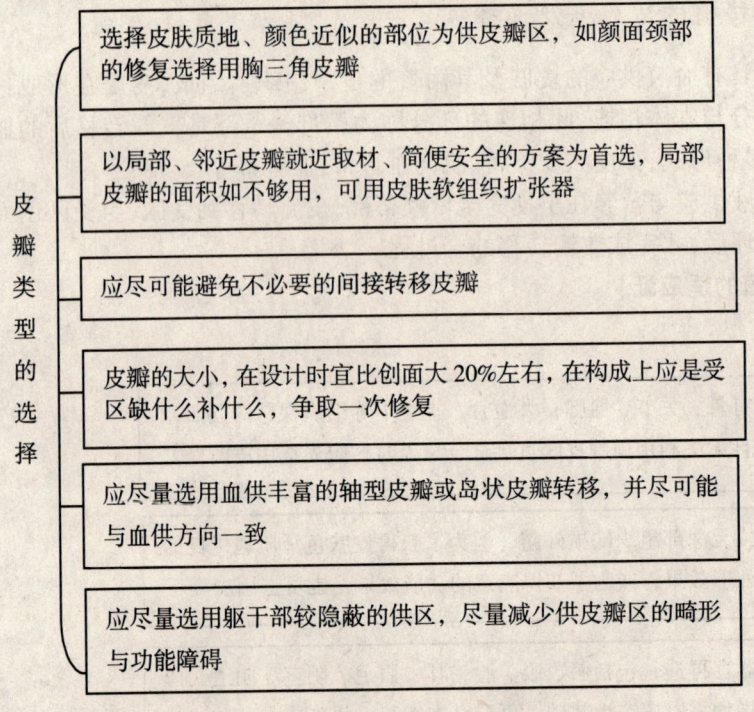

三、皮片、皮瓣移植的护理流程及健康教育

【护理流程】

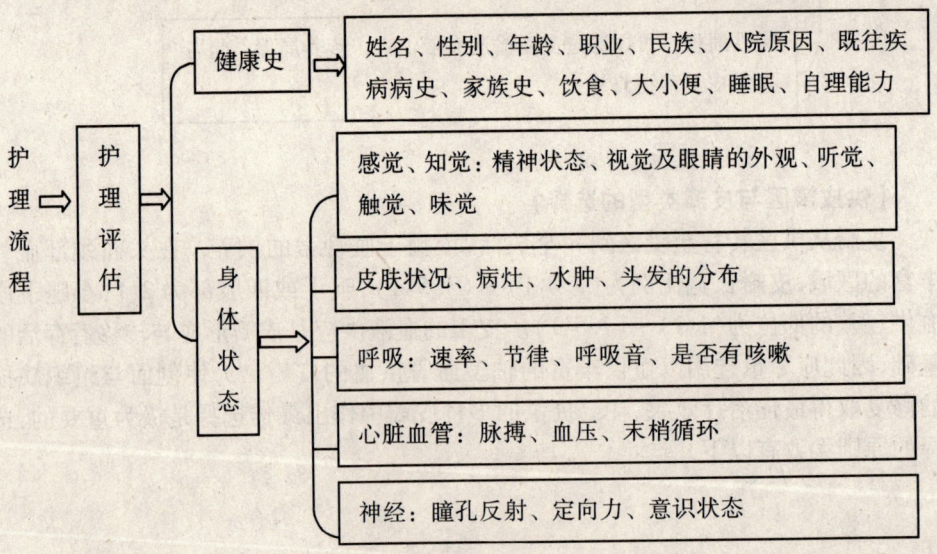

第十一章 烧伤及整形外科疾病

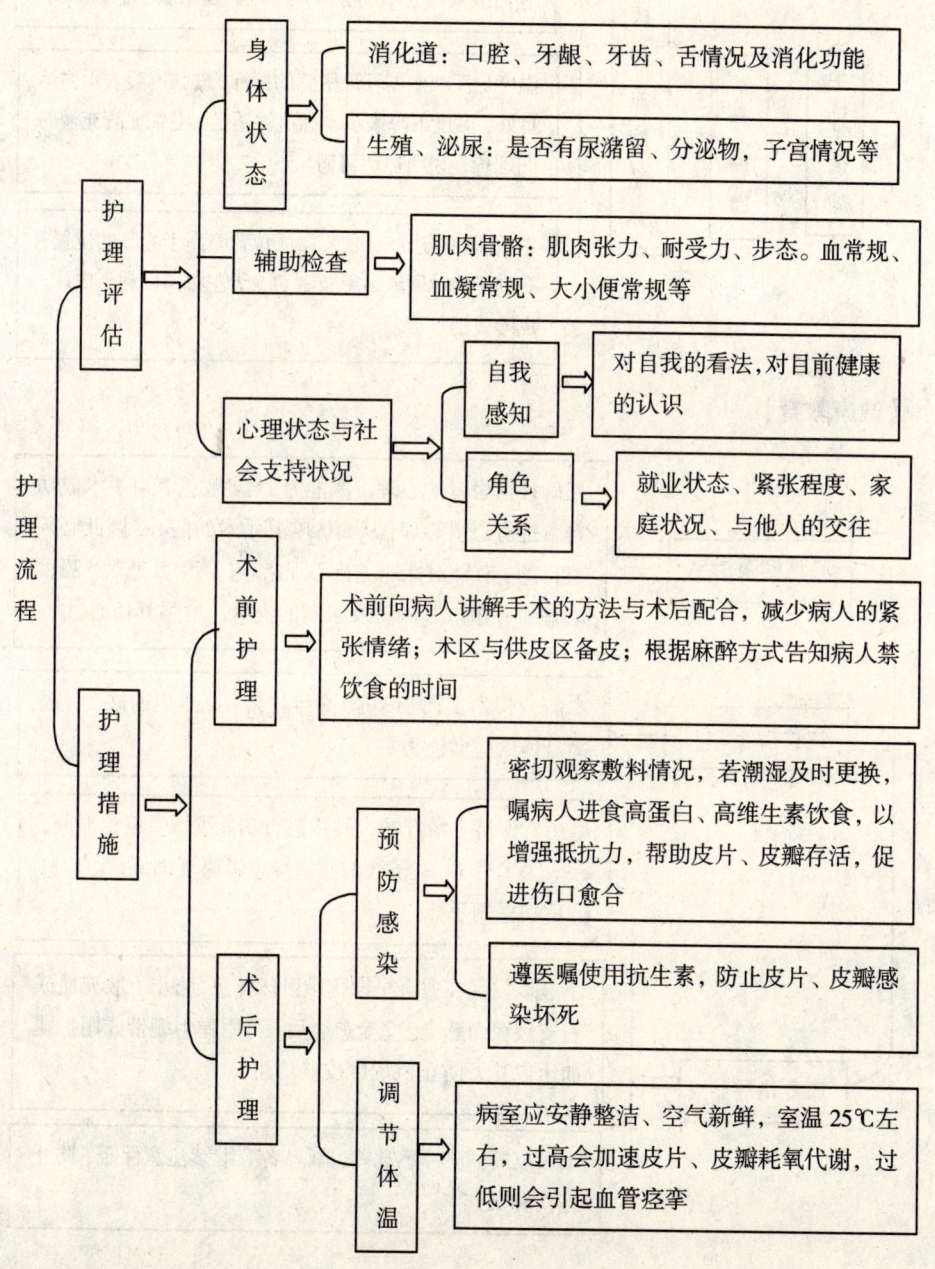

护理流程 ⇒ 护理措施 ⇒ 术后护理 ⇒ 改善血液循环

- 观察皮瓣血运、颜色，皮肤颜色微红表示血运良好，苍白或灰白表示动脉血供不足，发绀表示血运障碍
- 温度是反映血循环最敏感的指标，皮肤温暖表示血运良好，温度下降表示动脉血供不足，毛细血管充盈时间延长，说明血运障碍
- 术后需抬高患肢，使皮瓣区位置略高于心脏的位置，有利于静脉回流，患肢制动5天左右，以利于皮片、皮瓣成活

【健康教育】

健康教育
- 心理健康指导：正确评估患者的心理应激能力，大多数患者对手术成功与否抱有恐惧心理，从而影响其手术的信心，因此必须有目的、有针对性地进行心理指导，消除其悲观、恐惧心理，并争取其家属及亲友的支持，增强其信心
- 饮食指导：术前、术后给予高热量、高维生素、高蛋白的饮食，提高身体的应激能力
- 康复指导：
  - 嘱患者保持心情舒畅，逐步进行功能锻炼。复诊时间，一般为术后1、3、6个月，指导患者康复训练，切口愈合后切忌用手抓
  - 下肢取皮区在愈合早期仍须卧床休息，防止下肢充血或表皮破溃而感染。完全愈合后，可用弹力绷带或用护腿加压包扎，防止供皮区皮肤增生
  - 术后皮瓣、皮片感觉差，嘱患者应继续注意保暖，防止冻伤和烫伤

第四节 瘢痕粘连松解术

瘢痕是各种创伤愈合的必然结果,是人体创伤修复过程中的一种自然产物。但如生长过度,尤其在面、颈和四肢关节部位,可破坏外貌或发生功能障碍。解除生长过度的瘢痕是整形外科治疗中的一个重要课题。

【病因与分类】

瘢痕发病因素较多,全身因素包括种族(有色人种发生率高)、年龄、皮肤色素、一般状况(如营养、贫血、糖尿病等因素)、个体体质、代谢状态等。局部因素包括部位(下颌、胸前、三角肌、上背部、肘部、髋部、膝部、踝部与足背易发生瘢痕)、切口与皮肤表面的角度、感染、异物落入创面、创面血肿、损伤的深度、创面修复的时间、不同厚度皮片移植、创面修复的方法、慢性刺激、治疗方法等多种因素。

【临床表现】

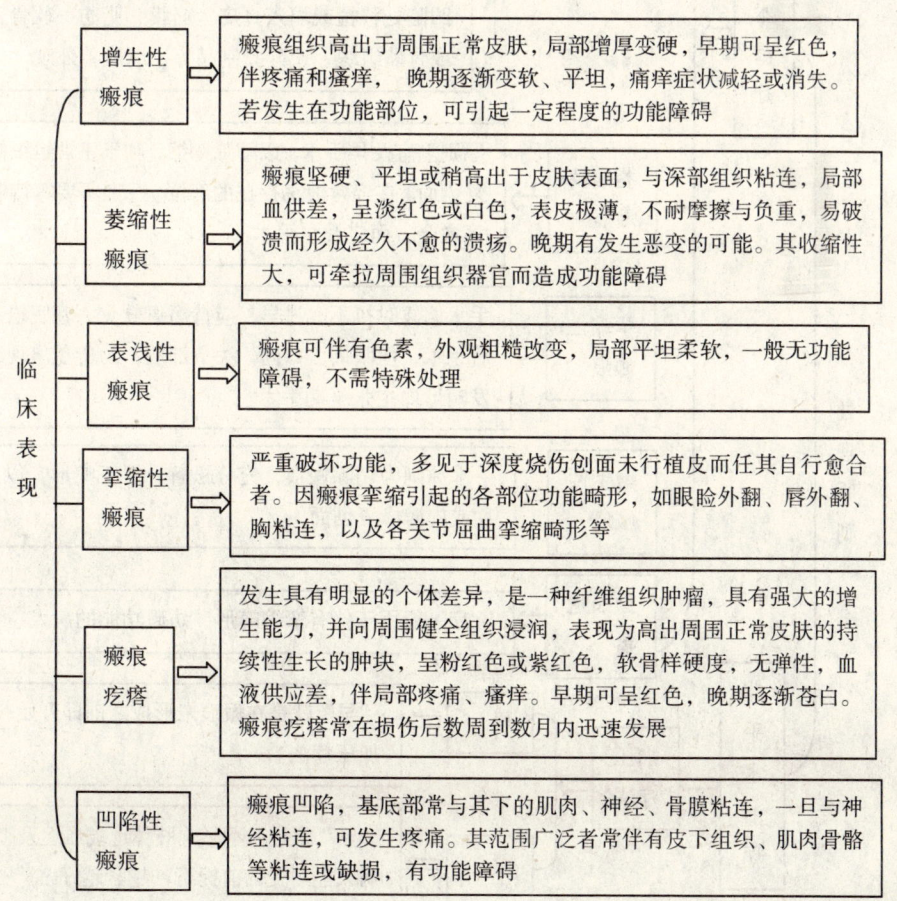

【处理原则】

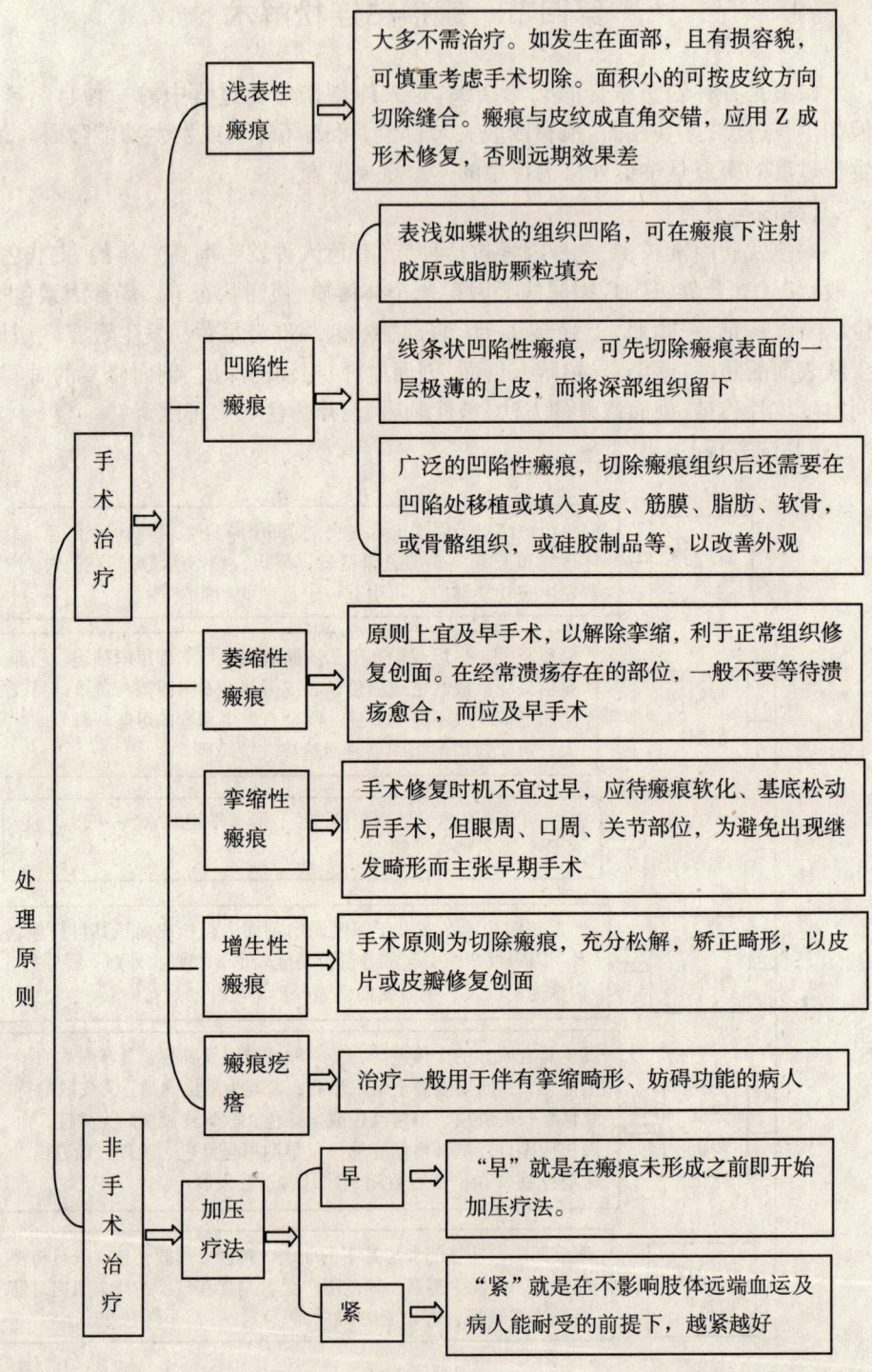

第十一章 烧伤及整形外科疾病

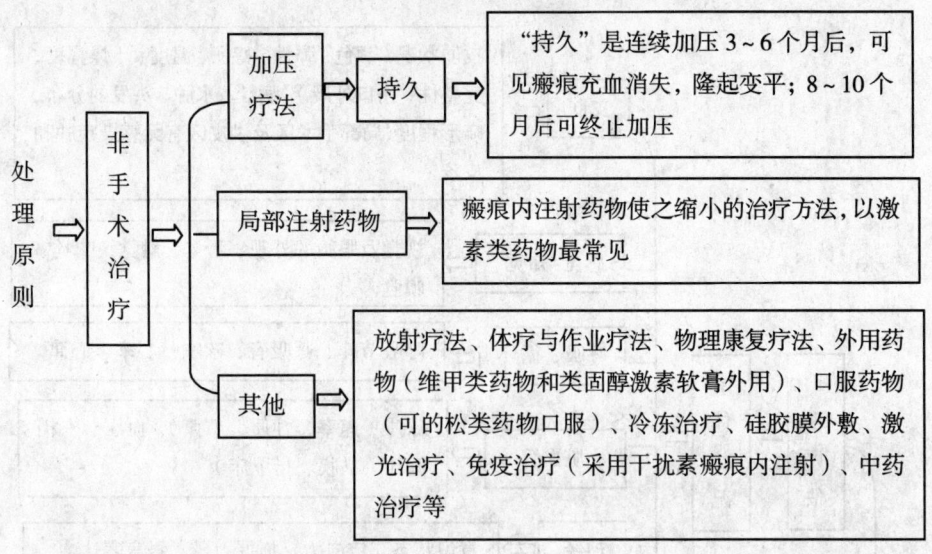

【护理流程】

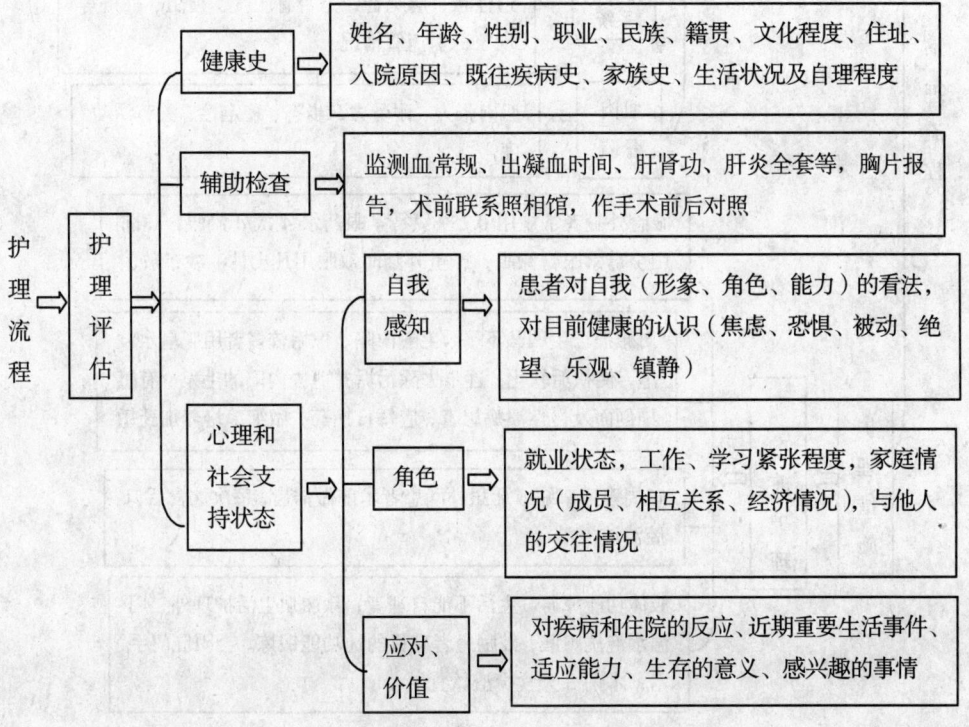

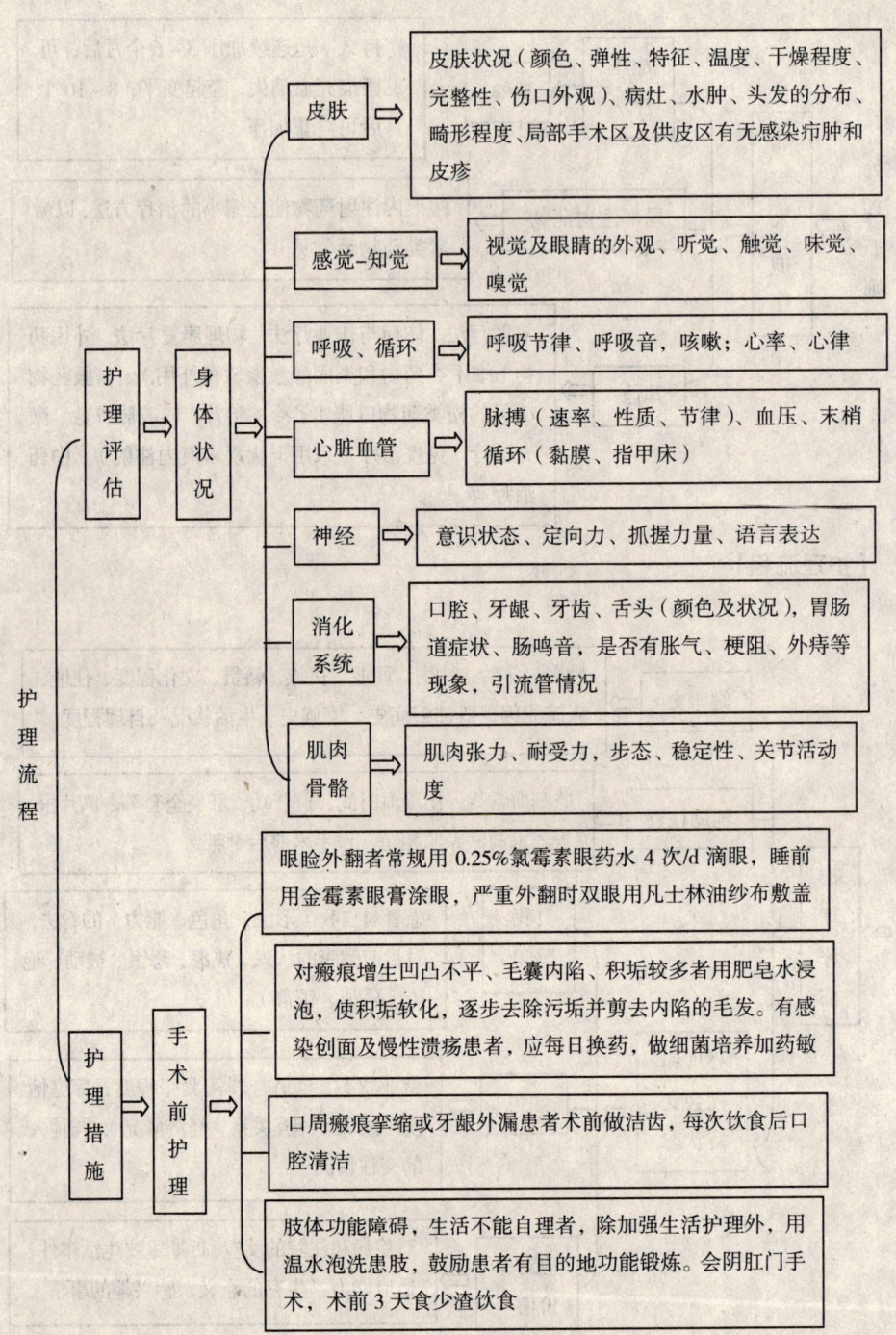

第十一章 烧伤及整形外科疾病

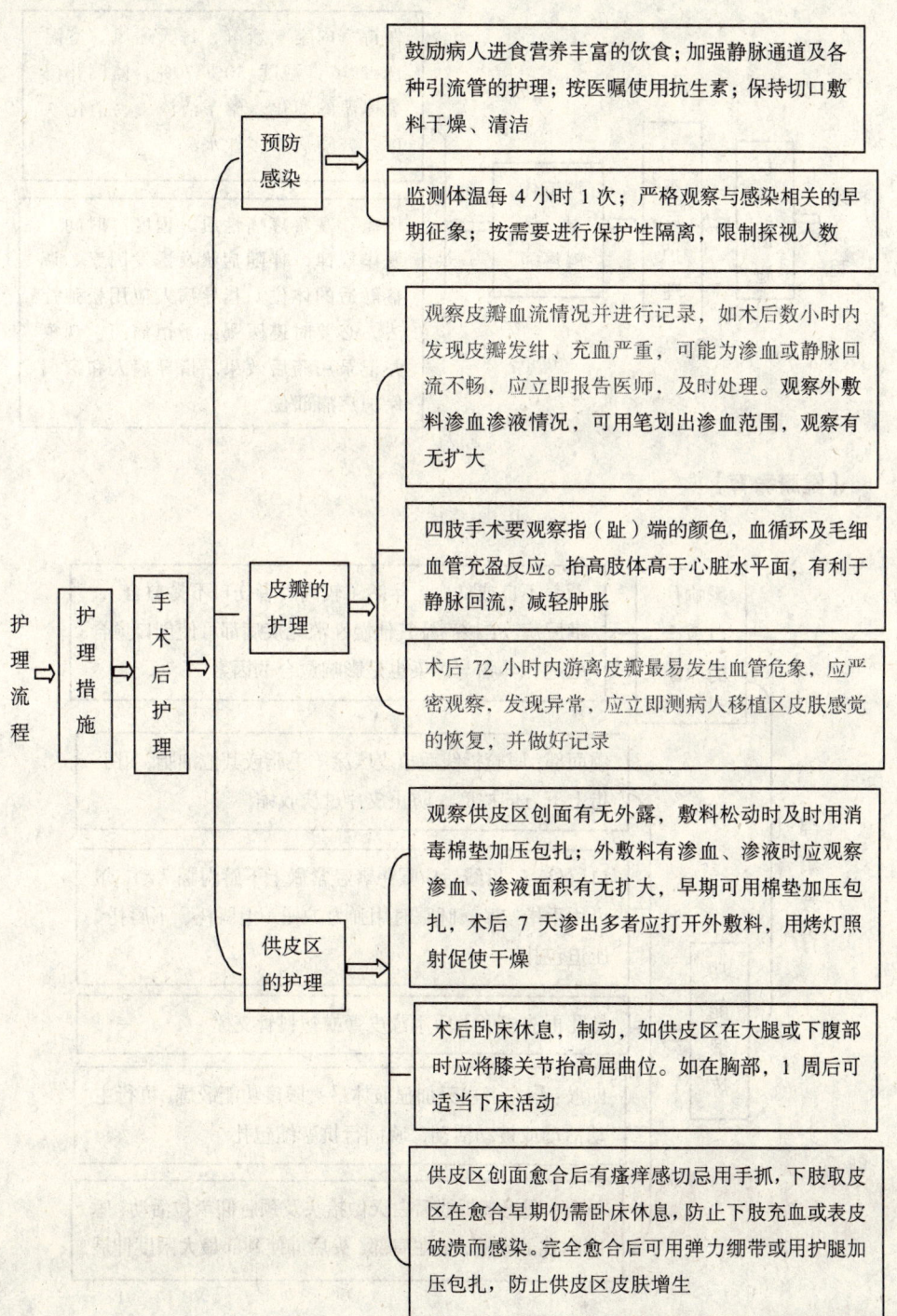

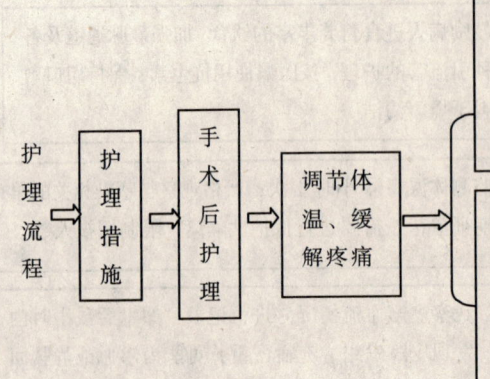

【健康教育】

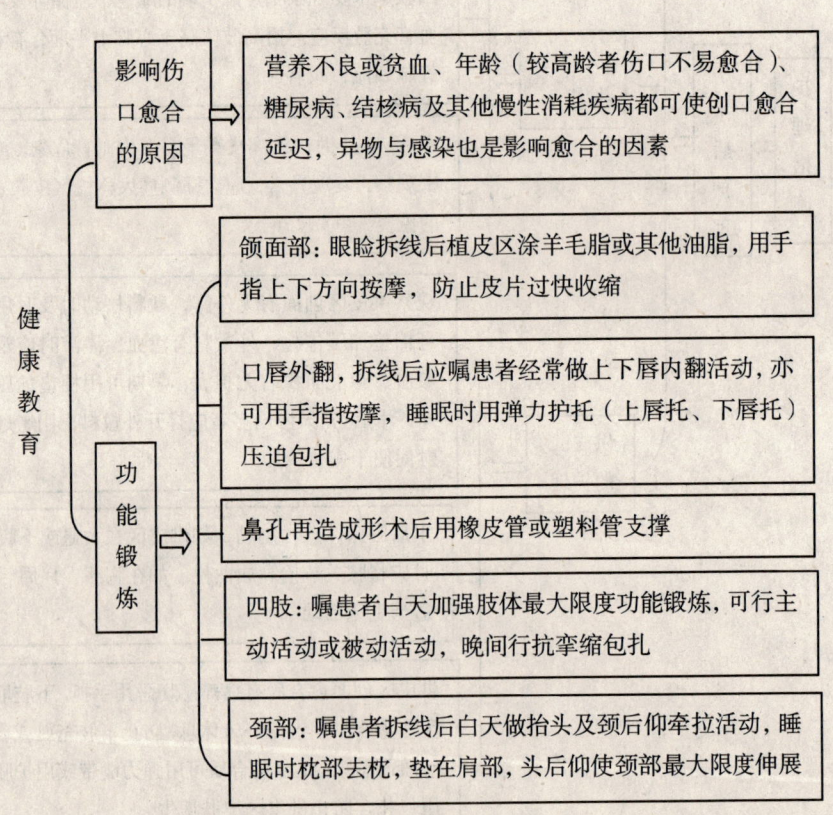

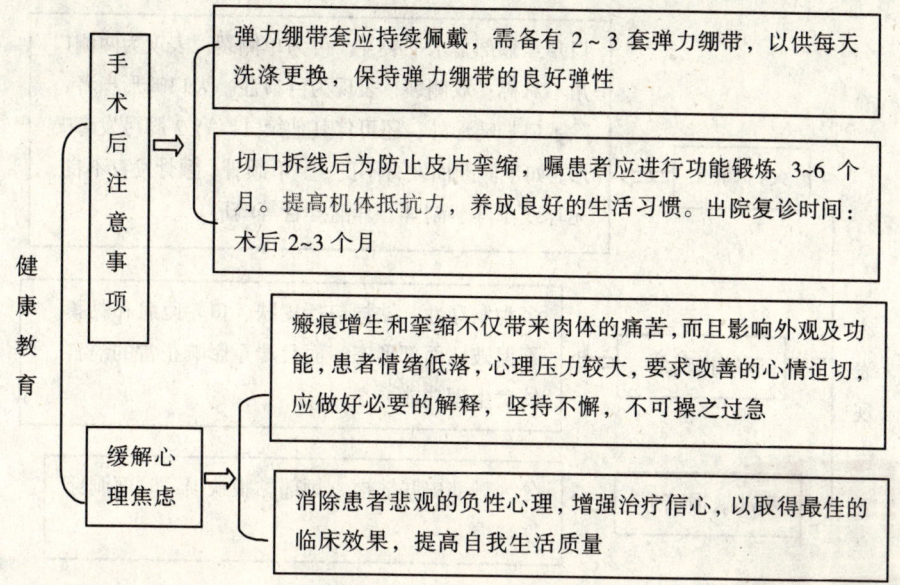

第五节 整形术

一、唇颊部畸形和缺损的整形术

唇颊部缺损一般指唇部全层复合组织缺损,多由损伤、感染、肿瘤切除所致。
【病因及分类】
由先天性和后天性各种因素造成,引起唇外翻、口角畸形、小口畸形、大口畸形、唇缺损畸形、颊部缺损畸形等。
【临床表现】

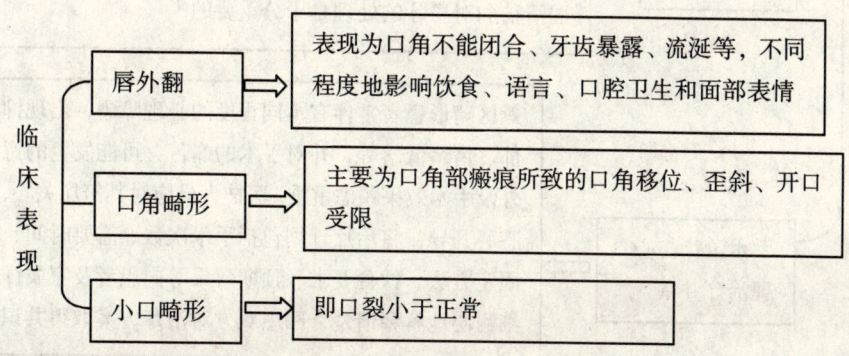

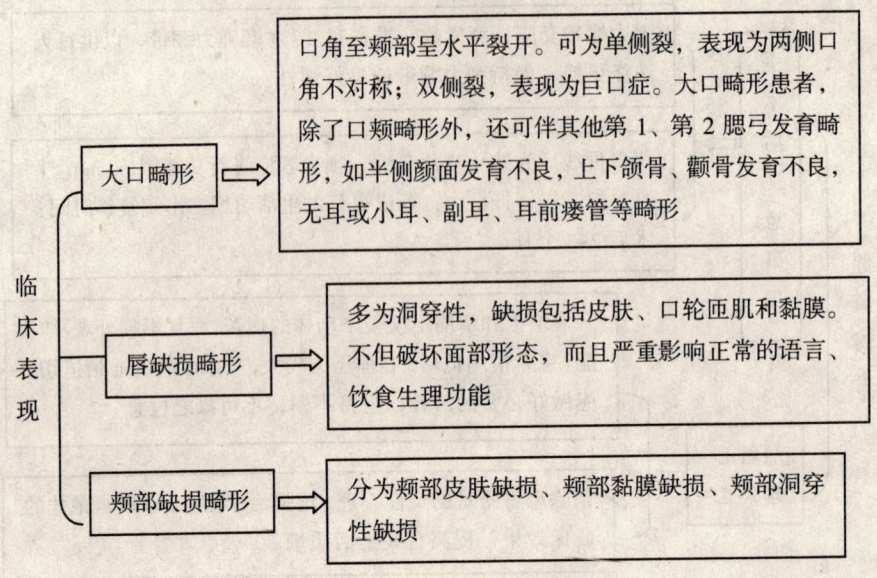

【处理原则】

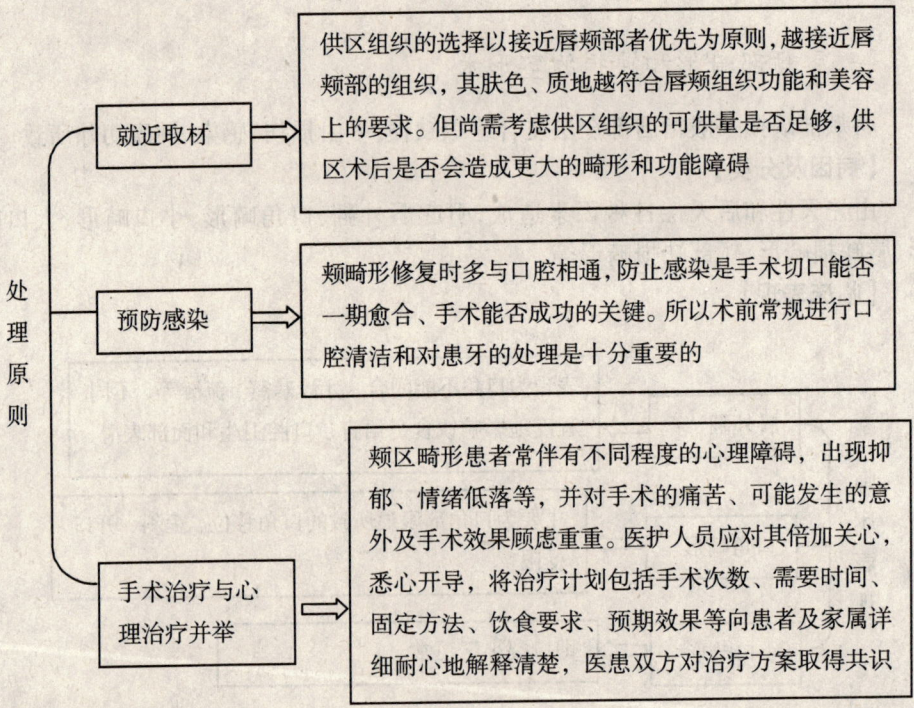

第十一章 烧伤及整形外科疾病

处理原则
- 重建外形与恢复功能兼备 ⇒ 唇颊部畸形不仅有外形的损害，而且有一定的功能障碍，如涎液溢流、进食及语言紊乱等。因此整复时应遵循恢复功能和重建外形两者兼备的原则
- 动态对称与静态平衡 ⇒ 唇颊畸形不仅有组织的损害，而且存在组织的错位附着或错位愈合，导致静态的失衡及动态的畸形。修复时要恢复到正常的解剖部位，尽量做到与健侧对称。在恢复静态平衡的同时矫正动态畸形

【护理流程】

护理流程
- 护理评估 ⇒ 见第四节瘢痕松解术
- 护理措施
  - 观察皮瓣血运，防止皮瓣坏死 ⇒
    - 观察皮瓣的血运、颜色、皮肤温度，嘱病人减少说话及面部肌肉活动，及时补充血容量
    - 观察病人术后张口情况，保持一定张口度，必要时上下颌牙齿之间塞入硬橡皮垫维持一定张口度
    - 注意观察颊部口内碘伏纱条及口外敷料加压情况，注意局部皮瓣血运情况，防止碘伏纱条松脱造成皮片或皮瓣与创面粘合不紧
  - 防止血管危象的发生 ⇒
    - 血管危象是由血管痉挛、血管扭曲、血肿、血栓形成、缝合过紧、环境温度改变等引起
    - 术后除局部保温、抗凝治疗外，应严密观察，如发现皮肤颜色异常、皮温降低、毛细血管充盈反应异常等，及时通知医生
    - 保持室内空气新鲜，室温18～22℃，湿度50%～70%，每天通风2次

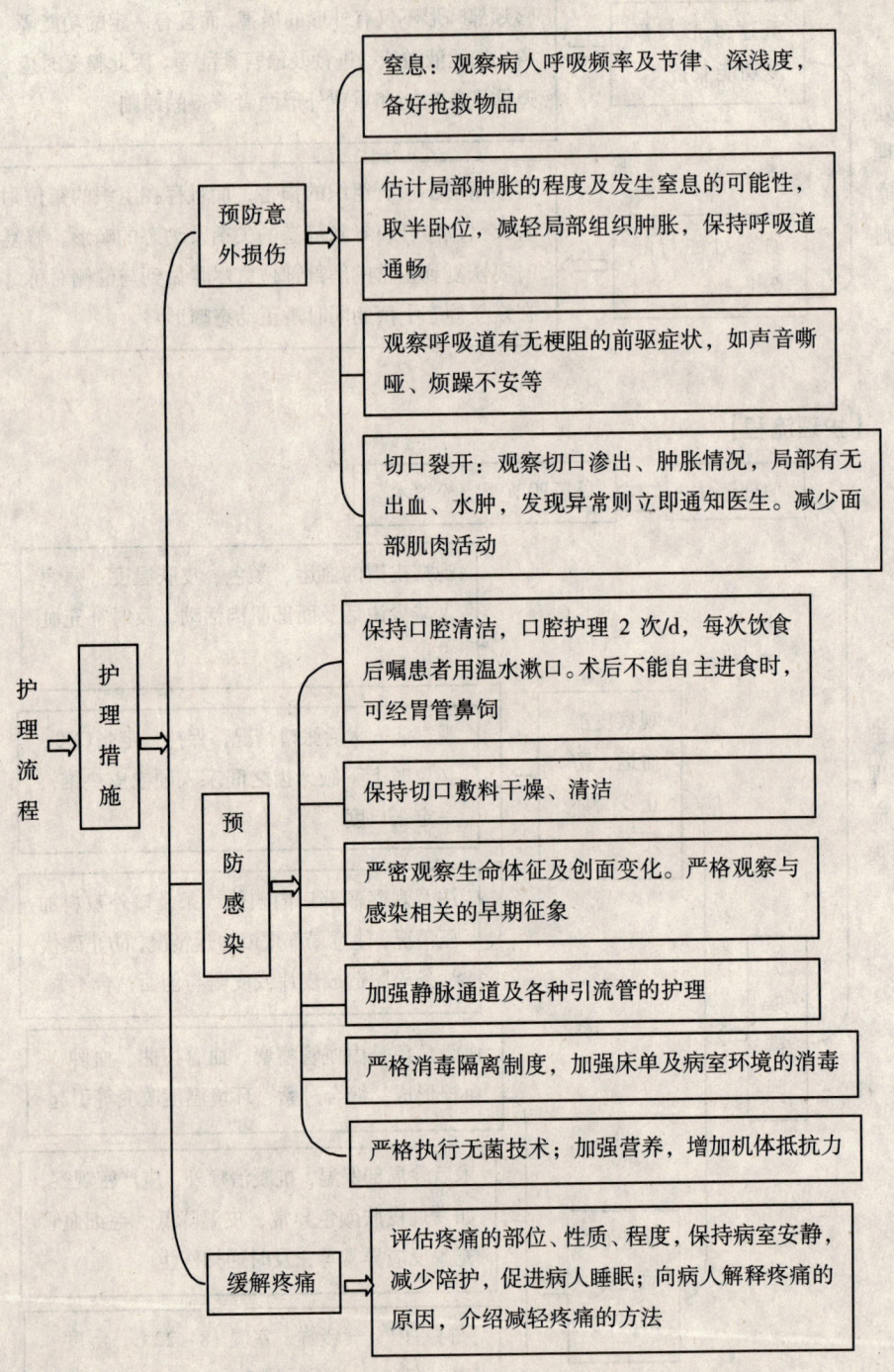

【健康教育】

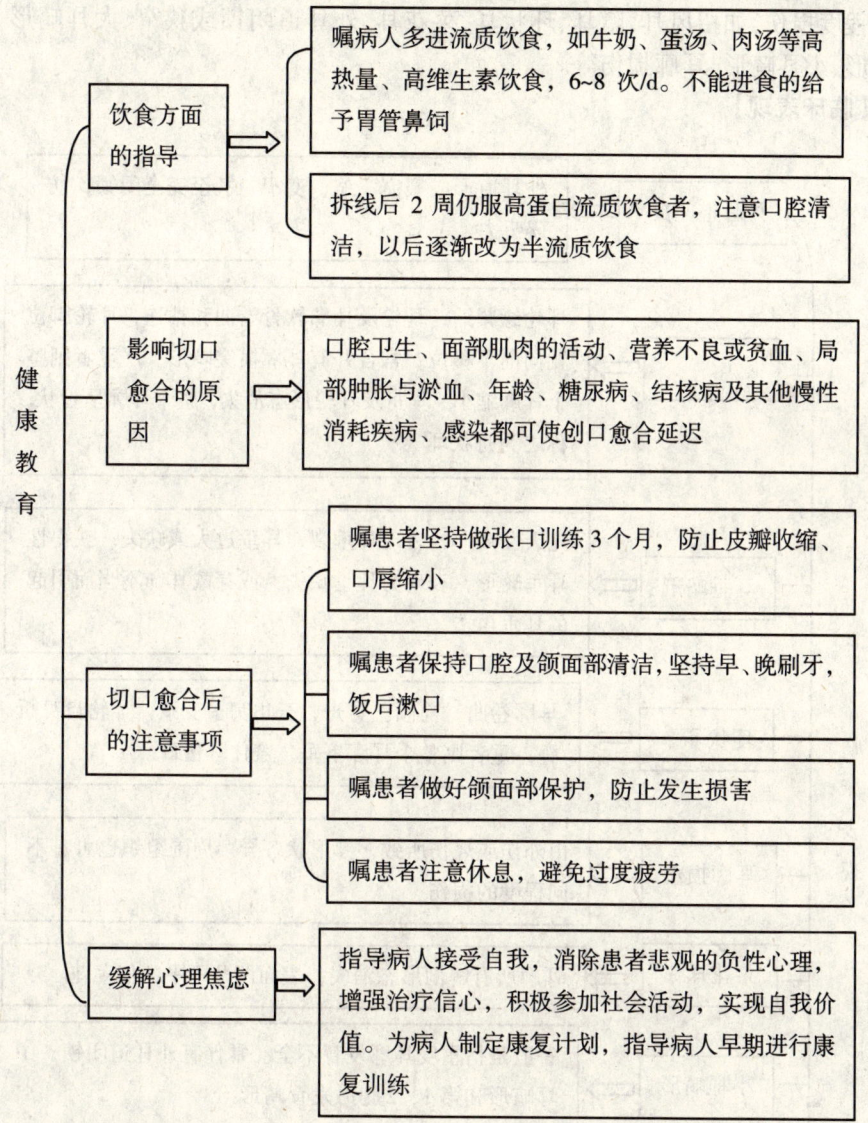

二、耳廓畸形与缺损修复术

耳廓位于头颅两侧,左右对称,与颅侧壁成30°角。其功能除收集声波,预防雨水及异物进入外耳道外,还可佩戴眼镜和穿戴耳饰。无论何种原因所致畸形都将影响美观。

【病因与分类】

畸形由先天性与后天性（外伤或损伤所致）引起，其形状各异，周围组织也可有不同程度损伤，如招风耳、隐耳、环状耳、菜花耳、外耳道闭锁或狭窄、大耳畸形、耳垂畸形、小耳畸形、耳廓损伤等。

【临床表现】

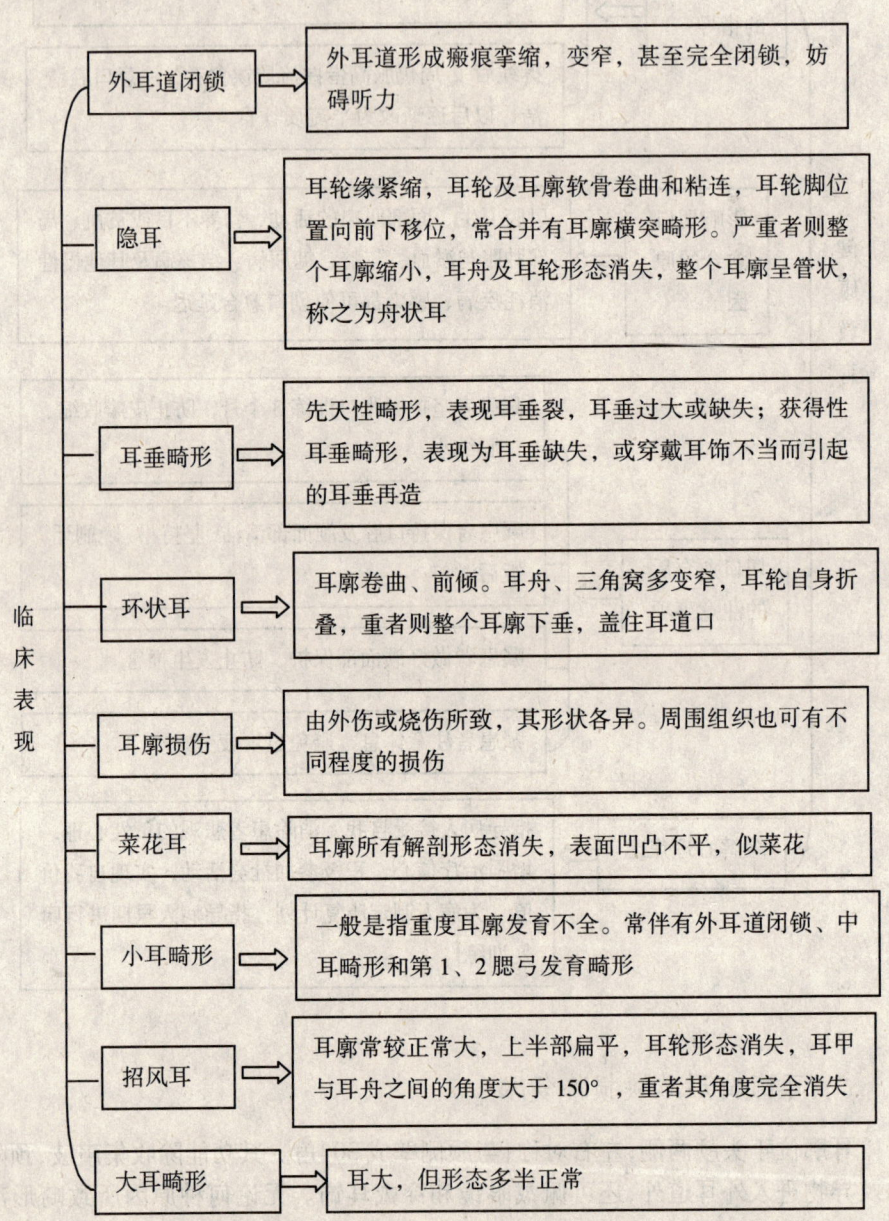

临床表现：

- 外耳道闭锁 → 外耳道形成瘢痕挛缩，变窄，甚至完全闭锁，妨碍听力
- 隐耳 → 耳轮缘紧缩，耳轮及耳廓软骨卷曲和粘连，耳轮脚位置向前下移位，常合并有耳廓横突畸形。严重者则整个耳廓缩小，耳舟及耳轮形态消失，整个耳廓呈管状，称之为舟状耳
- 耳垂畸形 → 先天性畸形，表现耳垂裂，耳垂过大或缺失；获得性耳垂畸形，表现为耳垂缺失，或穿戴耳饰不当而引起的耳垂再造
- 环状耳 → 耳廓卷曲、前倾。耳舟、三角窝多变窄，耳轮自身折叠，重者则整个耳廓下垂，盖住耳道口
- 耳廓损伤 → 由外伤或烧伤所致，其形状各异。周围组织也可有不同程度的损伤
- 菜花耳 → 耳廓所有解剖形态消失，表面凹凸不平，似菜花
- 小耳畸形 → 一般是指重度耳廓发育不全。常伴有外耳道闭锁、中耳畸形和第1、2腮弓发育畸形
- 招风耳 → 耳廓常较正常大，上半部扁平，耳轮形态消失，耳甲与耳舟之间的角度大于150°，重者其角度完全消失
- 大耳畸形 → 耳大，但形态多半正常

【处理原则】

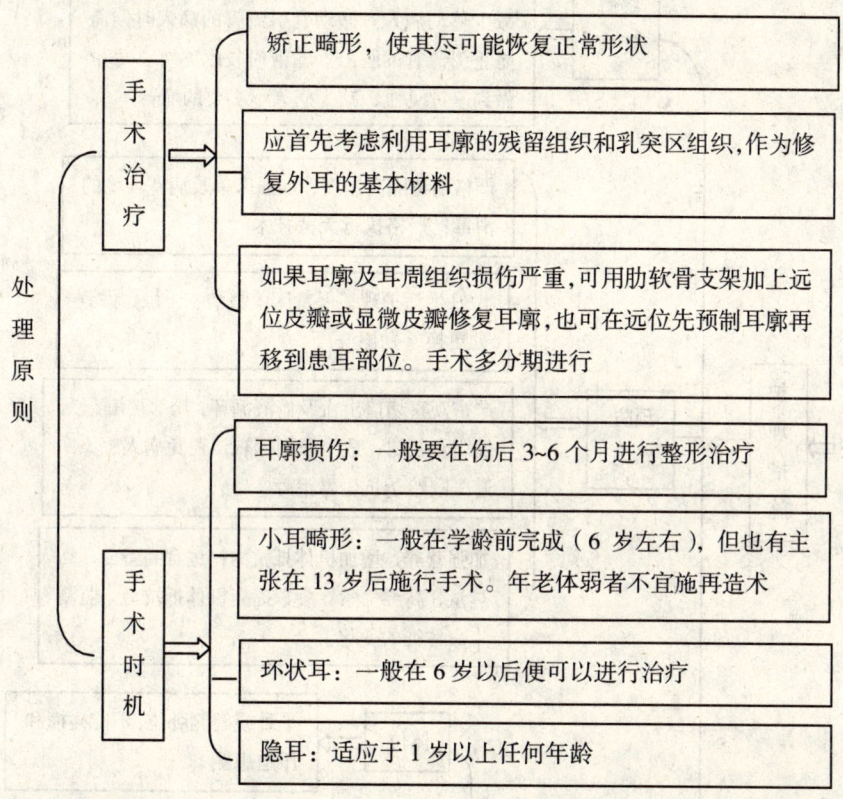

【护理流程】

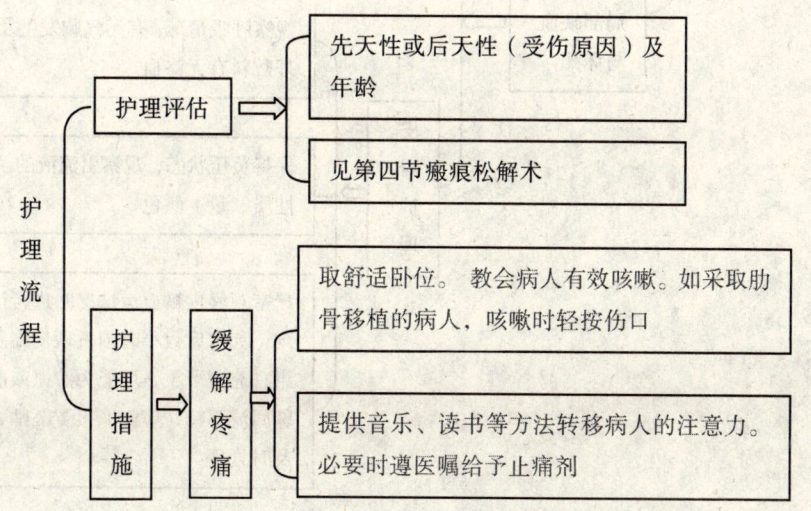

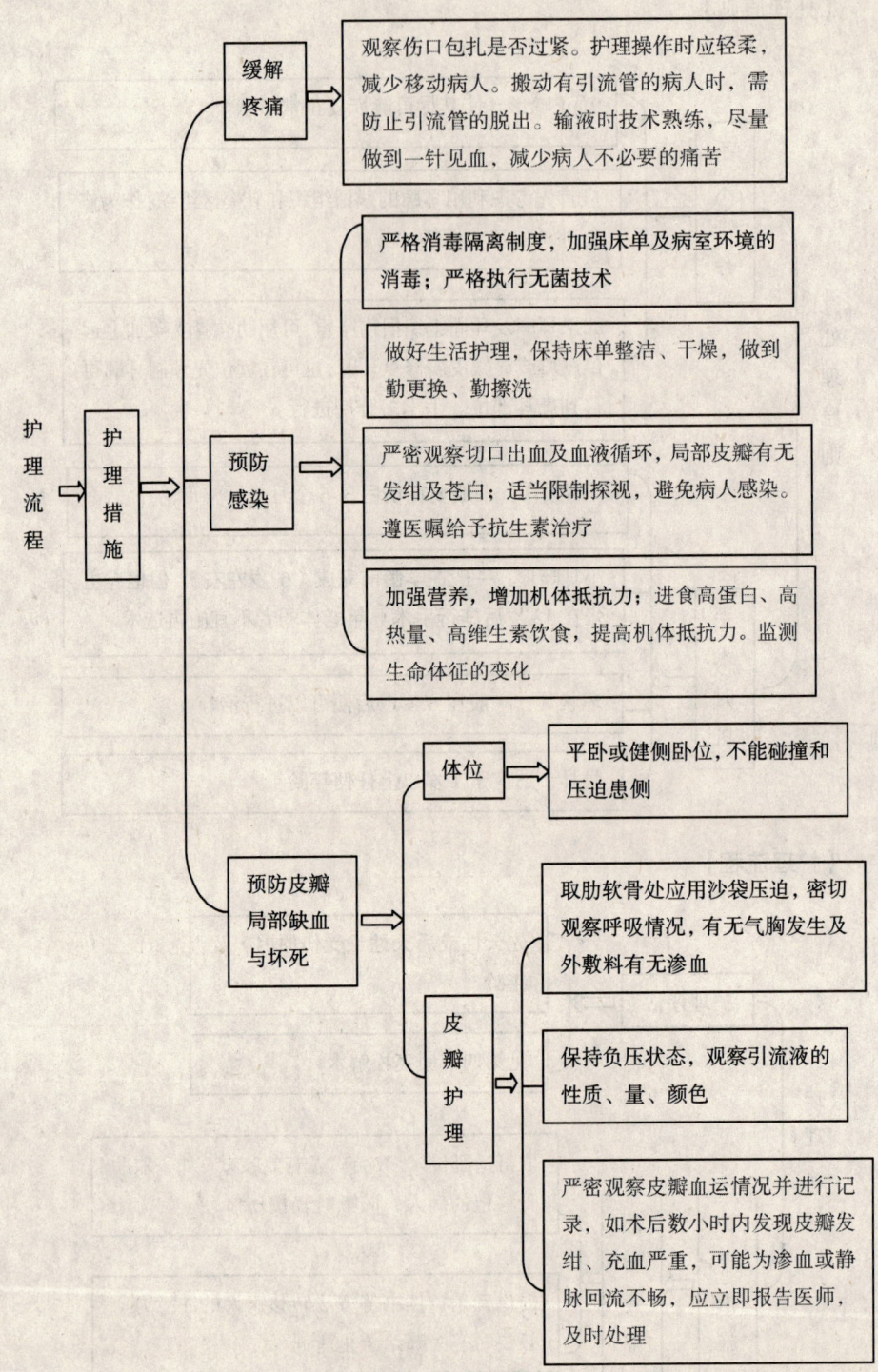

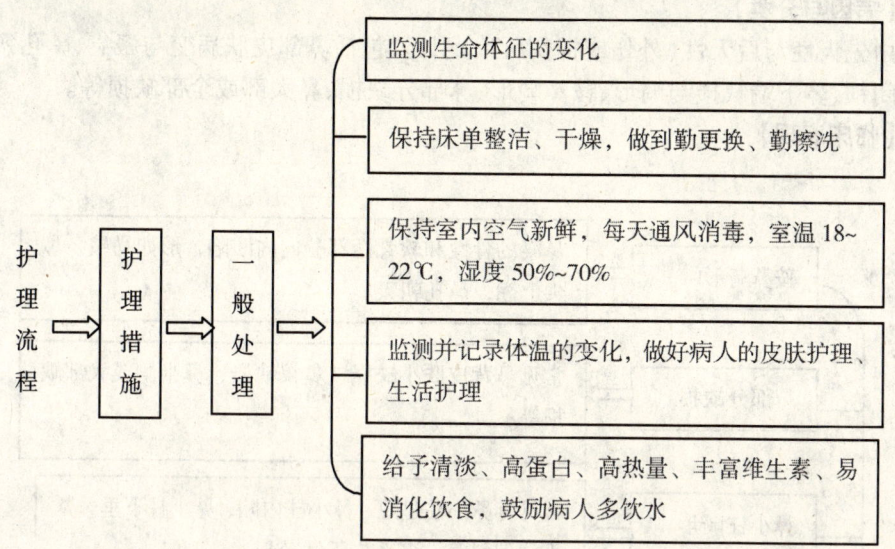

【健康教育】

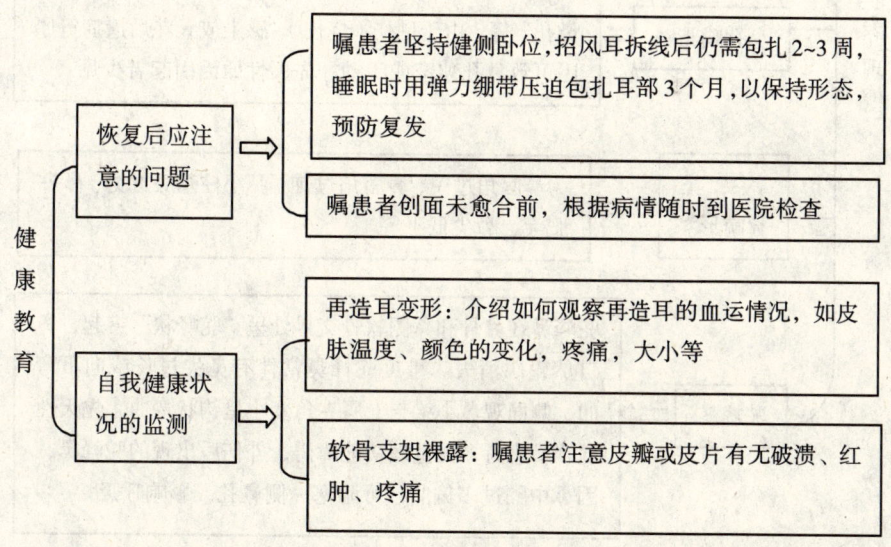

三、鼻畸形与缺损整复术

鼻畸形与缺损对病人来说至关重要,由于其居于面部中央,位置最为显著,虽然仅是鼻部皮肤或形态有很微小的不正常,但病人往往视为很重要的问题,要求治疗。

【病因与分类】
由先天性与后天性（外伤或损伤所致）引起，包括鼻部皮肤病变与瘢痕、鼻孔狭窄与闭锁、鼻下端缺损与畸形、鞍鼻畸形、鼻部分缺损、鼻大部或全部缺损等。

【临床表现】

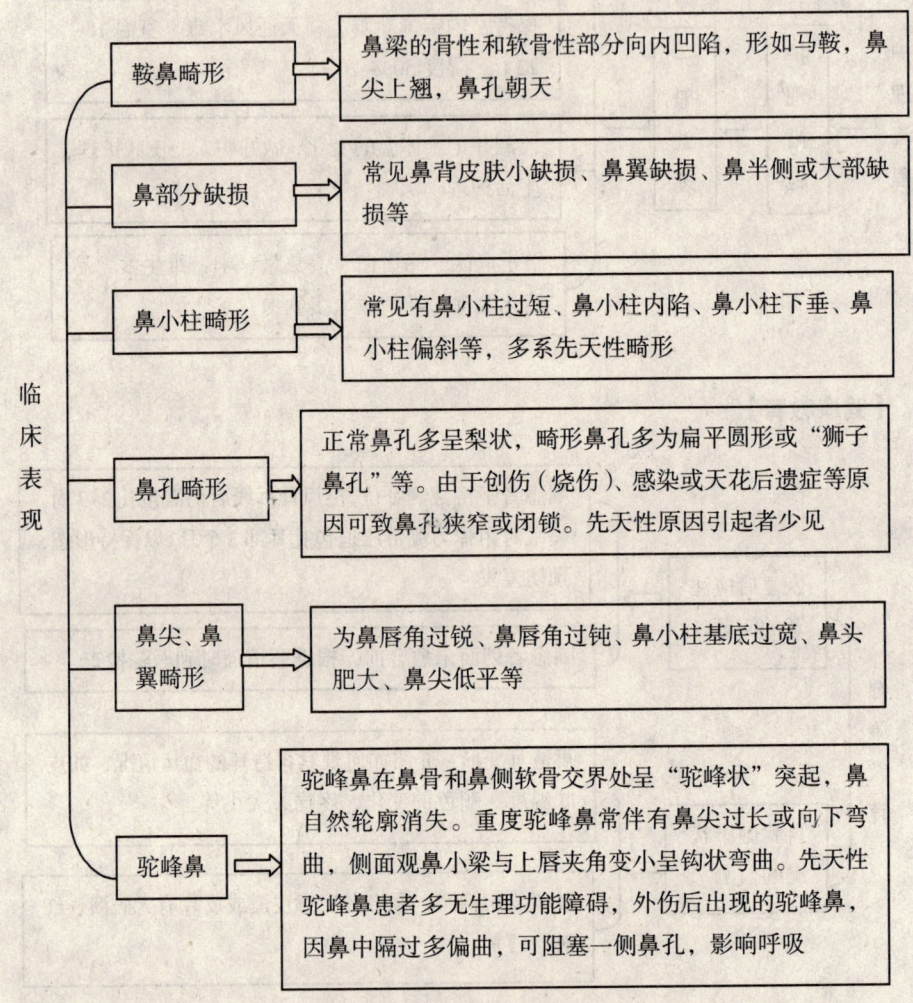

【治疗原则】
手术治疗即矫正畸形与缺损，使其尽可能恢复正常形状，缓解功能障碍。

第十一章 烧伤及整形外科疾病

【护理流程】

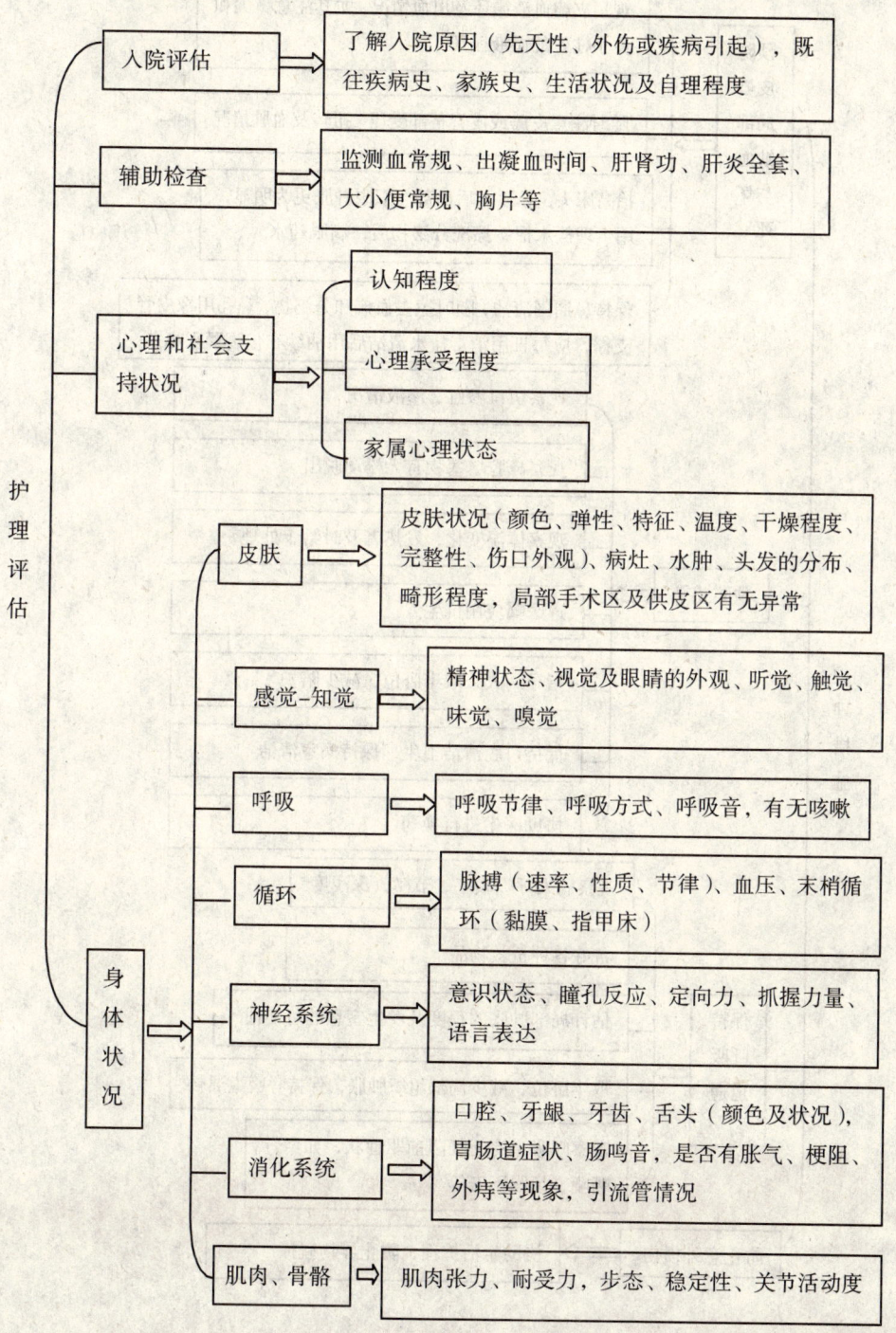

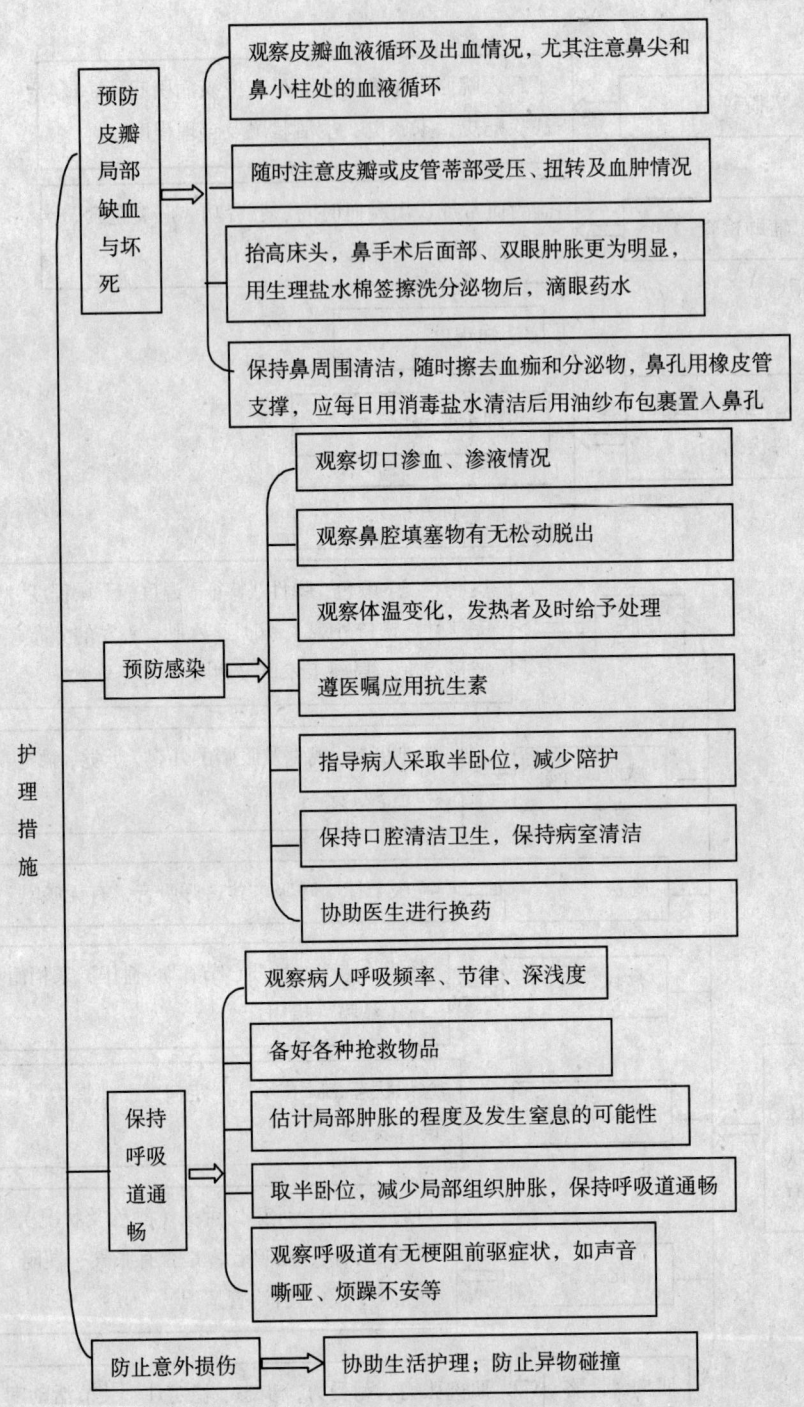

【健康教育】

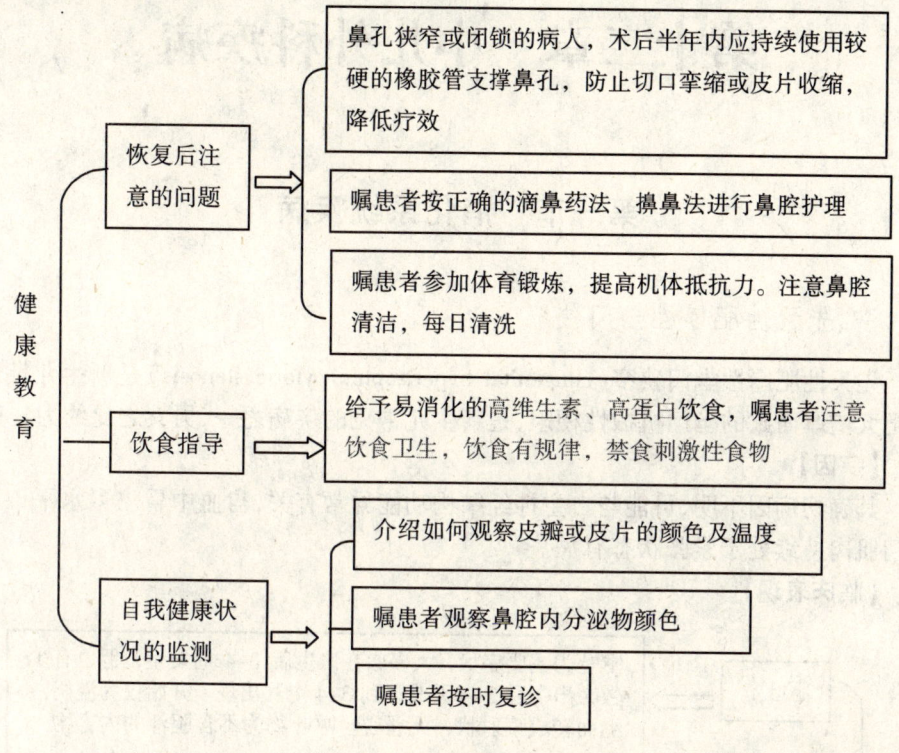

参 考 文 献

[1] 王新,钱培芬.临床烧伤护理手册[M].上海:世界图书出版社,2003:7-36.
[2] 曹伟新.外科护理学[M].北京:人民卫生出版社,2002:136-145.
[3] 刘桐林.实用烧伤学[M].北京:科学技术出版社,1995:221-233.
[4] 戚可名.整形美容外科手册[M].北京:人民卫生出版社,1997:183-229.
[5] 程代徽,彭毅志,岑瑛.美容整形外科学[M].北京:人民军医出版社,2004:47-48.
[6] 于兰贞,郑光风.简明现代临床医学(护理卷)[M].济南:济南出版社,2001:14-16.
[7] 黎鳌,杨果凡,郭恩覃.手术学全集[M].北京:人民卫生出版社,1996:16-355.

(杨丽华)

第十二章 小儿外科疾病

第一节 消化系统疾病

一、先天性肥厚性幽门狭窄

先天性肥厚性幽门狭窄(congenital hypertrophic pyloric stenosis)是新生儿期幽门肥大增厚而致的幽门机械性梗阻,是新生儿常见的疾病之一,男女之比约为4:1。

【病因】

其确切病因不明,可能与自主神经结构功能异常有关,与血中胃泌素水平以及幽门肌肉持续处于紧张状态有关。

【临床表现】

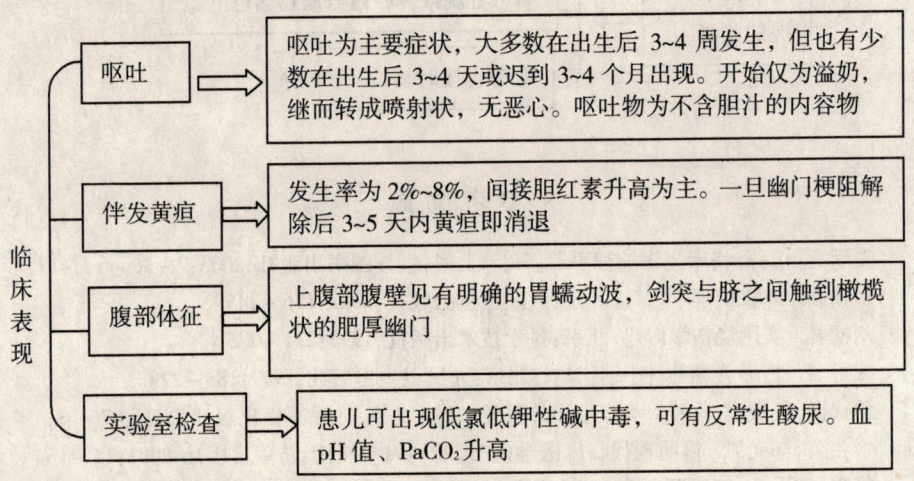

临床表现
- 呕吐 → 呕吐为主要症状,大多数在出生后 3~4 周发生,但也有少数在出生后 3~4 天或迟到 3~4 个月出现。开始仅为溢奶,继而转成喷射状,无恶心。呕吐物为不含胆汁的内容物
- 伴发黄疸 → 发生率为 2%~8%,间接胆红素升高为主。一旦幽门梗阻解除后 3~5 天内黄疸即消退
- 腹部体征 → 上腹部腹壁见有明确的胃蠕动波,剑突与脐之间触到橄榄状的肥厚幽门
- 实验室检查 → 患儿可出现低氯低钾性碱中毒,可有反常性酸尿。血 pH 值、$PaCO_2$ 升高

第十二章 小儿外科疾病

【处理原则】

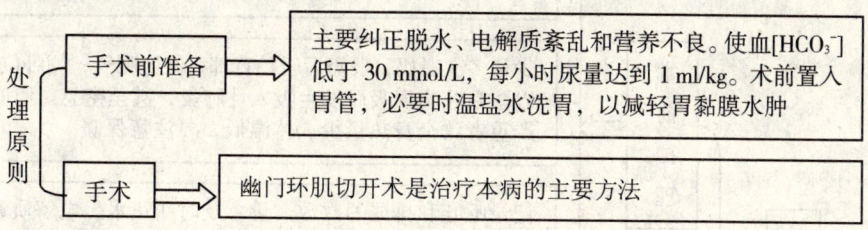

处理原则
- 手术前准备 → 主要纠正脱水、电解质紊乱和营养不良。使血[HCO_3^-]低于 30 mmol/L，每小时尿量达到 1 ml/kg。术前置入胃管，必要时温盐水洗胃，以减轻胃黏膜水肿
- 手术 → 幽门环肌切开术是治疗本病的主要方法

【护理流程】

护理流程 → 护理评估
- 术前评估
  - 健康史 → 了解妊娠史，有无羊水过多。病儿出生情况，Apgar 评分。发现畸形、症状及进展情况等
  - 身体状况 → 局部：病儿呕吐情况，有无肺部感染。全身：有无体温不升、消瘦、脱水、精神差等情况
  - 辅助检查 → B 超或 X 线诊断，查血生化全套，查血常规及血凝常规，必要时配血，为手术做准备
  - 心理和社会支持状况 → 家长对疾病的认知情况；对手术和麻醉可能有的危险是否理解；经济承受能力如何
- 术后评估
  - 康复情况 → 是否使病儿体温正常或偏高，精神逐渐好转
  - 胃肠功能状况 → 是否还有呕吐，胃肠道连续性是否恢复，排气、排便情况
  - 心理和认知状况 → 家长对疾病、康复知识是否有初步了解，是否情绪平稳地配合治疗和护理，是否掌握喂养及护理方法
  - 预后 → 该病经过手术治疗近、远期效果均良好，开始进奶后，营养不良状态很快得到改善，体重迅速增加，生长和同龄的正常儿一样

护理流程

护理措施

- **术前护理**
  - 执行小儿外科一般护理常规及外科手术前护理常规
  - 少量多次喂奶，喂奶后轻拍背部，促使呃气；侧卧位，以防呕吐物误吸而发生吸入性肺炎，甚至窒息。呕吐严重者致全身热量少，体温低，要注意保暖
  - 记录呕吐和排尿的次数、量，及时纠正水、电解质紊乱，严重营养不良者按医嘱输血浆或全血。手术日晨插胃管，抽尽胃内容物

- **术后护理**
  - 执行外科手术后护理常规
  - 禁食4~6小时，然后试服糖水，每次20~30 ml，2小时一次，若无呕吐，少量多次喂母乳，哺乳后轻拍背部，使胃内气体逸出，减少呕吐。48小时后恢复正常喂养。若手术中黏膜被损伤，术后应禁饮食，行胃肠减压，48小时后开始喂糖水，逐渐喂母乳
  - 抬高床头，侧卧位
  - 因幽门黏膜水肿，术后出现轻度呕吐，应观察呕吐情况，严重者应禁食，并与医生联系

【健康教育】

健康教育

- 饮食：术前喂奶要少量多次，喂奶后抱起轻拍背部。术后6小时喂少量糖水，如无呕吐，开始少量多次喂奶，48小时后恢复正常喂奶
- 卧位：术前注意保持头高斜坡位或侧卧位，随时注意有无呕吐发生，严防误吸。术后全麻清醒后，注意经常抱起拍背，以促进肠蠕动，利于消化
- 切口护理：拆线前不宜洗澡，以免污染切口，并保持切口清洁干燥
- 出院指导患儿家长
  - 经常抱患儿晒太阳，以促进钙的吸收
  - 合理喂养：6个月以内以母乳为主，6个月后适当添加蛋黄、菜泥、米汁、鱼、虾、肉类
  - 拆线后一周方可洗澡，以防切口感染
  - 观察病儿吃奶情况，如出现频繁呕吐应及时到医院检查

二、先天性巨结肠

先天性巨结肠是病变肠道神经节细胞缺如的一种肠道发育畸形,在消化道畸形中,其发病率仅次于先天性直肠肛管畸形,有家族性发病倾向。发病率约为1:5 000,以男性多见,男比女为4:1。

【病因与分型】

先天性巨结肠的发生是由于外胚胎神经嵴细胞迁移发育过程停顿,使远离肠道(直肠、乙状结肠)肠壁肌间神经丛中神经节细胞缺如,导致肠管持续痉挛,造成功能性肠梗阻,其近端结肠继发扩大。先天性巨结肠有长段型和短段型之分。

【临床表现】

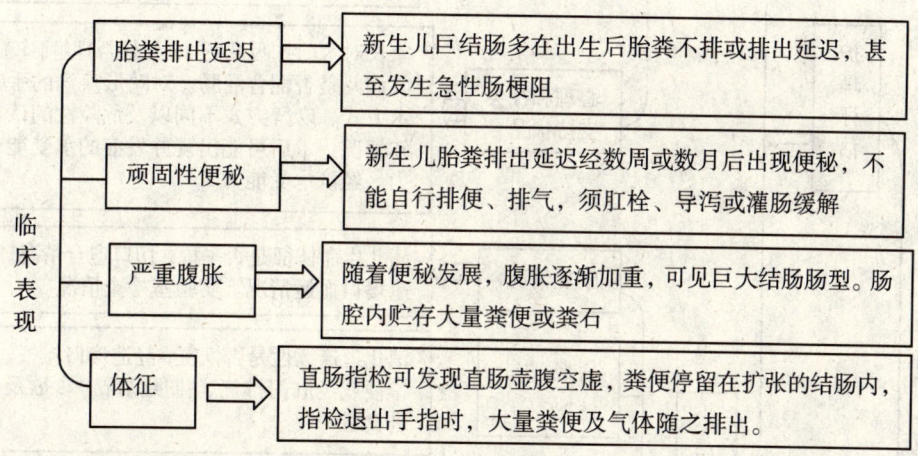

【处理原则】

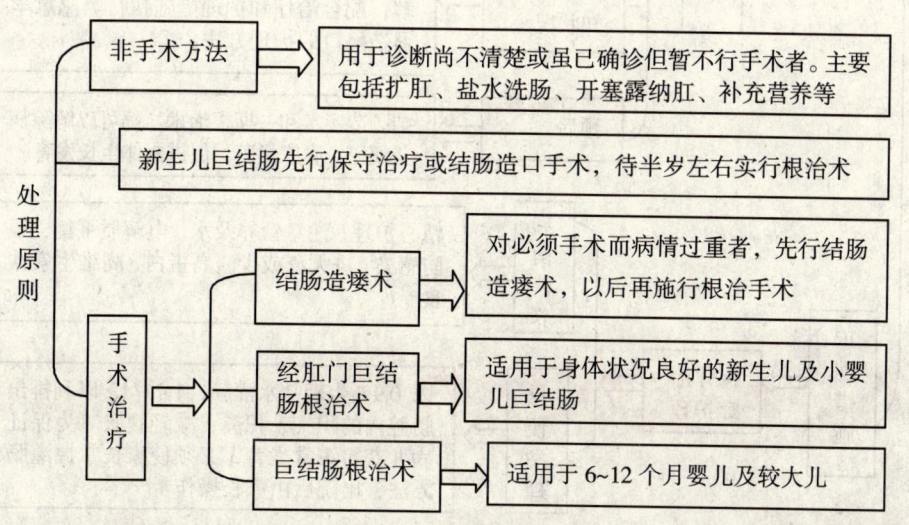

【护理流程】

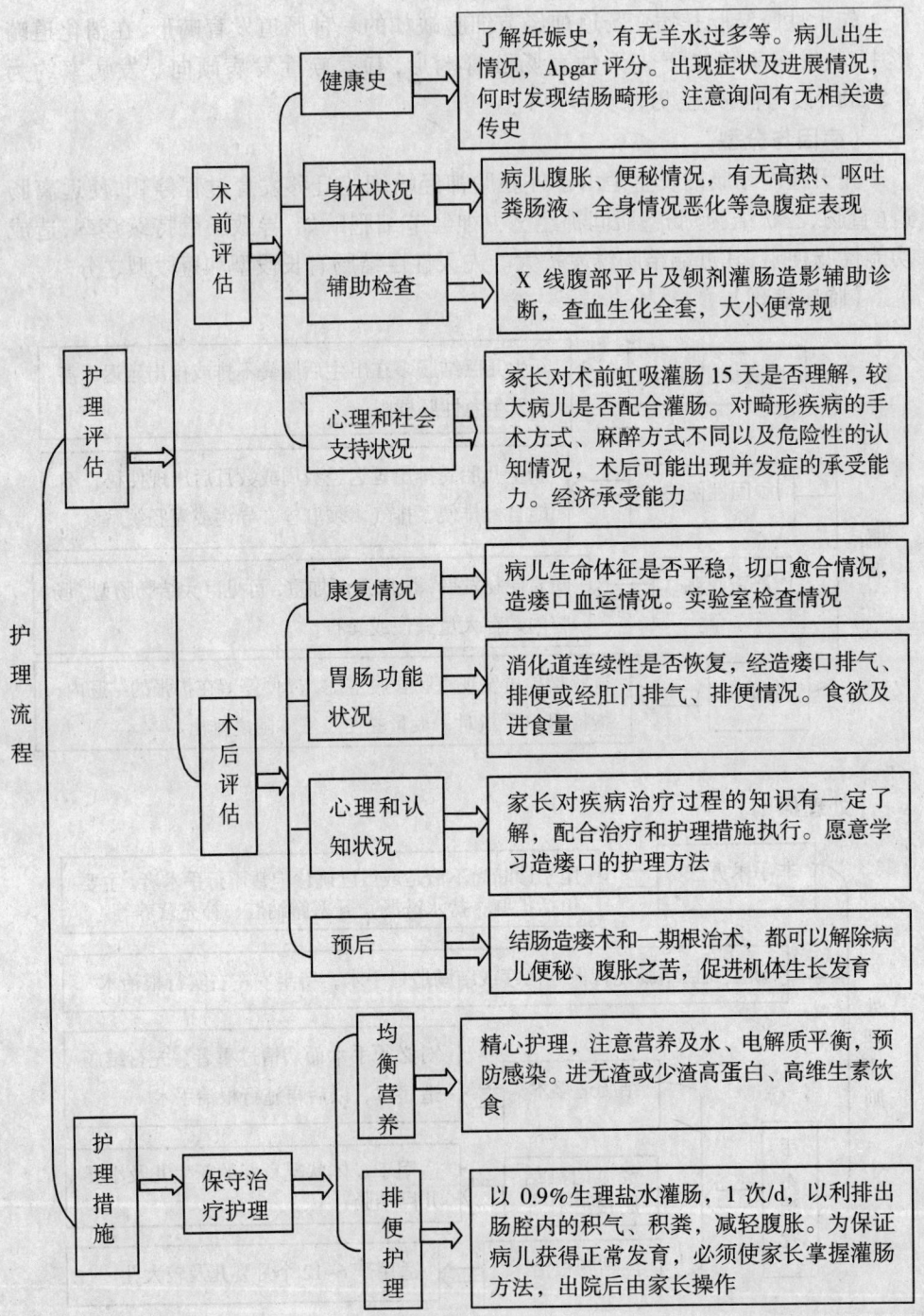

第十二章 小儿外科疾病

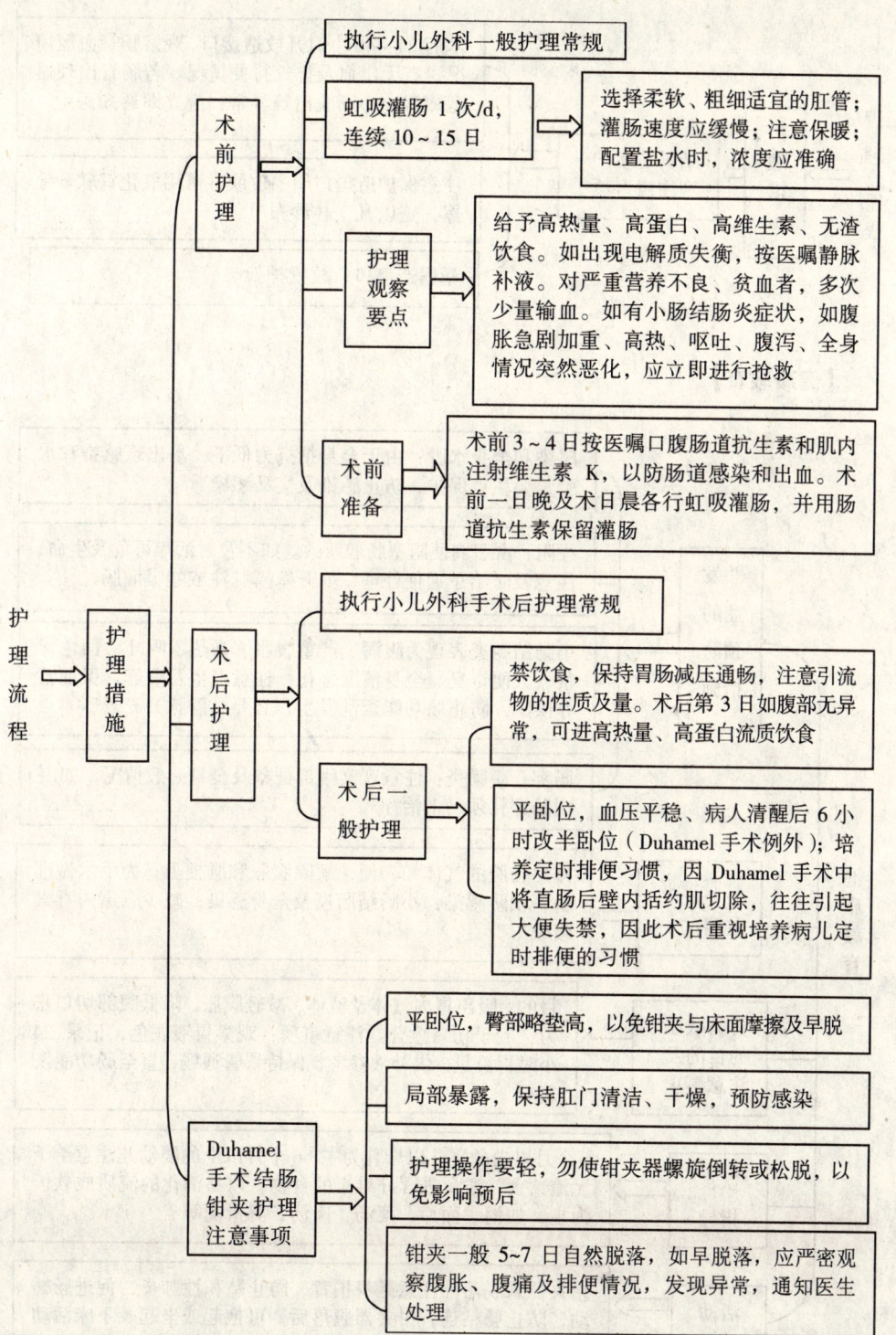

护理流程 ⇒ 护理措施 ⇒ 结肠造瘘护理注意事项 ⇒

- 术后 24 ~ 48 小时开放造瘘口，观察肠管血运情况，有无出血及排气排便情况。若肠管出现血运障碍、小肠脱出等异常，应立即通知医生
- 注意保护造瘘口周围皮肤，可用氧化锌软膏涂擦，盖以凡士林纱布
- 暴露造瘘口，放置护架

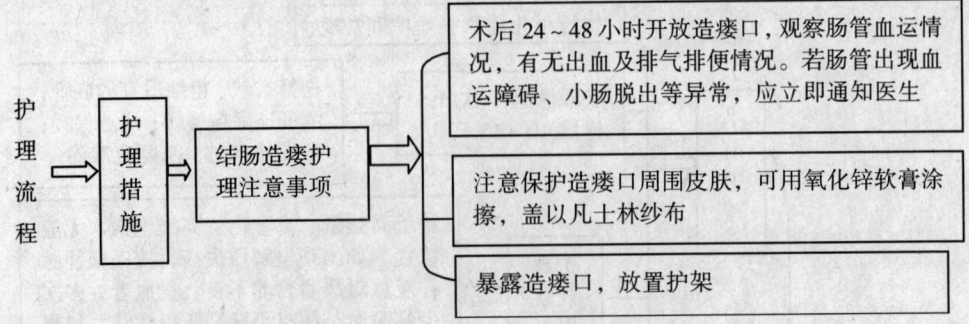

【健康教育】

健康教育

- 并发症的预防措施 ⇒
  - 感染和全身水肿：由于全身抵抗力低下，易出现感染和水肿，要注意保护，防止感染及交叉感染
  - 梗阻：由于粪便阻塞肠腔所致。如不及时治疗可危及生命，注意及时给予通便处理，如开塞露肛注或虹吸灌肠
  - 小肠结肠炎表现为腹泻、严重腹胀、高热、呕吐、面色青紫、大便奇臭、全身情况恶化。注意卫生及喂养，保证营养供给，防止肠功能紊乱发生，必要时静脉补充营养
  - 肠穿孔腹膜炎：注意观察腹部征象及全身一般情况，如出现肠穿孔须马上治疗
- 虹吸灌肠的目的 ⇒ 排出肠腔的气体和粪便，解除腹胀和肠梗阻；为手术做准备；预防感染：小肠结肠炎及全身感染；减少肠道内毒素吸收
- 胃肠减压的目的及注意事项 ⇒ 目的：吸出胃内气体及液体，减轻腹胀，降低腹部切口张力，利于切口愈合。注意事项：观察胃液颜色，记录 24 小时胃液量，供补液参考，保持胃管通畅，直至肠功能恢复
- 饮食指导 ⇒ 6 个月以内的婴儿以母乳为主，6 个月以上的婴幼儿注意给予无渣饮食，避免进含纤维素的食物，以易消化的流质或软饭为主，如粥、面片、菜汤、肉汤、鸡蛋羹等
- 活动 ⇒ 钳夹器未脱落前注意翻身拍背，防止坠积性肺炎，促进肠蠕动，防止肠粘连，钳夹器脱落后，可抱起或坐起及下床活动

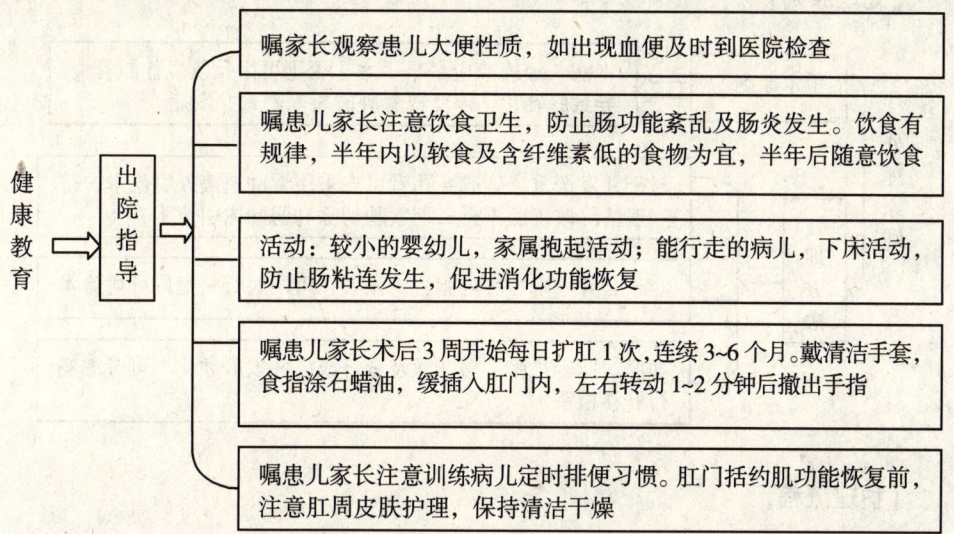

三、先天性胆管扩张症

先天性胆管扩张症可发生于肝内、肝外胆管的任何部分,因好发于胆总管,曾称之为先天性胆总管囊肿(congenital choledochus cyst)。根据其病变特点,近年来认为应称为胆管扩张症。本病好发于东方国家,尤以日本常见。女性多见,男女之比约为1:(3~4)。幼儿期即可出现症状,约80%病例在儿童期发病。

【病因与分型】

胆管壁先天性发育不良及胆管末端狭窄或闭锁是发生本病的基本因素,其可能原因有:①先天性胰胆管合流异常;②先天性胆道发育不良;③遗传因素。根据胆管扩张的部位和形态,一般分为五型;一型:囊状扩张型;二型:憩室型;三型:胆总管口囊性脱垂;四型:混合型;五型:单纯性肝内胆管扩张型,又称 Caroli 病。

【临床表现】

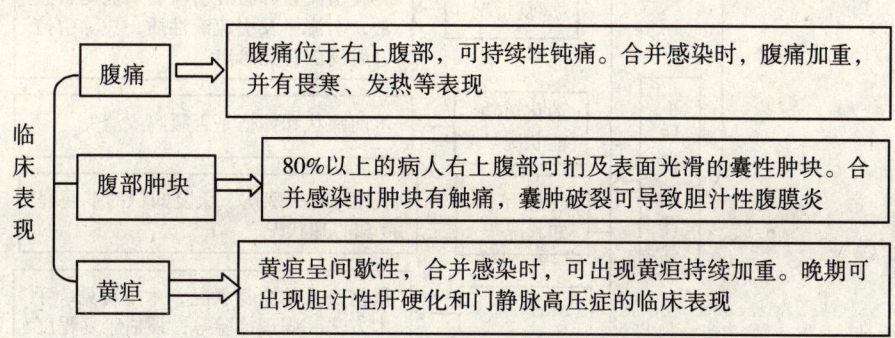

【处理原则】

- 处理原则
  - 手术原则 ⇒ 本病一经确诊应尽早手术，否则可因反复发作胆管炎导致肝硬化、癌变或囊肿破裂等严重并发症
  - 处理方法 ⇒
    - 对于并发严重感染或穿孔者可先采用囊肿造瘘外引流术，待一般情况改善后再行二期囊肿切除和胆肠内引流术
    - 对于合并局限性肝内胆管扩张者，可同时行病变段肝切除术
    - 如肝内胆管扩张、癌变累及全肝或已并发肝硬化，可考虑实行肝移植手术

【护理流程】

- 护理流程 ⇒ 护理评估 ⇒
  - 术前护理评估 ⇒
    - 健康史 ⇒ 了解妊娠史，有无羊水过多等。病儿出生情况，Apgar 评分，出现症状时间及进展情况。注意询问有无相关遗传史
    - 身体状况 ⇒ 局部：病儿有无消化道症状和体征如恶心、呕吐、腹胀等。全身：皮肤及巩膜是否黄染，尿、粪颜色，全身营养状况，有无发热等
    - 辅助检查 ⇒ 了解血常规、肝肾功等实验室检查情况及 B 超、X 线检查结果，做好术前准备
    - 心理和社会支持状况 ⇒ 家长对疾病情况、手术方式、麻醉及手术后可能出现的并发症及预后的认知程度和心理承受能力，家庭对手术费用的承受能力
  - 术后护理评估 ⇒
    - 康复情况 ⇒ 病儿生命体征是否平稳、术中放置的胆囊引流管和腹腔引流管引流是否正常，引流量及引流液性质，拔除引流管后局部有无渗出
    - 消化道功能状况 ⇒ 术前症状和体征是否缓解或消失
    - 心理和认知状况 ⇒ 家长对有关疾病、康复知识的掌握程度和心理状况
    - 预后 ⇒ 根据病儿的全身状况，术中所见、手术方法、病理检验等，评估康复程度

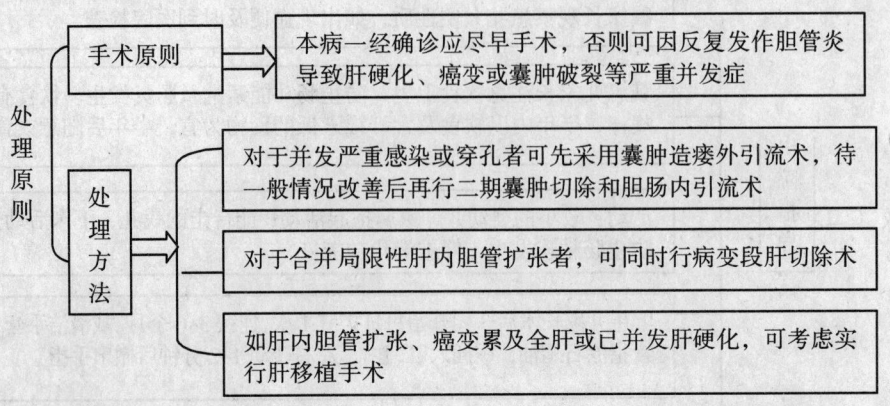

第十二章 小儿外科疾病

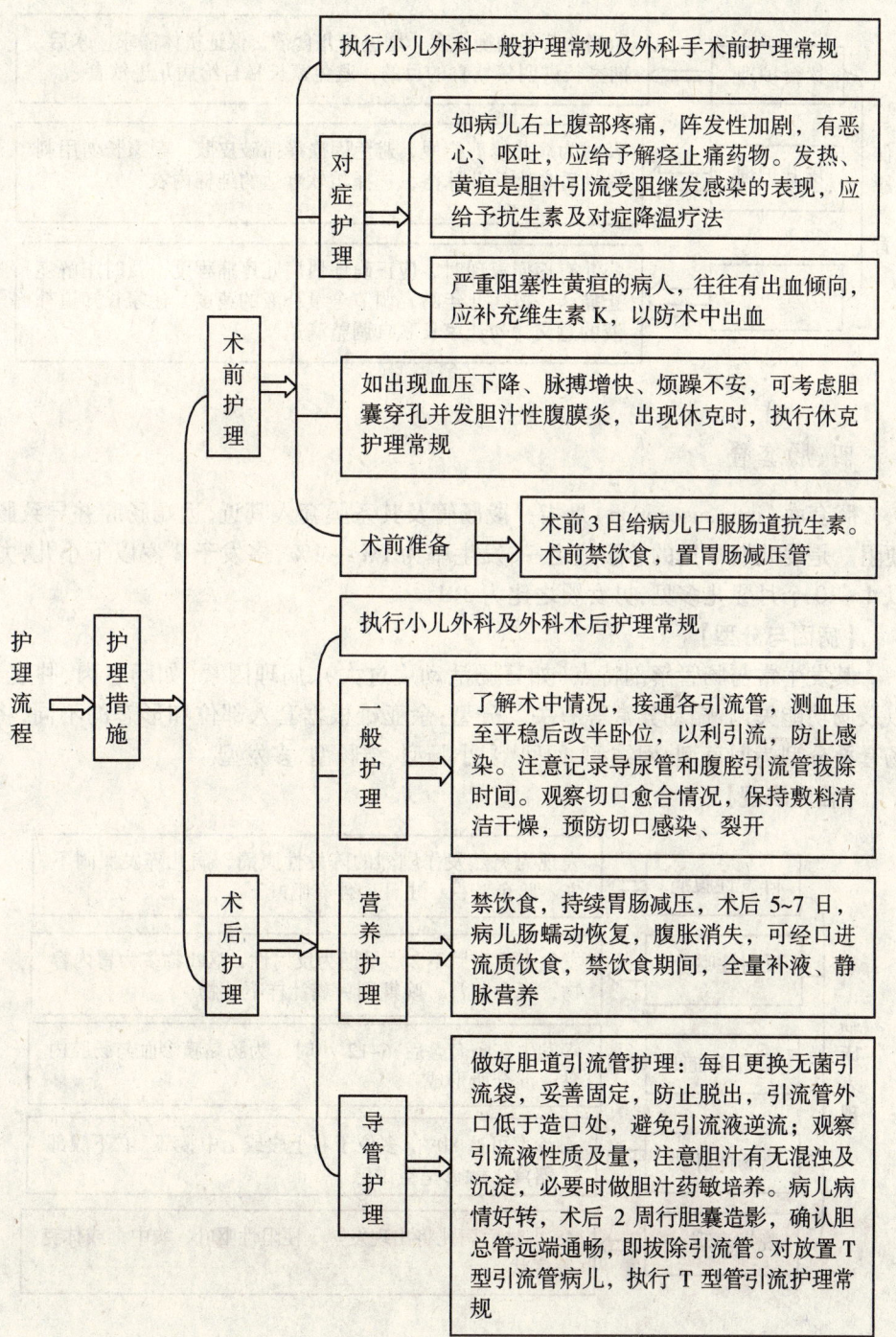

【健康教育】

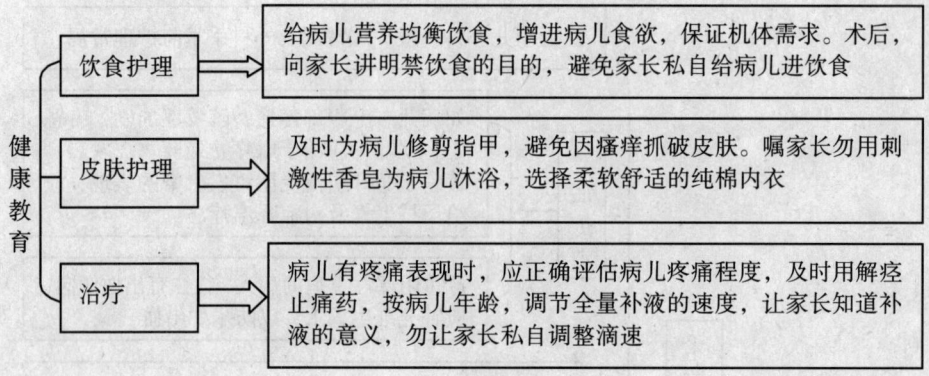

四、肠套叠

肠套叠(intussusception)是指一段肠管及其系膜套入其近、远端肠腔并导致肠梗阻。是婴儿期常见的急腹症之一,发生率为1%~4%,多发于2岁以下小儿,尤以4~10个月婴儿多见,男女婴之比为3:1。

【病因与分型】

其发生常与肠管解剖特点(如盲肠活动度过大)、病理因素(如肠息肉、肿瘤)以及肠功能失调、蠕动异常等有关。分型:佘亚雄根据套入部位和形态的不同,将肠套叠分型为回盲型、回结型、回回型、小肠型、结肠型、多发型。

【临床表现】

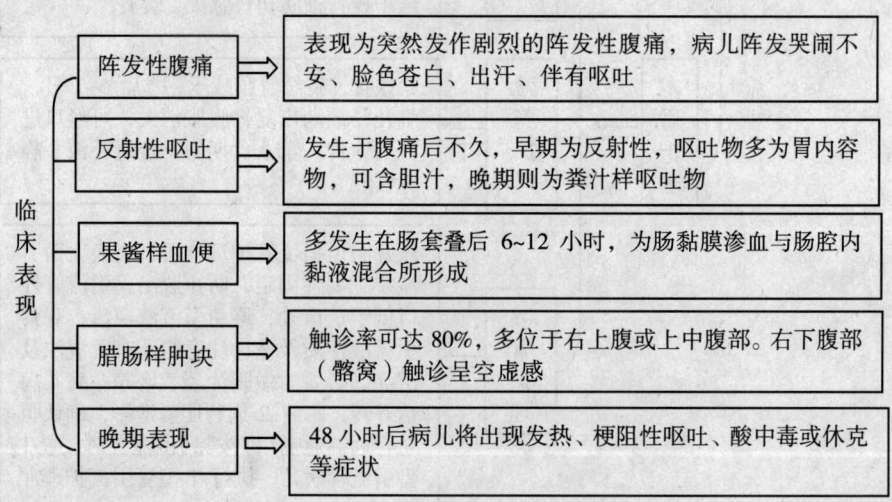

第十二章 小儿外科疾病

【处理原则】

处理原则
- 非手术疗法 → 空气灌肠复位 → 适应证为病程不超过48小时、全身情况较好,无高热、中毒症状的病儿。诊断压力8.0 kPa(60 mmHg),若在此压力下,注气有阻力,可诊断为肠套叠。最高加压13.3 kPa(100 mmHg)
- 手术疗法 → 灌肠失败及病程超过48小时,全身情况差者应手术治疗。手术方法包括单纯手法复位、肠套叠整复术、肠切除吻合术等

【护理流程】

护理流程 → 护理评估
- 术前评估
  - 健康史 → 了解妊娠史,有无羊水过多等。病儿出生情况,Apgar评分,如何喂养
  - 身体状况 → 局部:患儿有无消化道症状和体征,如呕吐、果酱样大便。全身:患儿的生命体征是否平稳,精神如何,有无发热、脸色苍白等症状
  - 辅助检查 → 协助诊断的检查及为手术前做准备的各项实验室检查
  - 社会支持状况 → 家长对疾病手术方式,麻醉与手术的危险性,手术后可能发生的并发症及预后的认识程度。家庭对手术治疗的经济承受能力
- 术后评估
  - 康复情况:术后病儿的生命体征是否平稳,精神是否好,切口有无渗血、渗液
  - 消化道功能状况:术前症状和体征是否缓解或消失,肠蠕动恢复如何,排便是否正常,允许进食后有无呕吐发生。
  - 心理和认知状况:家长对有关疾病、康复知识的掌握程度和心理状况
  - 预后:根据手术方式不同,病儿的肠功能恢复时间不同(单纯手术复位,肠套叠整复术,肠切除吻合术)而不同

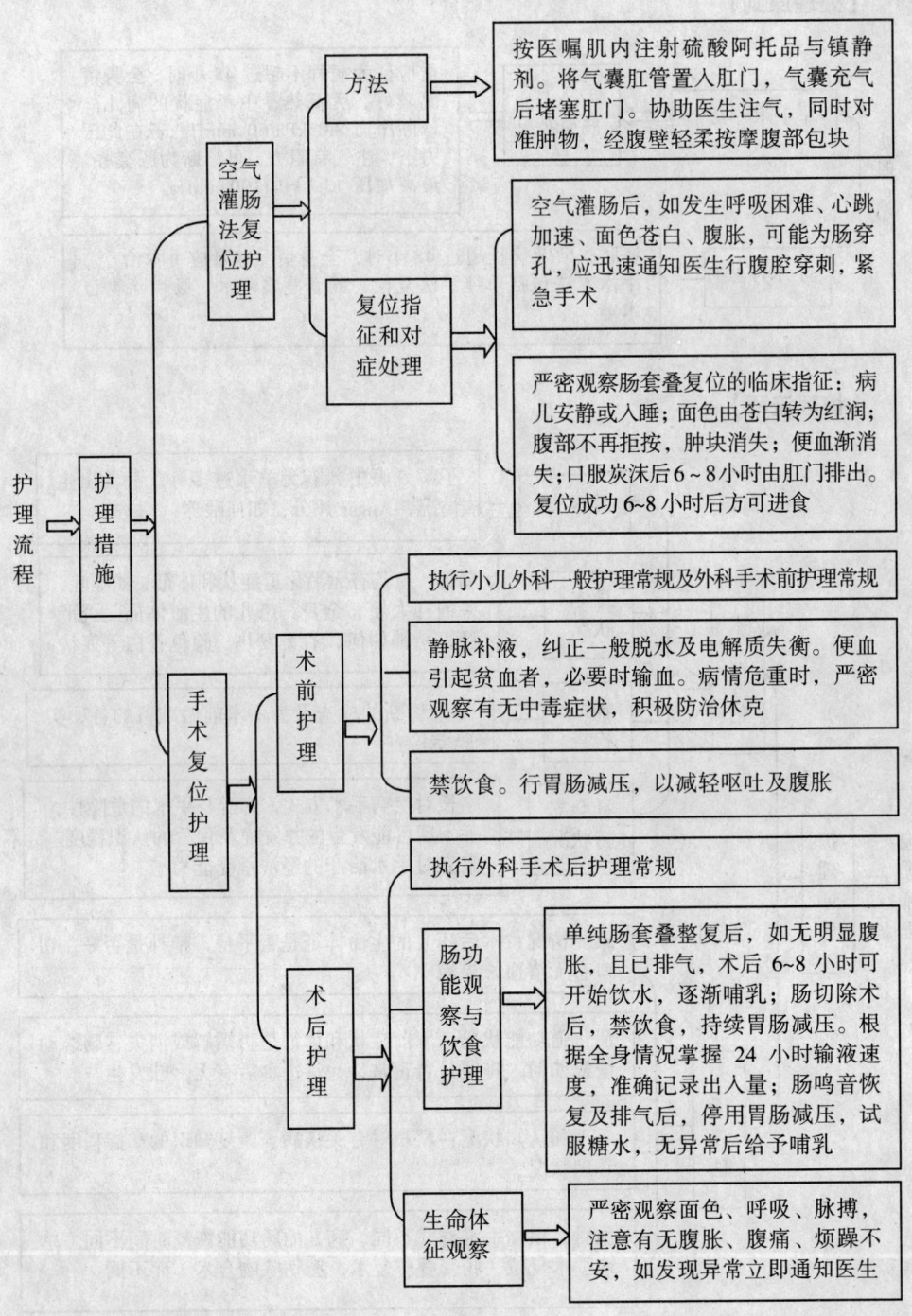

【健康教育】

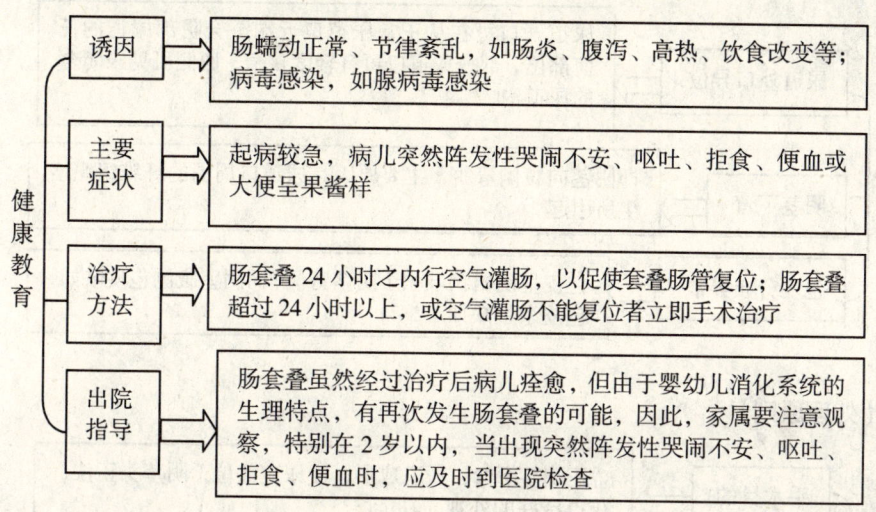

(尼建民)

第二节 泌尿生殖系统疾病

一、尿道下裂

尿道下裂(hypospadias)是比较常见的先天性畸形。是由于生殖结节腹侧纵行的尿道生殖沟自后向前闭合过程停止所致。它的畸形有4个特征:①尿道开口异常;②阴茎向腹侧屈曲畸形;③阴茎背侧包皮正常而阴茎腹侧包皮缺乏;④尿道海绵体发育不完全,从阴茎系带部延伸到异常尿道开口,形成一条粗的纤维带。

【病因与分型】

原始尿道沟由近端向远端逐渐闭合而形成尿道,由于胎儿睾酮缺乏程度及演化停滞的时间不同,导致尿道下裂的类型不同。根据尿道开口位置不同,尿道下裂可分为4型:①阴茎头-冠状沟型;②阴茎体型;③阴茎阴囊型;④会阴型。

【临床表现】

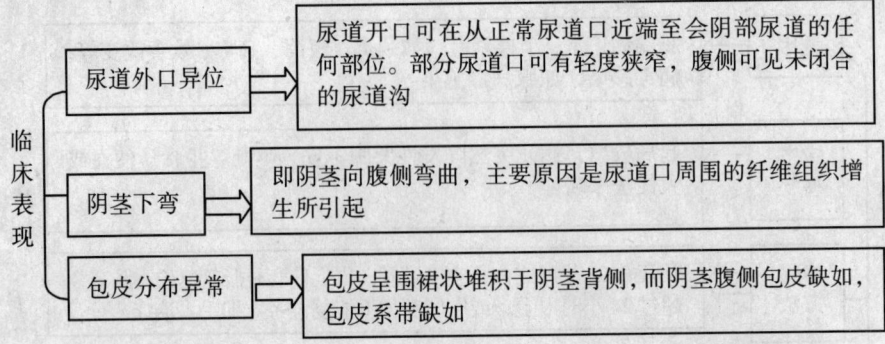

【处理原则】

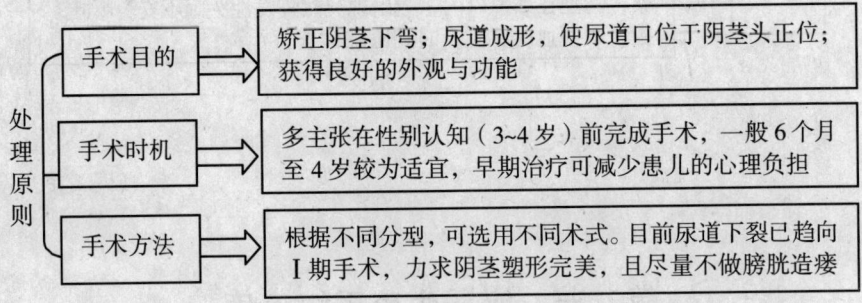

【护理流程】

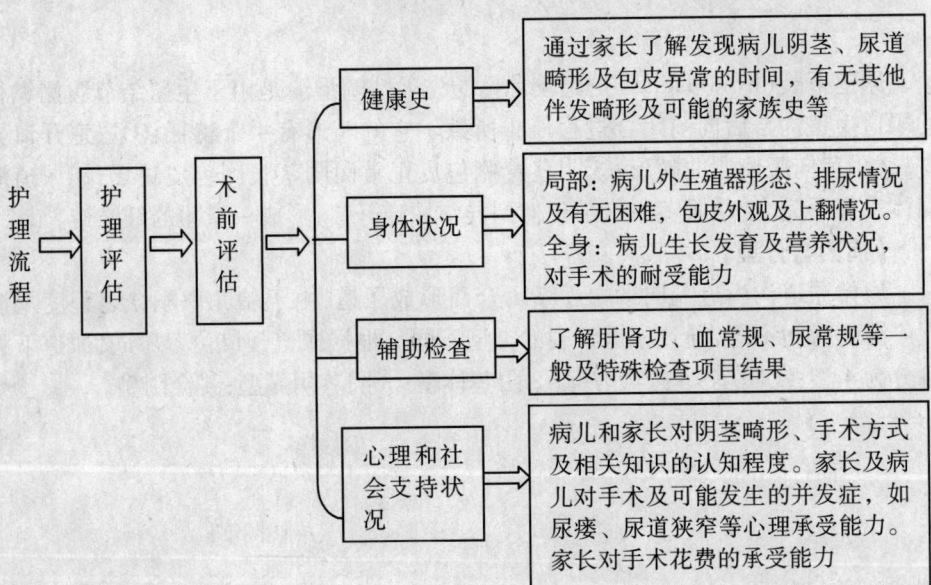

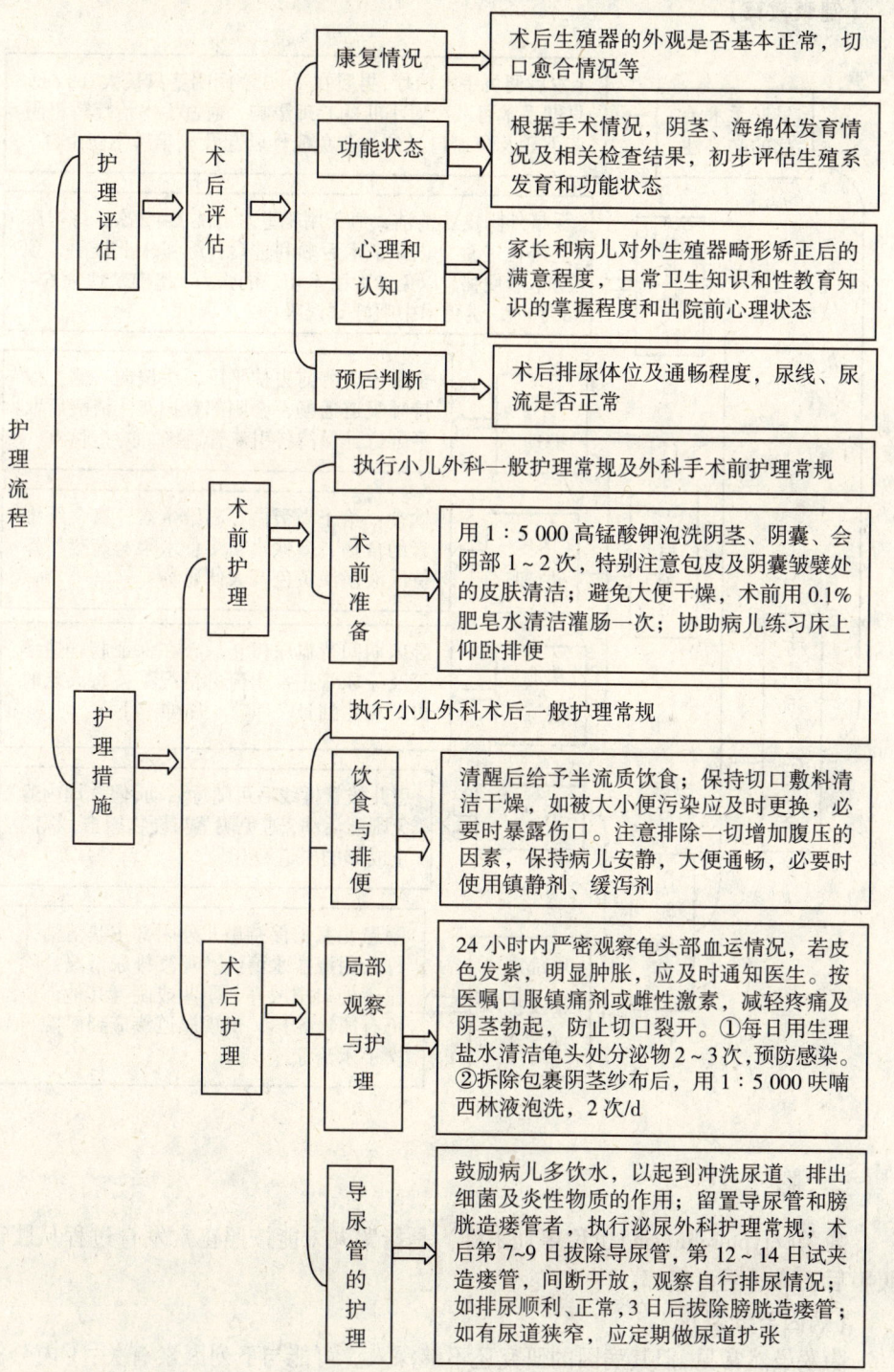

【健康教育】

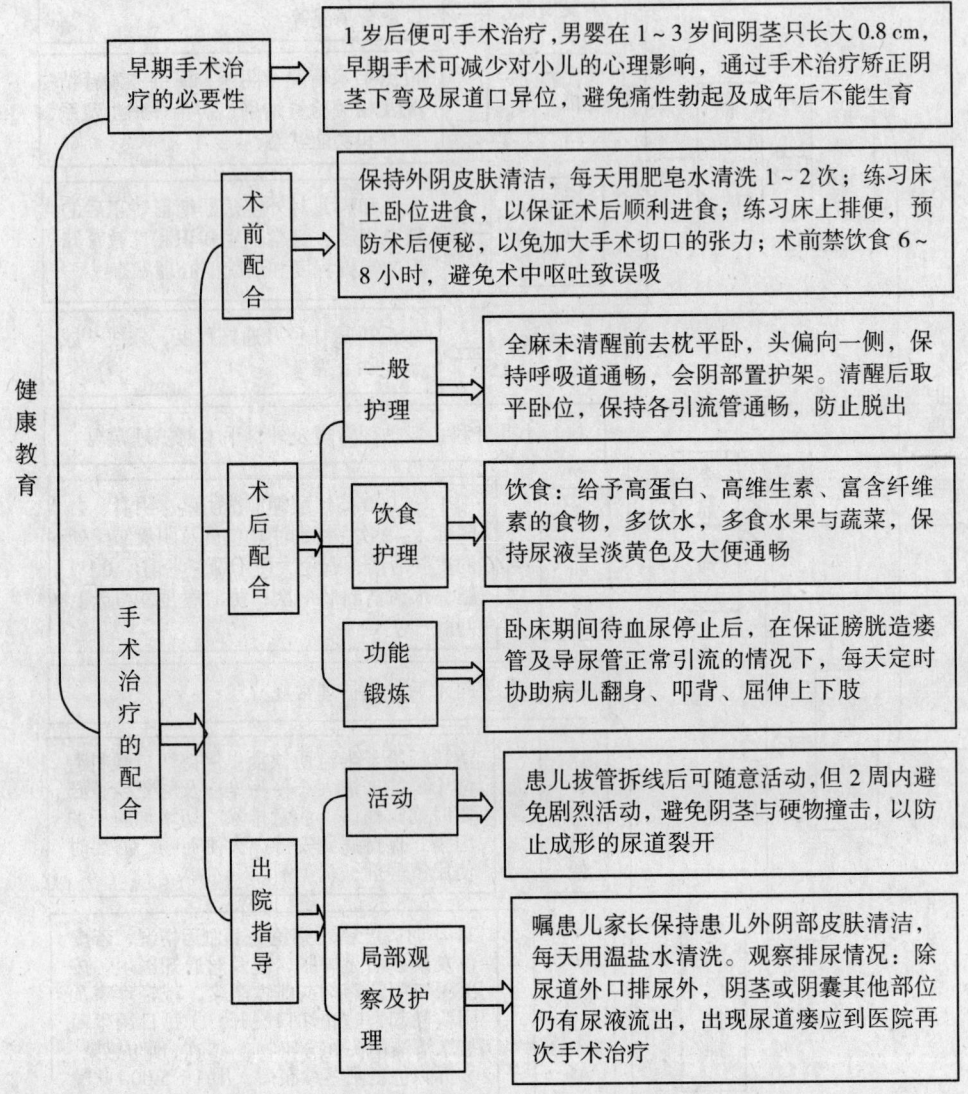

二、隐睾

隐睾（cryptorchidism）也称睾丸未降。是指睾丸未能按照正常发育过程从腰部腹膜后下降达阴囊底部。

【病因与分型】

隐睾虽然常见，但其病因的研究还不够深入。可能与下列因素有关：①内分泌失调。②解剖上的机械因素，包括精索异常、睾丸引带功能异常、睾丸在下降途径

第十二章 小儿外科疾病

中的障碍。③睾丸本身或附睾发育缺陷。根据睾丸停滞位置分四型：腹内型、腹股沟管型、管外型和不能触及型（指睾丸发育不良或萎缩难以触及）。

【临床表现】

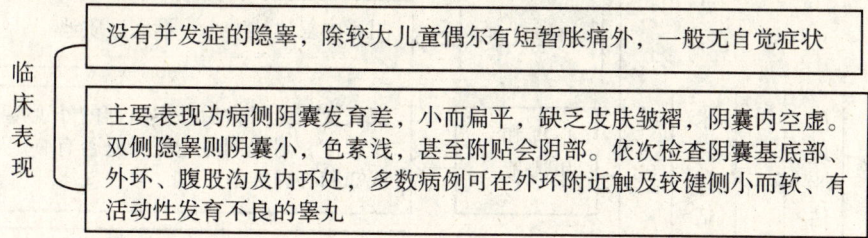

【处理原则】

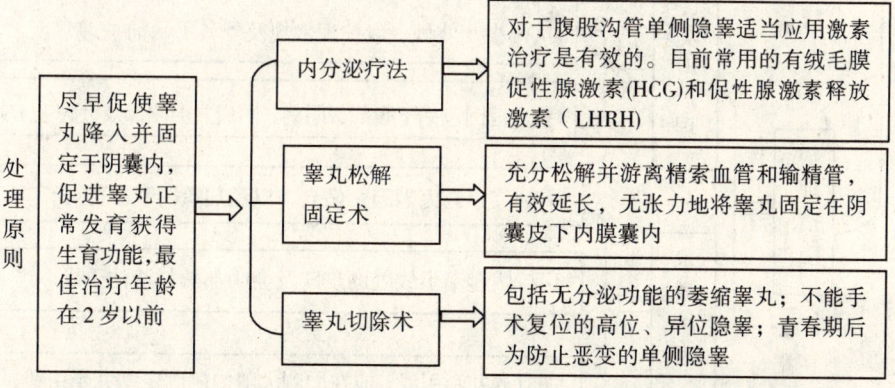

【护理流程】

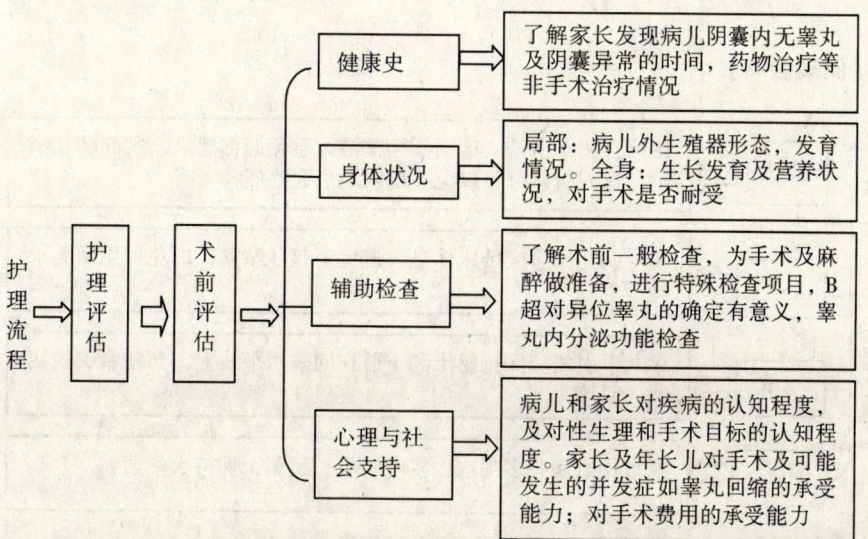

- 护理流程
  - 护理评估
    - 术后评估
      - 康复情况 → 术后生殖器的外观是否基本正常，睾丸复位入阴囊否，切口愈合情况
      - 功能状态 → 阴囊内复位的大小、形态、质地
      - 心理和认知状况 → 家长及病儿对术后外生殖器的外观接受程度，对远期可能效果是否有一定认知和心理准备
      - 预后判断 → 根据术中所见睾丸发育情况，初步估计生殖系统和发育的功能状态
  - 护理措施
    - 术前护理
      - 执行小儿外科一般护理常规及外科手术前护理常规
      - 备皮范围包括下腹部、阴茎、阴囊、会阴部及大腿上 1/3 处
    - 术后护理
      - 平卧位，避免坐起、站立，以免加重阴囊水肿
      - 保持阴囊牵引线处的皮肤及会阴部敷料清洁干燥
      - 如有睾丸牵引线，应在同侧大腿内侧固定睾丸牵引线，应保持躯干和下肢在同一水平线上，勿使牵引线屈曲、脱落

【健康教育】

- 健康教育
  - 清洁 → 保持会阴部清洁，床面干净整洁，避免局部感染，肥胖病儿嘱咐尽量减少侧卧，以免挤压阴囊引起疼痛
  - 卧位 → 嘱咐病儿术后应卧床休息，避免坐起、站立，以免加重阴囊水肿
  - 牵引 → 睾丸牵引线应保持躯干和下肢在同一水平线上，勿使牵引线屈曲，脱落
  - 饮食 → 嘱家长给病儿多喝水，多吃水果、蔬菜，保持大便通畅

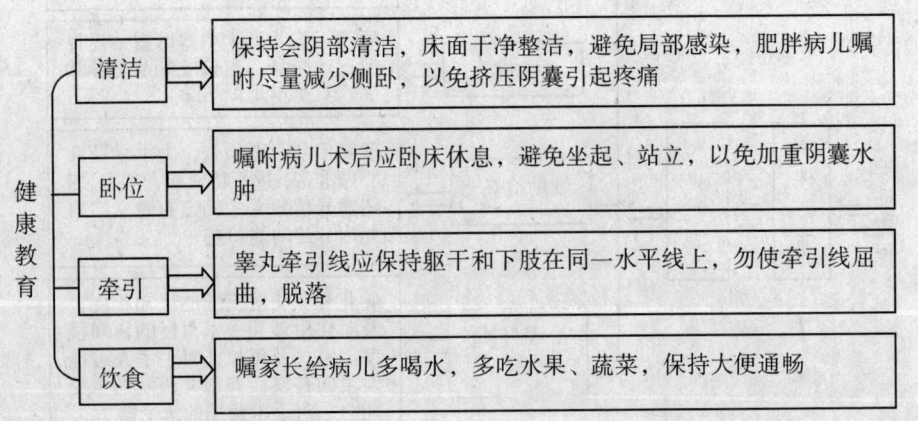

三、先天性肾盂输尿管连接处梗阻所致肾积水

先天性肾盂输尿管连接处梗阻所致肾积水（hydronephrosis due to ureteropelvic junctinn obstruction），是小儿较常见的泌尿系统畸形。男性多于女性。左侧多于右侧，双侧也不少见。梗阻积水也可发生孤立肾。

【病因】

正常情况下，肾盂最低处逐渐走向输尿管上段，其连接处呈一漏斗状。肾盂有蠕动时输尿管上段扩张，因而能有效地将肾盂内尿液推向输尿管。如果肾盂输尿管连接处有梗阻存在，则将引起肾积水。梗阻的因素有：①肾盂输尿管连接处狭窄；②迷走血管压迫；③肾盂输尿管连接处瓣膜；④高位输尿管；⑤输尿管起始部扭曲或折叠。

【临床表现】

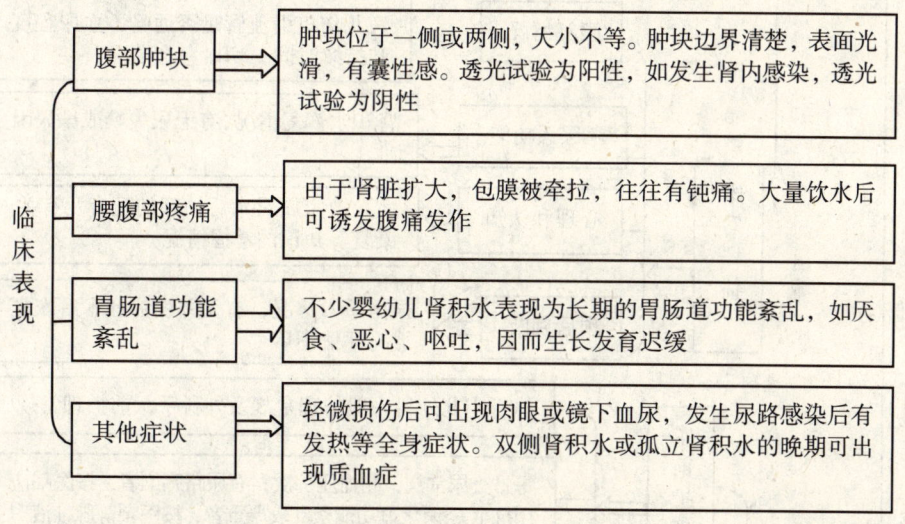

【处理原则】

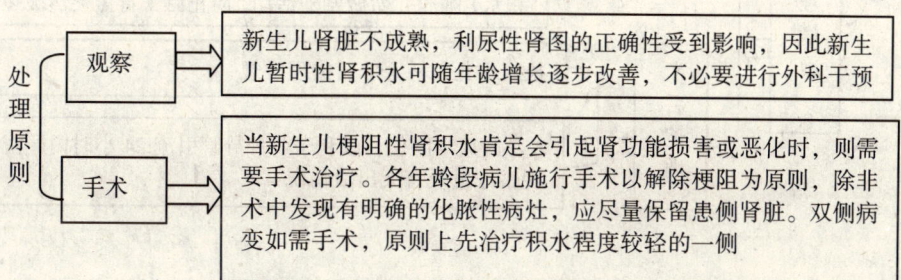

【护理流程】

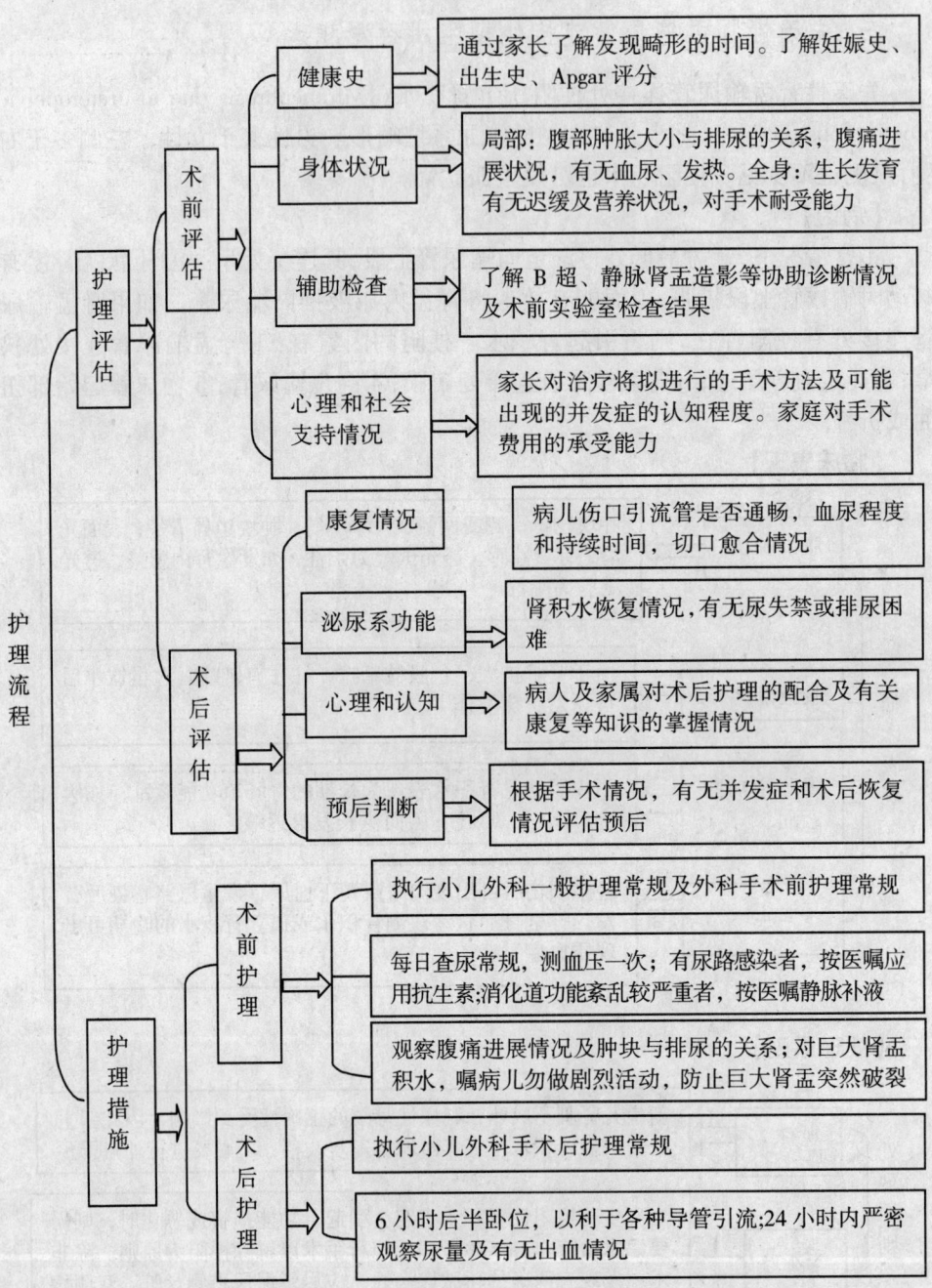

第十二章 小儿外科疾病

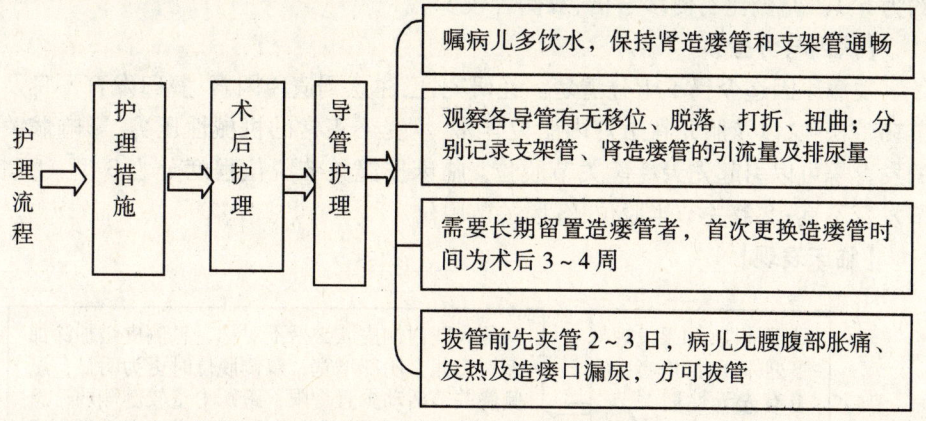

【健康教育】

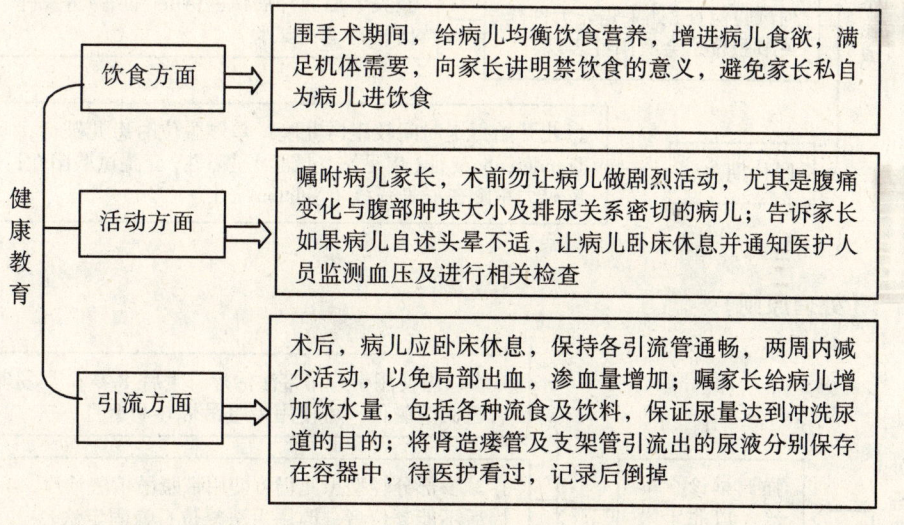

(尼建民)

第三节 运动系统畸形

一、先天性髋关节脱位

先天性髋关节脱位(congenital dislocation of the hip),不同的种族、地区发病情况差别很大。我国六大城市对新生儿调查结果,平均发病率为3.9‰。女多于男,约为6:1。左侧比右侧多一倍,双侧者较少。

【病因与分型】

发病原因迄今仍不十分清楚。经研究,已注意到遗传因素、髋臼发育不良及关节韧带松弛,以及胎儿在子宫内胎位异常,承受不正常的机械性压力,影响髋关节的发育等可以引起先天性髋关节脱位。临床按髋关节脱位程度分为3型:①髋关节发育不良;②髋关节半脱位;③髋关节脱位。

【临床表现】

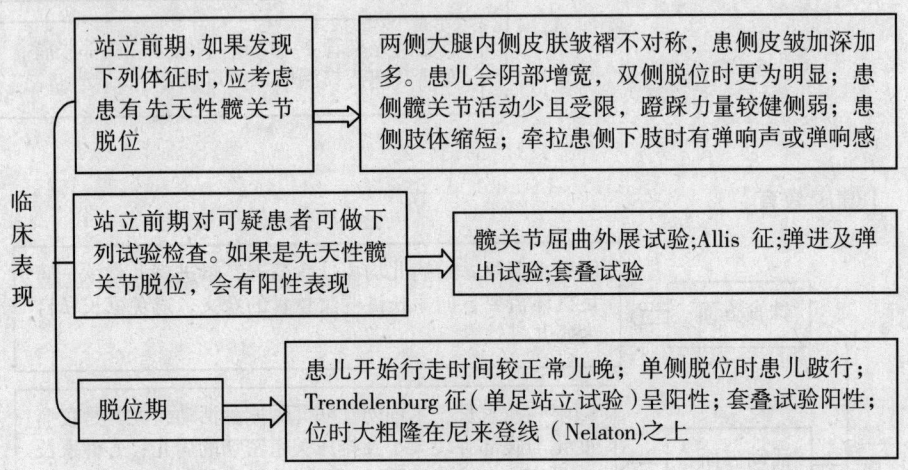

【处理原则】

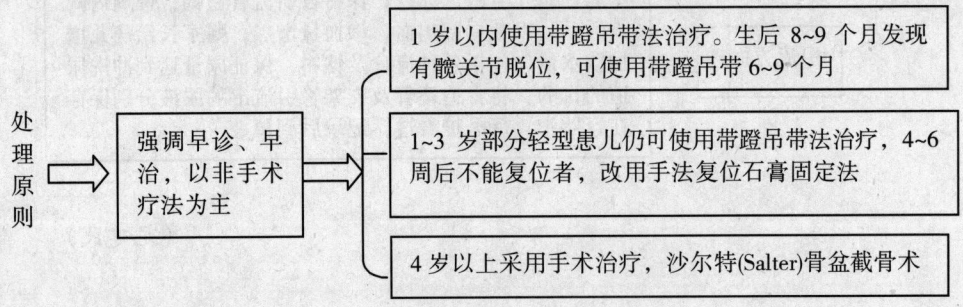

第十二章 小儿外科疾病

【护理流程】

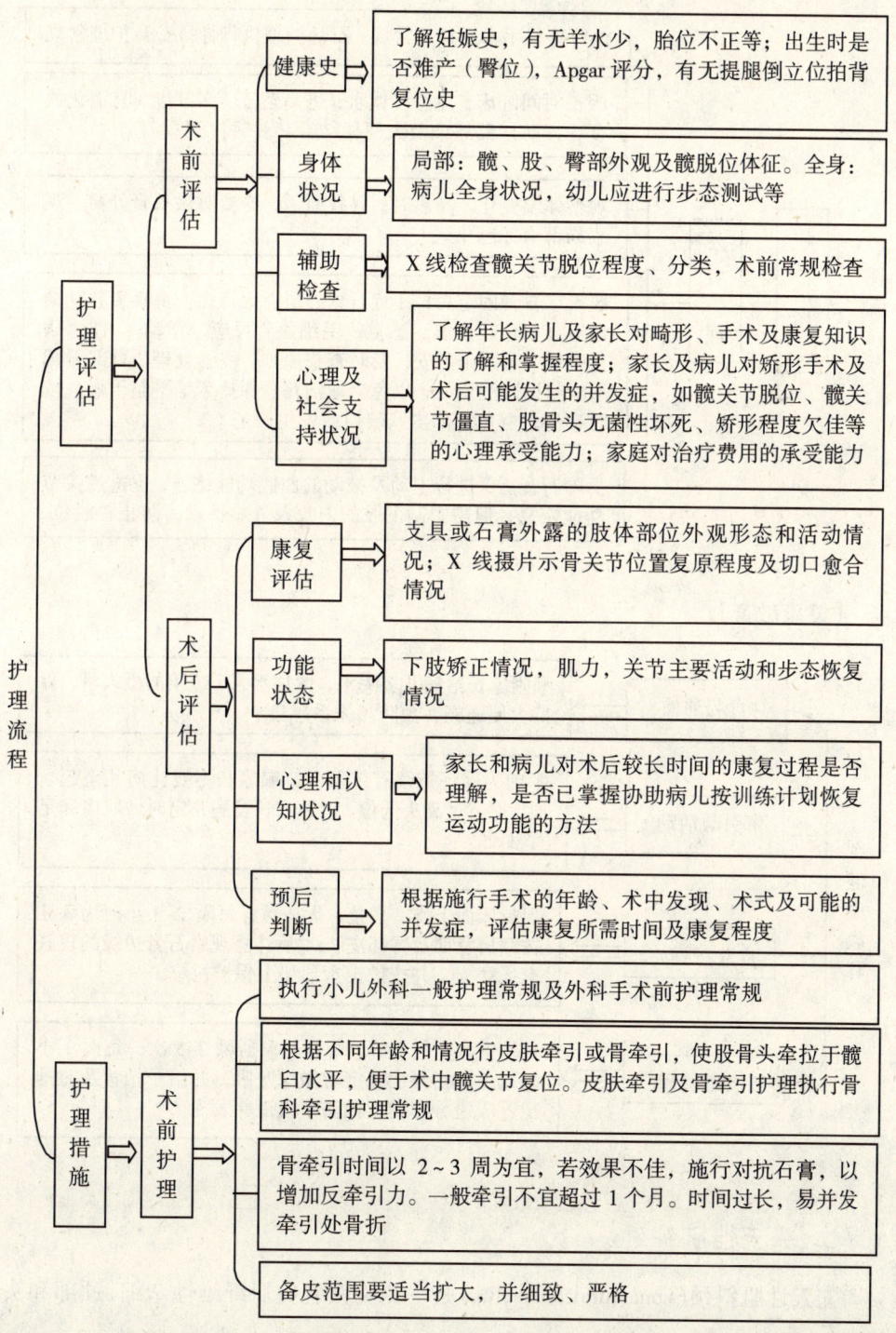

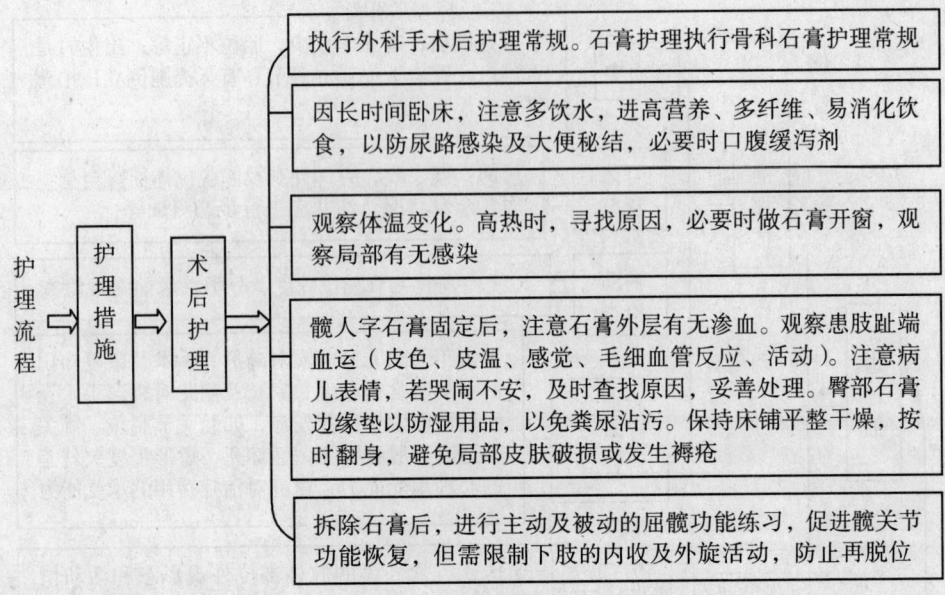

【健康教育】

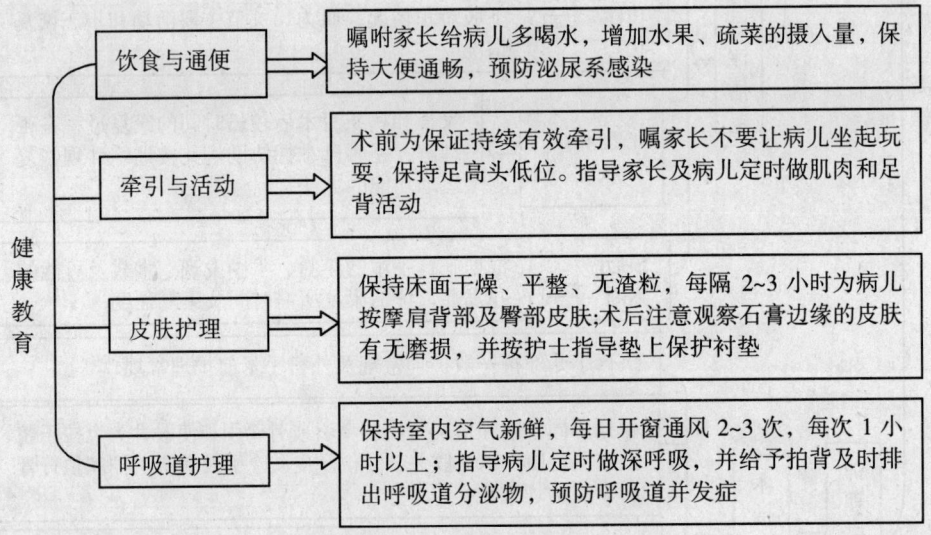

二、先天性肌斜颈

先天性肌斜颈(congenital torticollis)是一侧胸锁乳突肌纤维性挛缩,颈部和头面部向患侧偏斜畸形。

病因:多数学者认为系臀位产、产伤及牵拉等因素导致胸锁乳突肌损伤出血,血肿机化、挛缩而形成。此外还有子宫内、外感染,遗传及动静脉栓塞而致肌坏死等。

【临床表现】

临床表现:
- 婴儿出生后一侧胸锁乳突肌即有肿块,出生后10天~2周肿块变硬,不活动,呈梭形
- 婴儿生长至5~8个月,颈部梭形肿块渐消退,胸锁乳突肌纤维性萎缩、变短,呈条索状,牵拉枕部并偏向患侧,下颌转向健侧肩部,面部健侧饱满,患侧变小,眼睛不在一个水平线

【处理原则】

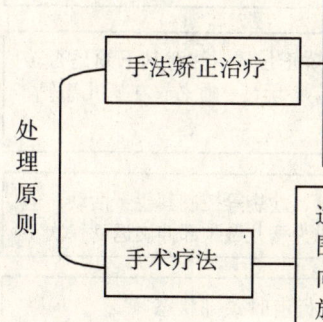

处理原则:
- 手法矫正治疗:新生儿确诊后,轻柔按摩热敷,适度向健侧牵拉头部,睡眠时可用沙枕固定。随患儿生长,手法板正力度增加,方法是:母亲站在患儿头端,双手捧住患儿头颅,做颈部的旋转活动。每次旋转操练20~30下,每天操练2~3次,疗程半年,多数可获得满意疗效
- 手术疗法:适合1岁以上患儿。对于1~4岁病情较轻者,术后应用颈围领保持略过矫正位,拆线后教育患儿下颌向患侧,枕部向健侧旋转。4岁以上,斜颈严重者,手术毕缝合伤口,头放矫正位,头颈胸石膏固定3~4周

【护理流程】

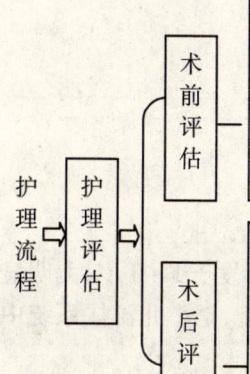

护理流程 → 护理评估:

- 术前评估:
  - 健康史:了解妊娠史,有无羊水少、胎位不正等,出生史,是否臀位产,Apgar评分。
  - 身体状况:局部:颈部肿块大小,头颈歪斜畸形及功能障碍程度。
  - 辅助检查:了解B超协助诊断情况,了解术前常规检查结果。心理和社会支持状况:了解年长儿及家长对手术后畸形矫正效果的认知程度,是否有心理负担,了解家庭对手术费用的承受能力

- 术后评估:
  - 康复情况:切口愈合情况,对围领固定颈部有无不适。
  - 功能状态:头颈部矫正情况,每日功能锻炼执行情况。
  - 心理和认知状况:家长及病儿对术后较长时间的康复过程是否理解,是否已掌握协助病儿按训练计划恢复运动功能的方法。
  - 预后判断:根据施行手术的年龄、手术方式,评估康复所需的时间及康复程度

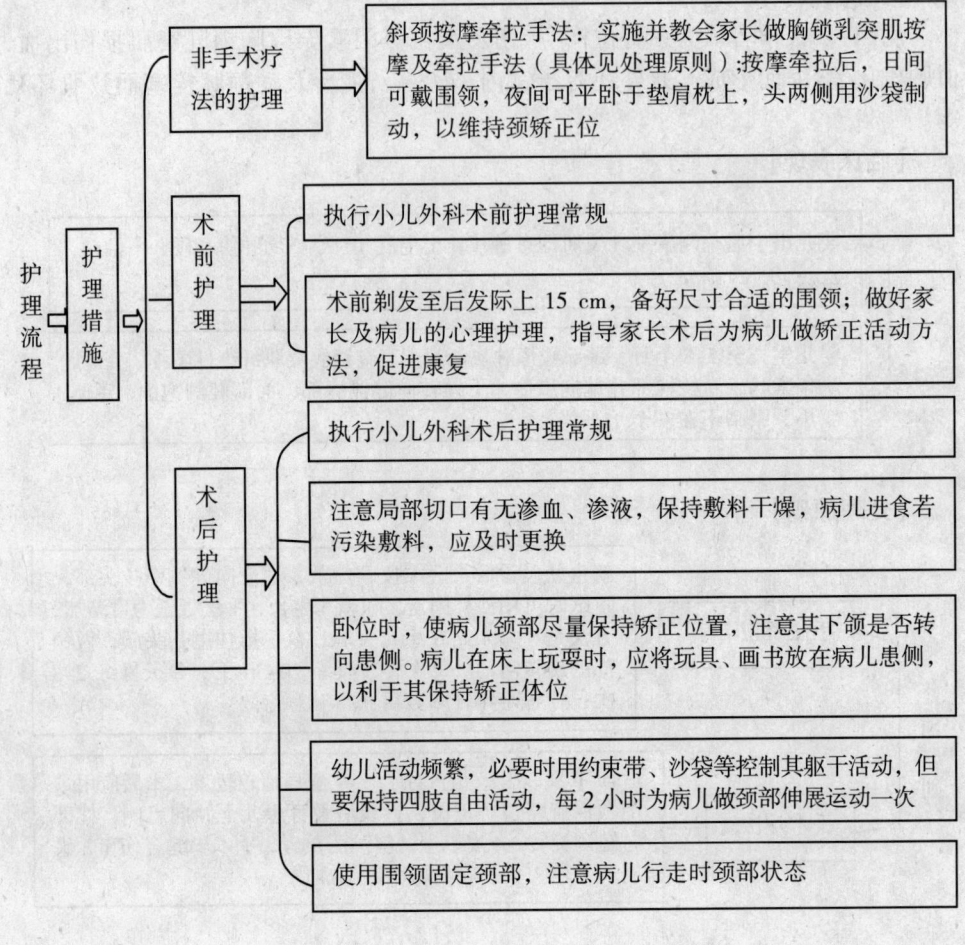

(尼建民)

第四节 常见肿瘤

一、肾母细胞瘤

肾母细胞瘤(nephroblastoma),又称肾胚瘤或 Wilms 瘤,多发于 1~3 岁,无明显性别差异。双侧肾母细胞瘤约占 5%,其 2 年存活率可达 90%,是小儿泌尿系统中最常见的恶性肿瘤,占小儿恶性实体肿瘤的 8%~24%。

【病因】

可能与后肾胚基异常分化有关,以遗传或非遗传形式出现,前者发现早,双侧罹患率高,但临床仅1%~2%的病例有家族史。肾母细胞瘤每百例中可有1例完全性虹膜缺如综合征,约有3例为单侧肥大症,其他畸形如假两性、尿道下裂等偶有伴发。

肿瘤分期:国内多采用美国NWTS-3(National Wilms Tumor Study-3)分期。

Ⅰ期:肿瘤局限于肾内,肾包膜完整,可完全切除。

Ⅱ期:肿瘤扩展至肾外,但可完全切除。

Ⅲ期:腹腔内有局限性的非血源性转移的肿瘤。

Ⅳ期:血源性转移至肺、肝、骨或脑。

Ⅴ期:双肾肿瘤。

【临床表现】

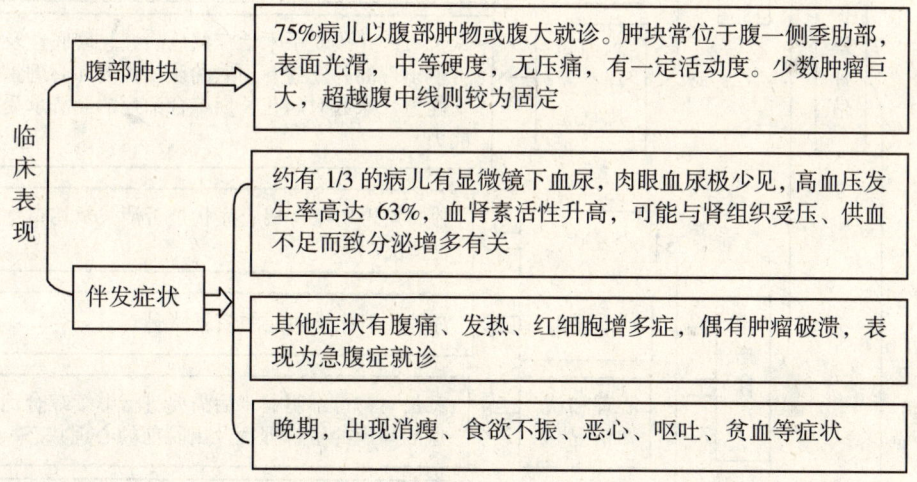

【处理原则】

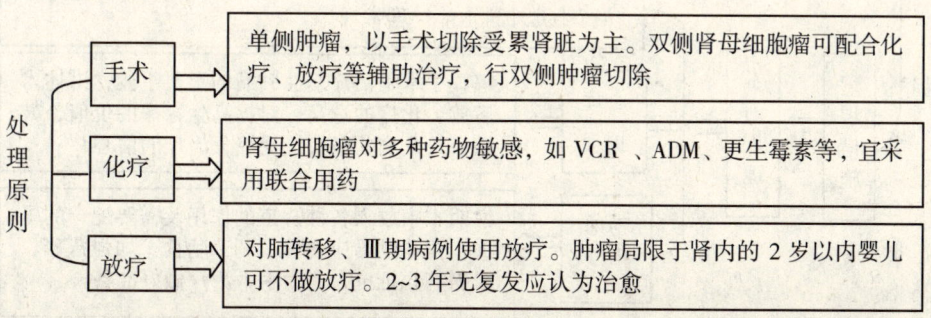

【护理流程】

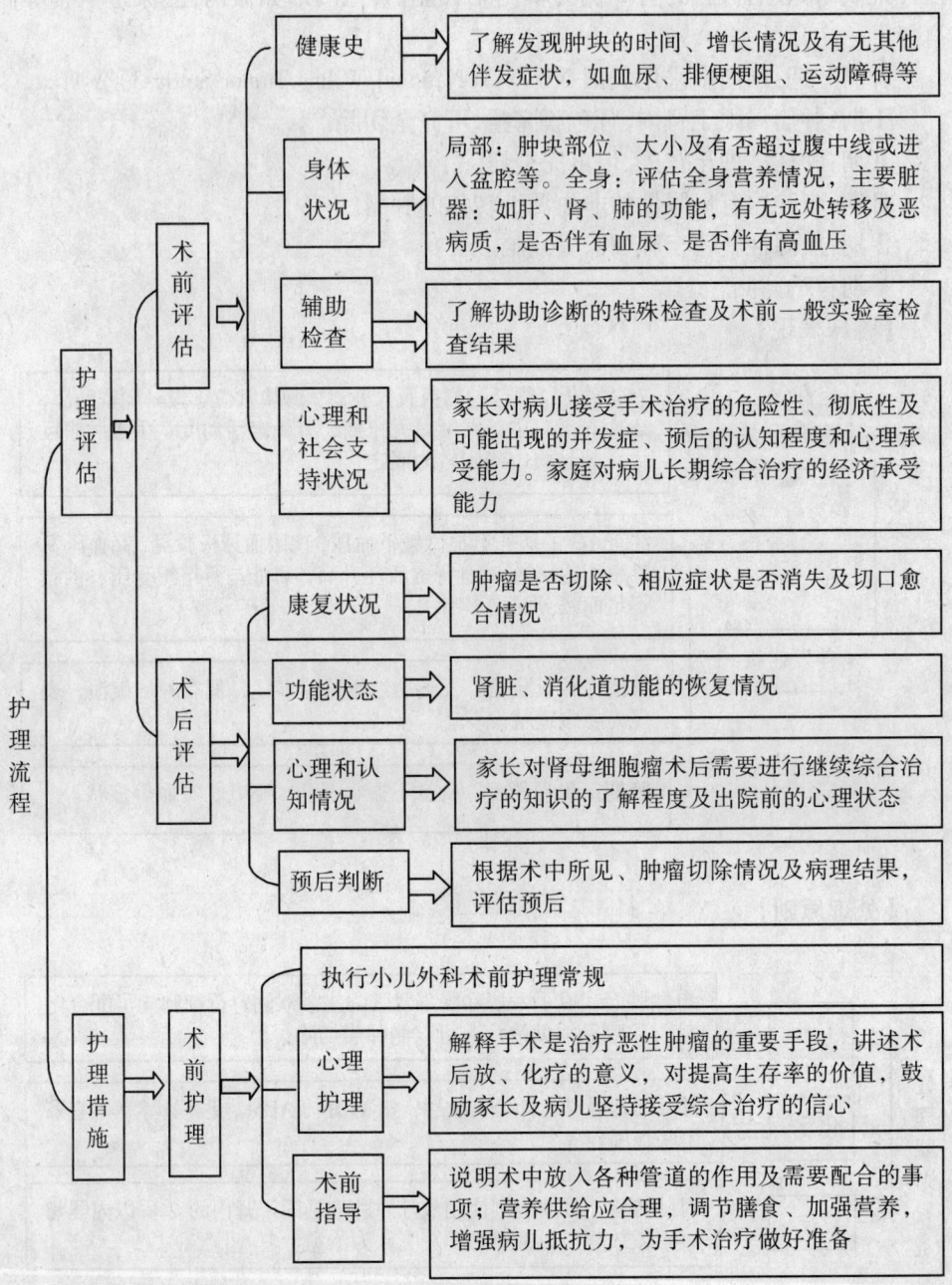

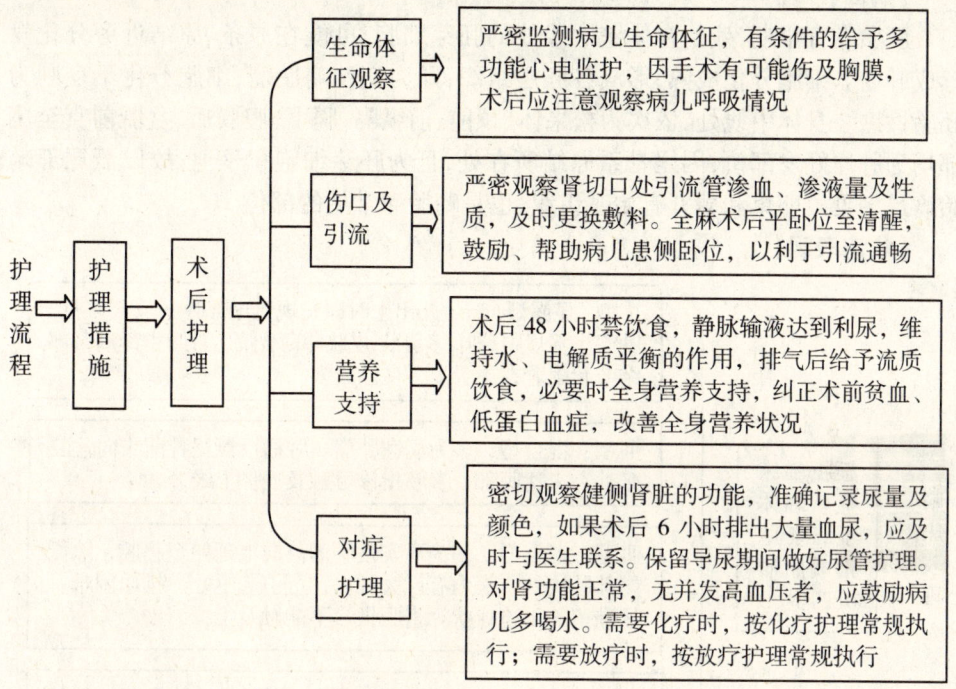

【健康教育】

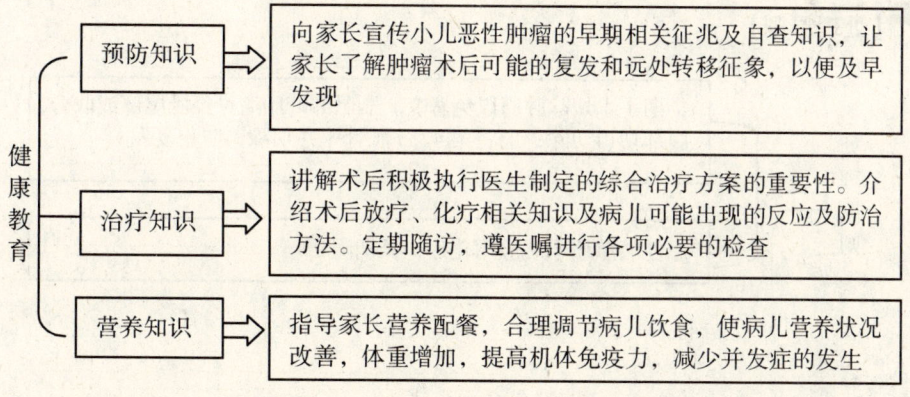

二、畸胎瘤

畸胎瘤(teratoma)是一种真性肿瘤,它由不同于肿瘤生长部位的组织成分构成,多含有三个胚层的组织。本瘤以新生儿、婴儿较多见,也可发生于儿童。女性多于男性。

【病因】

胚胎发育早期,残留在体壁中线处的胚芽细胞,可能在原条、原结近旁分化发育成肿瘤。细胞分化成熟,形成各胚层组织,即为良性畸胎瘤;细胞分化不良则为胚胎性癌。身体中线处,依次为松果体、颈前、前纵隔、膈下、腹膜后、盆骶前直至尾部均为肿瘤好发部位,因尾骨系原结所在处,且为胚芽细胞积聚地,故以骶尾部畸胎瘤最多见。卵巢和睾丸有始基组织,也是畸胎瘤常见的部位。

【临床表现】

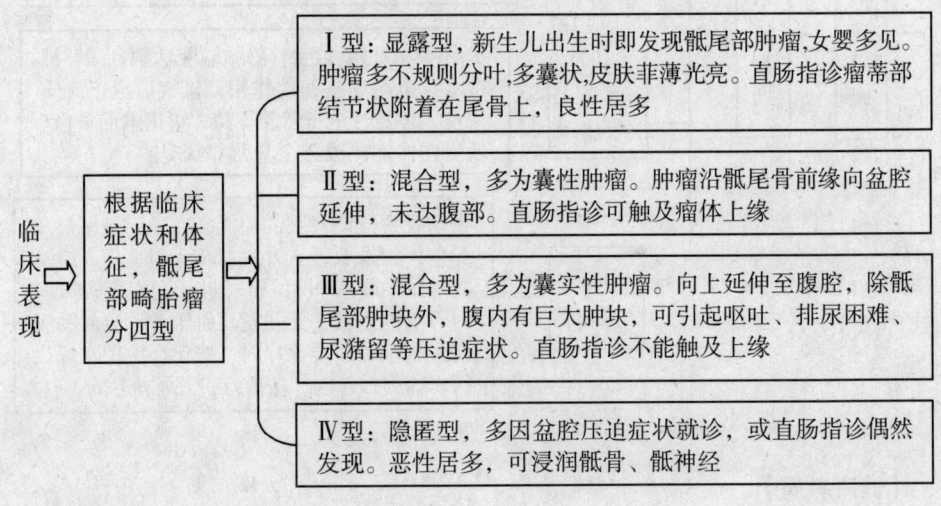

【处理原则】

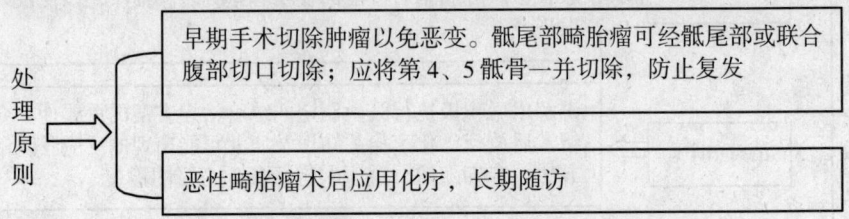

【护理流程】

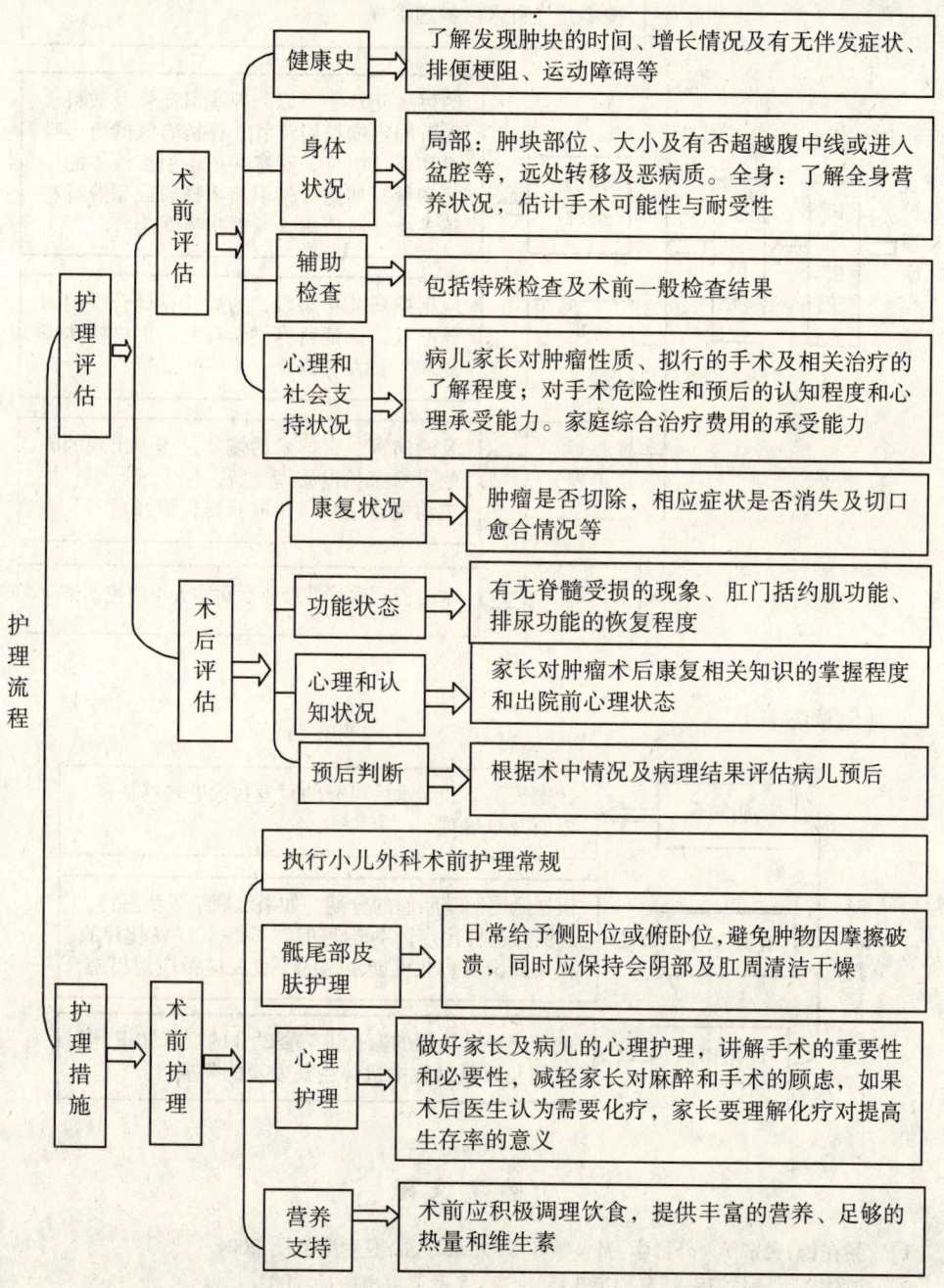

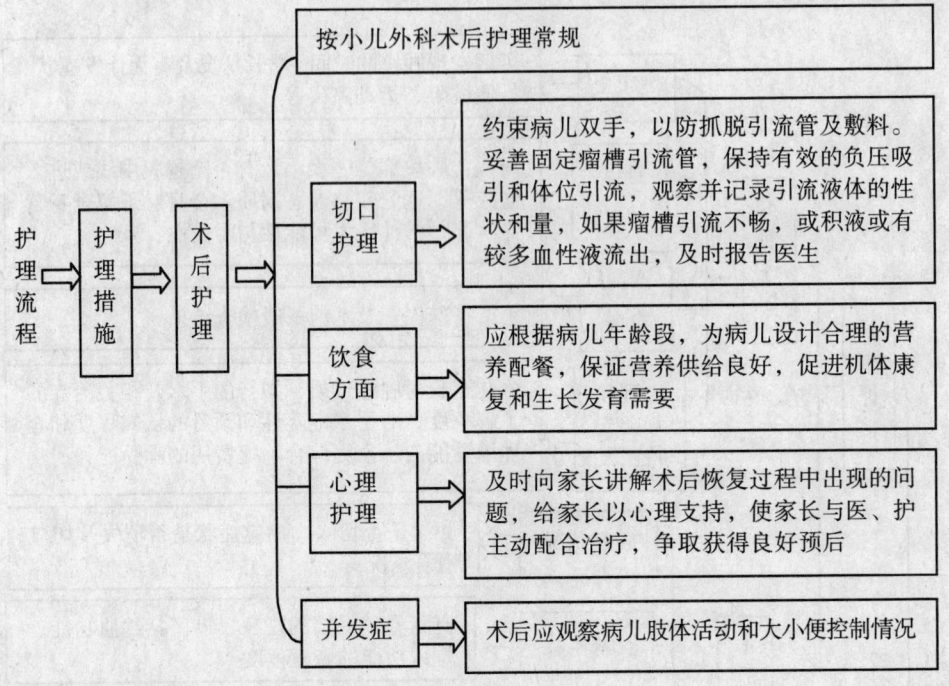

【健康教育】

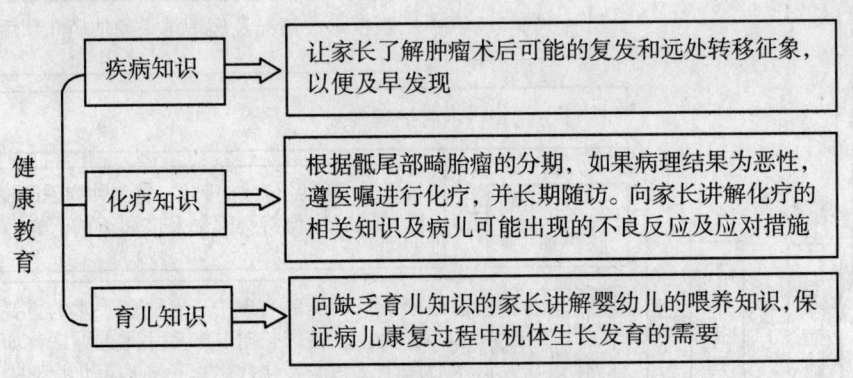

参 考 文 献

[1] 吴在德,吴肇汉. 外科学[M]. 第6版. 北京:人民卫生出版社,2004.

[2] 曹伟新. 外科护理学[M]. 第3版. 北京:人民卫生出版社,2002.

[3] 童雅培. 诊疗护理常规与操作规程(护理分册)[M]. 济南:山东科学技术出版社,1996.10:106,147-155.

[4] 于兰贞,郑光凤. 简明现代医学护理卷[M]. 济南:济南出版社,2001:300-314.

第十二章 小儿外科疾病

[5] 佘亚雄.小儿外科学[M].第3版.北京:人民卫生出版社,1997.
[6] 张惠兰,陈荣秀.肿瘤护理学[M].天津:天津科学技术出版社,1999:416-431.
[7] 施诚仁.新生儿外科学[M].上海:上海科学普及出版社,2002.8:617,637,668.
[8] 朱怡然.临床护理全书·小儿科分册[M].北京:北京出版社,1991:24-26,98-100.

第十三章 眼科疾病

第一节 白内障

白内障是一种由于晶体混浊而致视力下降的常见眼病,是眼科主要致盲疾病。临床以老年性白内障最为常见,多发生于 50 岁以上人群,多为双侧,可一眼先发病;随着年龄增长发病率增高。

【病因与分类】

这是在全身老化,晶体代谢功能减退的基础上,加上多种因素形成的晶体疾病。由于老化晶状体内酶活力降低、色氨酸代谢异常、睫状上皮变性及血管硬化,直接影响晶状体的营养而发生混浊,其次与遗传、紫外线、全身疾患及营养状况有关。临床上分为先天性白内障、外伤性白内障、并发性白内障、老年性白内障及全身疾病引起的白内障等五大类。其中以老年性白内障最常见。

【临床表现】

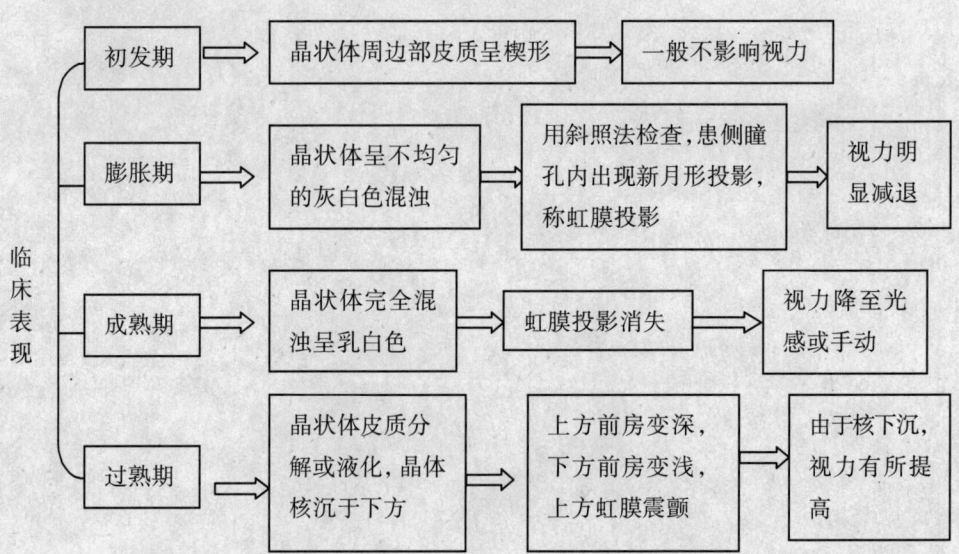

第十三章 眼科疾病

【处理原则】

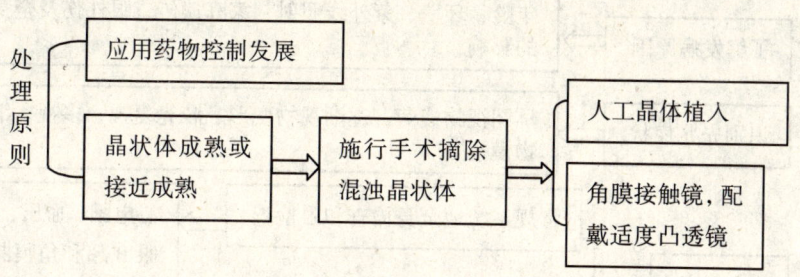

【护理流程】

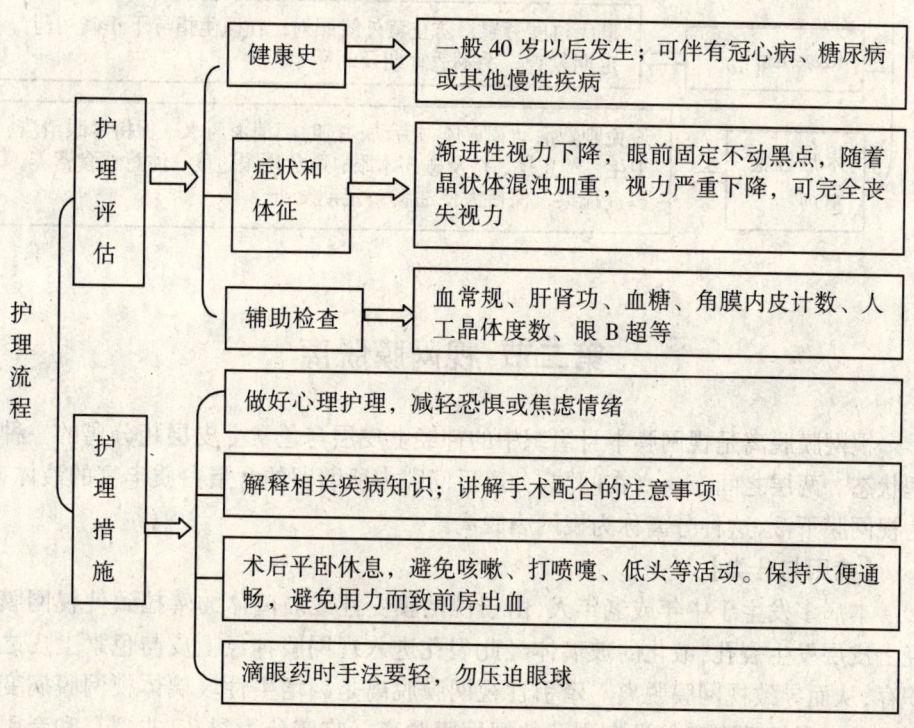

【健康教育】

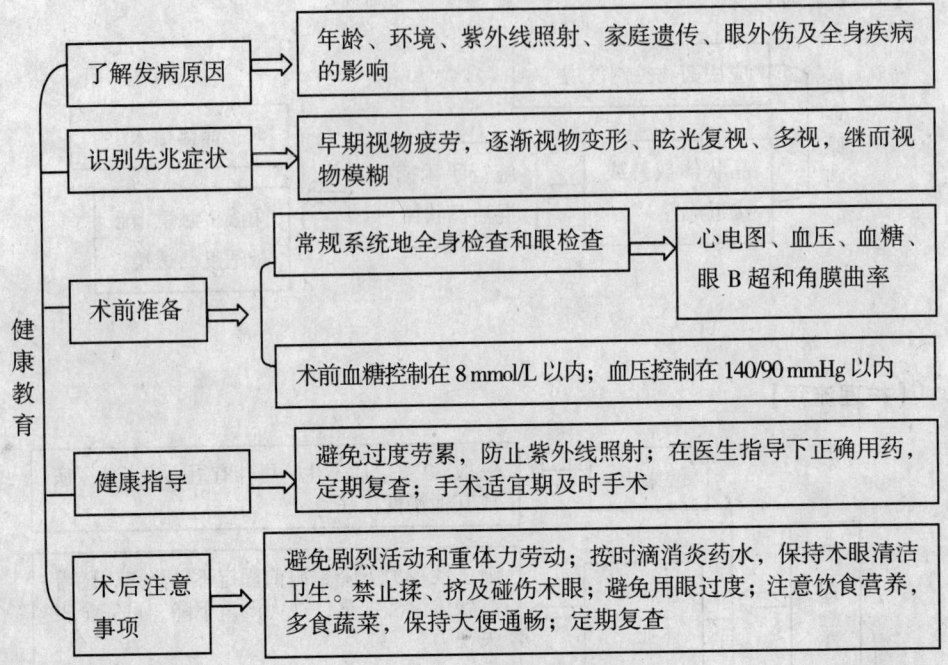

第二节 视网膜脱离

视网膜脱离是视网膜本身组织中的神经上皮层与色素上皮层相分离的一种病理状态。两层之间有一潜在间隙,分离后间隙内所潴留的含蛋白质丰富的液体,称为视网膜下液,这种分离称为视网膜脱离。

【病因与分类】

本病多发生于中年或老年人,由于视网膜变性或玻璃体的牵拉致使视网膜神经上皮层发生裂孔,液化的玻璃体经此裂孔进入视网膜神经上皮与色素上皮之间积存,从而导致视网膜脱离。牵引性视网膜脱离是因增生性玻璃体视网膜病变的增生条带牵拉而引起的没有裂孔的视网膜脱离。临床分为裂孔、非裂孔和牵引性三大类。

【临床表现】

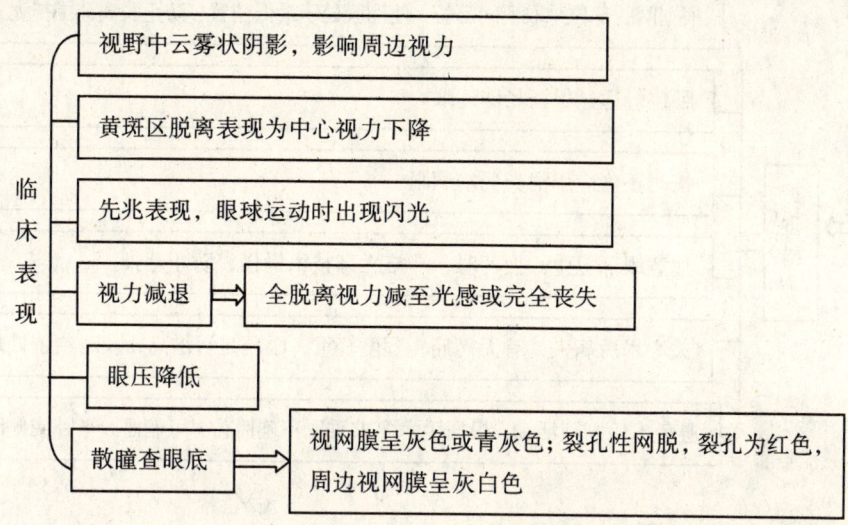

【处理原则】

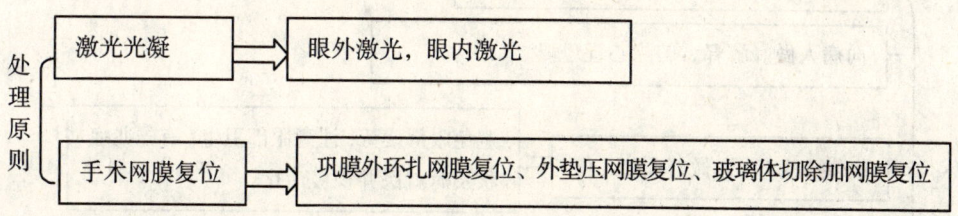

【护理流程】

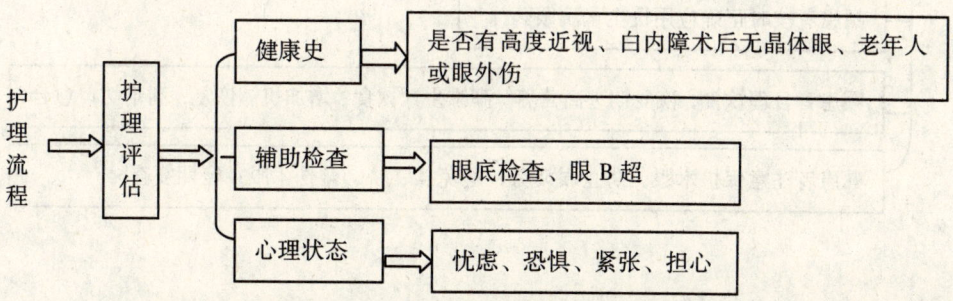

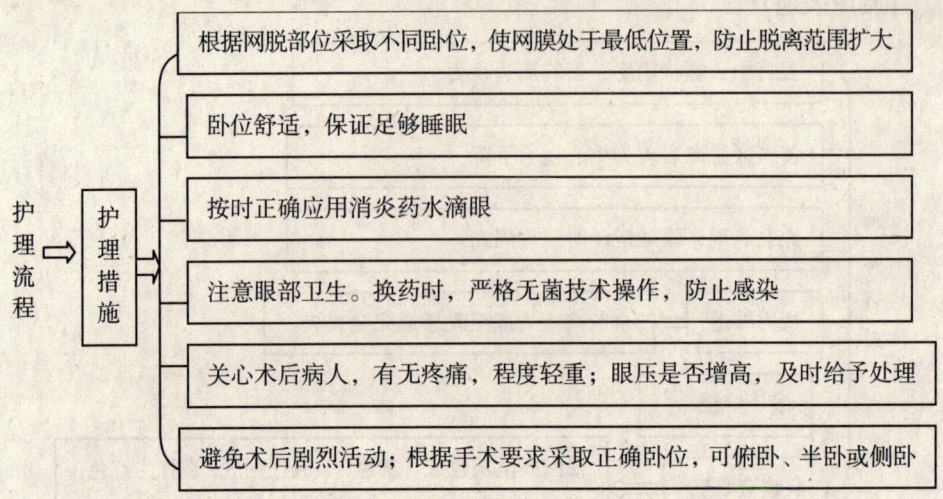

【健康教育】

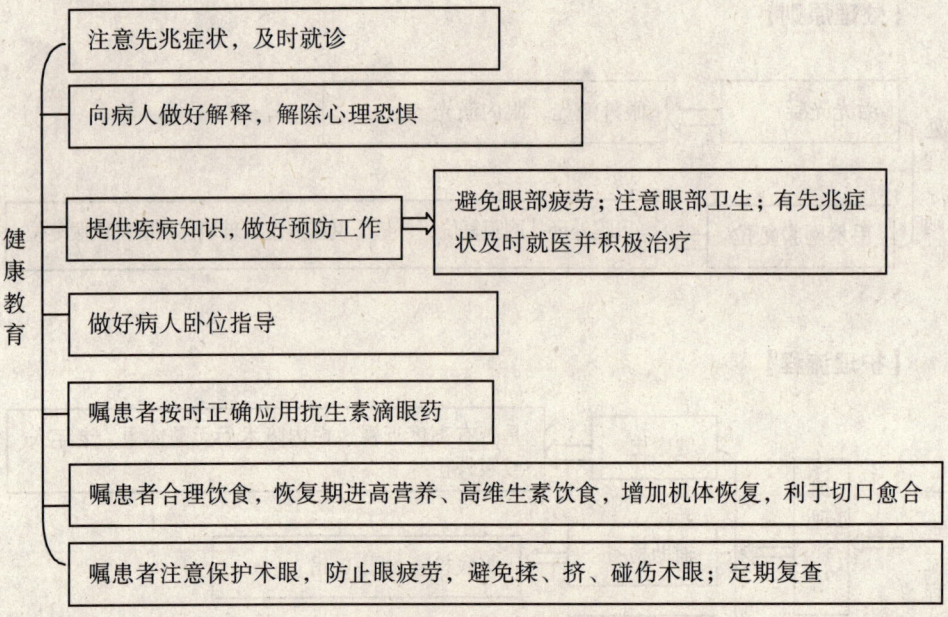

第三节　青光眼

具有病理性高眼压,合并视功能障碍者称为青光眼。青光眼是我国的常见病,是致盲眼病的主要原因之一。青光眼失明后不可能复明,故早期诊断及治疗十分重要。

【病因及分类】

正常情况下,房水生成率及房水排出率处于动态平衡状态,这是保持正常眼压的重要因素,如果这种动态平衡失调,将出现病理性高眼压。一般将青光眼分为三大类:原发性青光眼、继发性青光眼、先天性青光眼。

【临床表现】

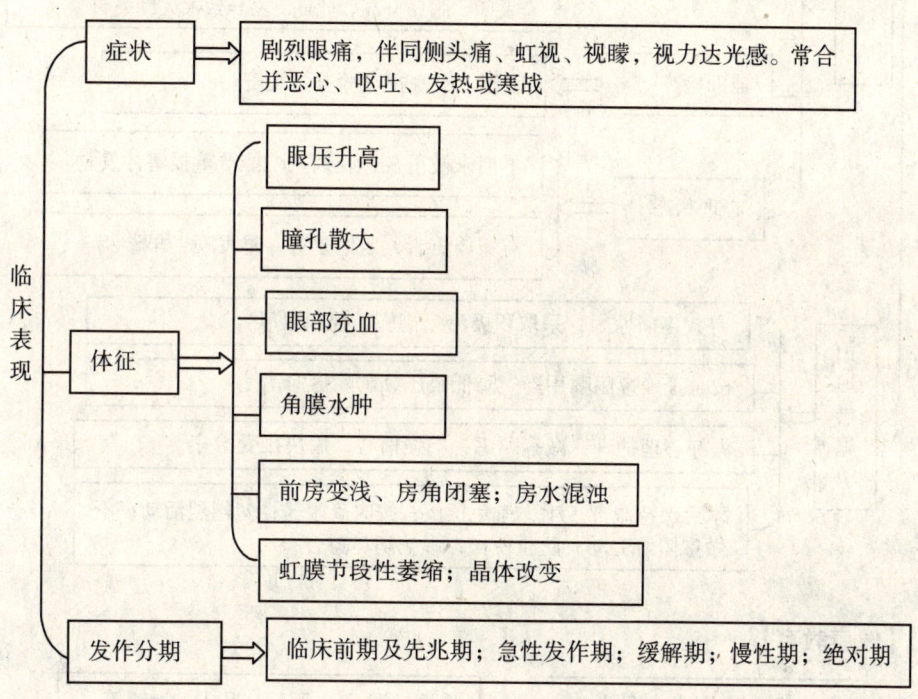

【处理原则】

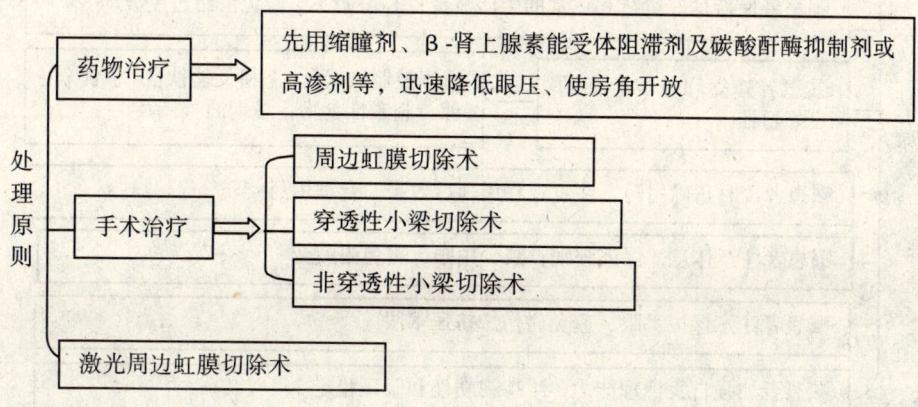

【护理流程】

护理流程
- 护理评估
  - 健康史 → 有无遗传及家族史
  - 症状与体征 → 先兆期可有一时性虹视、视力下降及眼胀,眼压轻度升高;发作期表现为头痛、眼痛、恶心、呕吐及视力下降。检查有混合充血,角膜水肿,前房浅、房角完全关闭,眼压升高。此期,易导致永久性失明
  - 辅助检查 → 眼压、眼底视盘检查、视野
  - 心理状态 →
    - 早期未被重视,晚期视功能严重损害才发觉
    - 有家族史者,定期复查,早发现、早诊断
- 护理措施
  - 寻找疼痛原因;采取积极治疗措施,控制眼压
  - 按时正确遵医嘱用药。降低眼压,解除疼痛
  - 做好心理护理,减轻顾虑;增强信心,愉快接受治疗
  - 术后保持眼部卫生,避免揉擦;按时滴眼药;勿剧烈活动;不做重体力劳动;防止便秘,影响切口愈合

【健康教育】

健康教育
- 指导病人识别青光眼发病的先兆 → 头痛、眼痛、恶心、呕吐、视矇等,及早就诊,明确诊断,及时治疗
- 嘱患者保持良好情绪和正常的生活节奏;心情愉快,避免情绪过度波动
- 嘱患者建立和养成生活的良好习惯 → 适当控制饮水量;坚持低盐饮食。忌食辛、辣、刺激性食物,忌烟酒
- 嘱患者按时正确用药,注意观察用药后效果,合理用药
- 嘱患者注意休息,保证睡眠;减少用眼,避免眼疲劳
- 嘱患者注意保护术眼,避免碰伤、挤压术眼
- 嘱患者加强自我护理能力,维持视功能和眼压稳定

第四节 急性卡他性结膜炎

俗称"火眼"或"红眼"。多见于春秋季节,散发或流行于小学、幼儿园、托儿所等集体生活环境。

【病因与分类】

细菌感染而引起,主要的致病菌有肺炎双球菌、Koch-Weeks 杆菌、流行性感冒杆菌和葡萄杆菌等。

【临床表现】

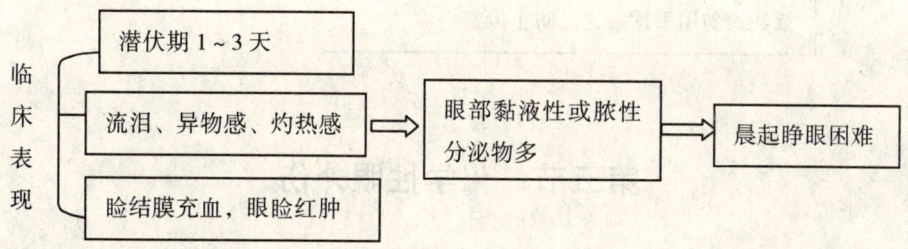

【处理原则】

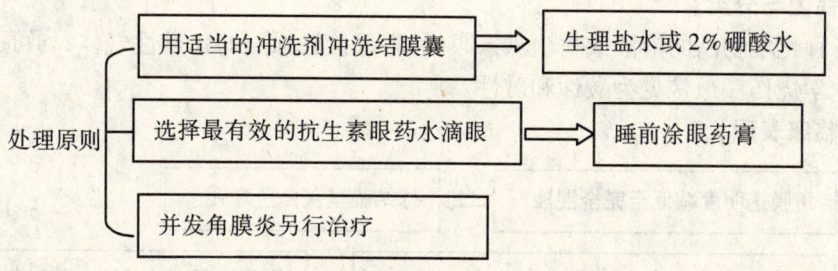

【护理流程】

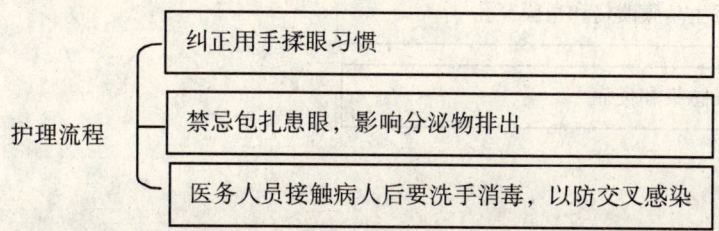

【健康教育】

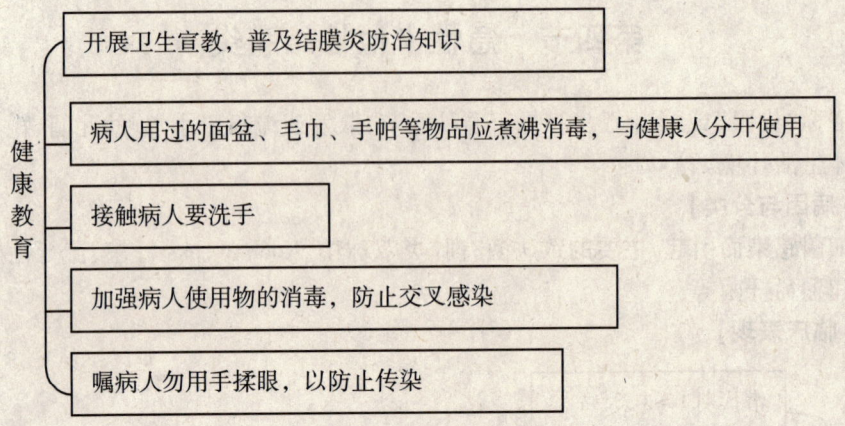

第五节 化学性眼外伤

化学性眼外伤是由于化学物质溅入眼内,引起眼部组织的损伤和破坏的外伤性疾病。

【病因与分类】

各种化学物品的溶液或粉尘溅入眼内,眼部接触强烈的化学性气体,均可引起眼的化学烧伤。最常见为酸性和碱性。

【临床表现】

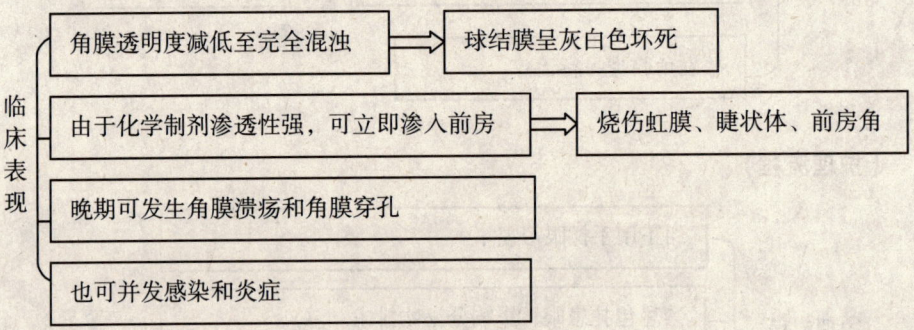

第十三章 眼科疾病

【处理原则】

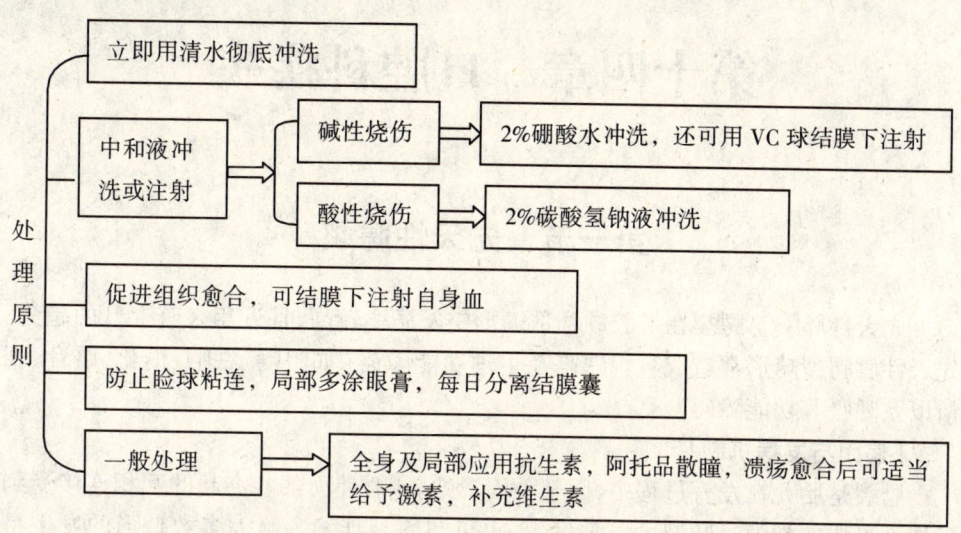

【护理流程】

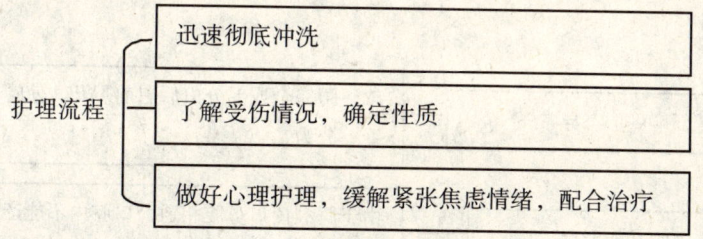

【健康教育】

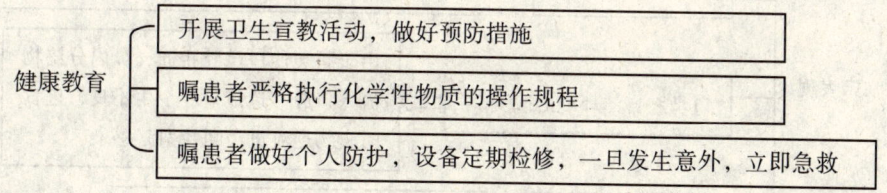

参 考 文 献

[1] 毛文书.眼科学[M].第3版.北京:人民卫生出版社,1995
[2] 于兰贞,王淑香,张岫英.社区护理与保健[M].北京:人民卫生出版社,2001
[3] 于兰贞,郑光风.简明现代临床医学(护理卷)[M].济南:济南出版社,2000
[4] 刘美玲.现代护理与临床[M].北京:科学出版社,2000

第十四章 口腔科疾病

第一节 先天性腭裂

先天性唇裂与腭裂在口腔颌面部畸形中发病率较高,且近年来有上升的趋势。先天性唇腭裂畸形常造成容貌缺陷及生理功能障碍(如咀嚼、吞咽、消化、语音、表情以及呼吸等功能障碍)。

【病因与发病机制】

腭裂是胎儿在发育过程中,因某种因素的影响,使面部各突起的互相连接受到阻挠而形成的裂隙。腭裂可单独发生,也可与唇裂伴发。绝大多数畸形的发生是遗传与环境两种因素共同作用的结果。此外,妇科疾病或经常接触放射线等,也可能导致胎儿发生畸形。

【临床表现】

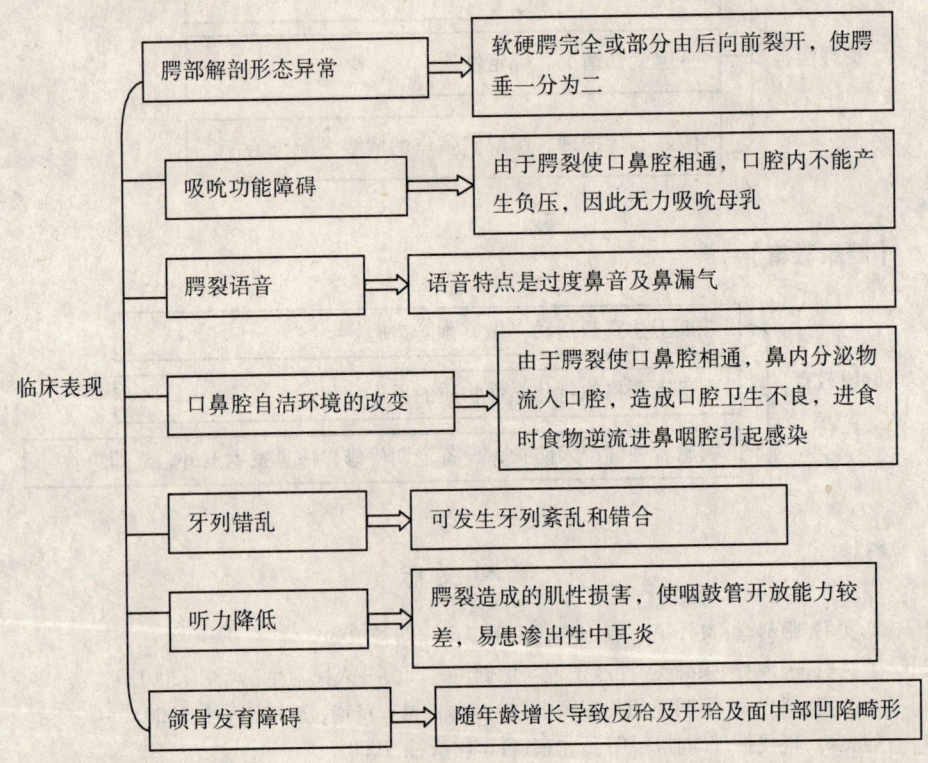

临床表现
- 腭部解剖形态异常 → 软硬腭完全或部分由后向前裂开,使腭垂一分为二
- 吸吮功能障碍 → 由于腭裂使口鼻腔相通,口腔内不能产生负压,因此无力吸吮母乳
- 腭裂语音 → 语音特点是过度鼻音及鼻漏气
- 口鼻腔自洁环境的改变 → 由于腭裂使口鼻腔相通,鼻内分泌物流入口腔,造成口腔卫生不良,进食时食物逆流进鼻咽腔引起感染
- 牙列错乱 → 可发生牙列紊乱和错合
- 听力降低 → 腭裂造成的肌性损害,使咽鼓管开放能力较差,易患渗出性中耳炎
- 颌骨发育障碍 → 随年龄增长导致反𬌗及开𬌗及面中部凹陷畸形

【处理原则】

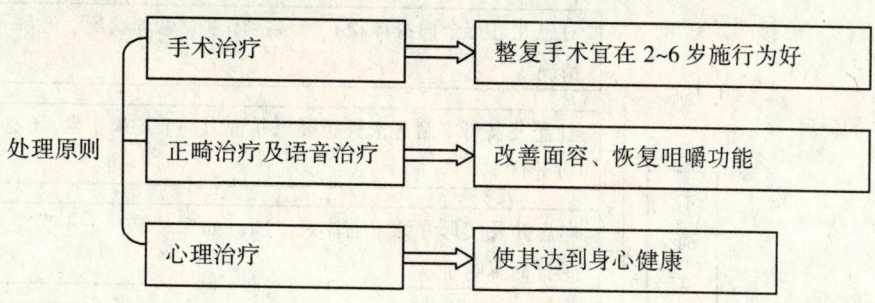

【护理流程】

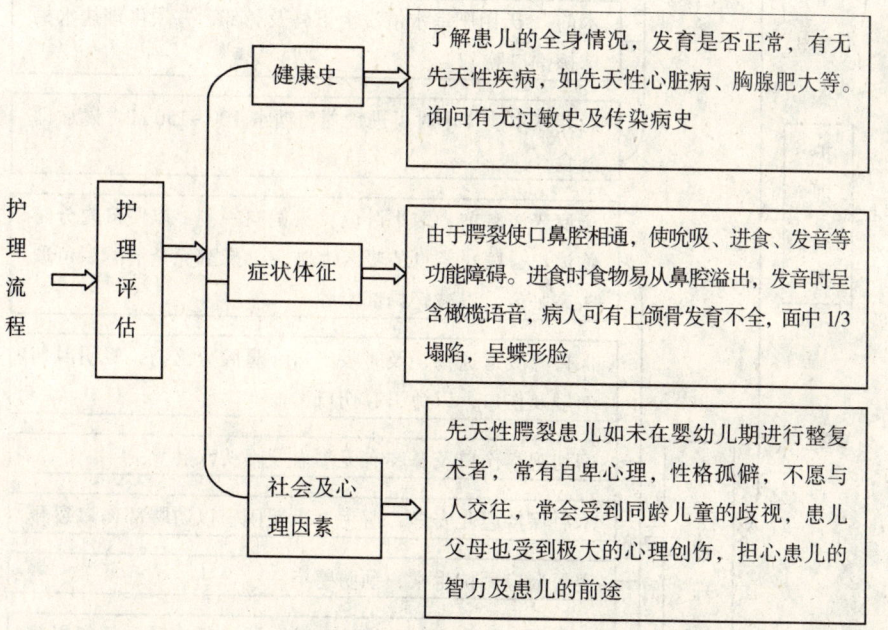

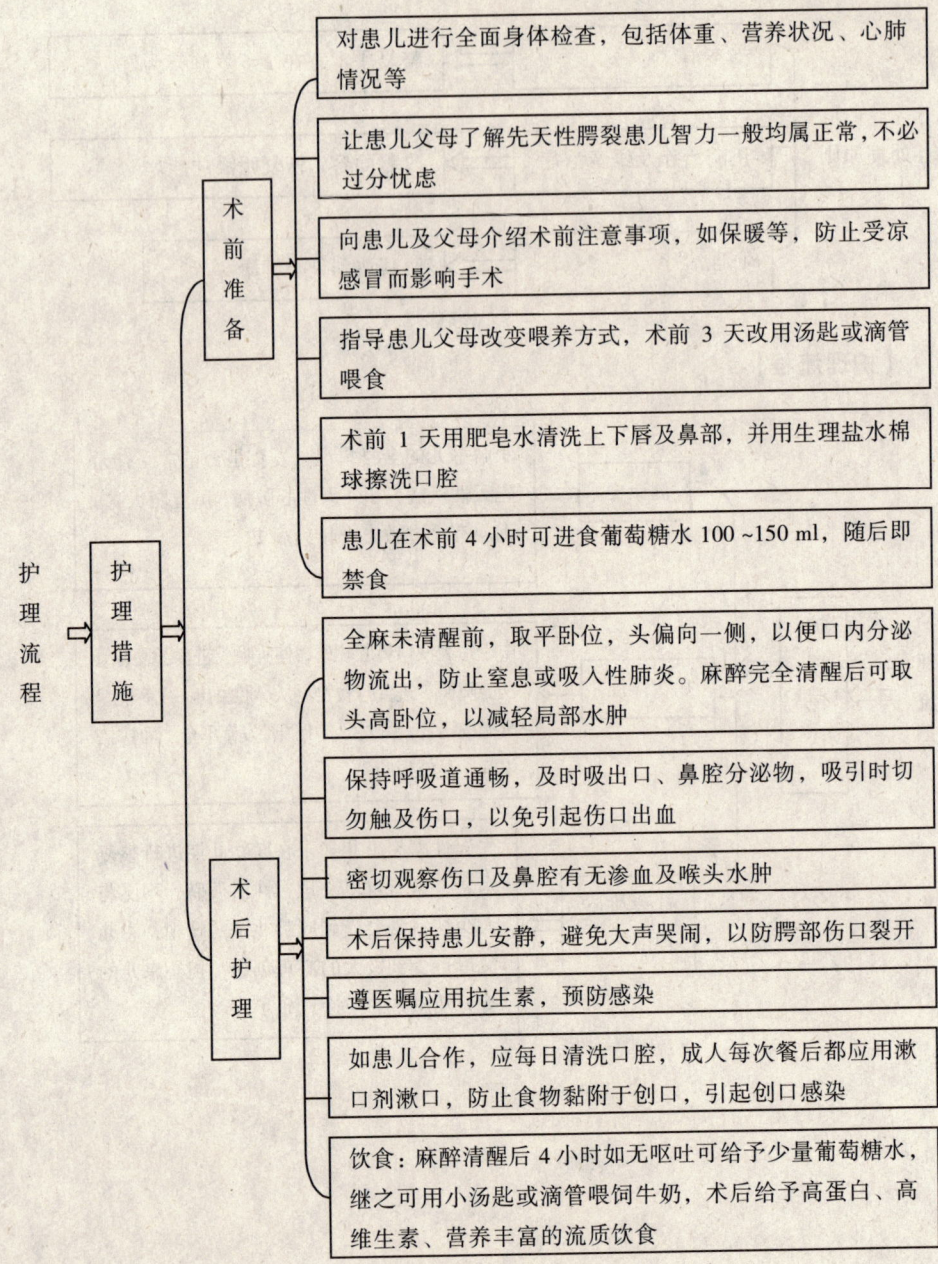

【健康教育】

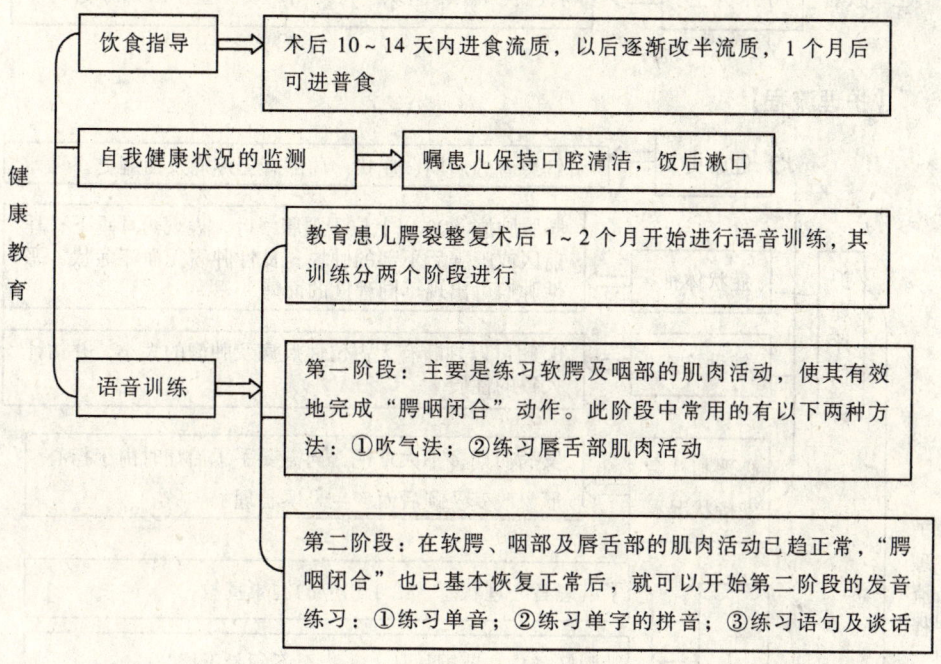

第二节 腮腺肿瘤

腮腺肿瘤的发病率占唾液腺肿瘤的80%,良性肿瘤占多数(约75%),恶性肿瘤只占少数(约25%);多发生于腮腺浅叶。

【临床表现】

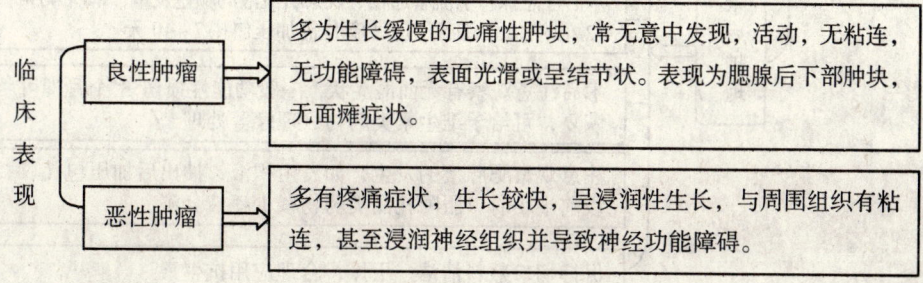

【处理原则】

处理原则 → 手术为主 ⇒ 从包膜外正常组织进行，同时切除整个或部分腺体

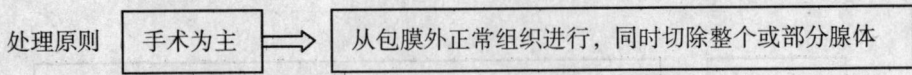

【护理流程】

护理流程
- 护理评估
  - 健康史 → 了解患者的病期、症状，局部有无疼痛及面瘫史
  - 症状体征 → 腮腺肿瘤 80% 以上位于腮腺浅叶，表现为耳垂下、耳前区或腮腺后下部的肿块；良性肿瘤无面瘫症状，恶性肿瘤可出现不同程度的面瘫
  - 辅助检查 → B 超可以判断有无占位性疾病及肿瘤的大小，并估计大致的性质
  - 心理和社会支持状况 → 发病初期多不太重视，当需要手术治疗时由于担心形象改变及预后而产生恐惧心理
- 护理措施
  - 术前准备
    - 了解患者心理状态，给予相应的健康宣教
    - 腮腺区备皮：范围从耳上三指至下颌骨下缘 3 cm
    - 必要时术前半小时可用1%普鲁卡因和1%亚甲蓝2 ml从腮腺导管口注入，便于手术识别面神经及止痛
  - 术后护理
    - 按口腔颌面外科术后一般护理常规准备
    - 术区冰袋冷敷 3 天，以减轻局部肿胀疼痛
    - 禁食酸、甜、辣等刺激性食物（腮腺导管阻塞者除外）
    - 术后注意保持引流管通畅、观察引流液的颜色及量，术后48~72小时抽出引流管，手术部位需加压包扎 7~10 天
    - 术后注意观察有无面瘫症状，一般功能性损伤 3 个月即可恢复；可给予维生素类药物、理疗等处理
    - 注意观察腮腺瘘的发生，如发生积液，抽出后加压包扎，饭前半小时口服阿托品类药物减少唾液分泌
    - 保持切口敷料清洁、干燥，合理应用抗生素

【健康教育】

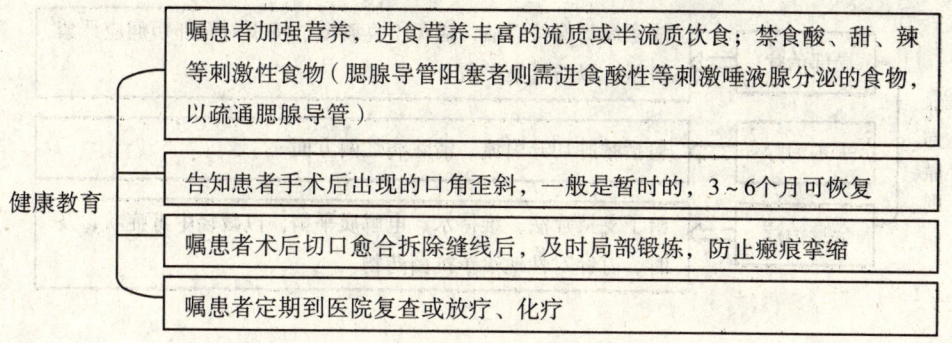

第三节 颌面部感染

口腔颌面部位于消化道与呼吸道的起端,通过口腔和鼻腔与外界相通,颜面及颌骨周围存在较多相互连通的潜在性筋膜间隙,其间含疏松的蜂窝结缔组织,形成感染易于蔓延的通道。

【病因与发病机制】

口腔颌面部感染常由金黄色葡萄球菌、溶血性链球菌、大肠杆菌等引起。最多见是需氧菌与厌氧菌的混合感染。感染的发生一方面取决于细菌的种类、数量和毒力,另一方面取决于机体的抵抗力、易感性、病员的年龄、营养状况,以及感染发生部位的解剖特点、局部血液循环状况、有无血肿形成或异物存在等多种因素的影响。

口腔颌面部感染的途径主要有以下 5 条:牙源性、腺源性、损伤性、血源性、医源性。

【临床表现】

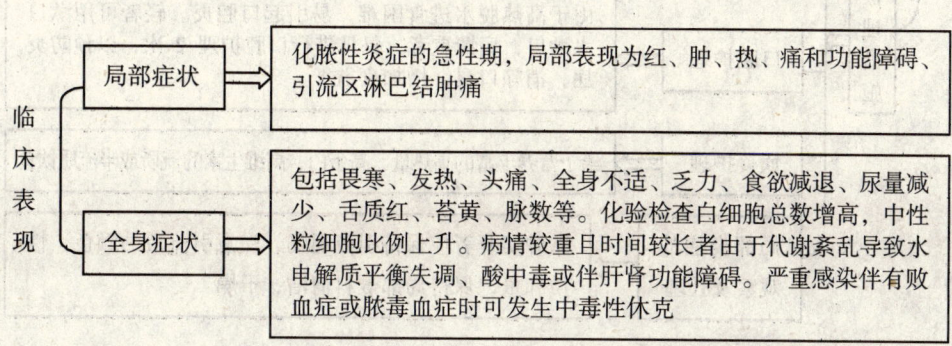

【处理原则】

- 处理原则
  - 局部治疗 → 注意局部保持清洁，避免不良刺激，特别对面部疖痈应严禁挤压，以防感染扩散
  - 手术治疗 → 包括脓肿切开引流、清除病灶两方面
  - 全身治疗 → 给予支持疗法，维持水、电解质平衡，以减轻中毒症状，及时、有针对性地给予抗菌药物

【护理流程】

- 护理流程
  - 护理评估
    - 健康史 → 了解病人是否有未经彻底治疗的牙病史
    - 症状体征 → 急性期局部表现为红、肿、热、痛、功能障碍，全身可出现发热、头痛、全身不适、乏力、食欲减退等症状
    - 社会及心理因素 → 发病初期症状轻，常被病人忽略，当感染扩散、症状加重则产生恐惧心理
    - 辅助检查 → 实验室检查可见白细胞计数及中性粒细胞比例升高，慢性骨髓炎患者X线片可见病变区骨质改变
  - 护理措施
    - 注意休息 → 严重感染者，急性期应卧床休息，提高机体抗病能力
    - 治疗护理 → 严密观察呼吸、脉搏、血压的变化，高热者进行降温处理
    - 口腔护理 → 由于高热脱水进食困难，易引起口腔炎。轻者可用漱口水漱口，病情重者，每日进行口腔护理2次，以预防炎症，消除口臭，增加食欲
    - 饮食护理 → 给予营养丰富的高热量、高蛋白、高维生素的流质或半流质饮食
    - 局部炎症的观察及处理 → 脓肿切开者应保持引流通畅，注意引流液的颜色、性质和量，保持局部敷料清洁、干燥

【健康教育】

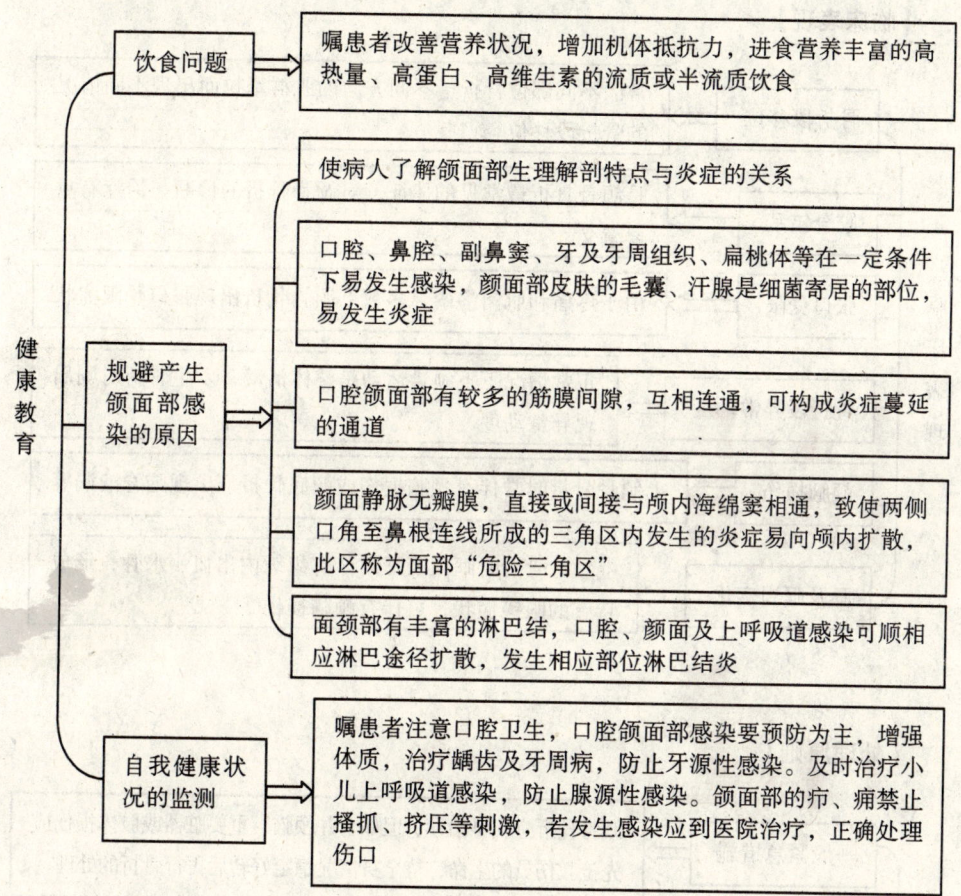

第四节 颌骨骨折

口腔颌面部居人体显露部位,不论平时或战时均易遭受损伤。平时多因工伤、交通事故和生活中的意外所致;战时则以火器伤为主。因此临床上口腔颌面部损伤较为常见。由于损伤原因和程度不同,症状与体征亦各有异,轻者不留后患,重者可丧失生命。

【临床表现】

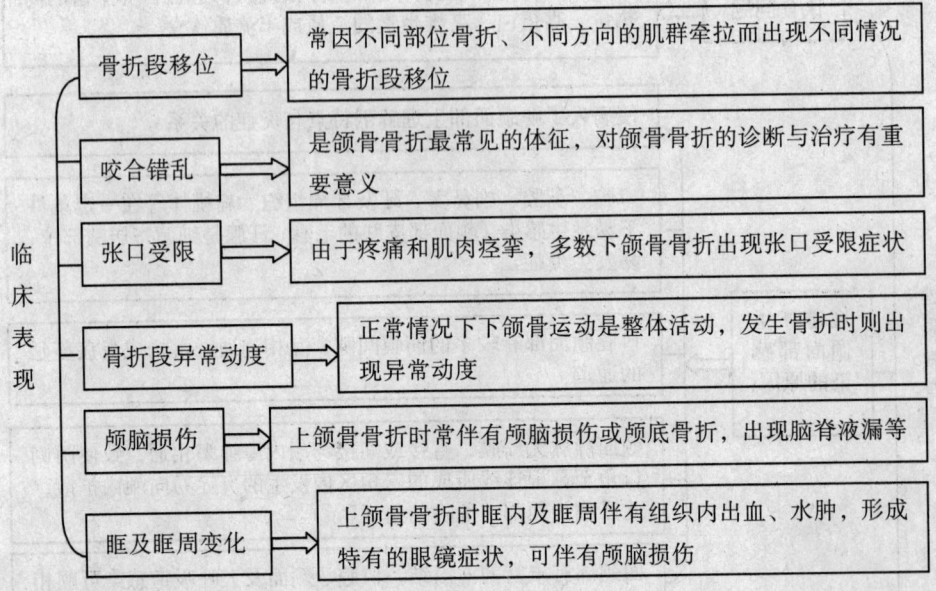

【处理原则】

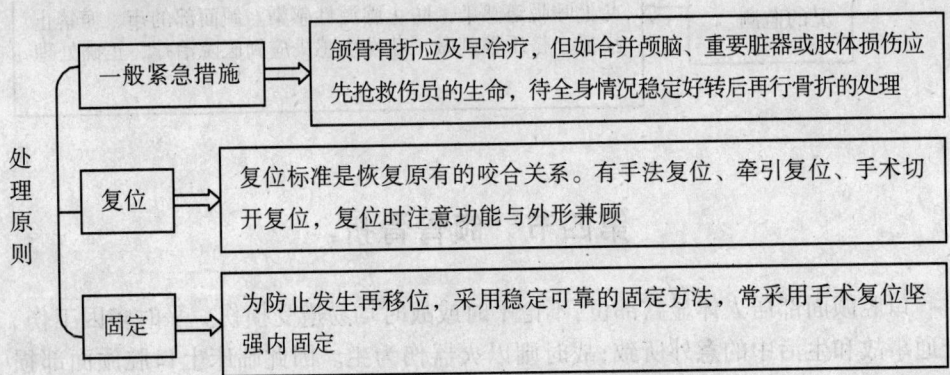

【护理流程】

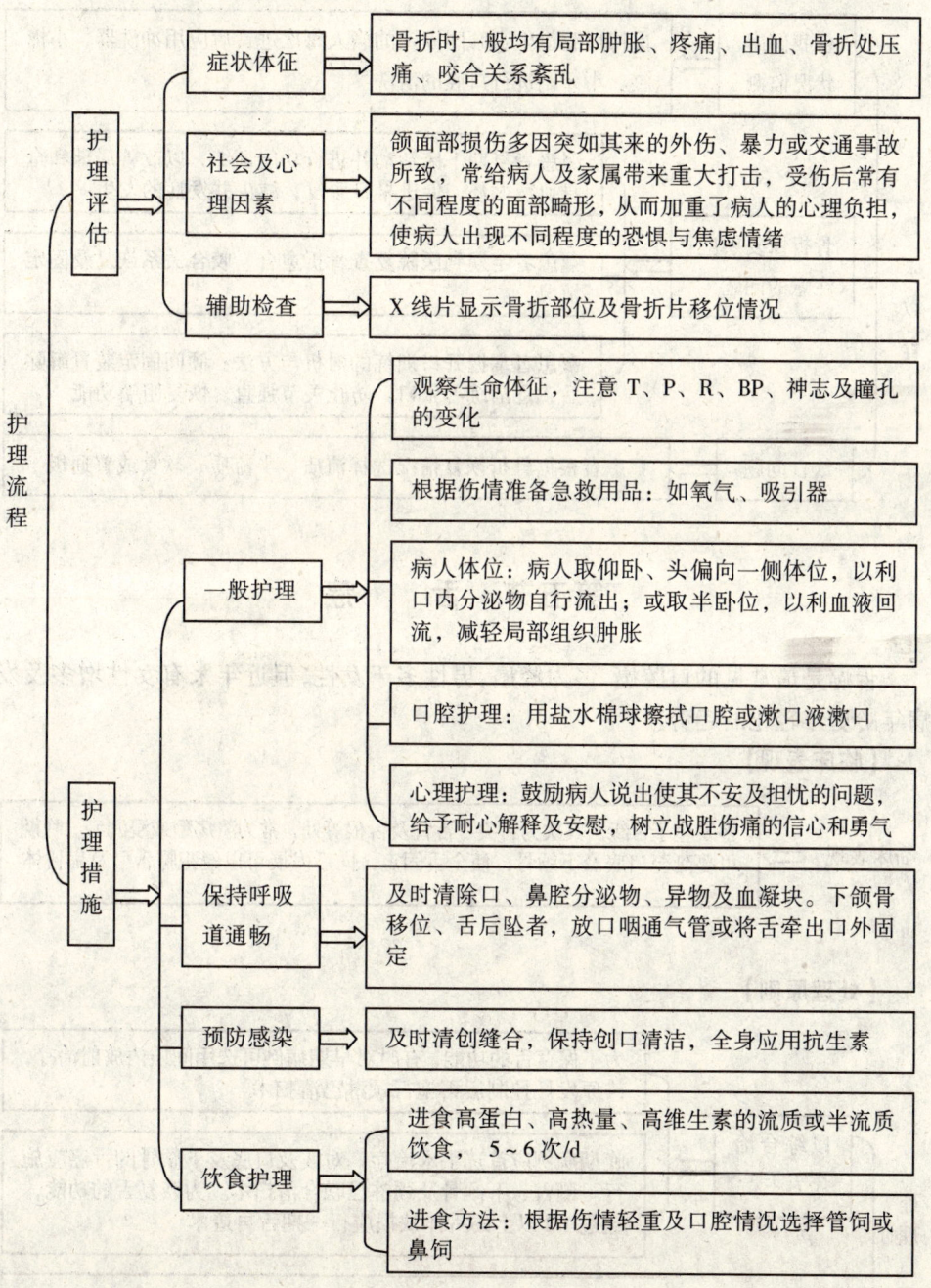

【健康教育】

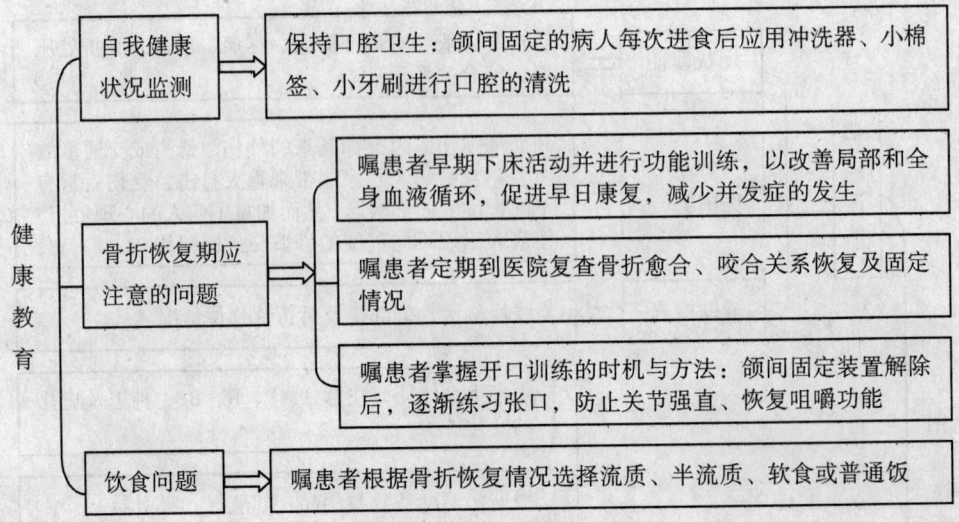

第五节 舌 癌

舌癌是最常见的口腔癌,多为鳞癌,男性多于女性,但近年来有女性增多及发病年龄更年轻化的趋势。

【临床表现】

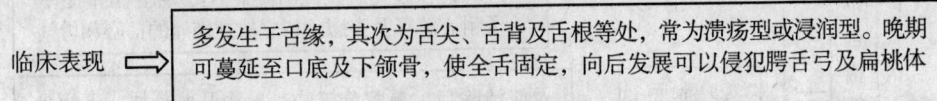

【处理原则】

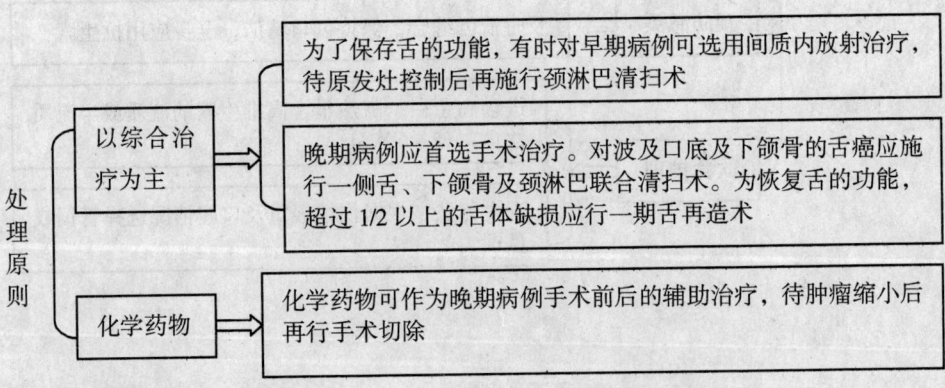

第十四章 口腔科疾病

【护理流程】

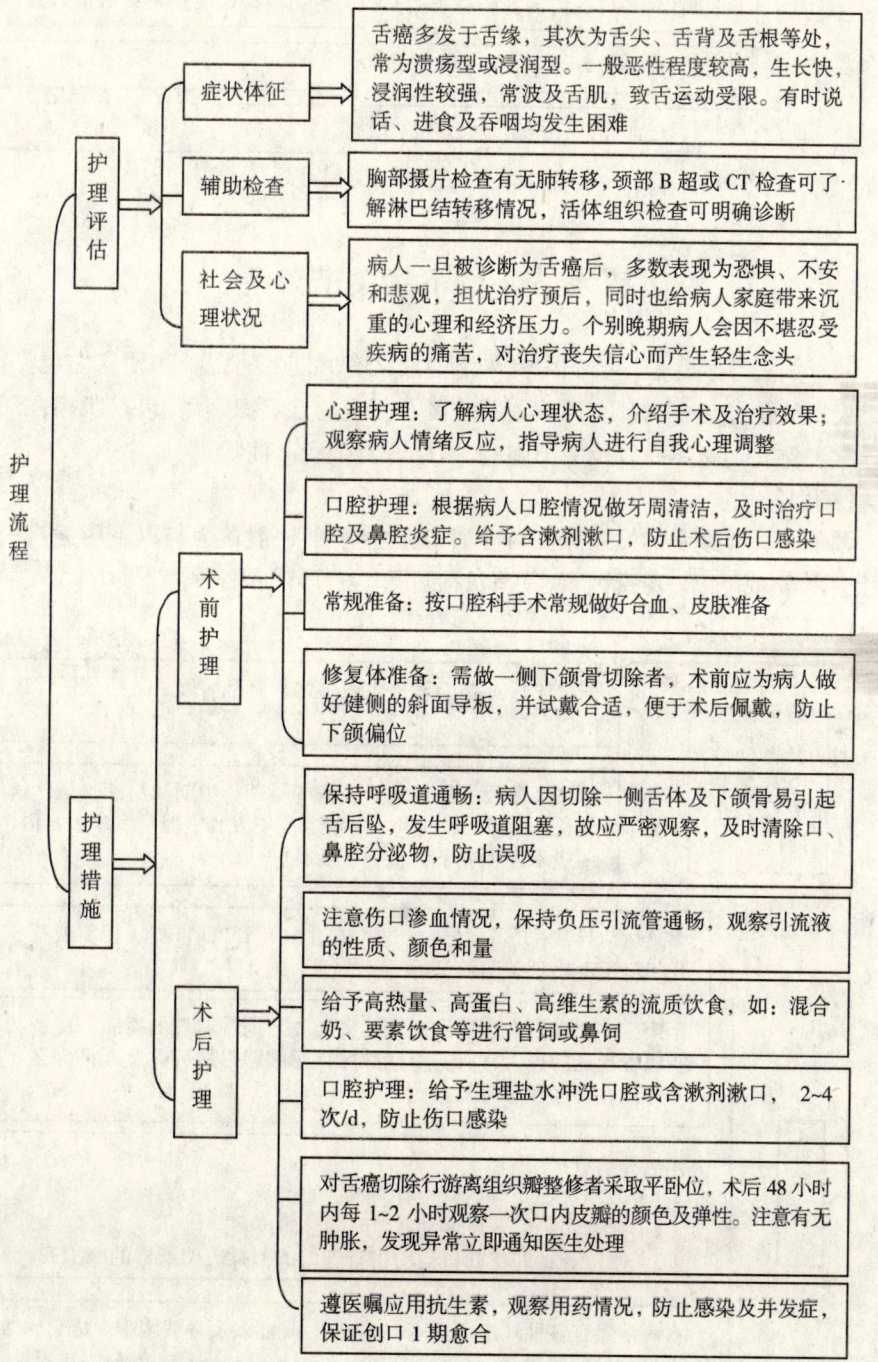

【健康指导】

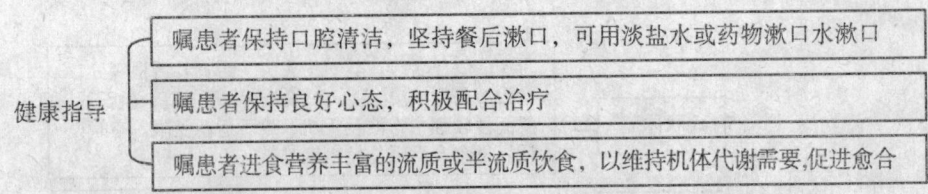

第六节 颞下颌关节紊乱

颞下颌关节紊乱是一类病因尚未清楚而又有共同发病因素和临床主要症状的一组疾病的总称。一般都有颞下颌关节区及相应的软组织疼痛,包括肌痛;下颌运动异常和伴有功能障碍以及关节弹响、破碎音及杂音等症状。

【病因】

颞下颌关节紊乱的发病原因目前尚未完全阐明,一般认为与以下因素有关:心理社会因素、颌因素、免疫因素、关节负荷过重、关节解剖因素等。

【临床表现】

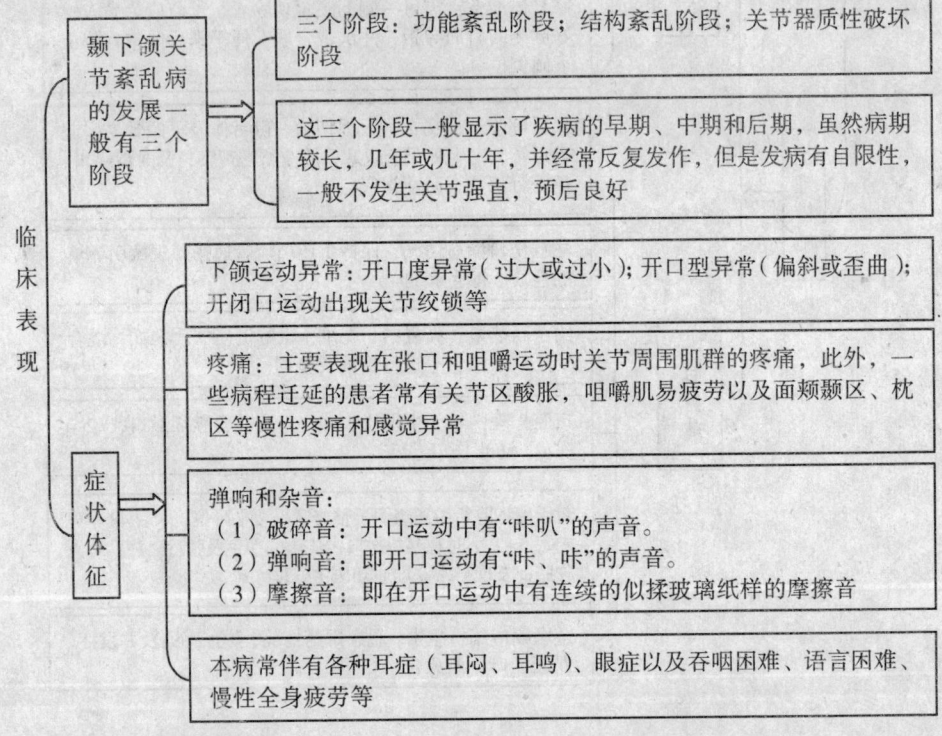

第十四章 口腔科疾病

【处理原则】

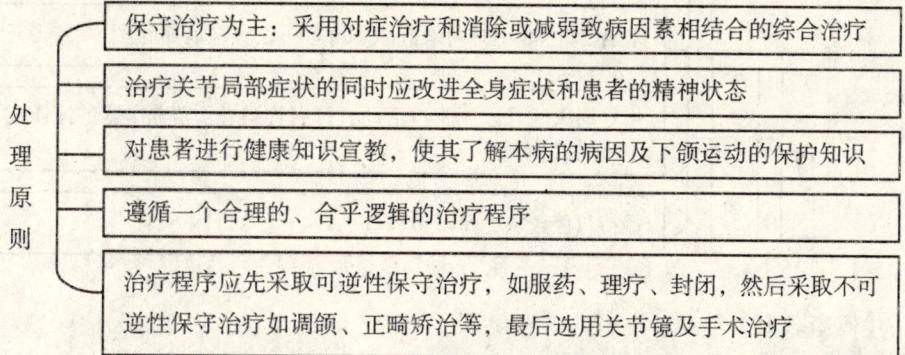

处理原则
- 保守治疗为主：采用对症治疗和消除或减弱致病因素相结合的综合治疗
- 治疗关节局部症状的同时应改进全身症状和患者的精神状态
- 对患者进行健康知识宣教，使其了解本病的病因及下颌运动的保护知识
- 遵循一个合理的、合乎逻辑的治疗程序
- 治疗程序应先采取可逆性保守治疗，如服药、理疗、封闭，然后采取不可逆性保守治疗如调颌、正畸矫治等，最后选用关节镜及手术治疗

【护理流程】

护理流程
- 护理评估
  - 健康史 → 了解病人心理状况及有无咬合关系不良等表现
  - 身体状况 → 患者可出现下颌运动异常：开口度过大或过小；开口型偏斜或歪曲；开闭口运动出现关节绞锁等；开口和咀嚼运动时关节周围肌群疼痛，慢性患者常有关节区酸胀、咀嚼肌易疲劳和感觉异常等。并常伴有各种耳症（耳闷、耳鸣）、眼症以及吞咽、语言困难、慢性全身疲劳等
  - 辅助检查 → X线平片可见颞颌关节间隙改变和骨质改变。关节造影或关节镜检查可了解关节盘及关节面软骨的相关改变
  - 社会及心理状况 → 患者常有紧张、焦虑、失眠等
- 护理措施
  - 术前护理
    - 评估焦虑的原因和程度，鼓励病人提出担忧的问题
    - 介绍疾病的相关知识、治疗方法及效果，减轻病人顾虑
    - 加强与病人的沟通，使病人学会减轻或消除焦虑的方法，如看电视、听音乐等
    - 向病人介绍手术的必要性和安全性，帮助病人树立战胜疾病的信心

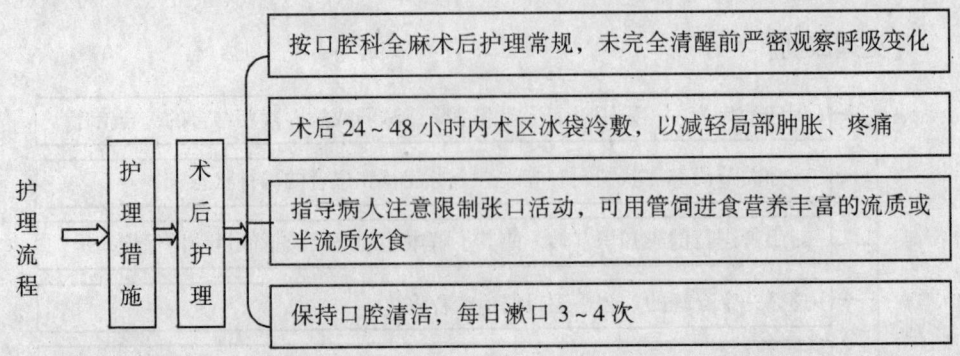

【健康教育】

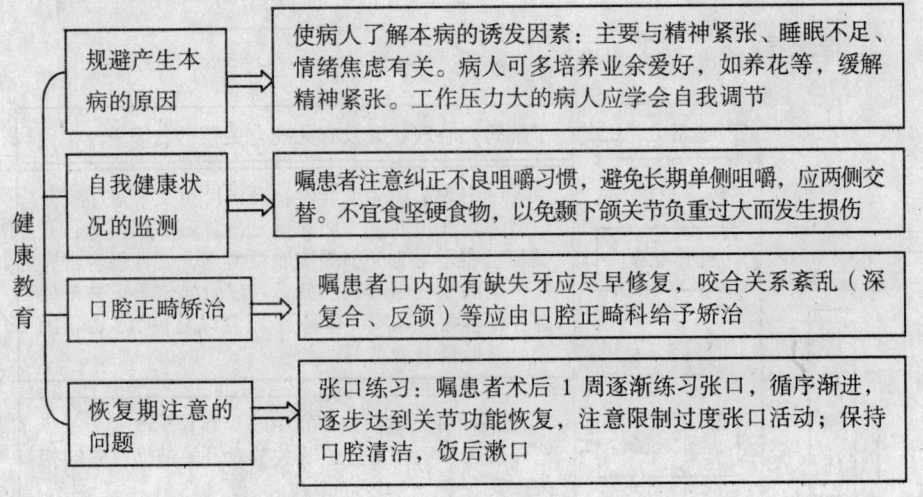

参 考 文 献

[1] 任重.眼耳鼻咽喉口腔科护理学[M].北京:人民卫生出版社,2002.
[2] 邱蔚六.口腔颌面外科学[M].第5版.北京:人民卫生出版社,2003.
[3] 邱蔚六.口腔颌面外科理论与实践[M].北京:人民卫生出版社,1998.
[4] 于兰贞,郑光风.简明现代临床医学(护理卷)[M].济南:济南出版社,2001.
[5] 张龙禄.五官科护理学[M].北京:人民卫生出版社,2000.

第十五章 耳鼻喉科疾病

第一节 喉 癌

喉癌是喉部最常见的恶性肿瘤,其发病率目前有明显增长趋势。男性较女性多见,为(7∶1)~(10∶1),以40~60岁最多见,喉癌以鳞状细胞癌最为多见,约占90%,腺癌占2%。

【病因】
吸烟、饮酒、空气污染、病毒感染、癌前期病变、性激素。

【临床表现】

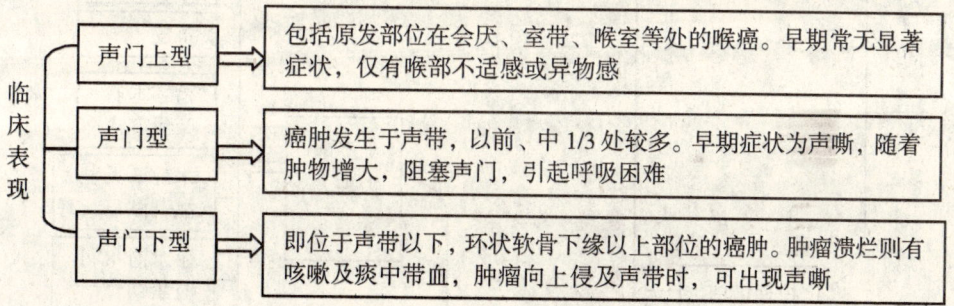

【处理原则】

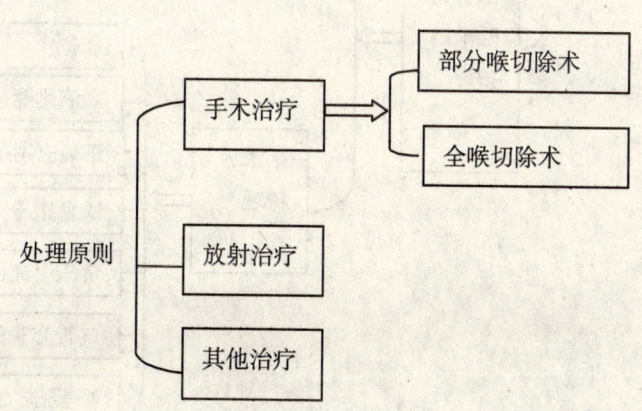

【护理流程】

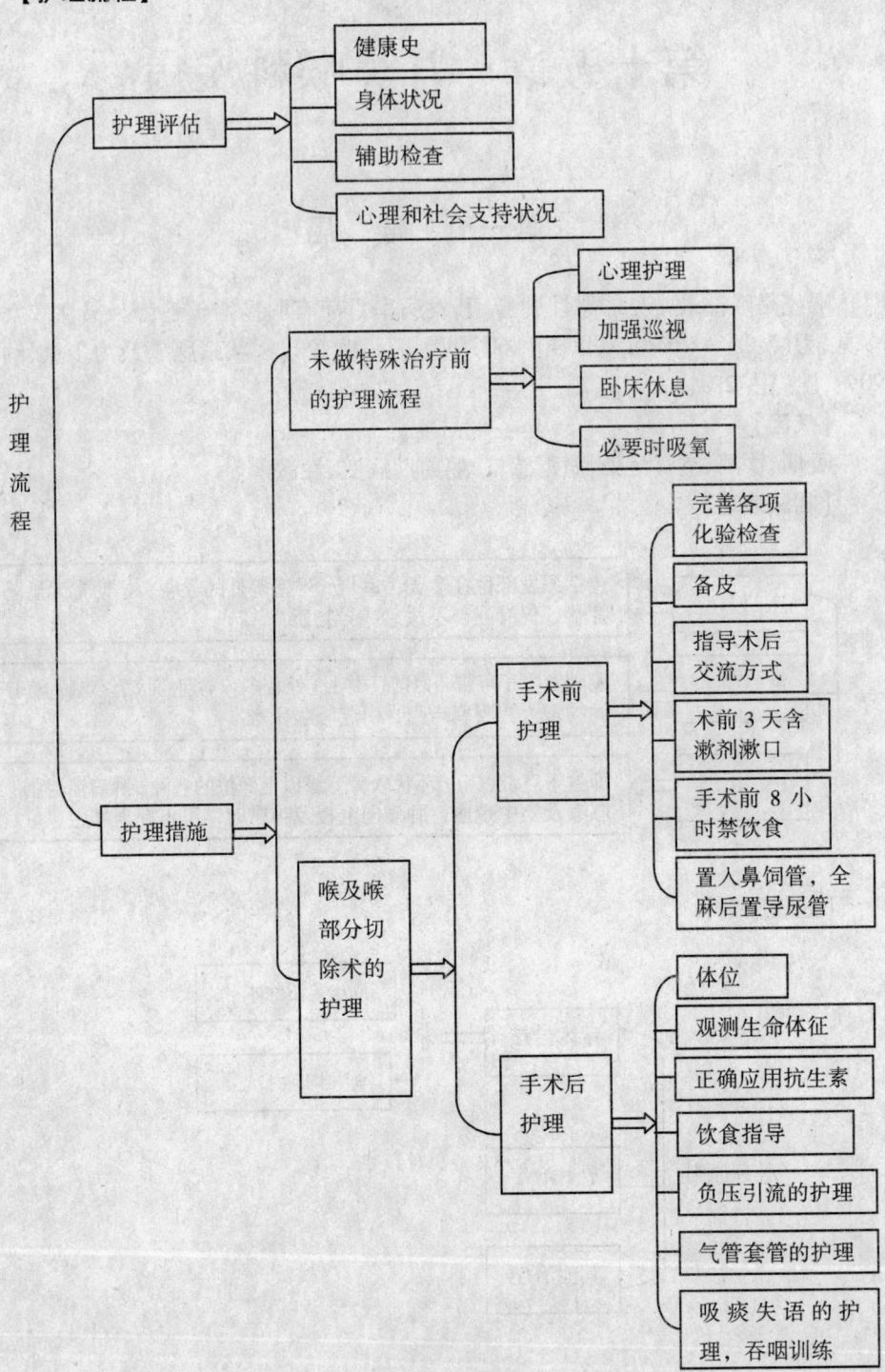

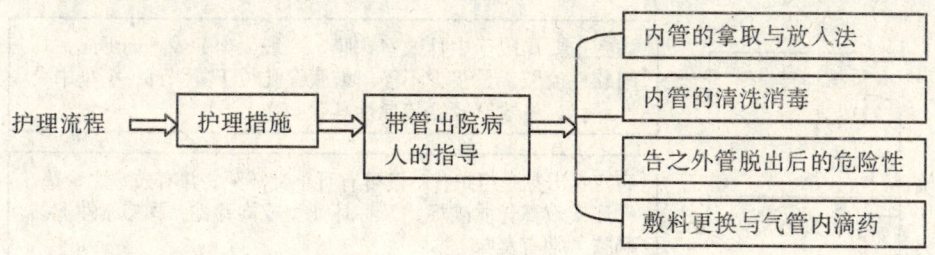

【健康教育】

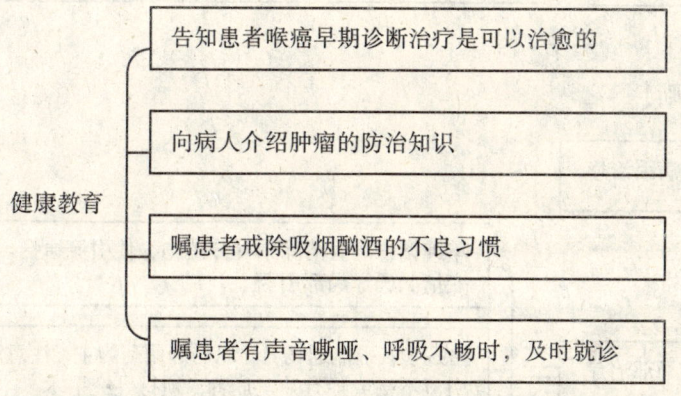

第二节 慢性化脓性中耳炎

慢性化脓性病变侵及中耳黏膜、骨膜或深达骨质,常合并存在慢性乳突炎。临床上以耳内长期或间歇流脓、骨膜穿孔及听力下降为特点。严重者可引起颅内外并发症。

【病因】

多因急性化脓性中耳炎未及时治疗或治疗不当迁延为慢性。常见致病菌多为变形杆菌、绿脓杆菌、大肠杆菌、金黄色葡萄球菌等。

【临床表现】

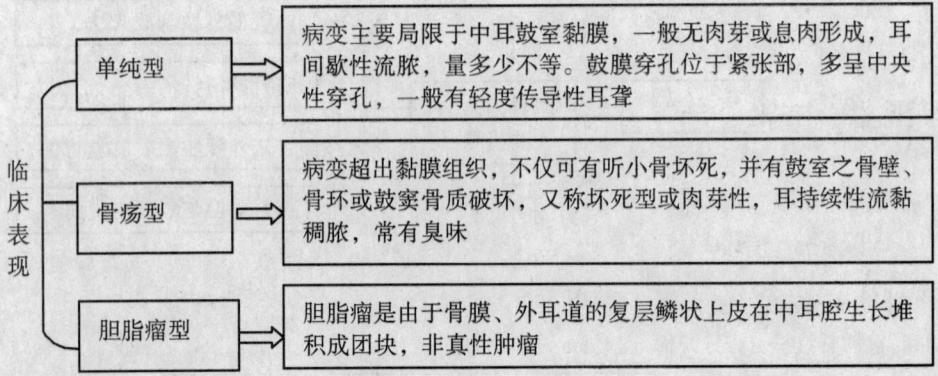

【处理原则】

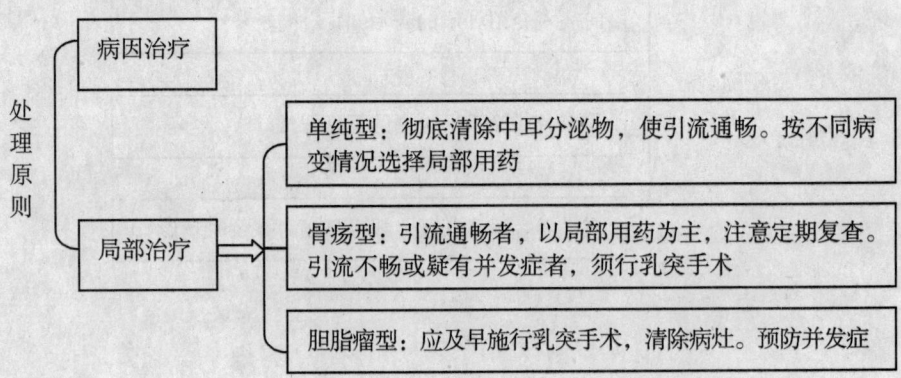

【护理流程】

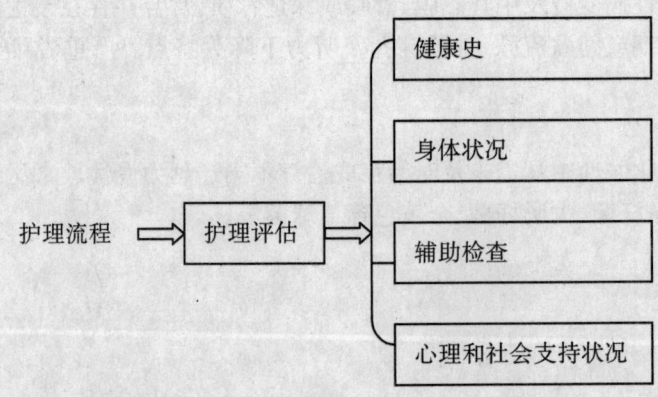

第十五章 耳鼻喉科疾病

```
护理流程 → 护理措施 ┬→ 术前护理 ┬→ 完善各项化验检查
                              ├→ 正确的滴耳、滴鼻方法
                              ├→ 术前一日常规做药物皮试
                              └→ 术前备皮
                  └→ 术后护理 ┬→ 全麻病人按全麻术后护理
                              ├→ 平卧或健侧卧位，使术耳向上
                              ├→ 正确应用抗生素
                              ├→ 饮食指导
                              ├→ 伤口疼痛护理
                              ├→ 及时清除局部渗出物和更换敷料
                              └→ 密切观察有无面神经麻痹、眩晕、恶心、呕吐以及剧烈头痛和平衡障碍，及时向医生报告
```

【健康教育】

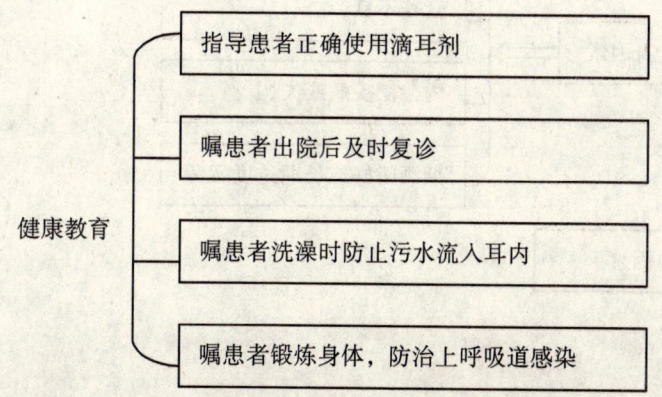

健康教育 ┬→ 指导患者正确使用滴耳剂
         ├→ 嘱患者出院后及时复诊
         ├→ 嘱患者洗澡时防止污水流入耳内
         └→ 嘱患者锻炼身体，防治上呼吸道感染

第三节 慢性鼻炎

慢性鼻炎是鼻腔黏膜或黏膜下的炎症持续数月以上,或炎症反复发作,间歇期内也不能恢复正常,且无明确的致病微生物感染,伴有不同程度的功能紊乱者称为慢性鼻炎(chronic rhinitis)。临床表现以黏膜肿胀、分泌物增多为主。

【病因】

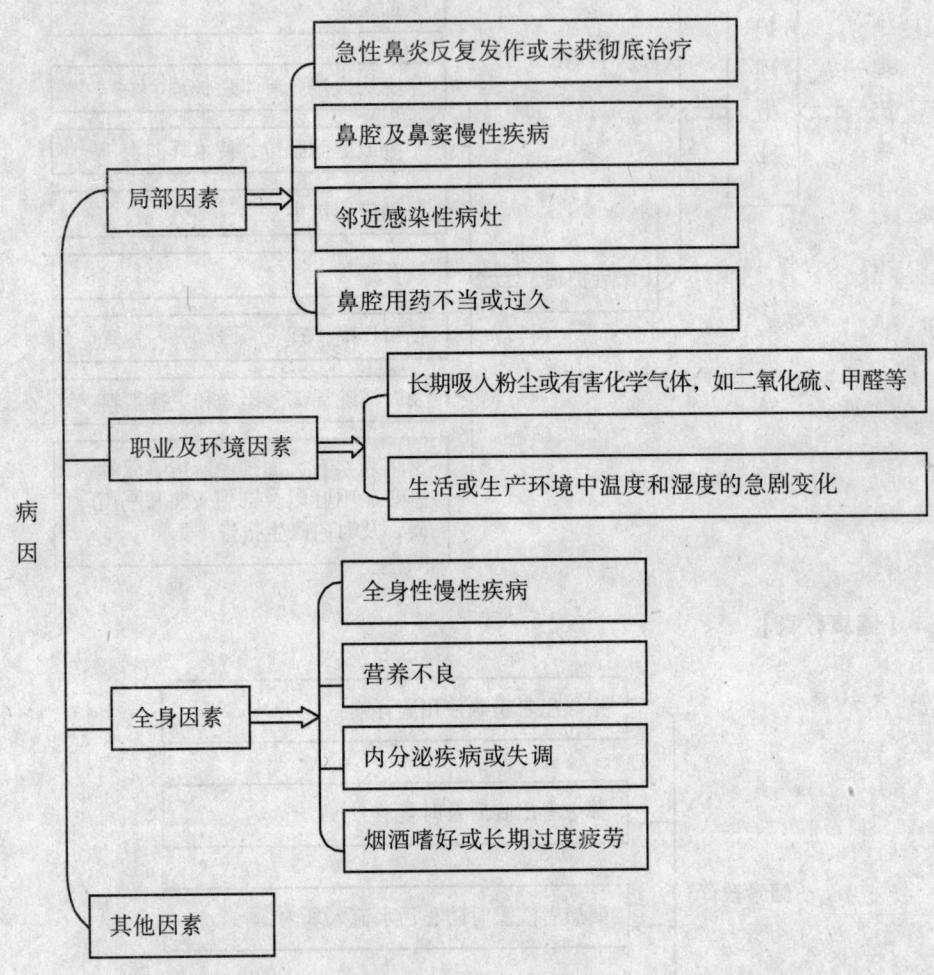

【临床表现】

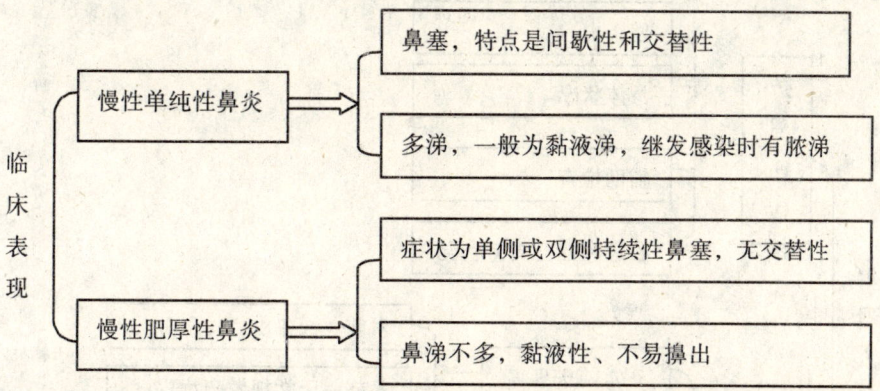

【处理原则】

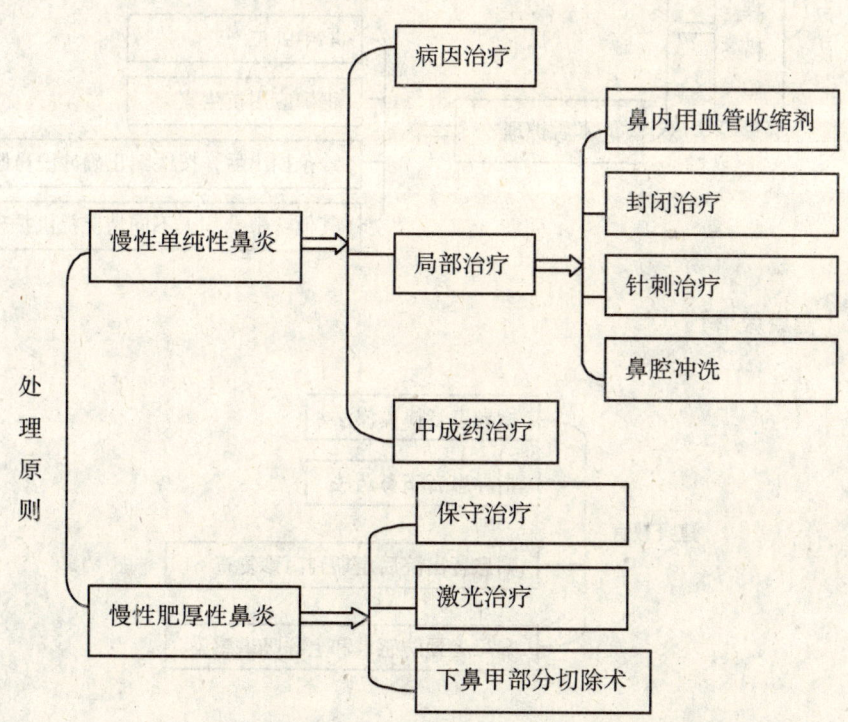

【护理流程】

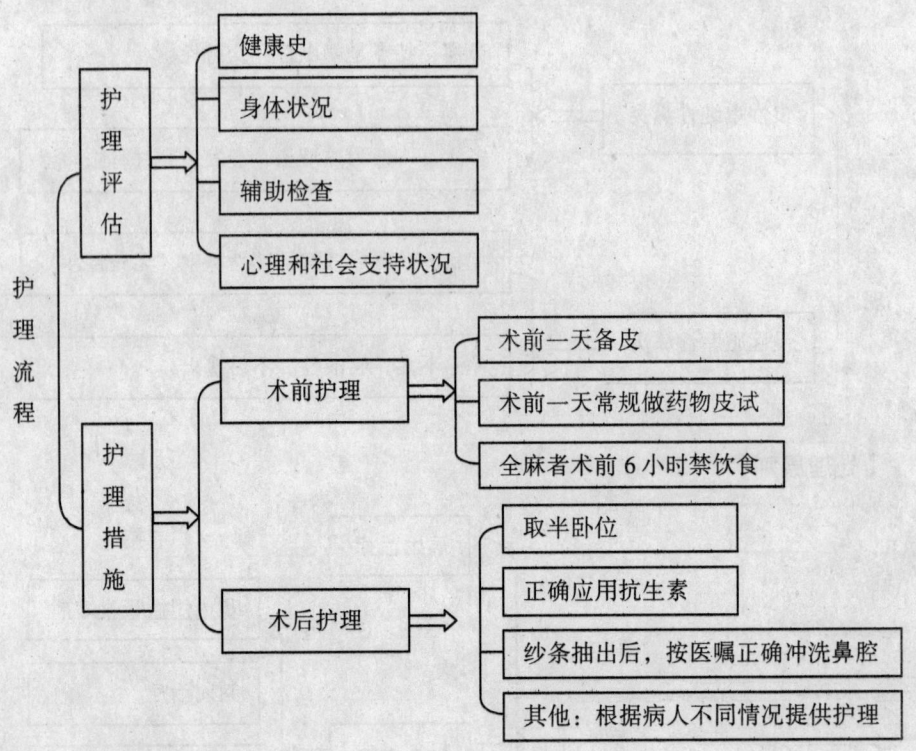

【健康教育】

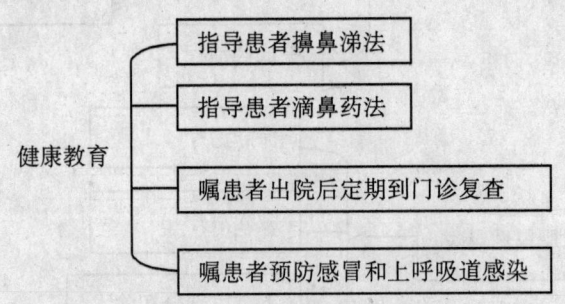

第四节 气管异物

气管异物系指喉、气管和支气管异物,是耳鼻咽喉科的常见急症之一。有内源性及外源性两大类。多发生于 5 岁以下儿童,3 岁以下最多,占 60%~70%。

第十五章 耳鼻喉科疾病

【病因】

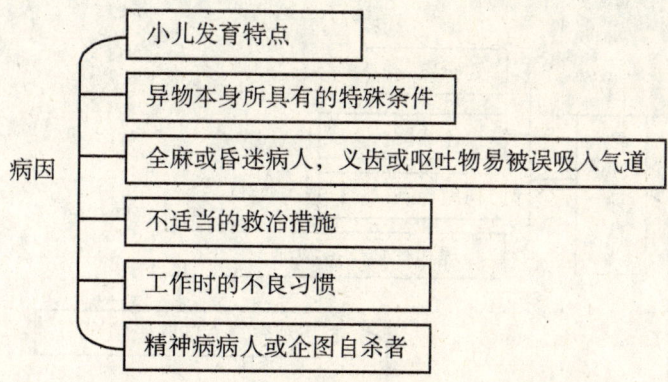

【临床表现】

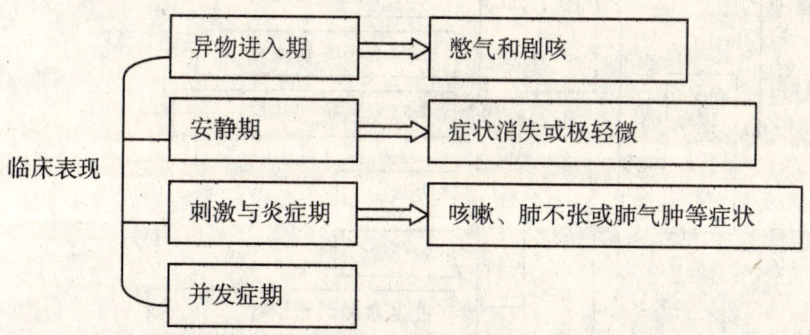

【处理原则】

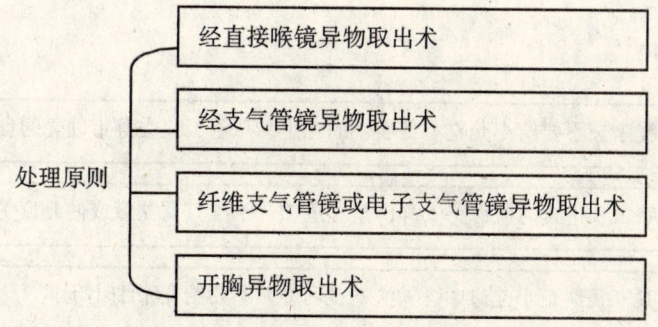

【护理流程】

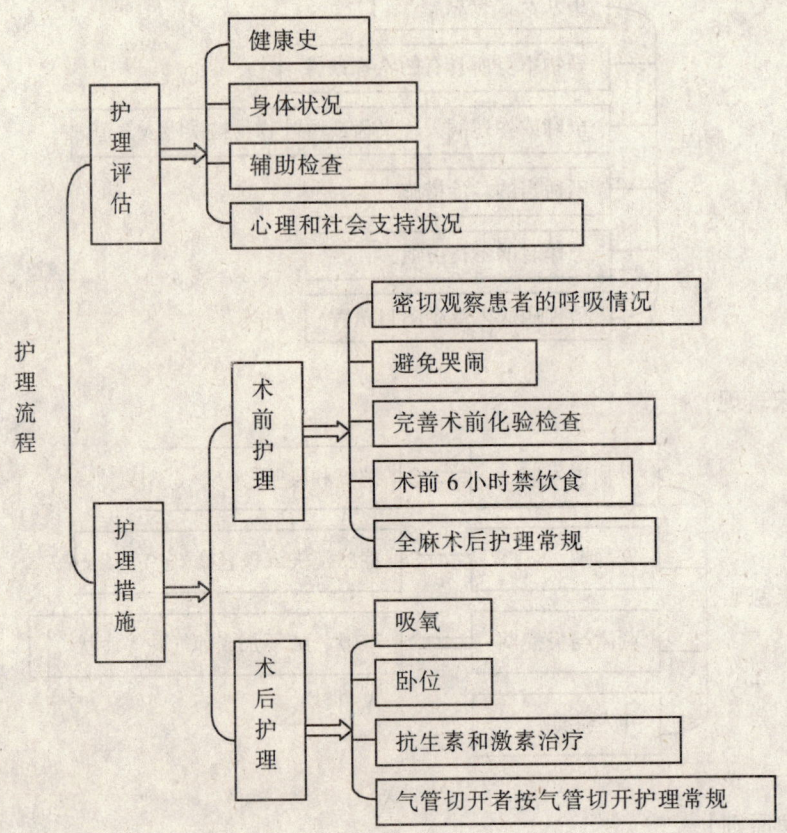

【健康教育】

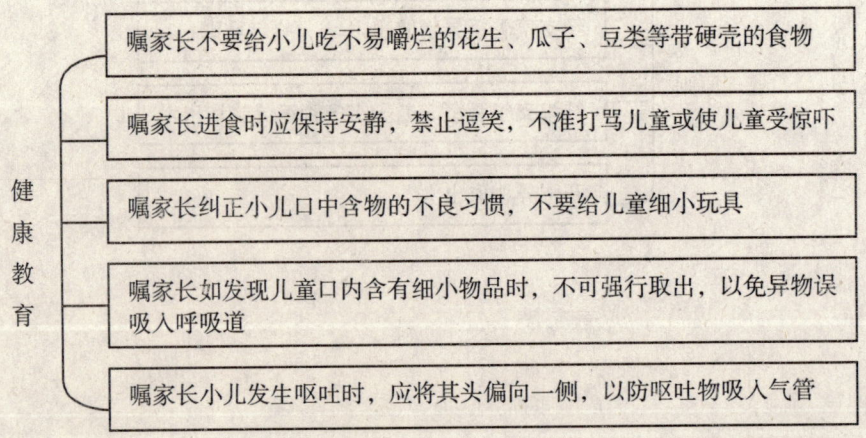

参 考 文 献

[1] 田勇泉.耳鼻咽喉科学[M].北京:人民卫生出版社,2001.
[2] 于兰贞.简明现代临床医学(护理卷)[M].济南:山东科学技术出版社,2000.

(周丽红　史秀宁)